マンモグラフィ読影アトラス

訳 南 学 筑波大学臨床医学域 放射線医学 教授

Teaching Atlas of Mammography

4th edition

László Tabár, MD
Professor
Department of Mammography
Central Hospital, Falun, Sweden
University of Uppsala
School of Medicine
Uppsala, Sweden

Peter B. Dean, MD
Professor
Department of Diagnostic Radiology
University of Turku
Director of Breast Imaging
Turku University Hospital
Turku, Finland

With the contribution of

Tibor Tot, MD, PhD
Associate Professor of Pathology
and Chairman
Department of Pathology
and Clinical Cytology
Central Hospital
Falun, Sweden

メディカル・サイエンス・インターナショナル

Authorized translation of the original English edition,
"Teaching Atlas of Mammography, 4/e"
by László Tabár and Peter B. Dean ; with the contribution of Tibor Tot

Printed and bound in Japan

訳者序文

私がマンモグラフィの世界に興味をもちはじめたのは，1986年，米国Milwaukeeにある Wisconsin医科大学の放射線診断部に留学したときである．教室の片隅で大きな虫眼鏡を持ちながら，芳香族特有の甘い香りを放つ青い紙と一所懸命にらめっこしている先生がいた．最初は何をしているのかよくわからなかったが，その紙には鮮明な乳房の画像が写され，微細な石灰化や棘状突起を示す腫瘤が詳細に描出されていた．それは当時最先端のゼロラジオグラフィであった．そして図書館に行き Wolfe 先生が書かれた『Xeroradiography of the Breast』(Charles C Thomas, 1983)をみつけ，その鮮やかな青い世界に魅了された．半年後に帰国したときには，東京大学医学部附属病院にも当時最新式のマンモグラフィ専用装置が導入されていた．1990年頃よりさまざまな経緯から(実際のところは，興味をもつ人がいなかったというのが真実か)マンモグラフィの読影担当となり，乳腺外科や病理の先生方，がん研病院の超音波技師さんたちと毎月症例カンファレンスも行った．当時は内外方向(ML)撮影か内外斜位方向(MLO)撮影かがまだ定まっていない時期で，東京大学では外科の希望により病変の位置決めが容易な ML 撮影を採用していた．幸い読影室とマンモグラフィ撮影室が近かったため，技師さんが怪しい病変をみつけるとすぐに私をよんでくれる体制が整い，スポット圧迫撮影や小焦点拡大撮影などを追加して何とかして病変をきれいに描出しようと努力し，マンモグラフィの微小な世界に引き込まれていった．そのときに教科書として愛読したものが Tabár 先生による本書の第 2 版(1985)と，『乳腺診断アトラス：X 線・超音波と病理』(松江寛人，金原出版，1988)，『BREAST IMAGING：Diagnosis and Morphology of Breast Diseases』(Egan, Saunders, 1988)であった．

本書の特徴は，圧倒的な症例データベースから選び抜かれた150例あまりの症例のマンモグラフィについて，ティーチングアトラス形式で，実際にどのように読影し，どう分析するかが詳細に示されていることであった．加えてそれをより明確に理解させてくれる，非常に綺麗なスポット圧迫撮影や小焦点拡大撮影が並べられ，文字だけではなく画像として微細な世界が表現されていた．さらに，その根拠となる鮮明な組織像が示され，マンモグラフィの異常像の背景にある病理学的な変化も知ることができ，私のお気に入りの本の 1 冊となった．

1994 年，私は米国 Houston にある MD Anderson がんセンターで臨床研修を受けることとなった．超音波セクションでは乳腺の検査や超音波ガイド下生検が非常に多く，そこではマンモグラフィセクションが大きな部門を形成し，多数の専任医師やスタッフが乳癌撲滅のために日夜奮闘しているのを目のあたりにした．帰国当時，日本でもマンモグラフィ検診をどのように広め，いかにして読影レベルを保つかが問題となっていた．その一助になればと思い，いくつかの出版社に翻訳の紹介をしたが残念ながら当時は受け入れられなかった．しかし一昨年，本書の第 4 版の出版を機に，その日本語翻訳権をメディカル・サイエンス・インターナショナルで取得していただき，今回翻訳の運びとなった．本書は一目ご覧になれば，芸術品といってもよいような，あまりにも美しい画像や写真が豊富にちりばめられた教科書であることがわかる．第 4 版では肉厚切片の組織ルーペ(3D)像も加えられ，Tabár 先生によるマンモグラフィの世界の魅力に日本の読者もすぐに引き込まれていくものと確信している．本書がマンモグラフィの日本におけるより広い普及と，その読影能力の向上に役立ち，ひいては日本における乳癌の早期発見と早期治療に少しでも貢献することができれば，訳者としては望外の喜びである．

今回日本語版を翻訳するにあたり，各症例には Tabár 先生の許可のもと，検診用マンモグラムにおけるカテゴリー判定を加えさせていただいた．これは以前に翻訳を検討した際，何人かの評価者から日本のカテゴリー分類に合っていない(当たり前であるが)という批判があったためである．この判定については Tabár 先生と何度かメールでやりとりを行い，私がつけたカテゴリーを先生に個人的に修正していただくという貴重な体験を得ることもできた．なお検診用の撮影がなく精査のためのマンモグラムのみが掲載されている症例ではカテゴリーにカッコが付けてある．また本来であればスクリーニングマンモグラムの後にその判定を記載すべきかもしれないが，原著が展開するロジックを妨げないように，あえて最後に添えることにした．さらに表・裏表紙の裏には日本のマンモグラフィガイドラインおよび American College of Radiology(ACR)の Breast Imaging-Reporting and Data System(BI-RADS®)のカテゴリー分類を表にまとめて掲載した．これらの工夫により読者の方々が実際にマンモグラムを読影するにあたり有用となることを願う．本書の翻訳にあたっては本全体を通して 1 人で作業を行った．そのため，内容の理解，用語の選択，記載の誤りなどがあるかもしれないが，それはひとえに訳者の責任であり，読者からのご意見・ご批判を真摯にお受けしたい．今回もまた仕事の遅い私の原稿をじっくりと待っていただき丁寧に校正してくださったメディカル・サイエンス・インターナショナルの堀内仁氏，正路　修氏には心より感謝したい．また本書の下訳は長女が行ってくれたが，不慣れな領域を頑張って訳してくれた彼女の奮闘なくしては本書の翻訳は完成しなかったであろう．

夕日に浮かぶ富士山のシルエットを眺めながら

2014 年 1 月

南　学

第 2 版の序文

このアトラスは，乳房病変のマンモグラムを系統的に集めた資料から構成されており，病変の多くは早期の段階のもので，いくつかはその進行過程で検出可能な最も早期のものも含まれている．これらは，マンモグラフィ集団検診で発見できる病変がどのようなものかを示している．小さな悪性病変は大きな転移を生じる病変の前駆状態としてとらえることができ，それらを十分に早い段階で切除することで，患者を死に至らしめる段階にまで乳癌が進行することを防ぐことができるであろう．

マンモグラフィスクリーニングが高い水準かつ十分な頻度で繰り返し行われれば，乳癌のほとんどは症状が出る段階以前に検出できることに疑いはない．それにより乳癌の死亡率は低下し，多くの症例において，以前行われていたよりもより切除範囲が狭く侵襲の少ない外科的切除が可能となっている．

本書は，多くの熟練したマンモグラム撮影技師からの要望に対し，放射線科医が応えることができるよう解説されたものである．マンモグラフィを用いた集団検診がさらに広く採用されるにつれ，この需要は高くなるであろう，と私たちは期待している．

この版では，大幅な改訂は行わず，画像も追加していない．私たちは，同僚の放射線科医の多くから建設的な批判をいただき，彼らの意見を反映することでこの第 2 版を出版できたことに感謝している．

László Tabár, Falun, Sweden
Peter B. Dean, Turku, Finland

第 3 版の序文

時が経て，20 年前に乳癌と診断された女性たちの長期にわたる経過観察の結果と，彼女たちのマンモグラムを，この版に追加する機会が訪れた．重要なティーチングポイントを強調するため，いくつかの症例も取りかえた．

マンモグラムで示される正常および病的な乳房の解剖の多様性を，この数年間でさらに深く理解できるようになったのは，肉厚切片の 3D 組織像の分析によるところが大きい．この版で新しく取り入れられた命名法に関する変更点もいくつかある．本書を改訂するにあたり，私たちは 15 年間にわたり，乳房画像診断法の指導経験をさらに積んできた．以上の要因が合わさって，この版では第 2 版の文章の大部分を書きかえることとなった．

放射線科医が患者から学ぼうとするならば，熟練した病理医と密接に協力することが必要となる．私たちは，病理組織像を提供してくれた Tibor Tot 医師の貢献に感謝する．

László Tabár, Falun, Sweden
Peter B. Dean, Turku, Finland

第4版の序文

この10年間に生じたデジタルマンモグラフィへの移行，乳腺超音波検査法の目覚ましい発展，乳腺磁気共鳴画像法（MRI）の隆盛により，放射線科医にとって，正常乳腺の画像解剖と乳腺の良性・悪性病変によって生じる変化に十分精通していることが確実に必要となってきている．画像診断におけるこれらの大きな発展により，われわれは乳腺組織の実際のマクロ（3次元）像にますます近づいている．

正常および病的な乳腺組織の肉厚切片組織ルーペ像は，どの画像診断法を用いても不十分な解像度と，顕微鏡下でみられる細胞の詳細な姿の仲介をしてくれる．さらに，これらのルーペ像を研究することで，乳腺組織に生じる特殊な変化に至る病態生理学的過程が理解しやすくなる．乳腺画像診断医にとって，ルーペ像レベルでのこれらの変化に詳しくなることは，用いる診断法にかかわらず，乳腺画像の解釈において大きな強みとなるであろう．

乳腺画像診断法は飛躍的進歩を遂げ，乳腺画像診断医は画像診断法に直接相関する組織ルーペ像の研究からより多くの知識を得られるようになってきたため，術前診断はますます正確になり，より小さな腫瘍が高い確信度をもって発見され，特に多巣性やびまん性の乳癌では疾患の全進展範囲がより正確に描出され，患者のマネージメントはいっそう個別化ができるようになっている．

これらの発展により，乳癌に罹患していないということを何よりもまず確信させてほしい女性すべての要望が満たされている．癌に罹患してしまった患者においては，多くの症例でより侵襲性が低く患者個人に即した治療を行うことで治療の合併症を最小限にする一方，早期に発見し正確に診断することで，到達可能な最大限の長期予後が保証されるであろう．

乳癌スクリーニング検診の長期（25〜30年）の経過観察により，乳癌の早期診断と完全な外科的切除が有益であることがこれまで確認され続け，多くの“有害事象”と称されるものが減少すると同時に，経過期間が長くなるにつれ検診の有効性もより増加し続けている．腫瘍の疾患スペクトラムを大きく改善させるためには，乳癌患者の診断や治療に携わっている医療従事者が，疾患に対する自分たちの診断や治療的アプローチ法を再評価しなければならない．私たちはそのような思いにかられてこのアトラスを改訂したのである．

László Tabár, Falun, Sweden
Peter B. Dean, Turku, Finland

はじめに

このアトラスは，マンモグラムを分析し，所見を適切に評価して正しい診断に至る方法を，放射線科医に学んでもらうことを目的としている．画像とともに提示した症例により，実臨床に必要とされる乳房の異常のすべてをカバーしている．症例は，紹介された患者の画像および膨大な数のスクリーニングマンモグラフィ検査に基づいている．この版では，スクリーニング検査により発見され25年以上にわたり経過をみてきた症例の転帰も含んでいる．

マンモグラムの読影には2つの基礎となるステップがある：それは検出と分析である．

マンモグラフィの最大の利点は，可能なかぎり早い段階で乳癌を検出することにあるため，すべてのマンモグラムは，悪性を示す微かな手がかりを読み取るために系統的に読影されなければならない．このアトラスでは病変の検出について，まず系統的に読影する方法を述べている(第II章)．次に読者がその方法で実践を積むことができるように，その多くがぼんやりとした病変しか映っていない一連のマンモグラムを示している．座標位置を示す方法を用いることで，病変の位置を正確に示すことが可能になっており，このアトラス全体を通して，検出のための訓練が続けられる．マンモグラムで異常をみつけた後は，腫瘤のマンモグラフィ所見を注意深く分析することで診断にたどりつくことができる．他の画像診断法を用いる前に，視野を絞った(スポット)圧迫撮影や小焦点拡大撮影などの撮影を追加することは，この分析的な精査において必須である．

このアトラスでは，診断を提示しその典型的な所見を示すというより，画像をどのように分析し，マンモグラフィ所見を適切に評価することで，いかにして正しい診断にたどりつくかという方法を読者に教えるアプローチを取っている．マンモグラフィ所見を検出し評価するのに必要な条件は，最適な撮影技術，解剖の知識，そしてマンモグラフィ所見につながる病理過程の理解である．

乳房病変はきわめて多彩である．たった一つの画像検査法で種々の乳房病変すべてを同等の精度で画像化できると期待するのは，物事を単純化しすぎであるといえる．

それゆえに，補助的な画像診断法とインターベンション手技がこの数十年間に発達し，乳房の画像診断法の感度と正診度が向上してきた．これらの方法が普及し改良されても，マンモグラフィによる徹底した精密検査の重要性は低下してきていない．逆に，マンモグラフィの微かな所見を注意深く分析することが，放射線科医にとって，正確な診断を行い病変の正確な進展範囲を評価するのに最適な補助的画像診断法とインターベンション手技を選択するのに役立つであろう．

目　次

I 乳房の解剖

本章の記述は，乳房の解剖学的構造を明らかにすることに大いに貢献したWellings ら[1-3]と Azzopardi[4]の研究に基づいている．

解剖学的に，乳房は以下の構造に分けることができる：

腺葉（図1）：ヒトの乳房は，15〜18 個の腺葉からなる．すべての腺葉は，乳頭に開口する主乳管を有する．

終末乳管小葉単位（図2〜4）：主乳管は枝分かれし，最終的には小葉外終末乳管と小葉から成り立つ終末乳管小葉単位（terminal ductal-lobular unit：TDLU）を形成する[1]．

小葉：小葉内の特殊な疎性結合組織で囲まれた小葉内終末乳管と細乳管により，小葉が形成される（図2）．命名法によっては，細乳管という用語は腺房という用語に対応する[4]．

小葉外・小葉内終末乳管には以下の２つの特徴がある：

- 小葉外終末乳管は弾性組織に囲まれているが，小葉内終末乳管・細乳管は囲まれていない．
- 小葉外終末乳管は円柱細胞により覆われているが，小葉内終末乳管は立方細胞を含んでいる[4]．

乳腺疾患の中には特定の解剖学的部位から発生するものもあるため，詳細な解剖を知っておくことは重要である[3,4]．

主乳管とその分枝：

- 良性乳腺疾患
  1）良性の乳頭腫は，主に太い乳管に発生する．
  2）乳管拡張症
- 悪性乳腺疾患
  1）乳管とその分枝を連続的に埋める悪性度の高い病変は，しばしば非浸潤性乳管癌（腺管上皮内癌 ductal carcinoma *in situ*：DCIS）とよばれるが，浸潤性の低分化型腺管形成性乳癌（新生乳管形成）として振る舞い，予測不能な予後をもたらす場合もある．このような乳癌は乳癌全体の 15％ぐらいを占める[5]．

終末乳管小葉単位（TDLU）：

Wellings[3]によると，終末乳管小葉単位は以下の疾患の発生部位であるため，きわめて重要である：

- 良性乳腺疾患
  1）線維嚢胞性変化，線維腺腫，種々の腺症（硬化性腺症，閉塞性腺症など）などの過形成性の乳腺変化で，アポクリン化生，円柱細胞過形成，種々の上皮細胞変化のような細胞変化を伴うことも伴わないこともある（図5〜11）．
  2）比較的大きく触知可能な嚢胞は，小葉および隣接する乳管系の一部を侵す．小葉の上皮はアポクリン化生を生じ，液体の分泌が増加する．貯留した液体によりTDLU が拡張し，太いヒダ状の乳管もある程度の長さにわたって充満する．もしヒダ状の乳管がその軸を中心に捻れてくると，乳管の上流部が拡張し嚢胞を形成するようになる（図10）．
- 悪性乳腺疾患
  1）乳癌の大部分はTDLU から発生し，太い乳管から生じるのではない．そのため，従来使われていた“非浸潤性乳管癌（DCIS）”または“浸潤性乳管癌（invasive ductal carcinoma）”という用語はTDLU から発生する病変を指すことが最も多い．

用語解説：

- 腺症（adenosis）（図5, 6）：TDLU の過形成や肥大．
- 上皮症（epitheliosis）：既存のTDLU 内での上皮細胞の増殖．

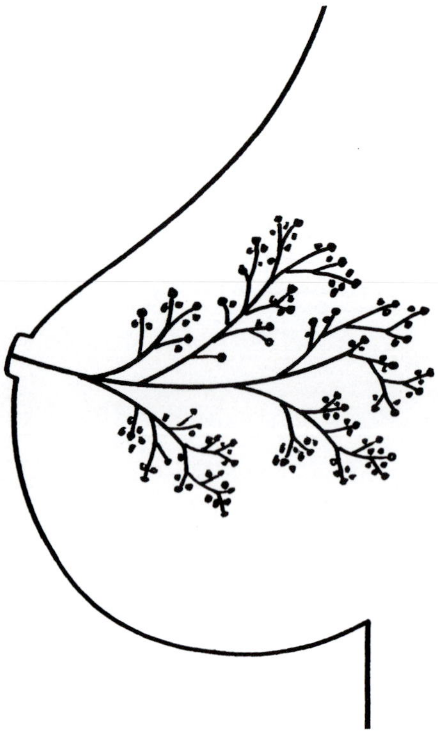

図1　1 個の腺葉を図示した乳腺の模式図．

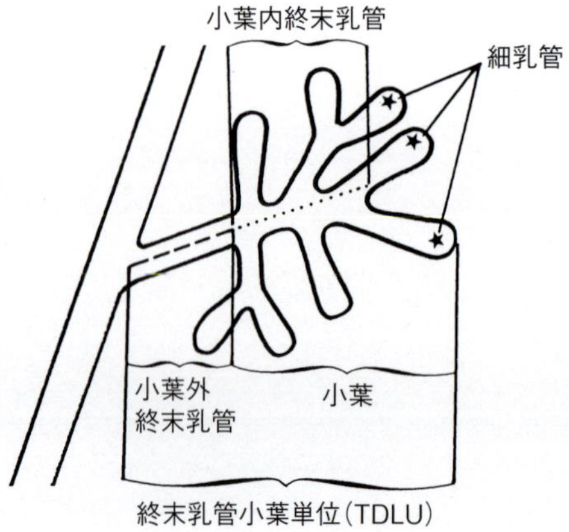

図2　終末乳管小葉単位（TDLU）の模式図（Wellings[3]から引用）．

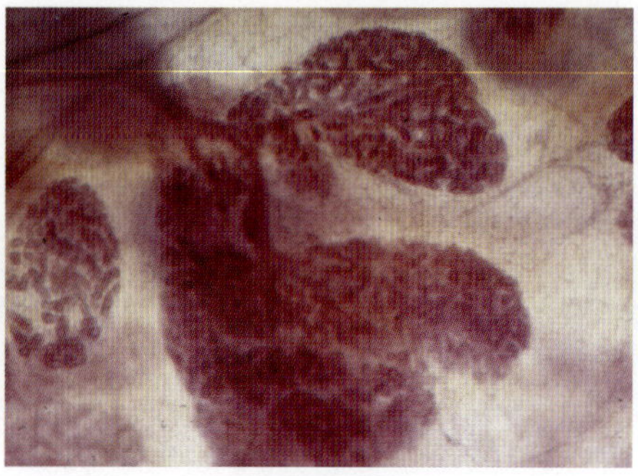

図3　複数のTDLU の組織ルーペ（3D）像．

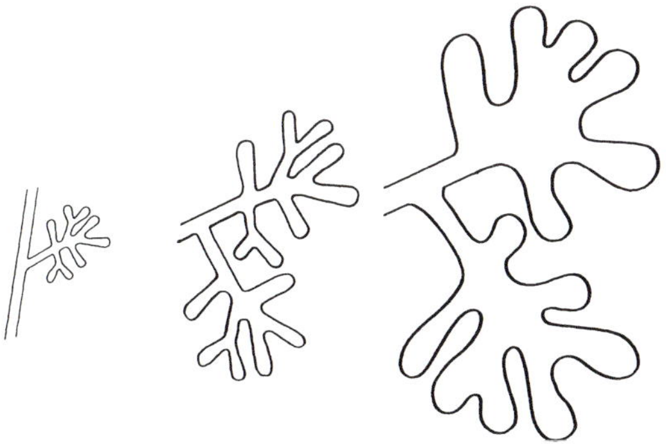

図 5　腺症の発生過程.

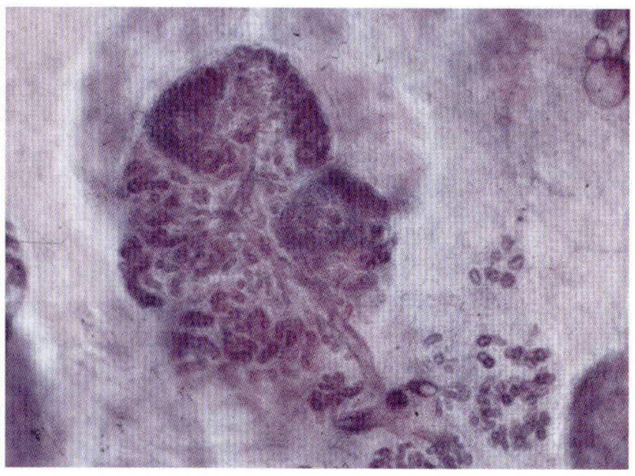

図 6　TDLU の腺症・増殖・肥大の組織ルーペ(3D)像.

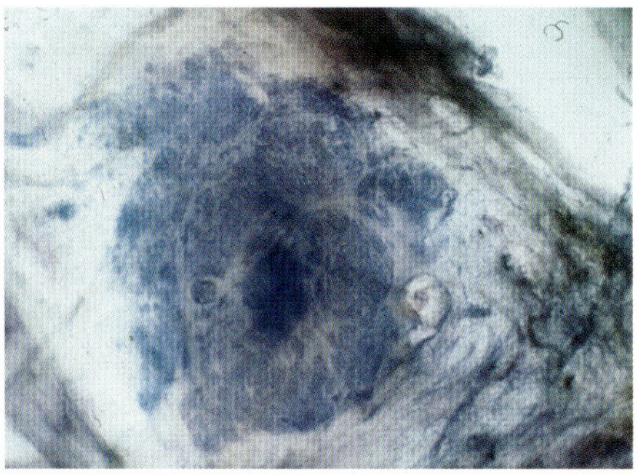

図 7　石灰化のない硬化性腺症の組織ルーペ(3D)像.

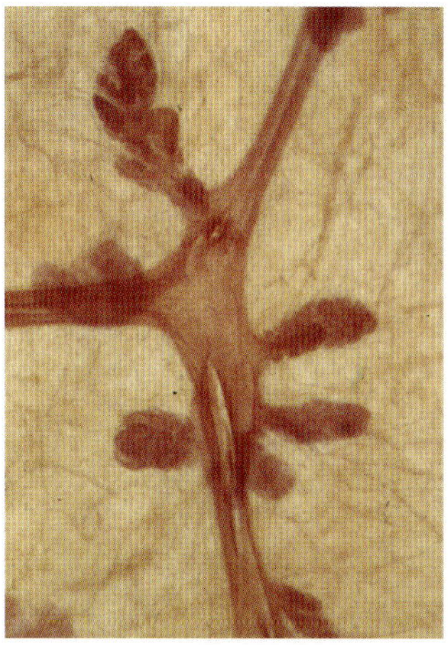

図 4　亜区域の乳管と, 乳腺の多くの病態の起源である正常 TDLU の組織ルーペ(3D)像.

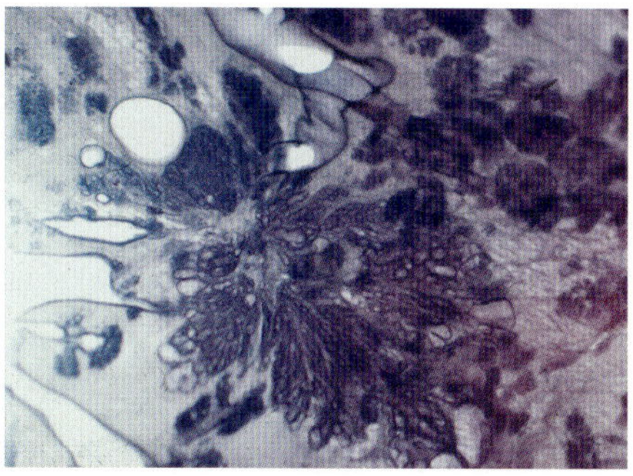

図 8　放射状瘢痕の組織ルーペ(3D)像.

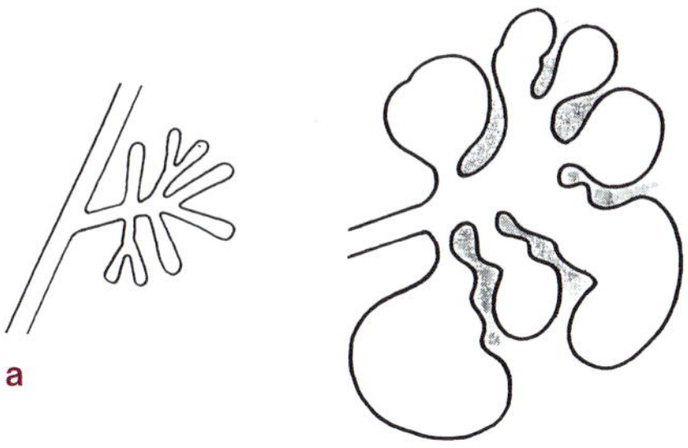

図 9a　線維嚢胞性変化の発生過程の模式図.

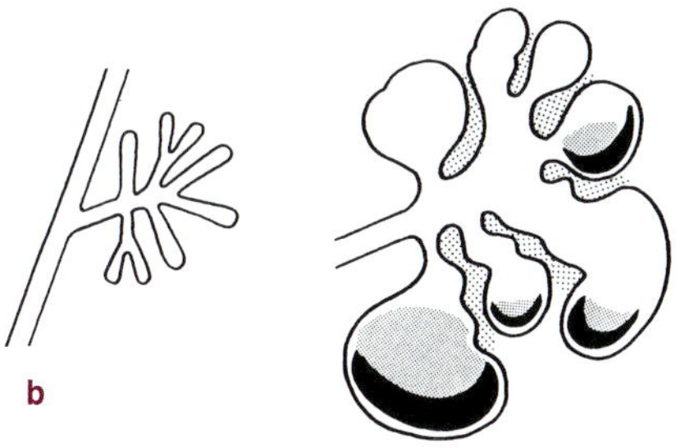

図 9b　石灰化を伴う線維嚢胞性変化の発生過程の模式図.

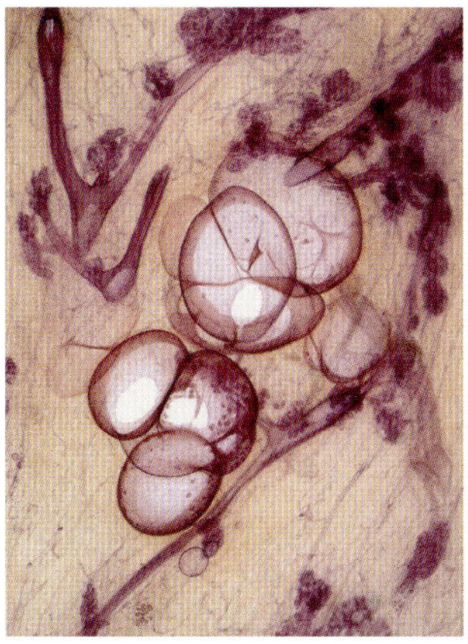

図 10　TDLU の嚢胞性変化の組織ルーペ(3D)像.

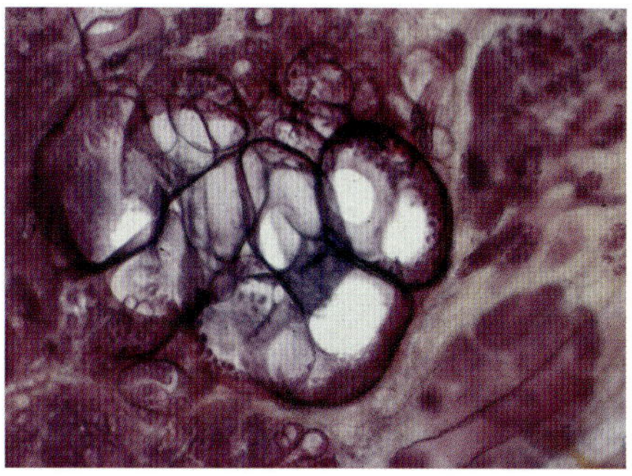

図 11　正常の TDLU に囲まれた多房性嚢胞の組織ルーペ(3D)像.

Ⅱ マンモグラムの系統的読影方法

左右の乳房を詳細に比較することで，構造的な非対称を発見しやすくなる．マスキング法を使ってマンモグラムの視野を絞った範囲を連続的に観察することにより，わずかな変化を検出しやすくなる．

マスキング法は，フィルムおよびデジタル画像いずれを観察するのにも必要である．手持ち式のビューアーはフィルムを観察するのにすぐれた道具である(図12)．デジタルのソフトウェアを使えば，ソフトコピー画像をデジタルモニターで見る際にもこれと同様のことができる．

- **水平マスキング**：尾側からの観察(図13)と頭側からの観察(図14a, b)．
- **斜めマスキング**：頭側からの観察(図15)と尾側からの観察(図16)．

観察の最終目標を以下に示す：

- **非対称性陰影asymmetric density**の発見(図14〜16)
- **構築の乱れ architectural distortion** の検出(図17)
- 引き込み(retraction，図18a, b, 図19a)，“tent sign”(図18c〜g)，突出(protrusion，図19b)など，**乳腺実質の輪郭**(parenchymal contour)の変化の検出
- マンモグラム上の石灰化(calcifications)の検出

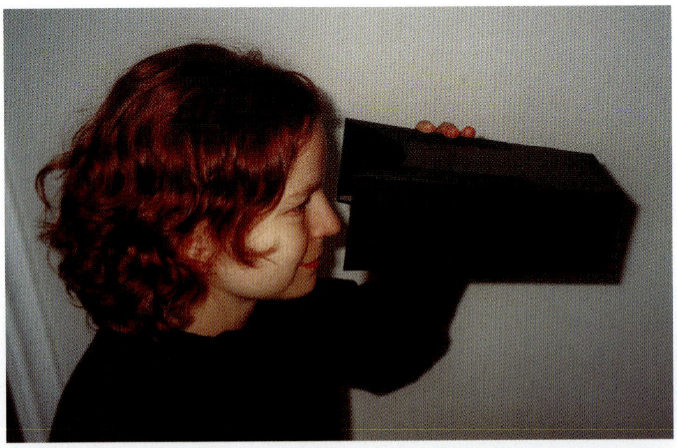

図12　手持ち式のビューアーを用いることで外部光を効率的に遮断でき，マンモグラム上の小さな，またはコントラストの低い病変が発見しやすくなる．

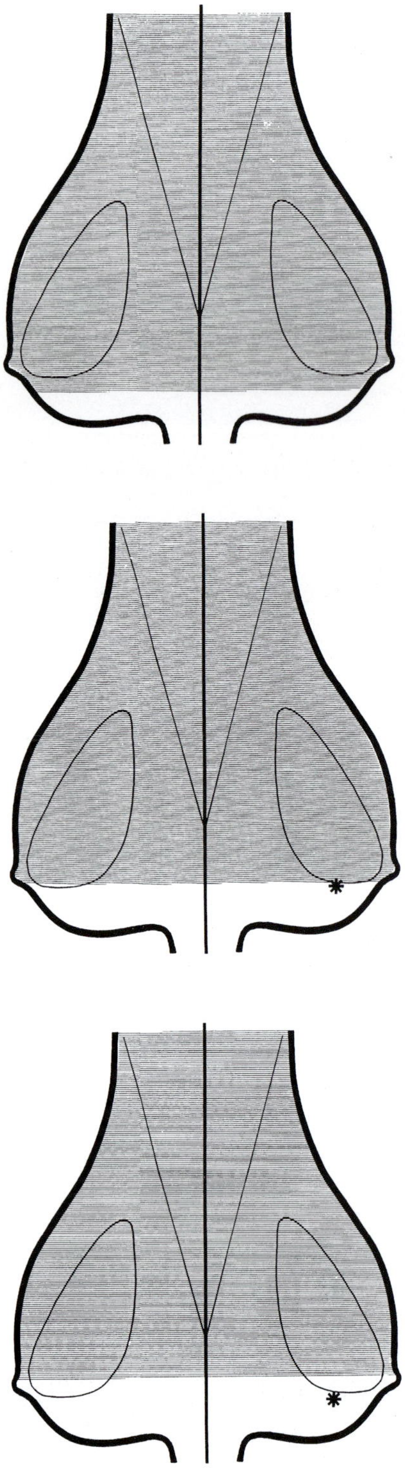

図13　水平マスキング，尾側からの観察．フィルムを読影する際にビューアーの上縁を使って段階的に水平マスキングを行ったり，デジタルマンモグラムを読影する際に特殊なソフトウェアを用いたりすることで，両側の乳房の対応部分が比較しやすくなる．マスクすることにより，影になっている部分が視野からはずれ，画像の残りの限られた部位に注意を集中できる．

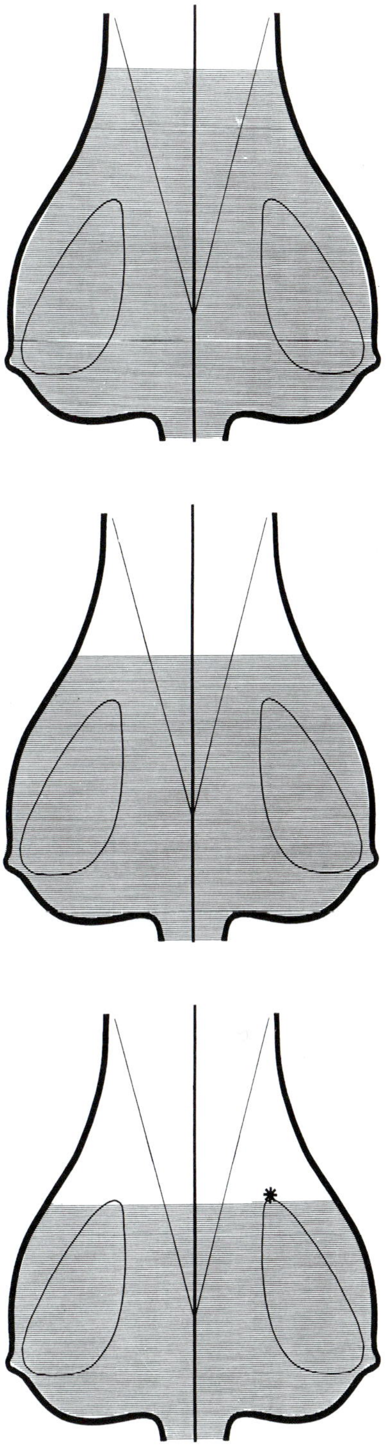

図 14a 水平マスキング，頭側からの観察．両側の内外斜位方向（mediolateral oblique：MLO）撮影のマンモグラムが示されている．段階的な水平マスキングにより左右の乳房の対応部分の比較が容易にできる．

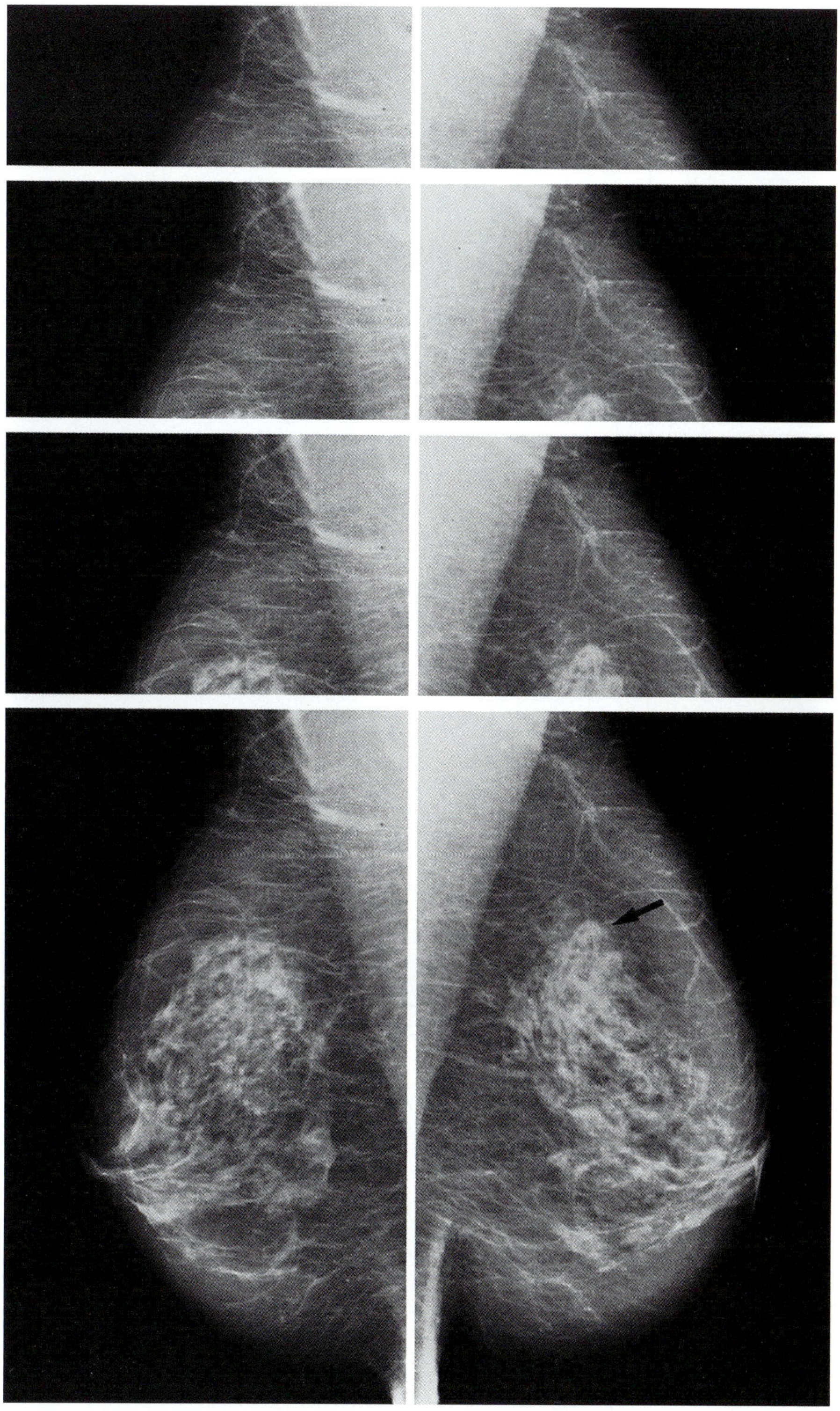

図 14b 症例 72 の MLO 撮影に対し，水平マスキングによる頭側からの観察を行っている．

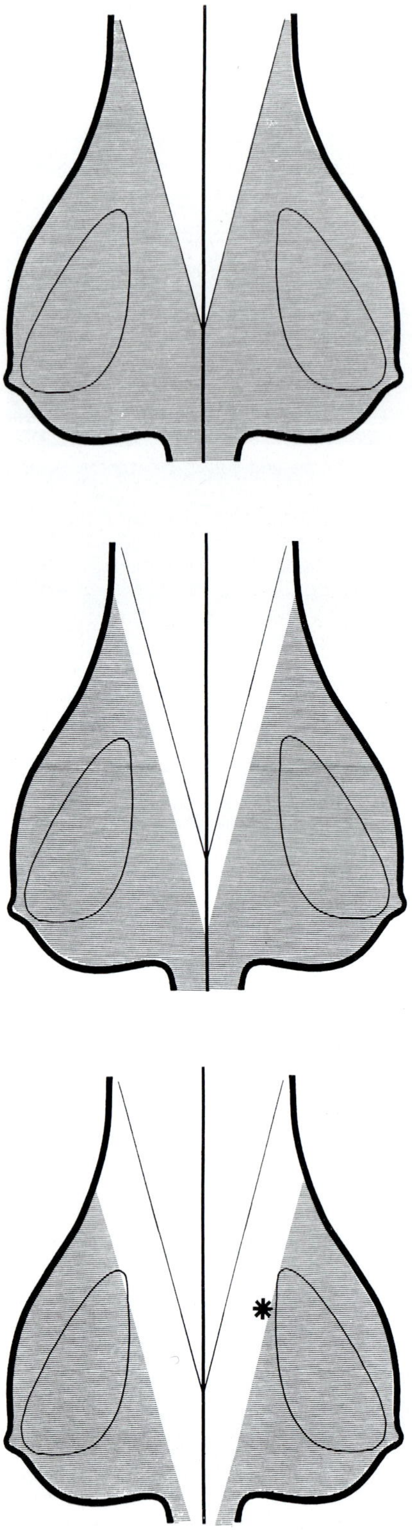

図 15a

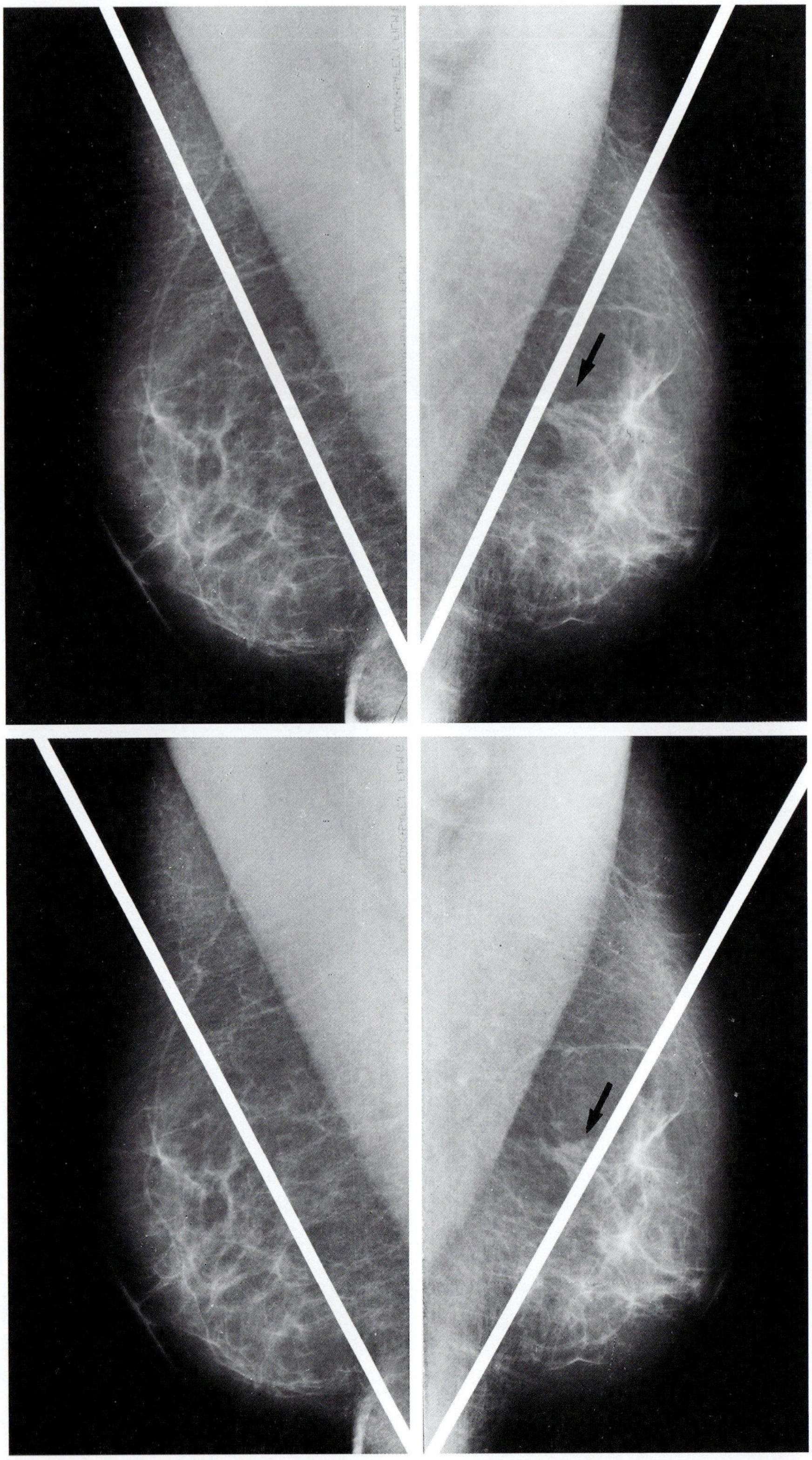

図 15b

図 15a 斜めマスキング，頭側からの観察．同様に，ビューアーを用いることで左右の乳房の対応部分を注意深く観察できる．両側乳房のMLO〔または外内方向(LM)〕撮影が示されている．最初に，マスクを大胸筋の前縁に沿って置く．大胸筋の前縁に平行にしたまま少しずつ対称性にマスクを動かすことで，マンモグラム上の対応部位の比較が容易になる．その様子は**図 15b**(症例 74)に示されている．症例 76, 78, 82 では，斜めマスキングを用いた頭側からの観察が非常に有用である．

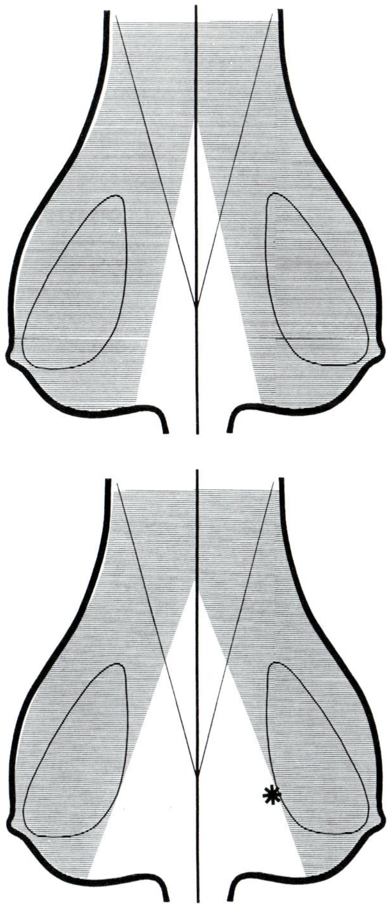

図 16a

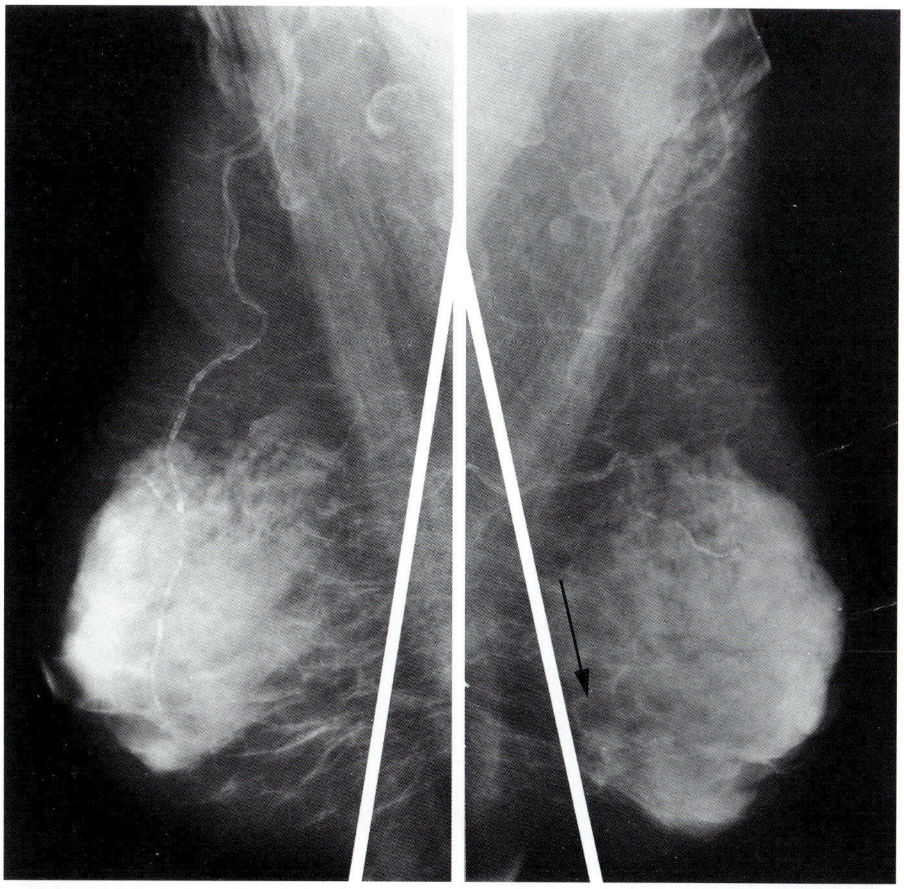

図 16b

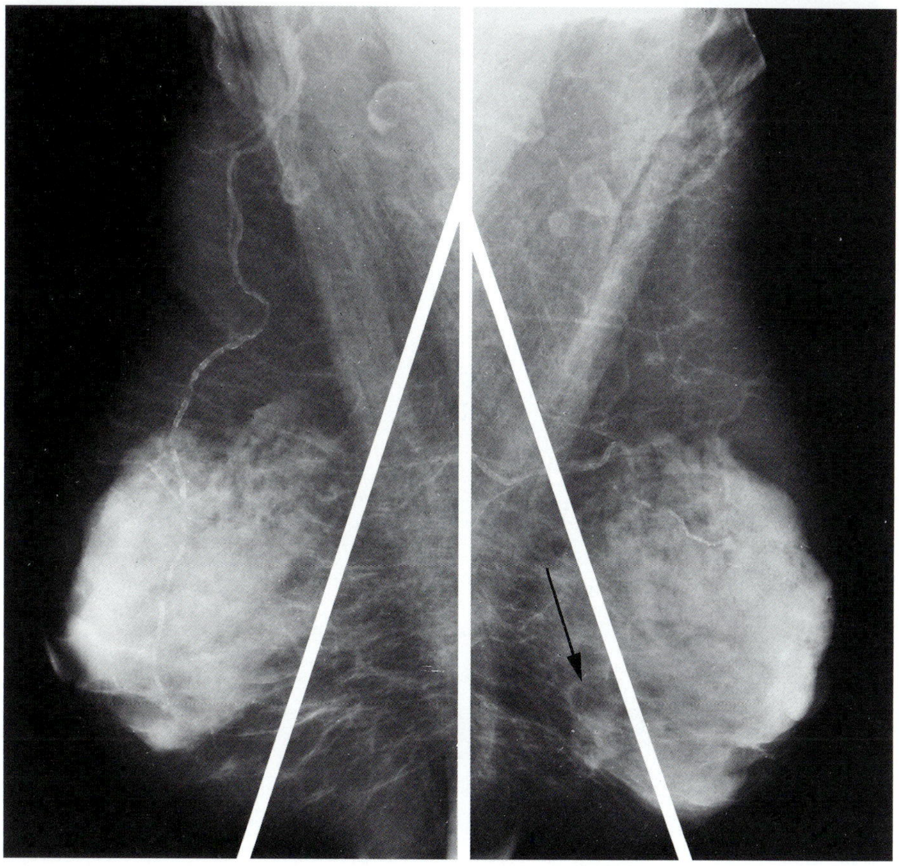

図 16c

図 16a 斜めマスキング，尾側からの観察．2 つのマスクを段階的に外側へ回転することで，対応部分の比較が容易になる．

図 16b, c マンモグラムに示された斜めマスキング，尾側からの観察．

図 17a　乳腺実質の構築の乱れを表した模式図．局所的な濃度上昇や構築の乱れなどの乳腺実質内の非対称性は，星芒状病変を検出する唯一の手掛かりとなりうる．このような軽微な変化を検出するには，乳腺実質の対応部分を注意深く系統的に比較することが必要となる．

図 17b　左右のマンモグラム，MLO 撮影．放射状の構造が右乳房に示されている．

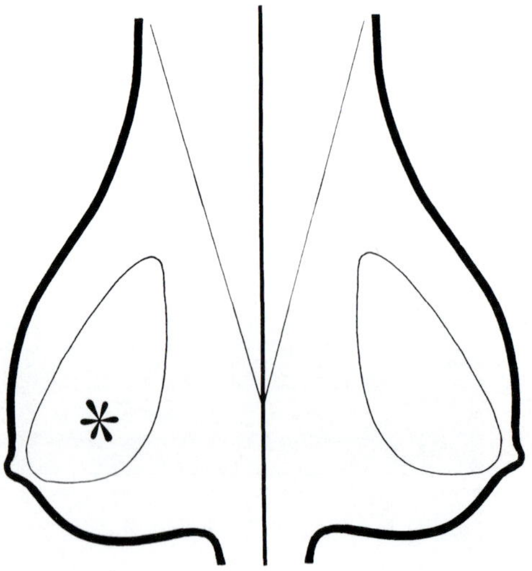

図 17a

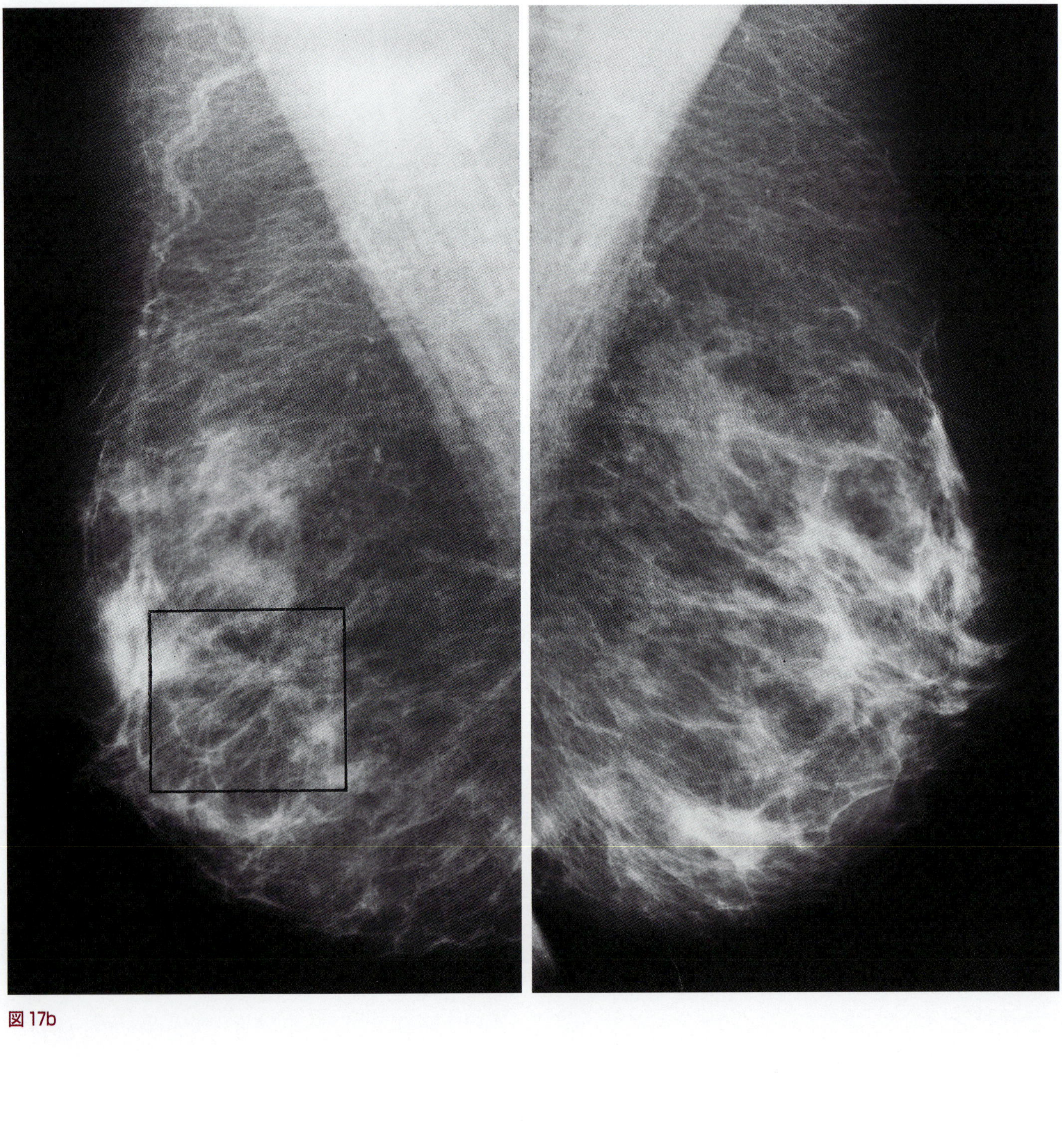

図 17b

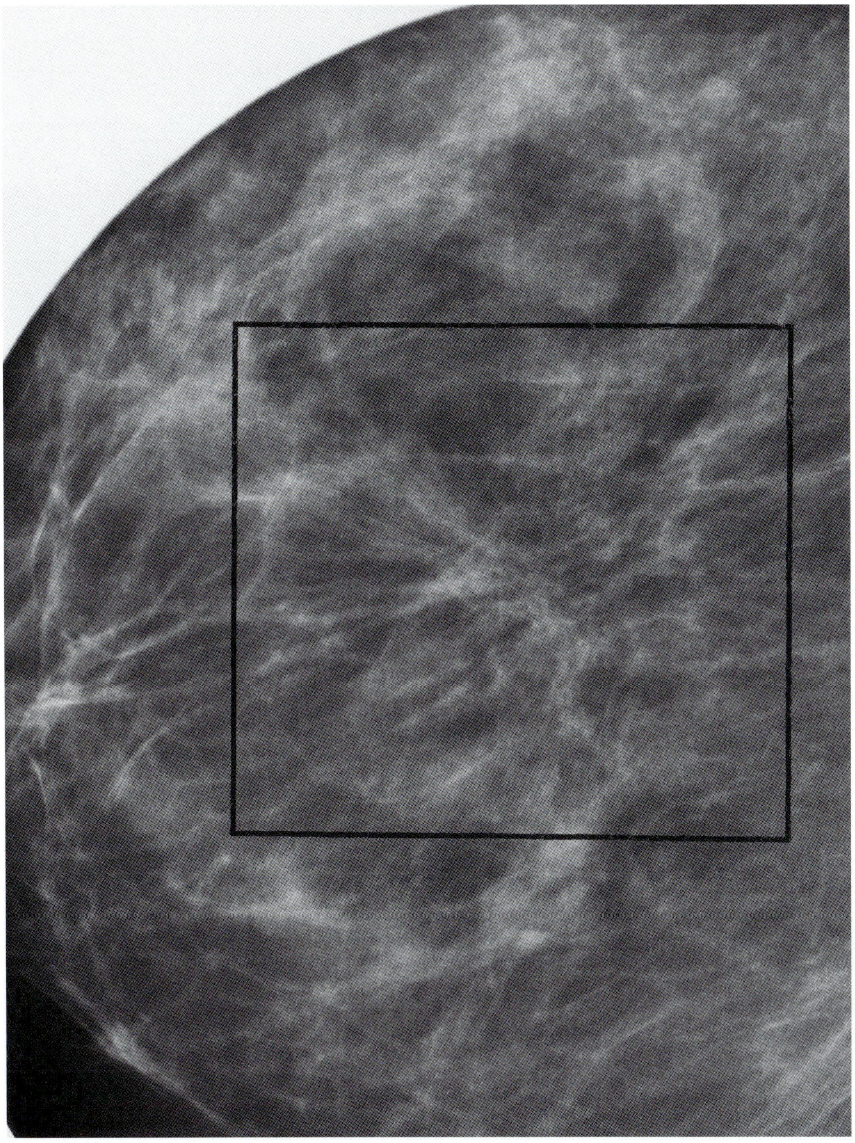

図 17c　小焦点拡大撮影により乳腺実質の構築の乱れがより詳しく分析できる（症例61）.

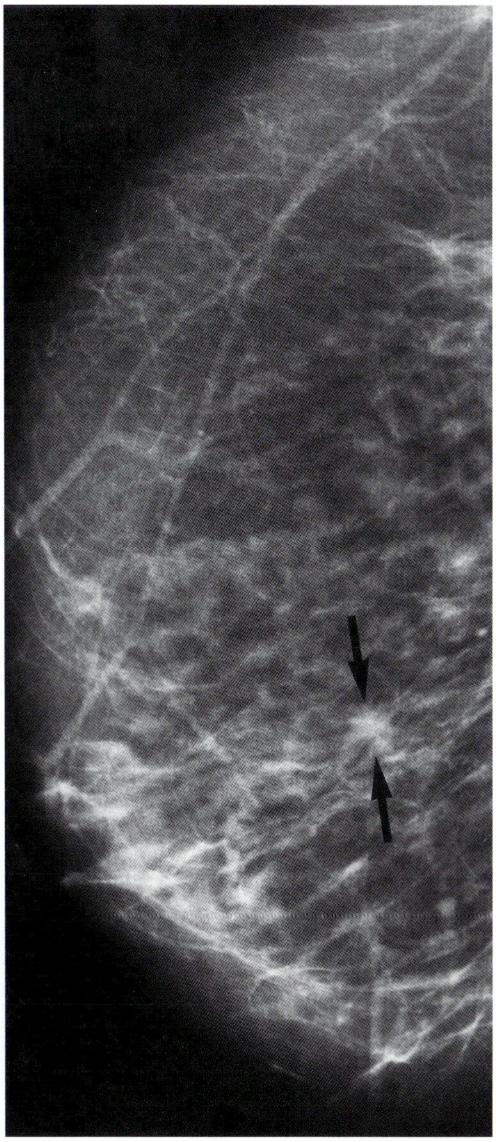

図 17d　正常構造物の中の乱れ（矢印）を見つけることで小さな星芒状病変が検出できる（症例70）. 症例77も参照.

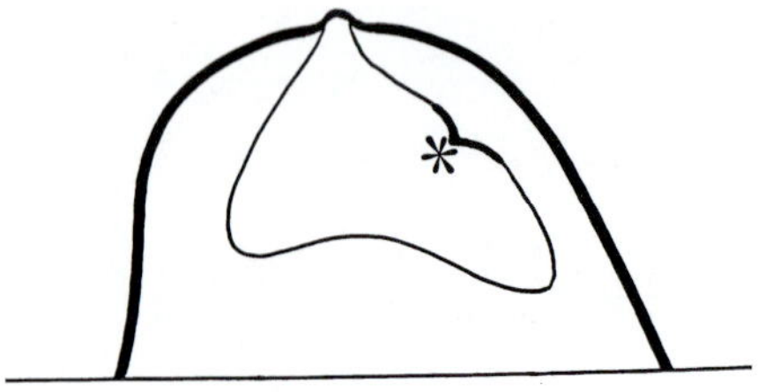

図 18a 頭尾方向(craniocaudal：CC)撮影において，乳腺実質外側縁に沿ってみられた輪郭の引き込みの模式図.

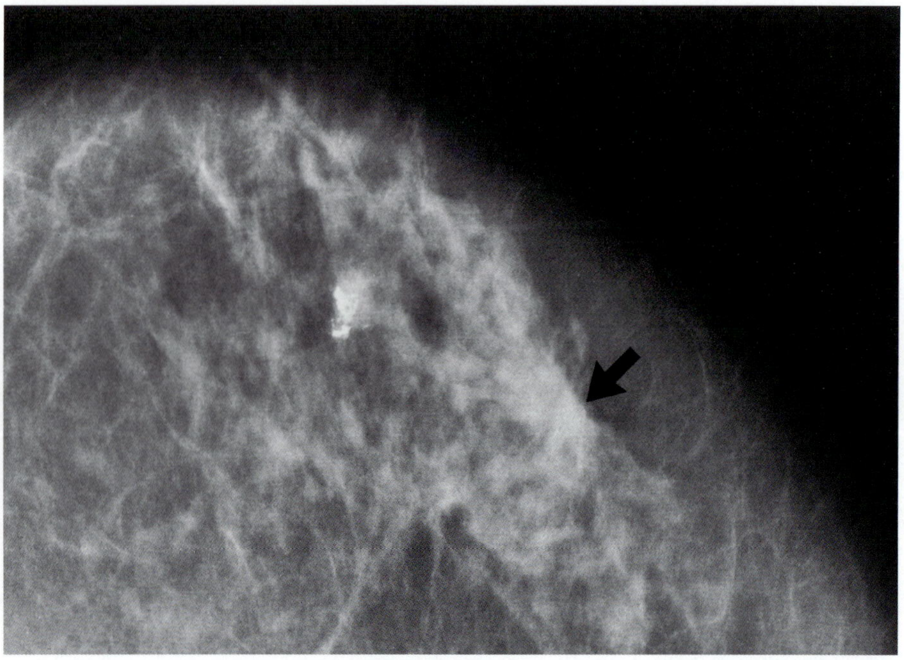

図 18b 小さな癌により生じた，乳腺実質の輪郭の引き込み(矢印)がマンモグラフィで認められる.

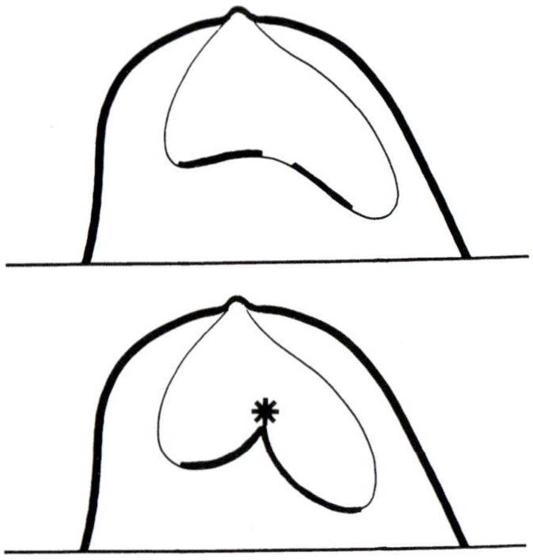

図 18c CC 撮影で，乳腺実質の後縁に沿って生じた引き込みにより，特徴的な所見が認められる．通常，後縁は滑らかで凹んでいるが，引き込みの場合はテントの頂点(“tent sign”)に似た直線状または両凸性の境界がみられることもある.

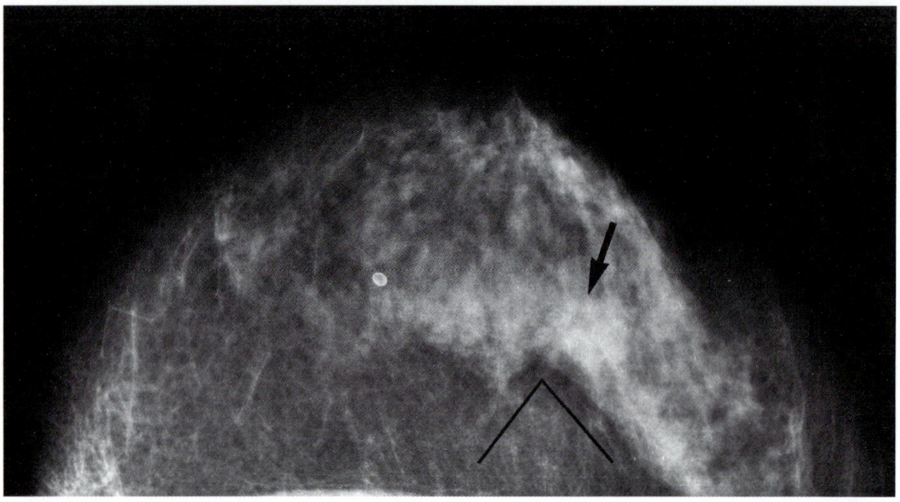

図 18d マンモグラム(症例 71)で，“tent sign” を生じた腫瘤(矢印)が示されている．症例 80 も参照.

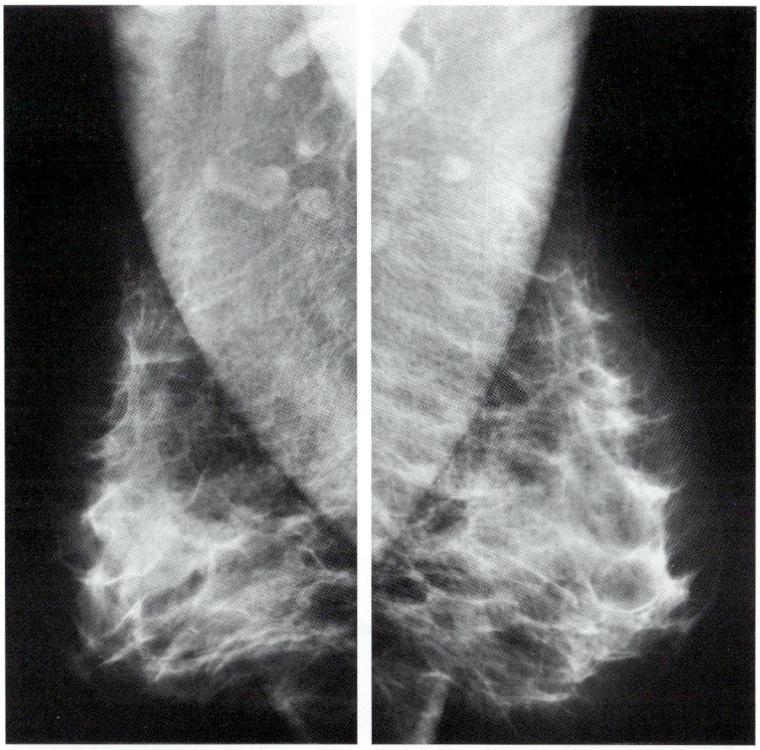

図 18e　35 歳女性．MLO 撮影の両側マンモグラム．腫瘤はみられない．図 18f, g は，CC 撮影を示す．

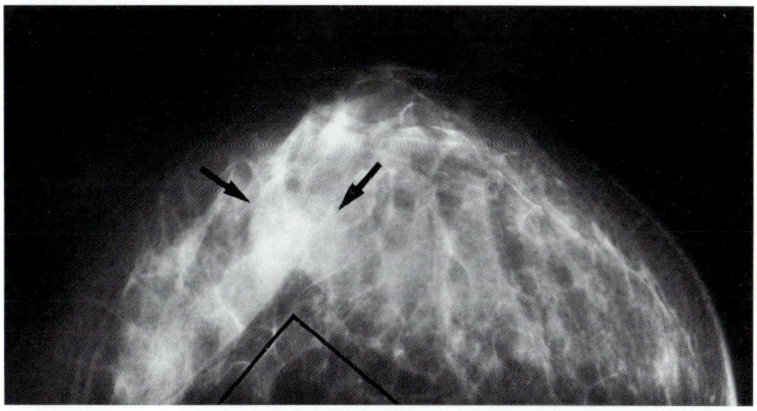

図 18f　右乳房，CC 撮影．典型的な“tent sign（後縁に沿った引き込み）”がみられ，癌（矢印）によるものである．

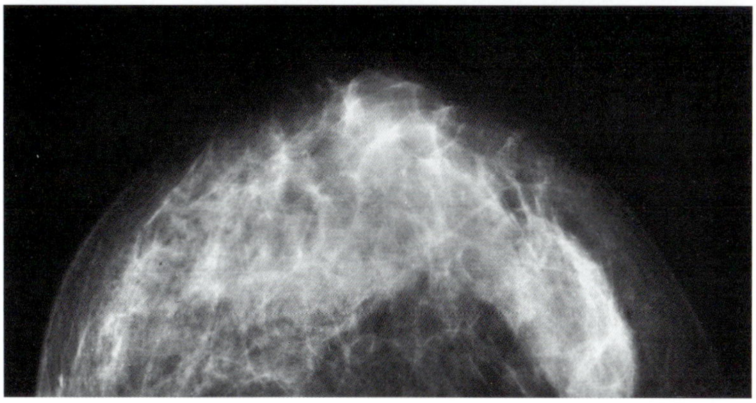

図 18g　正常左乳房．CC 撮影．

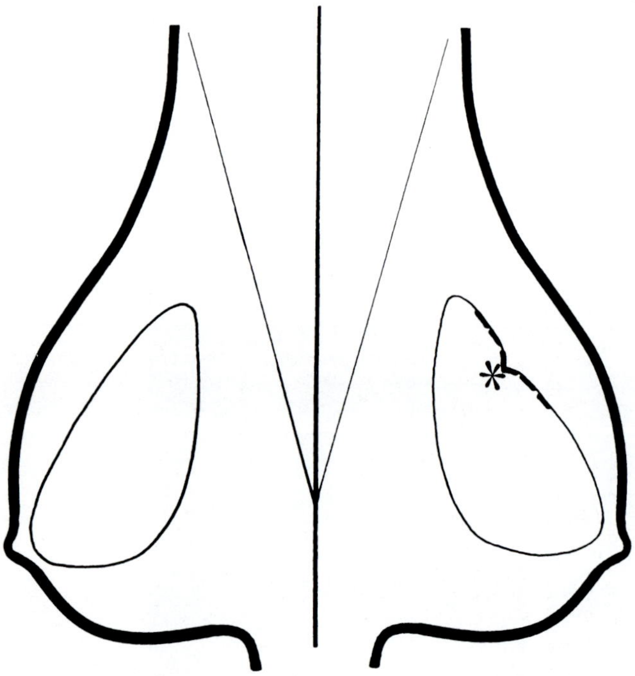

図 19a　腫瘤自体が隠されてしまうような高濃度の乳房において，乳腺実質の輪郭の引き込みが小さな腫瘤を見つけるのに役立つことがある．MLO 撮影でみられる乳腺実質の輪郭の引き込みの模式図．

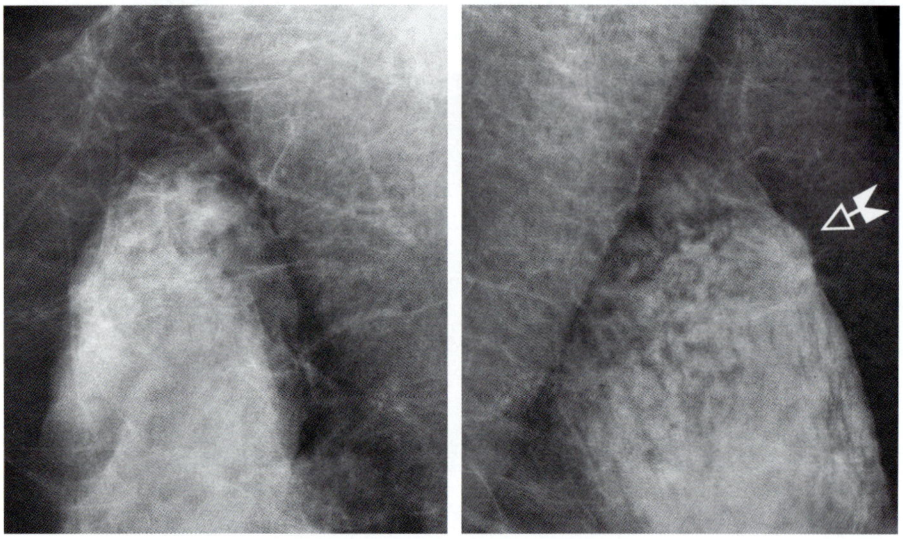

図 19b　乳腺実質の輪郭の限局性突出（矢印）のマンモグラフィによる描出．左乳房の矢印部分の輪郭を，対側乳房の対応部分と比較せよ．症例 80 も参照．

III マンモグラムの読影法と所見の解釈へのアプローチ

マンモグラムを読影する際は，次の３つの段階を踏まなければならない：

- 乳房の位置決め，画像のコントラスト，空間分解能に関し**画像が診断に適した画質を備えているかどうか決定する**．マンモグラムの画質が悪い場合や，位置決めが不適切な場合，しばしば誤診に結びついてしまう．
- **病変を探す際に乳房の構造の細部まで評価できるように，マンモグラムを系統的かつ段階的にチェックする**．系統的な観察には左右の乳房の対応する領域を見比べて比較することも含まれる（第II章参照）．１つ病変を発見しても病変を探すのをやめてはならない．
- **検出されたすべての病変を注意深く分析する**．

最初に，各病変を下記の５つのグループのいずれかに分類する：

I．**円形/楕円形病変**（circular/oval lesions）．単発性あるいは多発性である．

II．**星芒状/棘状病変**（stellate/spiculated lesions）と構築の乱れ．

III．**石灰化**（calcifications）．腫瘤に合併する場合もそうでない場合もある．その所見は１つまたは複数の石灰化からなる．

IV．**皮膚肥厚症候群**（thickened skin syndrome）．乳房の重力に従った部分（通常，下面）または大部分の皮膚が肥厚すること．マンモグラム上，濃度上昇や網状パターンを伴う．

V．上記の所見の，２つ以上の組み合わせ．

適切なグループに分類したら，次に検出された病変をそれぞれ詳細に分析する（第IV〜VII章参照）．

Ⅳ　円形/楕円形病変

組織ルーペ(3D)像

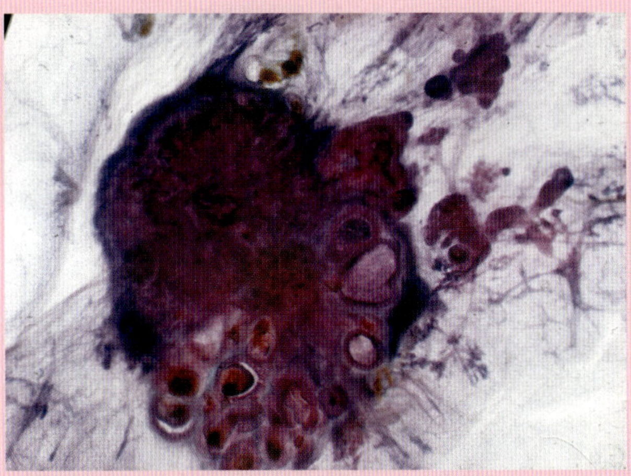

非浸潤性成分を伴った浸潤性乳管癌

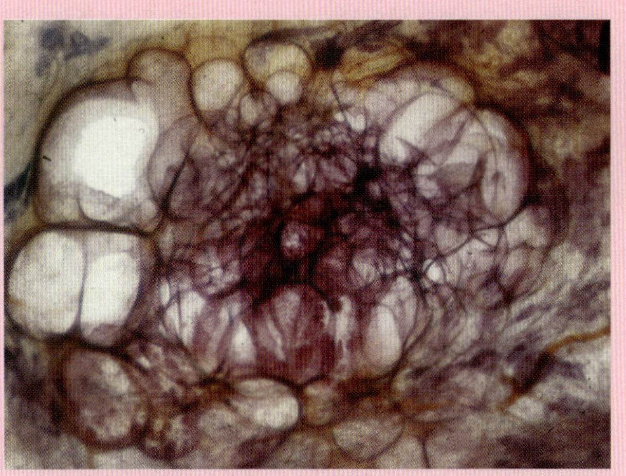

多房性緊張性嚢胞

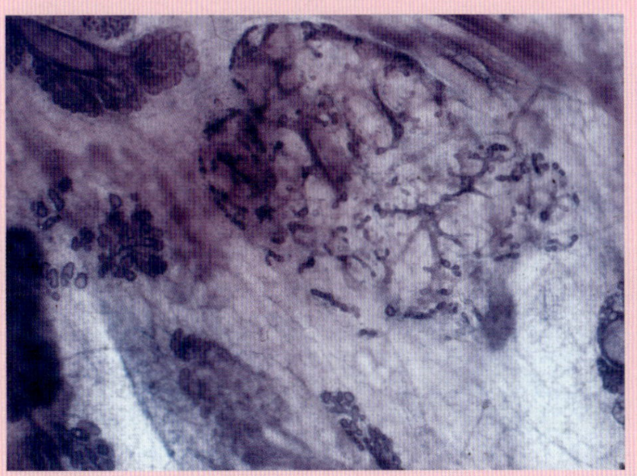

終末乳管小葉単位(TDLU)の線維腺腫様変化

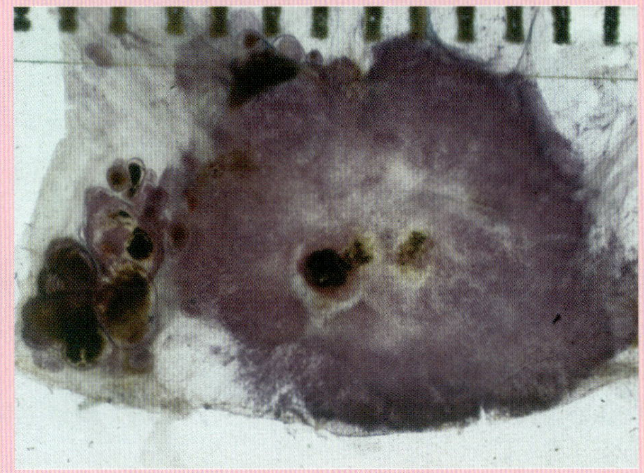

中心に線維化を伴った浸潤性乳癌

円形/楕円形病変は，**輪郭**(contour)が明瞭または不明瞭，円形や楕円形または分葉形，単発性または多発性，である．

円形/楕円形病変が石灰化を伴っている場合，病変と石灰化は別々に分析する．その後，病変と石灰化の分析結果を統合する．

円形/楕円形病変の輪郭と濃度を分析することにより，マンモグラフィ上の良性・悪性の診断が迅速に行える．右記の4つの分析ステップを通して，迅速なマンモグラフィ診断が可能になる．

分析
- 1．輪郭 ― 最も重要
  - a．明瞭な輪郭
    - 1）halo サイン
    - 2）被膜
  - b．不明瞭な輪郭
- 2．濃度 ― 最も重要
- 3．形状，向き ― 次に重要
- 4．大きさ ― 次に重要

円形/楕円形病変の診断における最も重要なサイン

halo サインと被膜の有無

halo サインとは，良性の，徐々に大きくなる円形/楕円形の腫瘤に特徴的な，病変の辺縁を取り囲む放射線透過性の薄い輪(Mach band 効果)や，その輪の一部をさす(症例 17, 21, 49, 50, 52, 53, 56)．

被膜(capsule)は，放射線透過性の組織〔脂肪腫(lipoma)や線維腺脂肪腫(fibroadenolipoma)にみられるような脂肪，油性嚢胞(oil cyst)にみられるような油〕からなる病変を取り囲む場合にのみみられる，薄い曲線状の放射線不透過性の線である(症例 1, 3, 4, 5)．halo サインと被膜は，ともに良性病変の特徴である．ただし，halo サインを示す可能性がある悪性病変として，まれな例外が3つある：

- 嚢胞内癌(intracystic carcinoma)
- 乳頭癌(papillary carcinoma)
- 線維腺腫内に発生した癌(症例 103)

コメント

- halo サインが認められれば病変が良性であることが示唆されるが，追加撮影，特に小焦点を用いたスポット圧迫拡大撮影など，を用いて，その所見の有無を見るべきである．
- 放射線透過性の脂肪組織に取り囲まれ，放射線透過性の脂肪組織や油によって内部が満たされる場合には，マンモグラム上，円形/楕円形病変を取り囲む被膜が認められる．そのような病変は常に良性なので，マンモグラム上で被膜を認めることは診断的価値が高い．円形/楕円形病変の濃度の評価は，halo サインや被膜の有無の検索とともに行われるべきである．
- 最もよくみられる円形/楕円形病変は，嚢胞と線維腺腫(fibroadenoma)である．病変の大部分または全部を取り囲む halo サインが明瞭に認められる所見は，単純性嚢胞に特徴的である．
- **その他の鑑別診断の手掛かり**：嚢胞は通常，閉経前後の女性に発生するが，線維腺腫は若い女性に多い．また嚢胞は押すと痛みを伴うことが多いが，線維腺腫では痛みを感じない．
- 乳房超音波検査は，円形/楕円形病変の評価において，最も有効で非侵襲的な補助的検査法である．

円形/楕円形病変の濃度

濃度(density)の評価(放射線不透過性/透過性)は，円形/楕円形病変の鑑別診断を行う際に非常に重要である．濃度は，周囲にある乳腺実質との比較，または乳腺の脂肪退縮が起きている場合には乳頭との比較，により評価すべきである．腫瘤は，周囲の乳腺実質と比較すると，以下のいずれかに分類される：

- 放射線透過性(radiolucent)
- 放射線透過性と不透過性(radiopaque)の混合型
- 低濃度の放射線不透過性(周囲の乳腺実質と同じ濃度)
- 高濃度の放射線不透過性(周囲の乳腺実質よりも高濃度)

いったん，病変の相対的濃度を決定してしまえば，診断の選択肢は以下のグループに絞られる：

放射線透過性の円形/楕円形病変

- 脂肪腫(症例 1, 2)
- 油性嚢胞(症例 3, 4, 139)
- 乳瘤(galactocele)

放射線透過性と不透過性の混合型病変

- 線維腺脂肪腫(乳腺内乳腺)(症例 5, 6)
- 乳瘤(症例 7, 8)
- 乳腺内リンパ節(症例 9, 10, 47, 123)
- 血腫(症例 11, 12, 46)

低濃度の放射線不透過性病変

周囲の乳腺実質の構造(静脈，梁柱など)が，病変内に“透けて”(重なって)認められる．

- 線維腺腫(症例 13, 14, 15, 16, 30, 34, 49, 50, 51)
- 嚢胞(症例 17, 18, 19, 52, 53, 56)
- **よりまれな病変**：
  1) 巨大線維腺腫(症例 21)
  2) 皮脂性嚢胞(症例 31)
  3) 小さな海綿状血管腫(症例 23)
  4) 乳頭腫(papilloma)，多発性乳頭腫(症例 27, 48, 127, 128)
  5) 疣贅(wart)(症例 24, 25)
  6) 膿瘍
  7) 葉状腫瘍(phyllodes tumor)(症例 26)
  8) 乳頭癌
  9) 粘液癌(mucinous carcinoma)(症例 28, 32, 44)

注意点：7)〜9)の悪性病変は診断が難しい

場合がある.

高濃度の放射線不透過性病変

これらは周囲の乳腺実質より濃度が高い. 静脈や梁柱などの構造は, 通常, 高濃度病変内に"透けて"は見えない.

- 癌(例：髄様癌, 分類不能な浸潤性乳管癌)(症例 29, 33, 41, 54)
- 肉腫
- 乳房への転移(症例 36, 40)
- 葉状腫瘍(症例 37)
- 囊胞内乳頭状腫瘍
- 膿瘍(症例 38, 42)
- 血腫
- 大きな海綿状血管腫(症例 151)
- 病的な腫大リンパ節(リンパ腫, 白血病, 関節リウマチ, 転移)(症例 43, 45)
- 大きな皮脂性囊胞(症例 22)

注意点：放射線透過性病変と放射線透過性と不透過性の混合型病変のすべて, そして低濃度の放射線不透過性病変のほとんどは, 良性である.

円形/楕円形病変の診断における次に重要なサイン

以下の所見は, 輪郭と濃度の分析に基づいて行われたマンモグラフィ診断において有用となる.

円形/楕円形病変の形状(shape)と向き(orientation)(図 20a, b)[訳者注]

囊胞は通常, 滑らかな輪郭をもった球状や楕円形をしている. 囊胞が引き伸ばされたようになっている場合, その向きは通常, 乳房の梁柱構造に沿って, 乳頭に向かう方向にみられる(症例 53, 56).

充実性腫瘍(例：線維腺腫, 癌)は, 滑らかな円形/楕円形や分葉状の輪郭をもつことがある. その向きは乳房の梁柱構造に沿って整列する傾向があるわけではなく, さまざまである(症例 49, 54).

大きさ(size)

円形/楕円形病変は, その大きさによって 3 つのカテゴリーに分類でき, カテゴリー別に鑑別診断がある程度定まる.

非常に大きな円形/楕円形病変(>5 cm)

乳腺腫瘍の中で, この大きさまで成長するものはあまりない. この場合, 乳房組織の大部分が偏位する. 診断は, 下記にあげたものに限られる.

- 放射線透過性：
  1) 脂肪腫(症例 1)
- 放射線透過性と不透過性の混合型：
  1) 線維腺脂肪腫(症例 5, 6)
- 放射線不透過性(低濃度)：
  1) 巨大線維腺腫(症例 21)
  2) 囊胞(症例 17, 56)
  3) 葉状腫瘍(症例 26)
  4) 粘液癌(症例 32)
- 放射線不透過性(高濃度)：
  1) 癌(症例 54)
  2) 肉腫
  3) 葉状腫瘍(症例 37)
  4) 囊胞
  5) 膿瘍(症例 38, 42)
  6) リンパ節(リンパ腫, 白血病, 転移)

訳者注：日本医学放射線学会/日本放射線技術学会による『マンモグラフィガイドライン第 3 版』(医学書院, 2010)では, 腫瘍の形について形状 shape という用語を用いているため, それに準ずる.

中間サイズの円形/楕円形病変(2〜5 cm の大きさ)

- 放射線透過性：
  1) 脂肪腫
  2) 油性囊胞(症例 139)
- 放射線透過性と不透過性の混合型：
  1) 線維腺脂肪腫
  2) 血腫(症例 46)
- 放射線不透過性(低濃度)：
  1) 線維腺腫(症例 13, 49, 50, 55)
  2) 囊胞(症例 39, 52)
  3) 皮脂性囊胞
  4) 粘液癌, ただし診断は難しいことがある
- 放射線不透過性(高濃度)：
  1) 癌
  2) 肉腫
  3) 乳房への転移(症例 40)
  4) 葉状腫瘍
  5) 膿瘍
  6) 囊胞(症例 20)
  7) 皮脂性囊胞(症例 22)
  8) リンパ節(リンパ腫, 白血病, 関節リウマチ, 転移)(症例 43, 45)

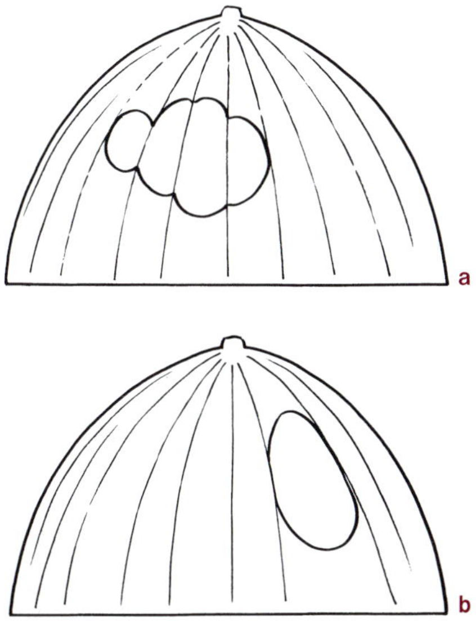

図 20a, b 充実性腫瘍(線維腺腫, 癌など)は, 乳房の梁柱構造に沿って整列する傾向があるわけではないので, その方向は通常バラバラである(a). 一方, 梁柱構造は, 囊胞の向きに影響しうる(b).

小さな円形/楕円形病変(<2 cm)

- 放射線透過性：
  1) 脂肪腫(症例 2)
  2) 油性囊胞(症例 3, 4)
  3) 乳瘤
- 放射線透過性と不透過性の混合型：
  1) 乳瘤(症例 7, 8)
  2) 乳腺内リンパ節(症例 9, 10, 47, 123)
  3) 血腫(症例 11, 12)
  4) 線維腺脂肪腫(小さい場合はまれだが)
- 放射線不透過性(低濃度)：
  1) 線維腺腫(症例 14, 15, 16, 30, 34, 51)
  2) 囊胞(症例 18, 19, 53)

  よりまれな病変：

  3) 皮脂性囊胞(症例 31)
  4) 乳腺内リンパ節
  5) 乳頭腫, 多発性乳頭腫(症例 127, 128)

6) 血管腫(症例 23)
7) 癌, 粘液癌(症例 28, 44)や乳頭癌のことが最も多い
8) 疣贅(症例 24, 25)

• **放射線不透過性(高濃度)：**
1) 癌(症例 29, 33)
2) 乳房への転移(症例 36)
3) リンパ節(転移, 白血病, リンパ腫, 関節リウマチ)

戦　略

4つの分析ステップ(輪郭, 濃度, 形状と向き, 大きさ)を終えた後は, 病変が良性か悪性かという仮のマンモグラフィ診断を行う必要がある. 脂肪腫, 線維腺脂肪腫, 油性嚢胞, 乳腺内リンパ節, 大部分の線維腺腫についてのマンモグラフィ診断は, 非常に信頼できる. 触知不能な円形/楕円形病変の多くは, 無症状の女性にみられる. マンモグラフィと乳房超音波検査, そして針生検を併用することで, これらの症例のほとんどで診断を確定することができるため, 外科的生検に照会されるケースはごくわずかである.

乳房超音波検査は, 円形/楕円形病変の精密検査, 特に嚢胞を充実性病変と鑑別するのに, 非常に有効である.

組織診断は, 針生検により可能で, 超音波ガイド下で行われることが最も多い. マンモグラムにおける円形/楕円形病変の精密検査のアルゴリズムは, 右図のように概説できる：

精密検査のアルゴリズム

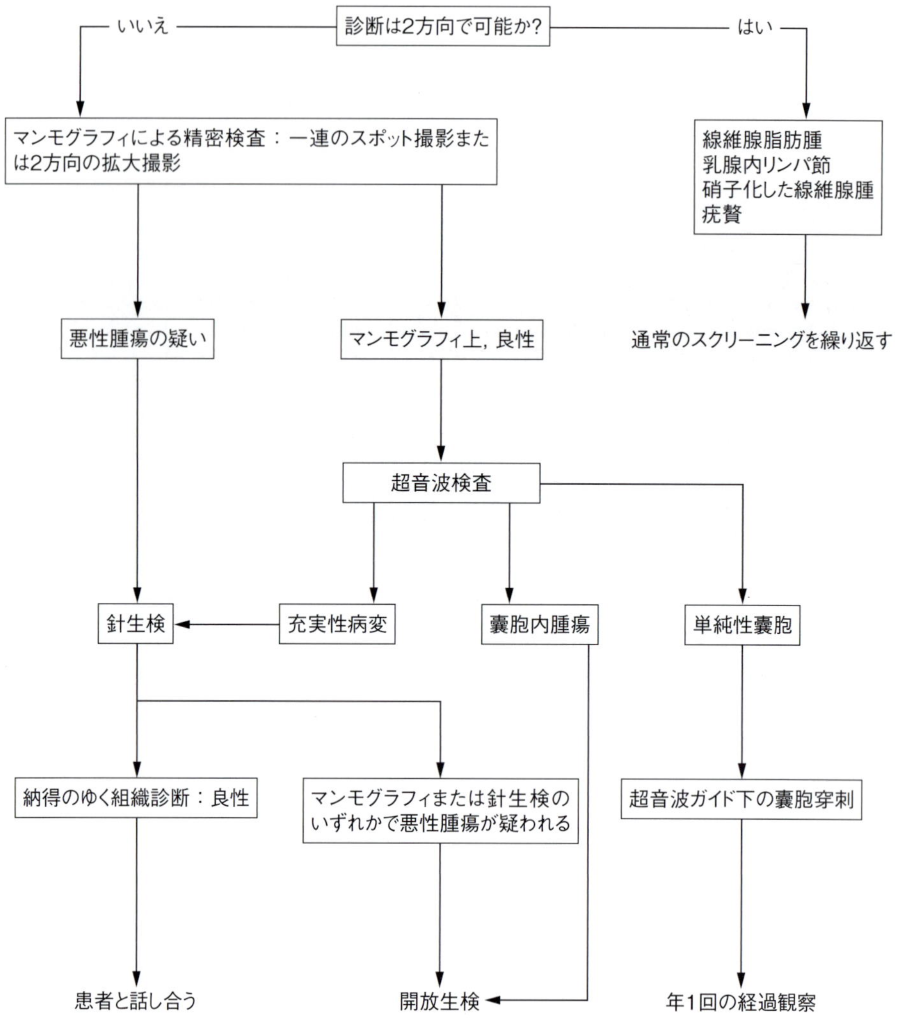

円形/楕円形腫瘤の分析の実際

(症例 1〜56)

1

85歳女性．無症状．初回スクリーニング検査．

身体所見

右乳房に巨大で柔らかな円形の腫瘤を触れる．

マンモグラフィ所見

図1：右乳房，内外斜位方向(MLO)撮影．巨大で被膜(→)を有する病変が乳房全体を占めている．病変の中心部には石灰化がみられる．

分析

形状：円形/楕円形

輪郭：明瞭．被膜が病変を取り囲んでいる．

濃度：放射線透過性

大きさ：巨大，12×12 cm

結論

巨大で放射線透過性の乳房腫瘤は，脂肪腫に限られる．

コメント

中心部にあるリング状で不整な石灰化は，脂肪壊死の結果と考えられ，そのいくつかは中心に放射線透過性の部分を示す(p.242参照)．

判定：カテゴリー2(図1)

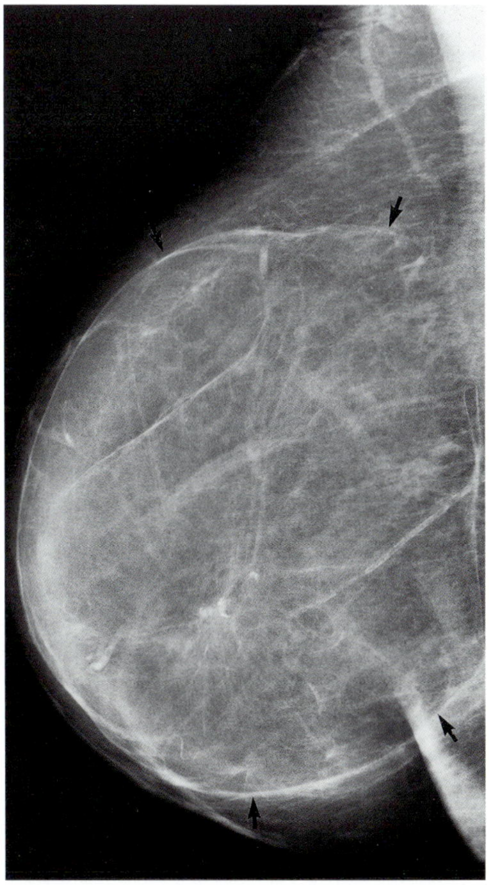

図1

2

34歳女性. 乳房痛の評価のため紹介される.

身体所見

腫瘤は触知されない.

マンモグラフィ所見

図 2：右乳房, 内外斜位方向(MLO)撮影. 上内側四半部の乳頭から5 cmの部位に, 単発性の病変がある. 石灰化は伴っていない.

分析

形状：円形/楕円形

輪郭：明瞭. 病変は被膜を有する.

濃度：放射線透過性

大きさ：20×15 mm

結論

腫瘤の濃度が, 脂肪腫というマンモグラフィ診断および最終診断を決定する要因である.

判定：カテゴリー2(図2)

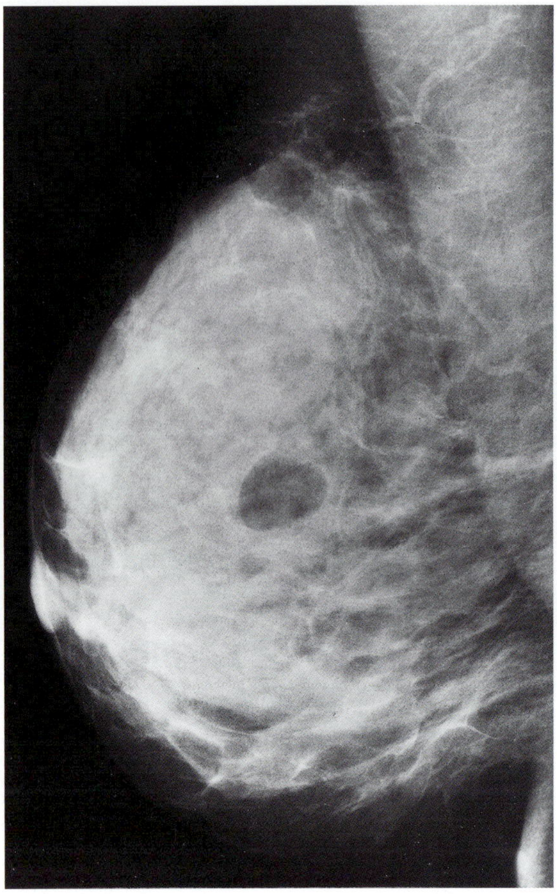

図2

3

58歳女性．右乳房の良性病変に対する手術歴あり．

マンモグラフィ所見

図3a, b：右乳房，内外斜位方向(MLO)撮影．楕円形で，被膜を有する放射線透過性病変が，乳房中央部にみられる(**図3a**の矢印)．石灰化は伴っていない．病変と皮膚の間に瘢痕がみられる(**図3b**の矢印)．

分析

形状：円形/楕円形

輪郭：明瞭，haloサインはないが，明瞭な被膜を有する．

濃度：放射線透過性

大きさ：15×12 mm

結論

この部位への外科的生検の既往歴とマンモグラフィ所見を合わせると，油性嚢胞に典型的である(p.242参照)．

判定：カテゴリー2(図3a, b)

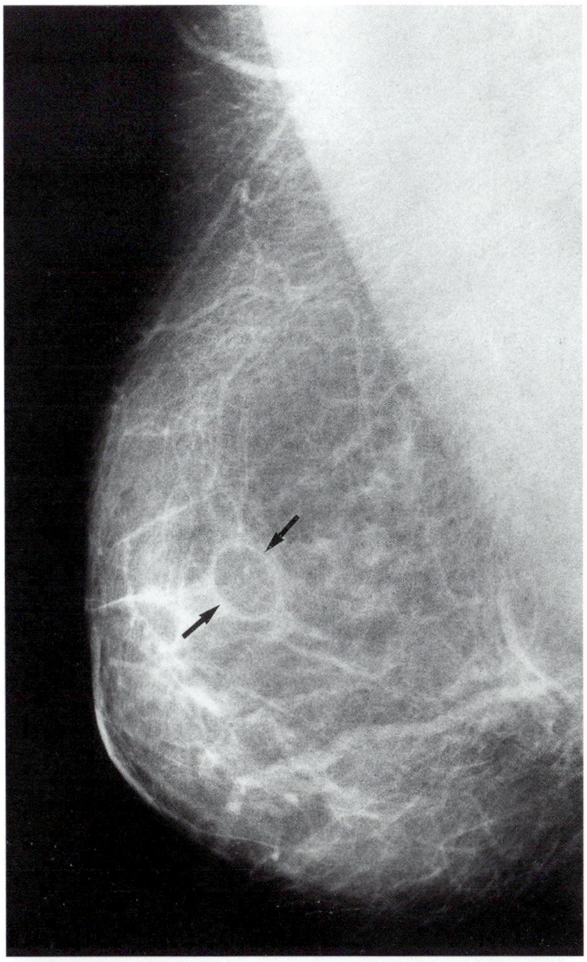

図3a

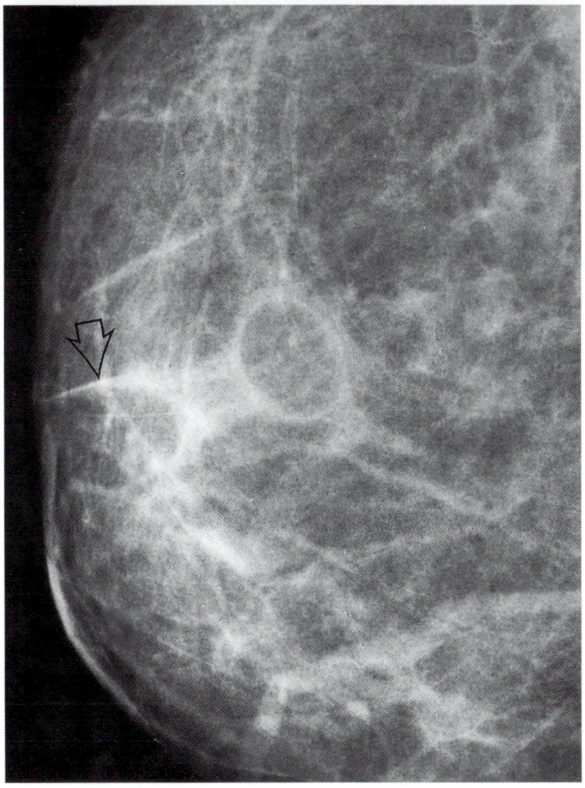

図3b

4

48歳女性. 乳輪後部領域の切除生検の既往歴あり.

マンモグラフィ所見

図 4：左乳房の内外斜位方向(MLO)撮影の拡大図. 中央には部分的に石灰化を伴った放射線透過性の円形病変がみられる.

分析

形状：円形/楕円形
輪郭：明瞭
濃度：放射線透過性
大きさ：10×10 mm

コメント

病変の壁に卵殻様の石灰化もみられる.

結論

円形/楕円形で放射線透過性の病変には3つの可能性(すべて良性である)が考えられる(p.18 参照). この症例の場合, 生検の既往歴から油性嚢胞という診断が導かれる. 部分的に石灰化した被膜がみられる場合は, 石灰化大嚢胞性脂肪壊死(liponecrosis macrocystica calcificans)として知られている(p.242 参照). 追加検査は必要ない.

注意点

油性嚢胞の付近には多数のリング状石灰化がみられる. これらは, 石灰化小嚢胞性脂肪壊死を示している.

判定：カテゴリー 2(図 4)

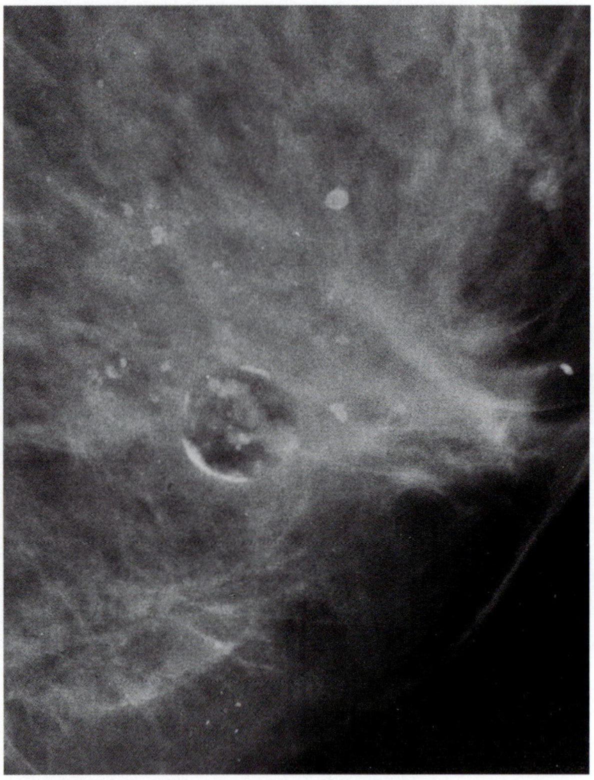

図 4

5

右乳房，頭尾方向(CC)撮影．石灰化を伴っていない大きな腫瘤が中央に位置している(図5)．

分析

形状：円形

輪郭：明瞭，被膜がみられる．

濃度：放射線透過性と不透過性の混合型

大きさ：6×6 cm

結論

被膜を有し混合型の濃度の大きな病変は，線維腺脂肪腫の特徴である．超音波検査や針生検を行う必要はない．

判定：カテゴリー2(図5)

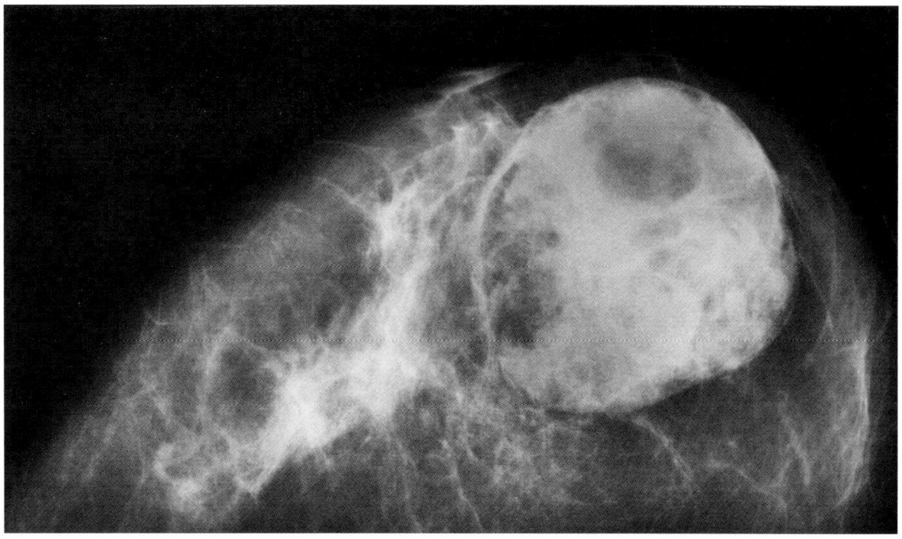

図5

6

左乳房，内外斜位方向(MLO)撮影．大きな腫瘤が乳房の中央部を埋めている(図6)．

分析

形状：楕円形

輪郭：明瞭，被膜を有する．haloサインが前縁に沿ってみられる．

濃度：放射線不透過性と透過性の混合型(腺成分が優勢)

大きさ：7×4 cm

結論

線維腺脂肪腫の典型的なマンモグラフィ像で，被膜に囲まれた脂肪と線維腺組織が混じり合った所見を示す．これは，“乳房内乳房(breast within a breast)”ともよばれている．マンモグラム上，円形/楕円形病変が放射線透過性か放射線透過性と不透過性の混合型であれば，**濃度の解析**から良性の診断であることは明白なので，診断には超音波検査やインターベンショナル手技は必要でない．

判定：カテゴリー2(図6)

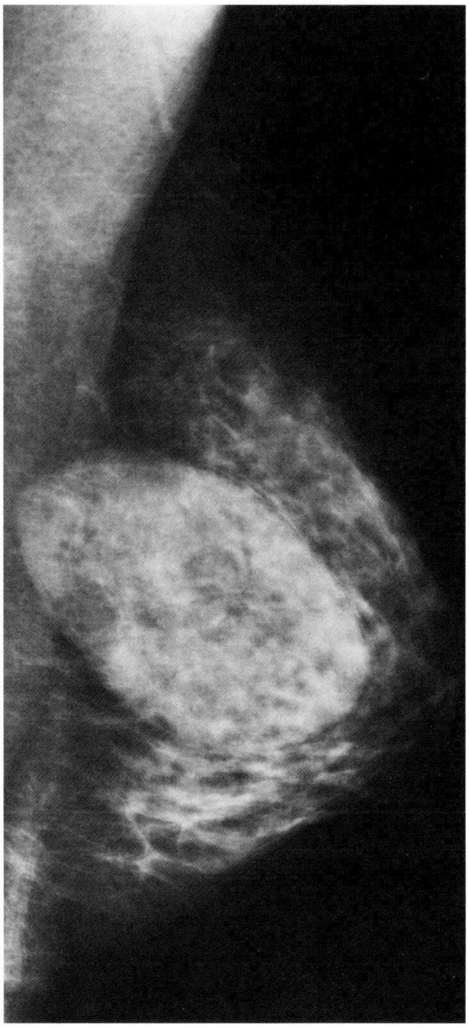

図6

7

28歳女性. 授乳中に右乳房にしこりがあるのに気づいた.

マンモグラフィ所見

図 7a：左乳房, 頭尾方向(CC)撮影.
図 7b：乳輪後部の拡大図. 混合型の濃度を示す病変がみられる(矢印).

分析

形状：円形
輪郭：明瞭
濃度：放射線透過性と不透過性の混合型
大きさ：12×10 mm

鑑別診断

混合型の濃度を示す円形/楕円形病変の診断には, 4つの可能性がある：

- 小さな血腫
- 乳瘤
- 線維腺脂肪腫
- 乳腺内リンパ節

コメント

経過から判断すると乳瘤と考えられる. 乳瘤は大きさが小さい点が, 典型的にはサイズが大きい線維腺脂肪腫と区別する手掛かりとなる. 外傷や乳房手術の既往歴がない場合, 血腫や油性嚢胞は除外される.

結論

放射線透過性と不透過性の混合型の所見を呈する円形/楕円形病変がすべてそうであるように, マンモグラフィ診断からは良性病変と判断される. 病歴とマンモグラフィ所見から, **乳瘤**(galactocele)に合致する. 乳瘤は, 授乳に伴って生じる脂肪含有量が高い乳汁で満たされた嚢胞である.

判定：カテゴリー2(図 7a, b)

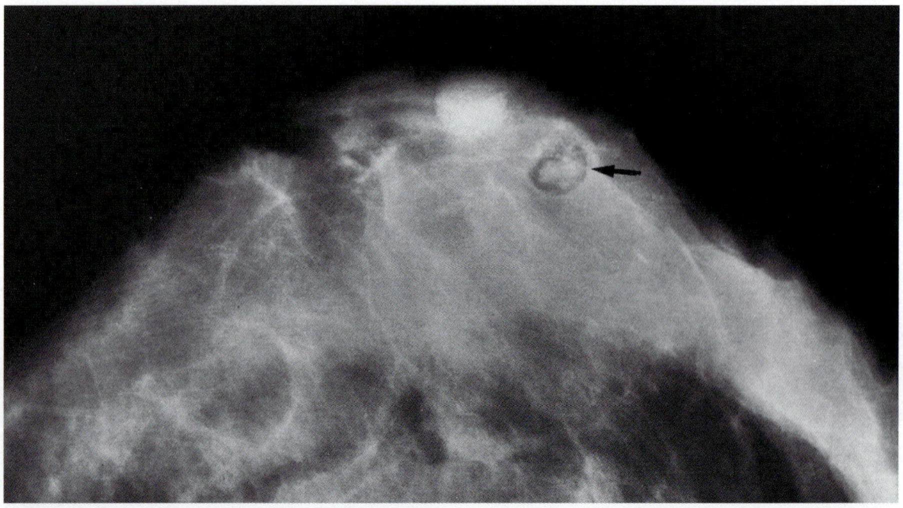

図 7a

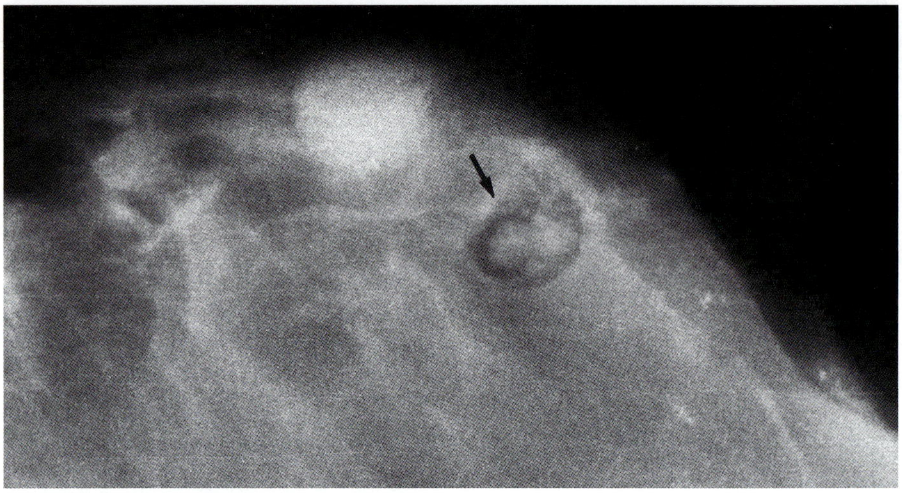

図 7b

8

42 歳女性．授乳終了の 2 か月後に，乳房に腫瘤があるのに気づいた．

マンモグラフィ所見

図 8a：右乳房，内外斜位方向（MLO）撮影．乳頭から 7 cm の部位に腫瘤がみられる．
図 8b：拡大図

分析

形状：楕円形
輪郭：明瞭
濃度：放射線透過性と不透過性の混合型
大きさ：25×20 mm

結論

病歴とマンモグラフィ所見は，乳瘤に特徴的である．乳房の超音波検査を行っても，新たな情報は得られないであろう．針穿刺は，診断に必ずしも必要ではないが，粘稠な黄色い液体が採取されるであろう．

判定：カテゴリー 2（図 8a，b）

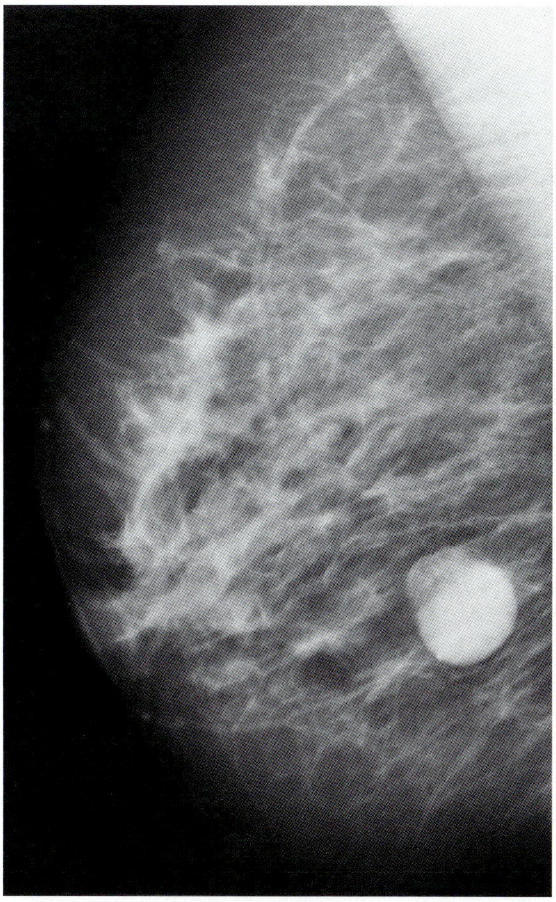

図 8a

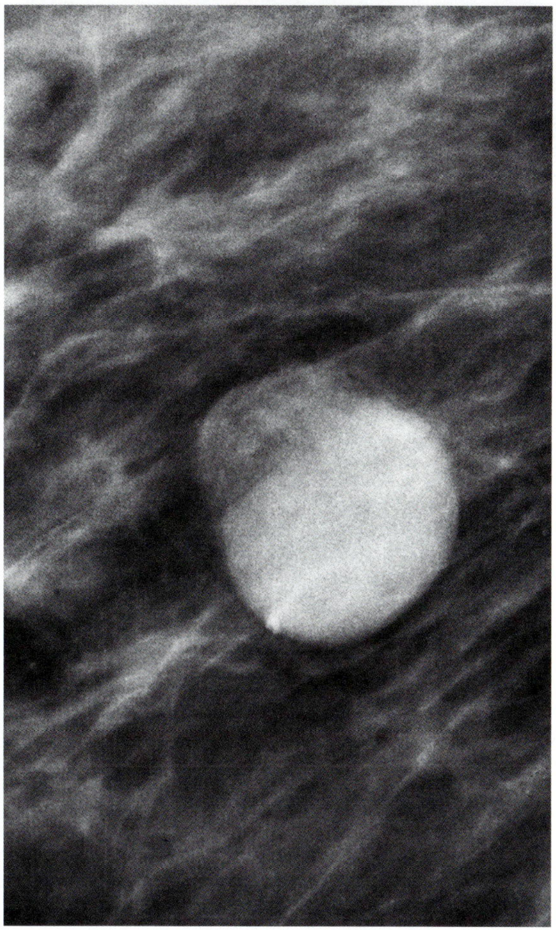

図 8b

9

80歳女性. 無症状. 初回スクリーニング検査.

身体所見

非常に柔らかく, 自由に動く病変が左乳房の上外側四半部の表面近くに触れる. 臨床的には良性.

マンモグラフィ所見

図 9a：左乳房, 内外斜位方向(MLO)撮影. 単発性の病変が上外側四半部にみられる.
図 9b：病変の拡大図

分析

形状：楕円形, 分葉状
輪郭：不明瞭. halo サインはない.
濃度：放射線透過性と不透過性の混合型
大きさ：15×10 mm

結論

この病変は, 放射線透過性と不透過性の混合型の濃度を示す4つの円形/楕円形病変(それらはすべて良性)のひとつである(p.18〜19 参照). さらなる鑑別は以下のように行う：線維腺脂肪腫は典型的には大きい. 乳瘤は授乳と, 血腫は外傷と関連がある. この病変は, リンパ門に相当する放射線透過性を中心に示すのが特徴で, 乳腺内リンパ節である. これ以上の検査は必要ない.

判定：カテゴリー2(図 9a, b)

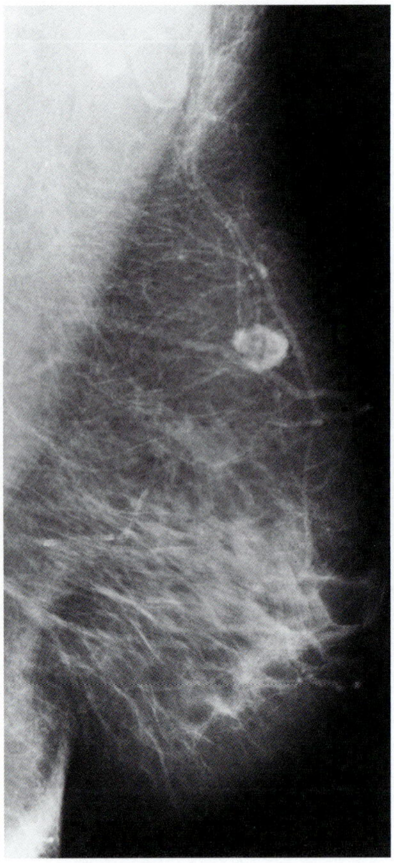

図 9a

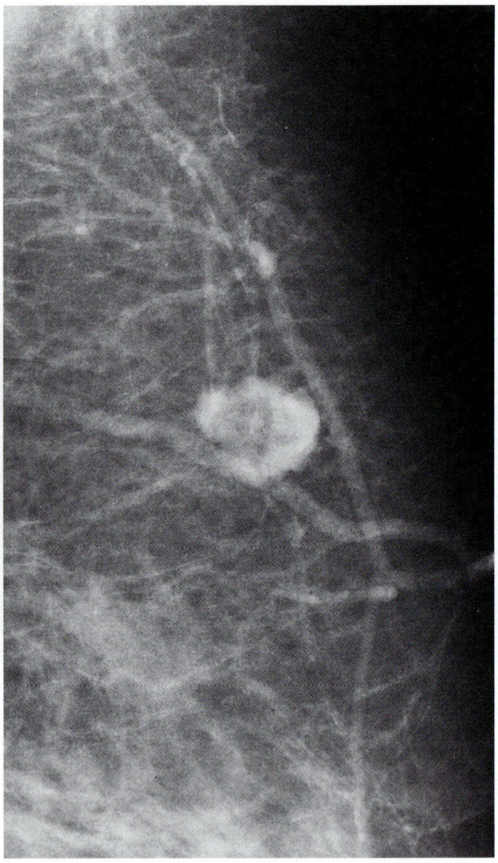

図 9b

10

64歳女性．無症状．初回スクリーニング検査．

身体所見

腫瘤は触知されない．

マンモグラフィ所見

図10a：右乳房，内外斜位方向（MLO）撮影．小さな円形病変が上外側四半部にみられる．石灰化は伴っていない．

図10b：病変の拡大図

分析

形状：楕円形

輪郭：明瞭

濃度：放射線不透過性と透過性の混合型

大きさ：6×5 mm

結論

この病変，すなわち，小さな乳腺内リンパ節を鑑別するのに，混合型の濃度という所見は極めて重要である．中心部の放射線透過性領域はリンパ門に相当している．乳腺内リンパ節は，上外側四半部にみられることが最も多いが，乳房四半部のどこにでも認められる．

判定：カテゴリー2（図10a，b）

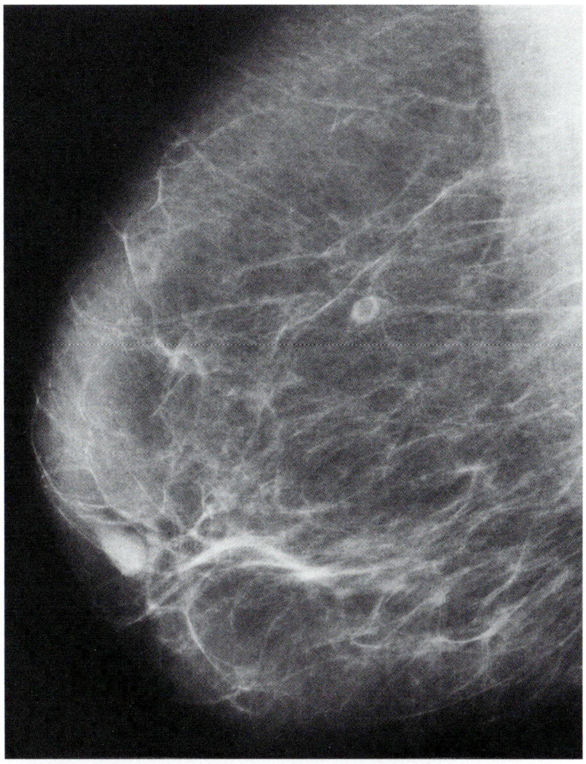

図10a

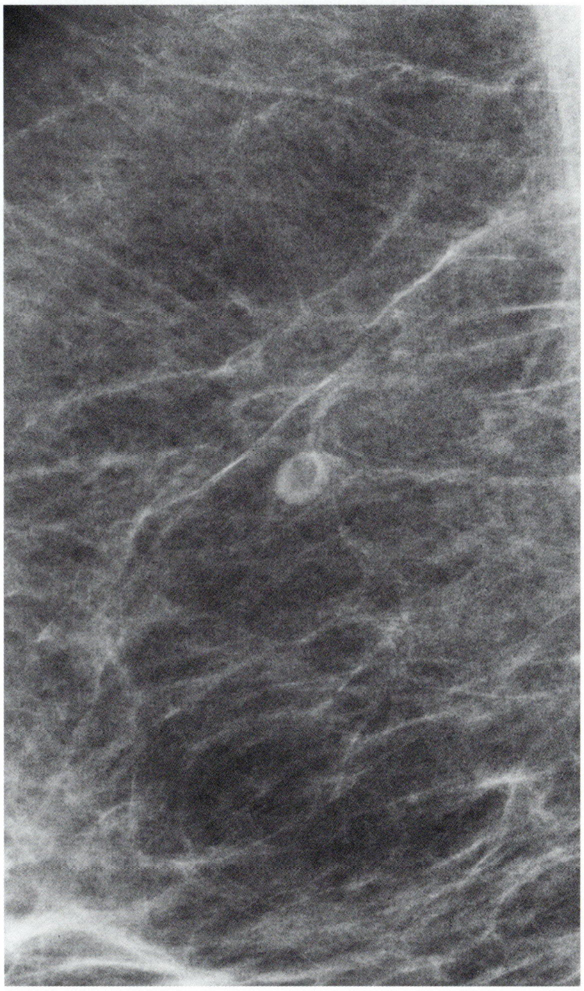

図10b

11

65歳女性．8日前，右乳房に外傷を受けた．

マンモグラフィ所見

図11a：右乳房，頭尾方向(CC)撮影．石灰化のない楕円形病変が乳頭から4 cmの部位にみられる．

図11b：病変の拡大図

コメント

混合型の濃度を示す円形/楕円形病変には4つの鑑別診断があるが，この症例の場合，最近の外傷の既往歴があることから血腫の診断となる．

判定：カテゴリー2(図11a，b)

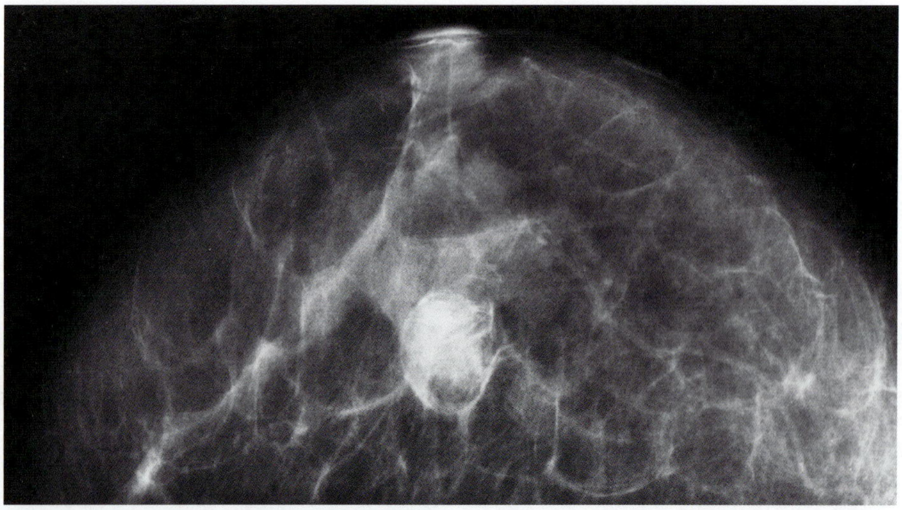

図11a

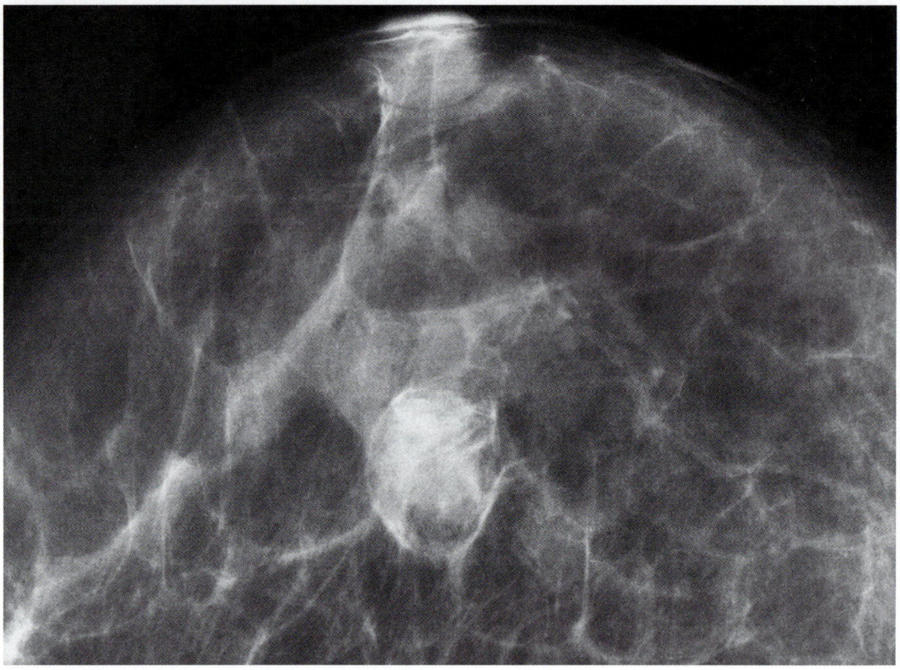

図11b

12

67歳女性．患者は2週間前，右乳房に外傷を受けた．彼女は皮膚表面の血腫に加え，その部位にしこりがあることにも気づいた．

マンモグラフィ所見

図12a, b：右乳房，内外斜位方向(MLO)撮影と頭尾方向(CC)撮影．下外側四半部の表面近くに単発性の腫瘤がみられる．石灰化は伴っていない．

図12c：腫瘤の拡大図

分析

形状：楕円形

輪郭：明瞭

濃度：放射線不透過性と透過性の混合型；放射線透過性の領域は小さく，拡大図で最もよく認められる(矢印)．

大きさ：20×15 mm

結論

病歴とマンモグラフィ所見から血腫であることが示唆される．血腫は最終的に油性嚢胞になる．

判定：カテゴリー2(図12a〜c)

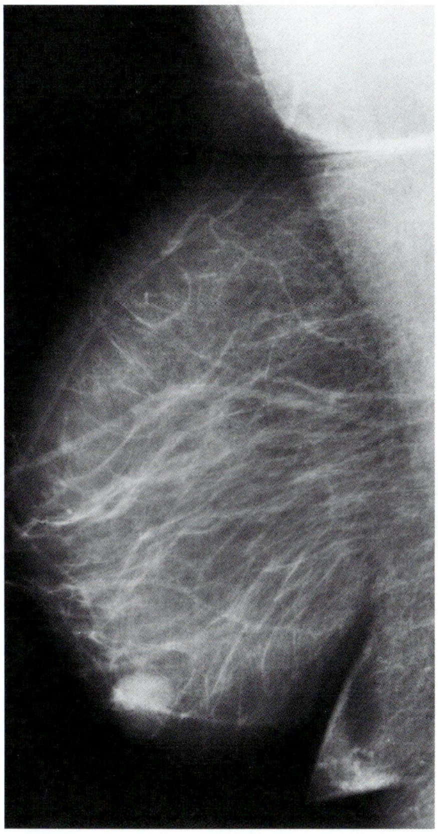

図12a

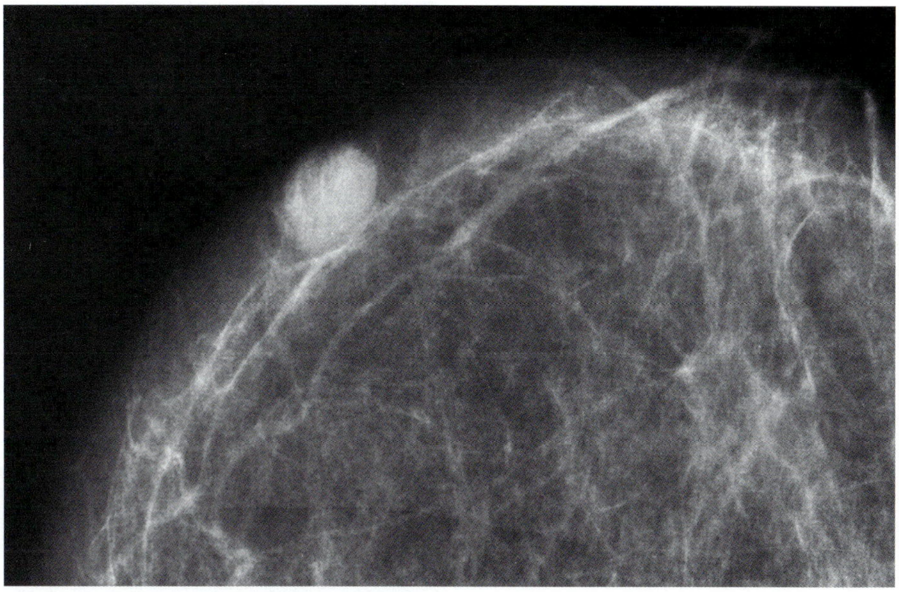

図12b

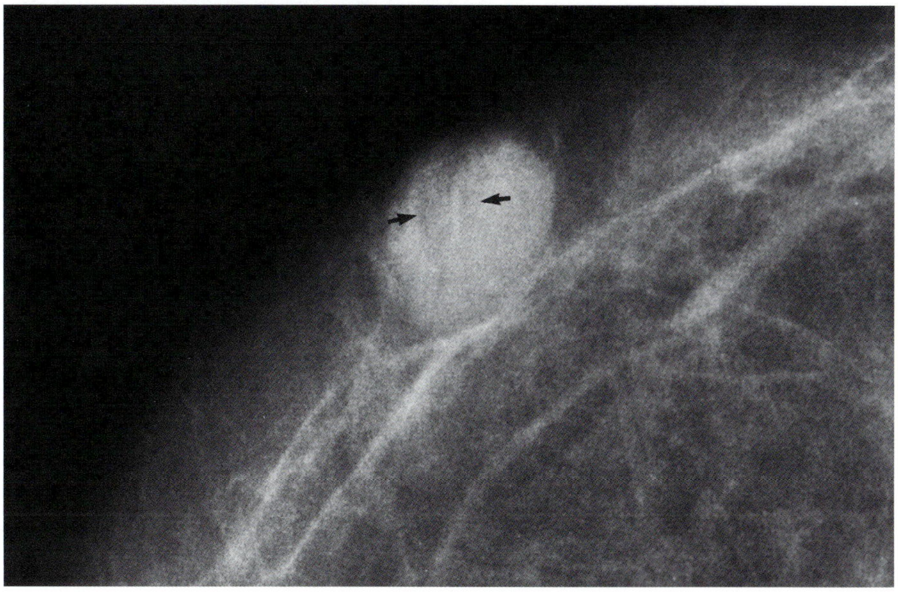

図12c

13

52歳女性．無症状．初回スクリーニング検査．右乳房の所見の精査のため再検査が行われた．

身体所見

硬く，自由に動く3 cmの腫瘤が乳輪後部に触れる．乳頭は陥凹しているが，皮膚に変化はない．臨床的には良性．

マンモグラフィ所見

図13a, b：右乳房，内外斜位方向(MLO)撮影と頭尾方向(CC)撮影．楕円形で分葉状の腫瘤が乳輪後部にみられ，石灰化は伴っていない．さらに小さな円形病変が，乳頭から6 cmの上外側四半部にみられる．

分析

形状：楕円形，分葉状

輪郭：明瞭

濃度：低濃度放射線不透過性

大きさ：30×15 mm

コメント

マンモグラムで低濃度放射線不透過性の円形/楕円形病変がみられた場合は，次に輪郭の分析を行う．haloサインや明瞭な輪郭がみられれば，病変が良性であることが示唆される．乳房超音波検査を行えば，嚢胞か充実性病変かがわかるであろう．充実性病変であれば，超音波ガイド下の針生検で組織診断が可能になる．

結論

マンモグラフィ上は良性の腫瘤．乳頭から6 cmの部位にあるさらに小さな病変も，輪郭は明瞭で，低濃度で分葉形の腫瘤であり，マンモグラフィ上は良性である．組織学的証明が必要であり，超音波ガイド下のコア針生検が好んで行われる．

組織診断

2個の線維腺腫

判定：カテゴリー3(図13a, b)

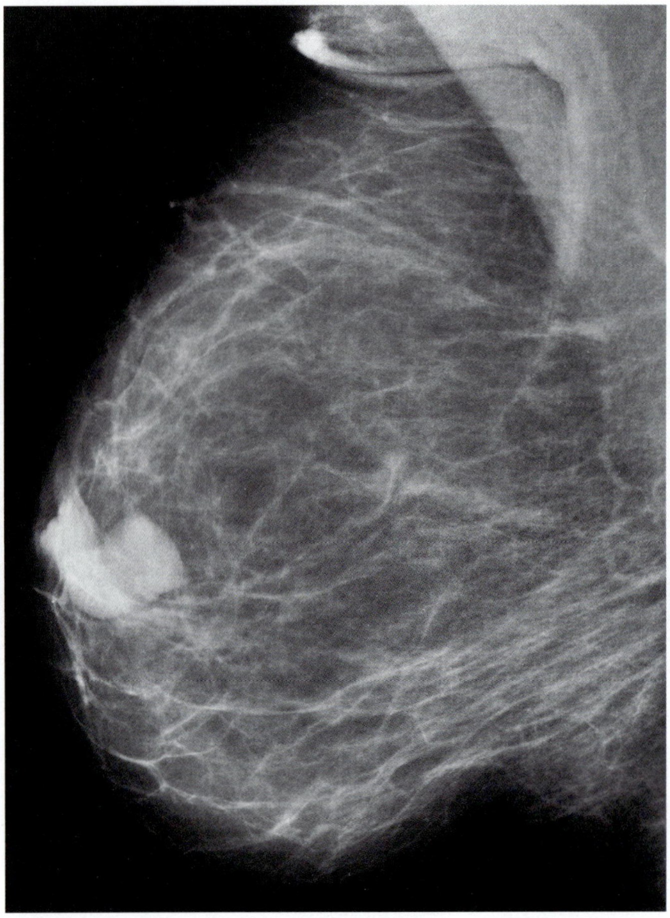

図13a

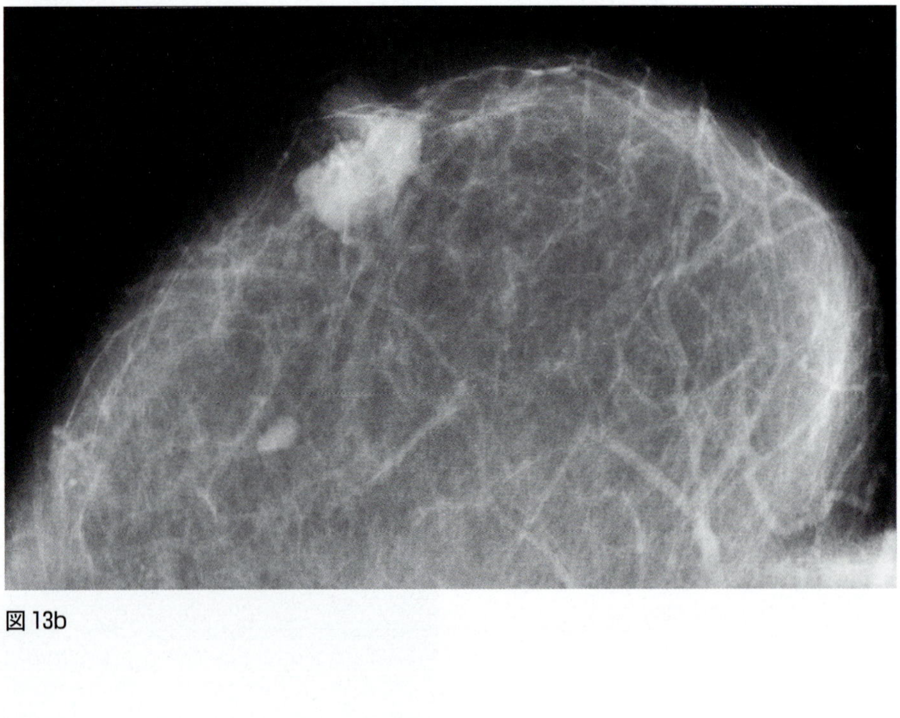

図13b

14

42歳女性．無症状．初回スクリーニング検査．右乳房のマンモグラムで認められた単発性の楕円形の病変の精査のため，再検査が行われた．

身体所見

右乳房の上内側四半部に 2 cm の腫瘤があり，臨床的には良性．

マンモグラフィ所見

図 14a：右乳房，内外斜位方向（MLO）撮影．乳房の上半分，乳頭から 6 cm の部位に，石灰化を伴っていない腫瘤がみられる．

図 14b, c：内外斜位方向と頭尾方向（CC）の，腫瘤とその周辺の拡大図．

分析

形状：楕円形，分葉状

輪郭：大部分は明瞭．しかし，乳腺実質の陰影の重なりも多く存在するため不明瞭となり，輪郭分析の結果が必ずしも信頼できない．

濃度：低濃度放射線不透過性で，乳腺実質と血管が重なる．

大きさ：2×2 cm

結論

この症例では，マンモグラフィからは信頼できる鑑別診断が得られない．境界不明瞭な線維腺腫と低濃度の悪性腫瘍を鑑別するために組織診断が欠かせない．

組織診断

線維腺腫

判定：カテゴリー 3（図 14a～c）

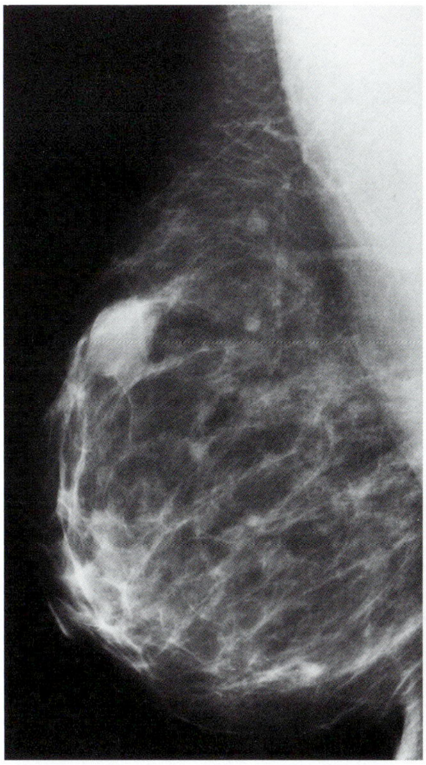

図 14a

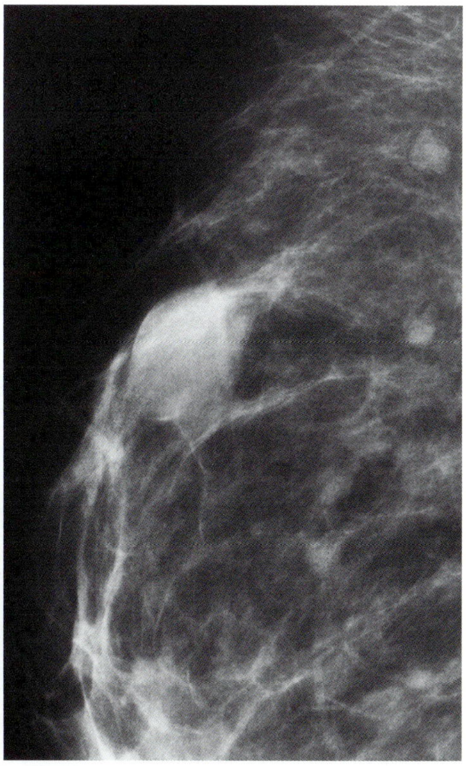

図 14b

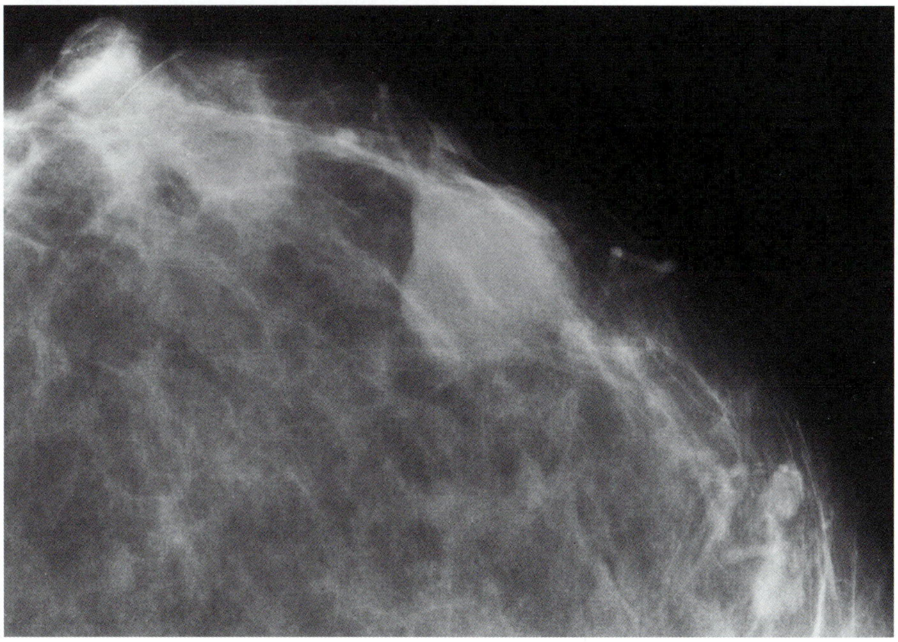

図 14c

15

75歳女性．無症状．初回マンモグラフィ検査．

身体所見

自由に動く2 cm程度の腫瘤が，右乳房の下外側四半部にある．皮膚変化はない．

マンモグラフィ所見

図15a, b：右乳房，内外斜位方向(MLO)撮影と頭尾方向(CC)撮影．下外側四半部の乳頭から7 cmの部位に円形/楕円形腫瘤がみられる．石灰化は伴っていない．

図15c, d：MLOとCCの腫瘤の小焦点拡大撮影．**図15c**では，部分的に石灰化した動脈が病変に重なってみえる．

分析

形状：楕円形

輪郭：大部分は不明瞭；haloサインは明らかではない．

濃度：低濃度放射線不透過性

大きさ：20×15 mm

結論

75歳女性に境界不明瞭な腫瘤がみられた場合は，悪性の疑いがある．

細径針による吸引生検

悪性が疑われる細胞がみられた．

組織診断

線維腺腫

コメント

放射線不透過性の円形/楕円形腫瘤の輪郭の一部または全体が不明瞭な場合，組織診断が必須である．コア針生検により病理組織学的診断を確定することができ，細胞診での偽陽性所見から生じる外科的介入を避けることができる．

判定：カテゴリー4(図15a, b)

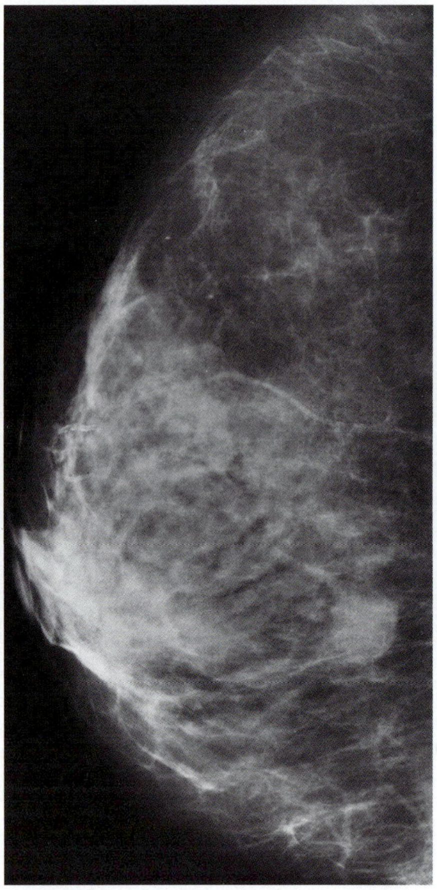

図15a

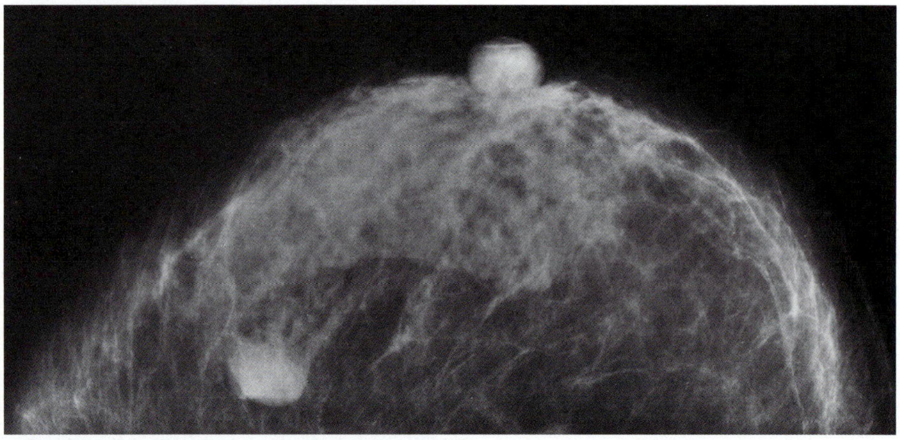

図15b

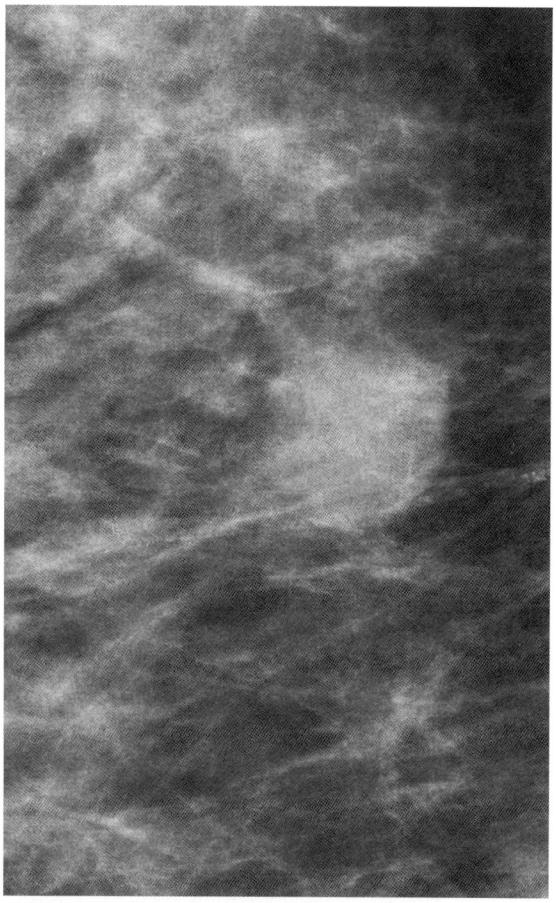

図 15c

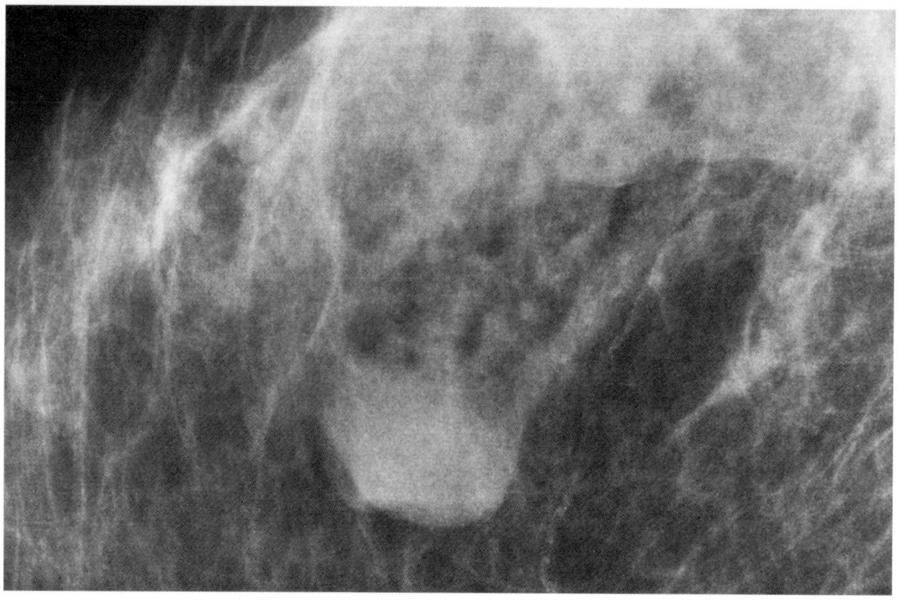

図 15d

16

33歳女性．自己検診で右乳房に腫瘤を触れ，マンモグラフィ検査のため紹介される．

マンモグラフィ所見

図 16a, b：右乳房，内外斜位方向（MLO）撮影と頭尾方向（CC）撮影．

図 16c：頭尾方向のスポット拡大撮影．石灰化を伴っていない単発性の腫瘤が乳房の上外側四半部にみられる．

分析

形状：楕円形

輪郭：後縁のみ明瞭；拡大撮影では部分的に halo サインがみられる（矢印）．

濃度：低濃度放射線不透過性，周囲の乳腺実質の濃度と等しい．

大きさ：15×15 mm

結論とコメント

スポット拡大撮影でみられた halo サインと低濃度放射線不透過性の所見を合わせると，この病変が良性であることが示唆されるが，境界が不明瞭なためコア針生検を用いた組織診断が必要となる．

組織診断

線維腺腫

判定：カテゴリー4（図 16a, b）

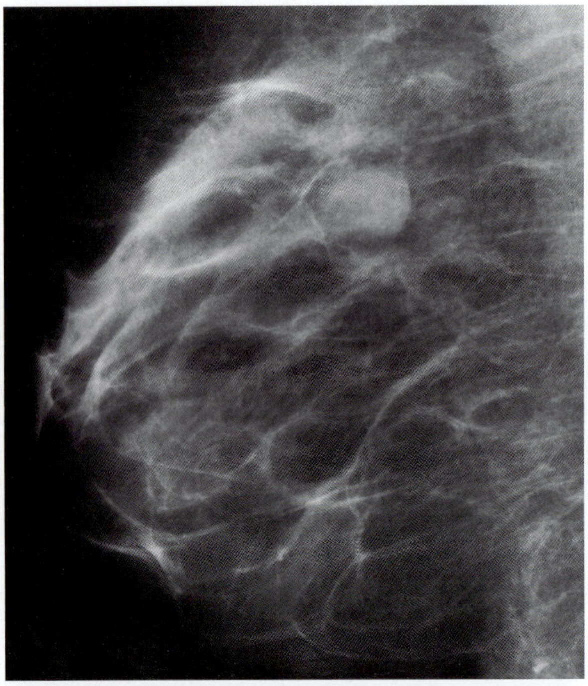

図 16a

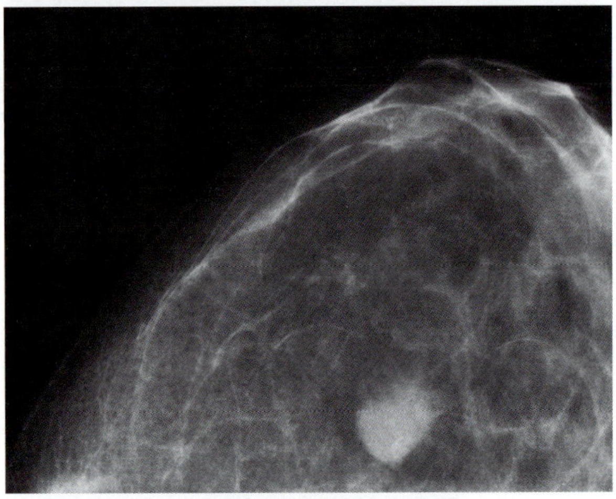

図 16b

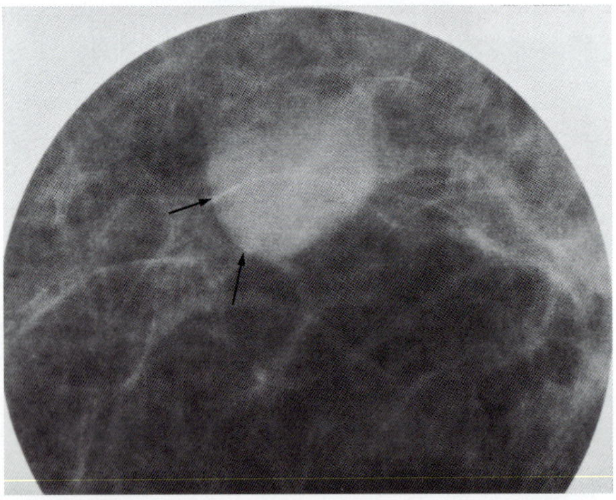

図 16c

17

50歳女性．初回スクリーニング検査．患者は左乳房のしこりに気づいていたが，医師の診察を受けなかった．

身体所見

圧痛のある5 cm大の乳輪後部病変．臨床的には良性．

マンモグラフィ所見

図17a：右乳房，頭尾方向(CC)撮影の拡大図．石灰化を伴っていない単発性の腫瘤が乳輪後部にみられる．

分析

形状：楕円形

輪郭：広範囲にみられるhaloサイン．

濃度：低濃度放射線不透過性

大きさ：5×5 cm

結論

病変が低濃度放射線不透過性であることと，広範囲にhaloサインがみられることをあわせて考えると，マンモグラフィ診断では良性病変，特に囊胞が最も疑われる．

コメント

haloサインは，囊胞では広範囲にみられることがあるが，線維腺腫ではみられる場合でも通常，短いか部分的であるため，描出するのが難しいことがある．円形/楕円形病変において，超音波検査は充実性腫瘍と囊胞を鑑別でき，インターベンショナル手技にも有用である．乳房超音波検査を用いることにより，楕円形病変の内容が何であるかを穿刺前に高い確信度をもって予想することができるのは非常に有用である．乳房超音波検査が発達する以前は，囊胞穿刺に引き続き空気を注入して気囊胞造影を行うことで，囊胞腔の内側壁の状態を詳細に知ることができた．空気の注入は囊胞の再発を防止するためにも用いられた．

図17b：気囊胞造影．単純性囊胞であり，囊胞内腫瘍はみられない．

判定：カテゴリー3(図17a)

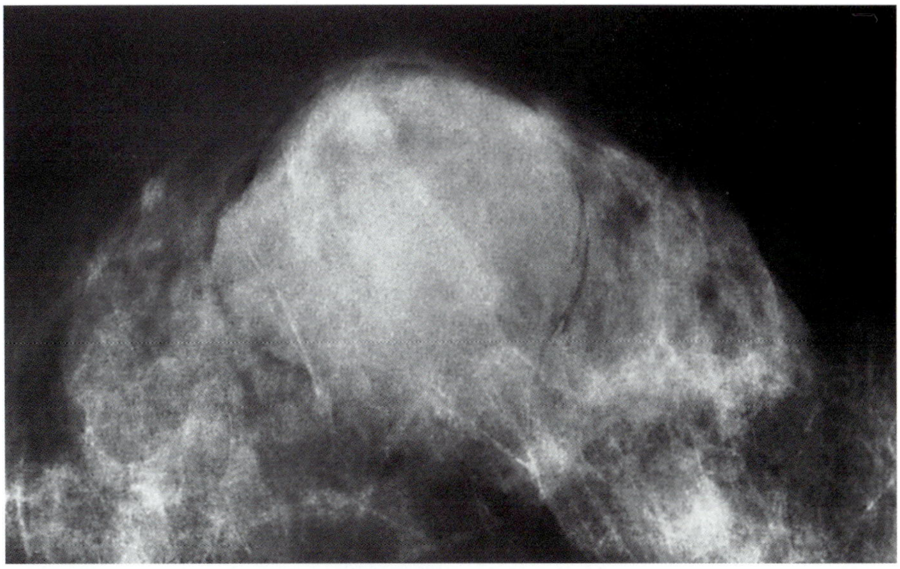

図17a

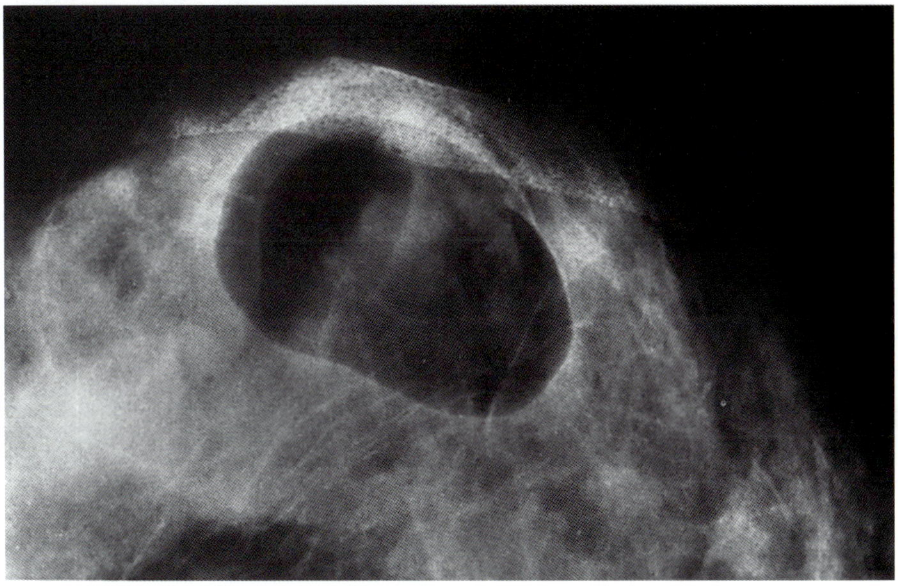

図17b

18

80歳女性．この女性は左乳房のすぐ外側の胸壁に大きな腫瘤を触知し受診した．その腫瘤は脂肪腫であることが証明されたが，マンモグラフィ検査にて，3 cm の楕円形で分葉状の病変が右乳房下内側に指摘された．

マンモグラフィ所見

図 18a〜d：右乳房の下内側四半部に，単発性で明瞭な輪郭をもち高濃度の楕円形腫瘤がみられる．

乳房超音波検査

図 18e, f：超音波像で，嚢胞内乳頭状病変が認められる．

標本 X 線写真

図 18g, h：摘出された腫瘍の標本 X 線写真（**図 18g**）では，嚢胞内腫瘍の内部に微小石灰化が認められる．切り出し標本の X 線写真（**図 18h**）では，石灰化をもつ嚢胞内腫瘍がみられる．

組織診断

図 18i：大切片標本の低倍率組織像；良性の嚢胞内乳頭腫．

図 18j〜l：組織像拡大図；良性の嚢胞内乳頭腫．

コメント

この円形/楕円形病変の高濃度の所見からは悪性が疑われる．輪郭が明瞭な場合，嚢胞内乳頭状病変の可能性がある．

判定：カテゴリー 3 または 4（図 18a〜d）

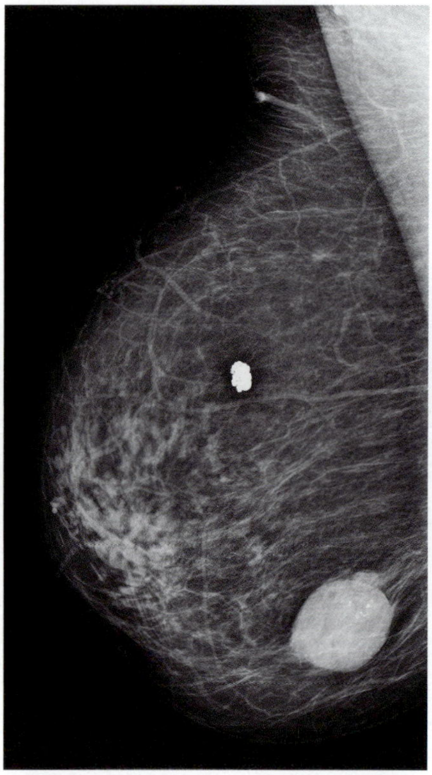

図 18a

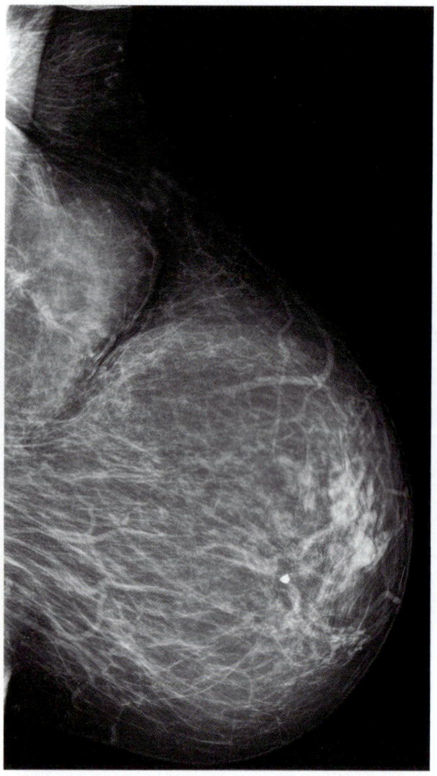

図 18b

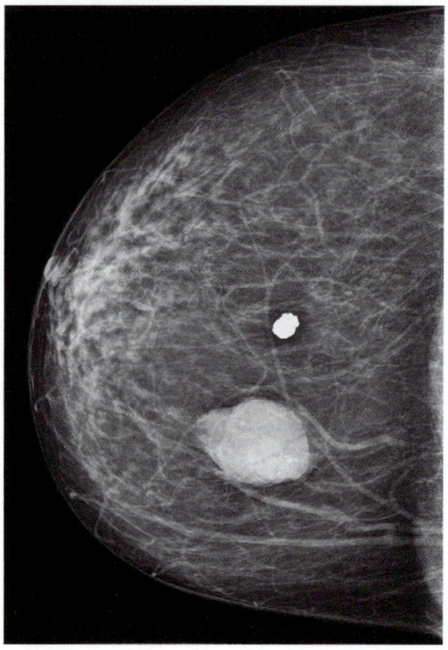

図 18c

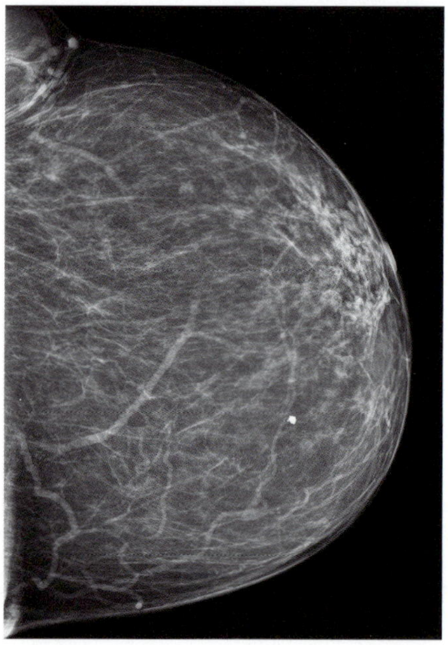

図 18d

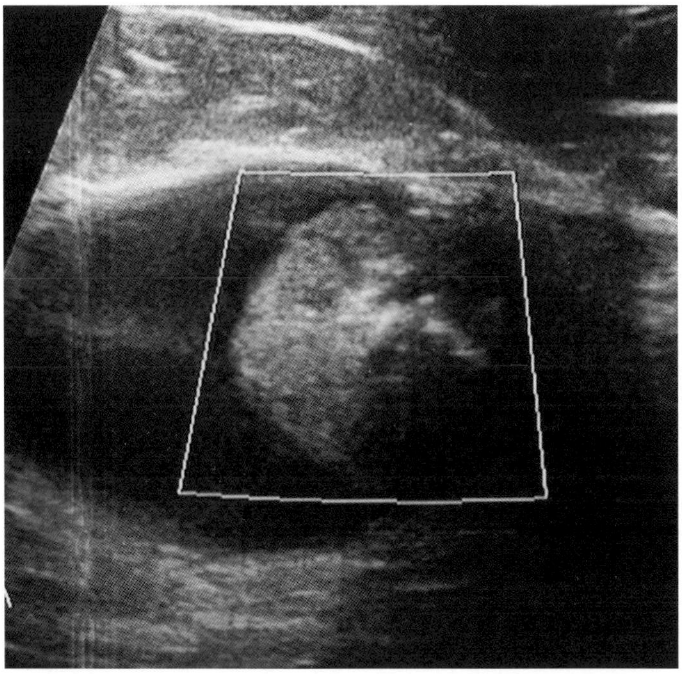

図 18e

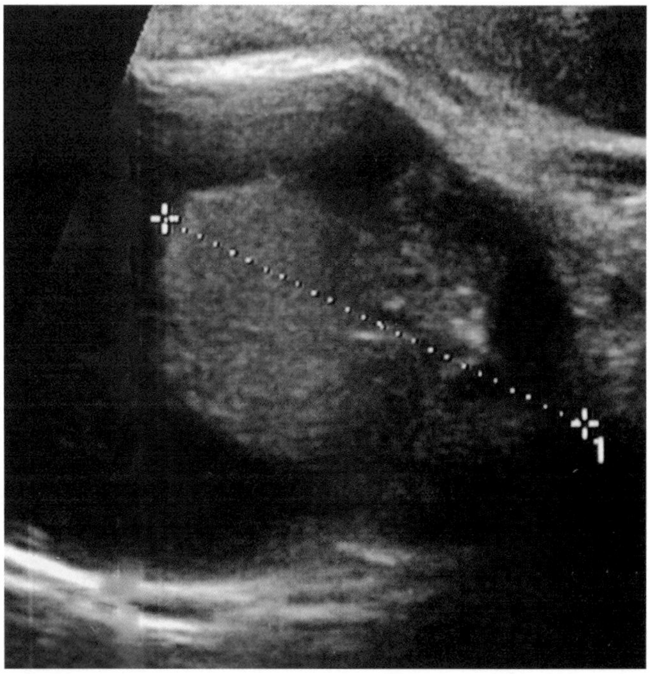

図 18f

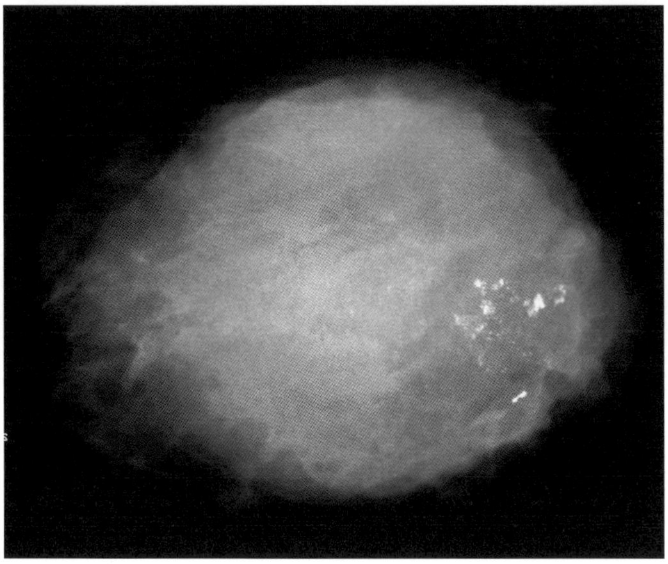

図 18g

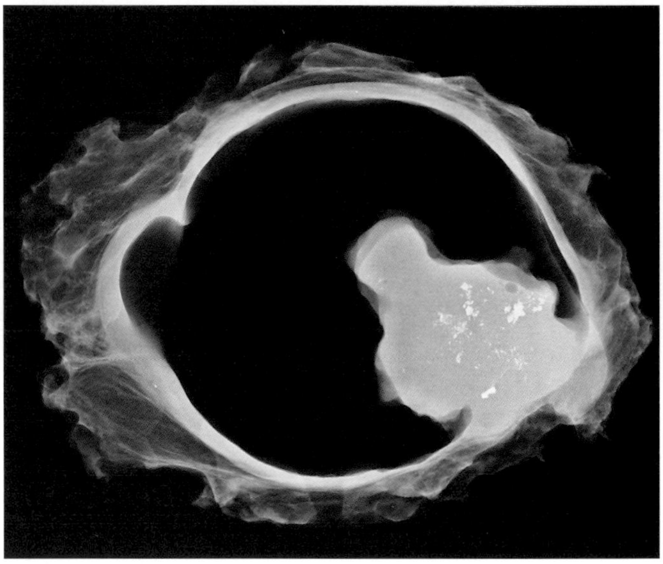

図 18h

図 18i～l(次ページ)

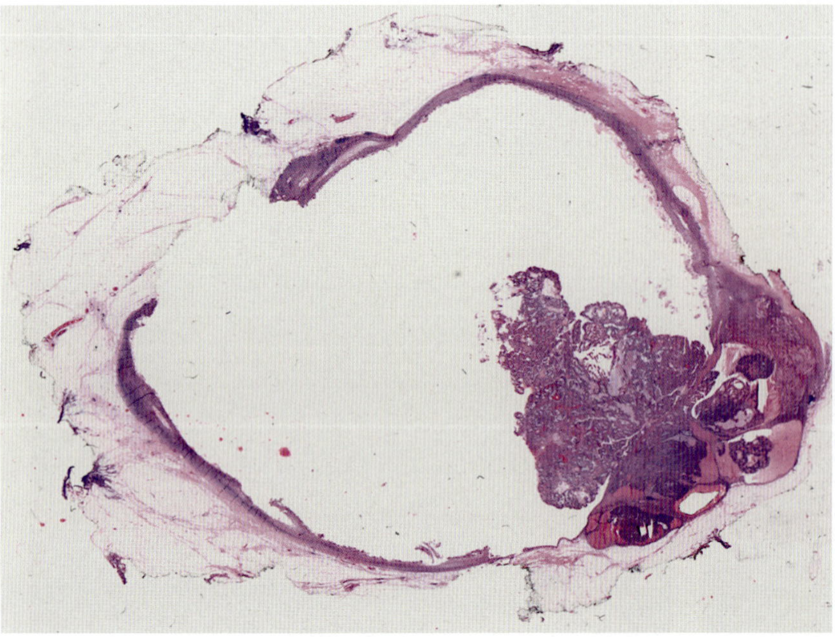

図 18i

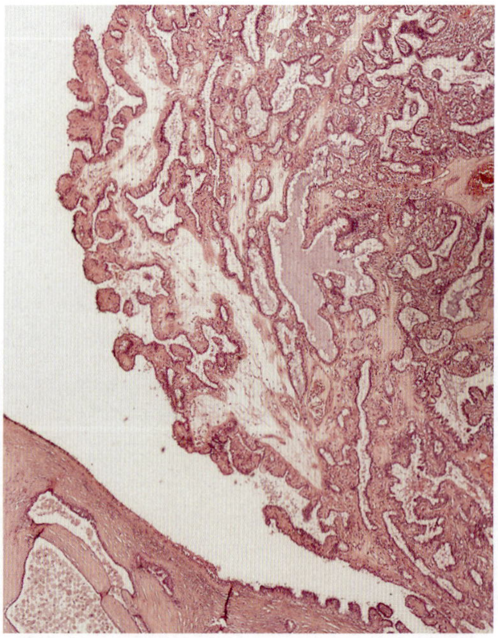

図 18j

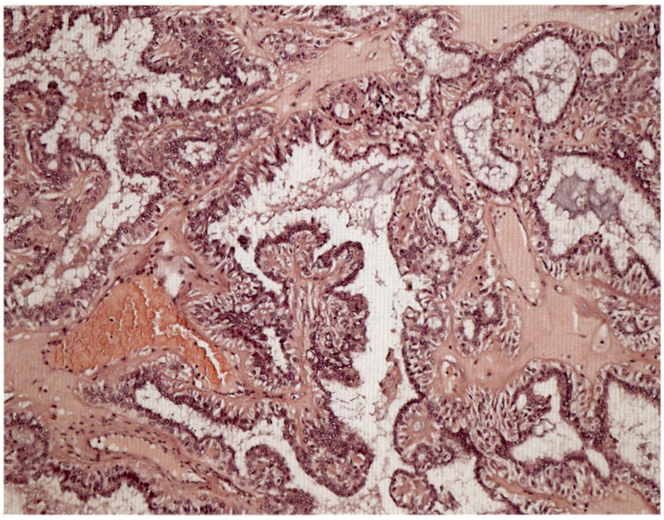

図 18k

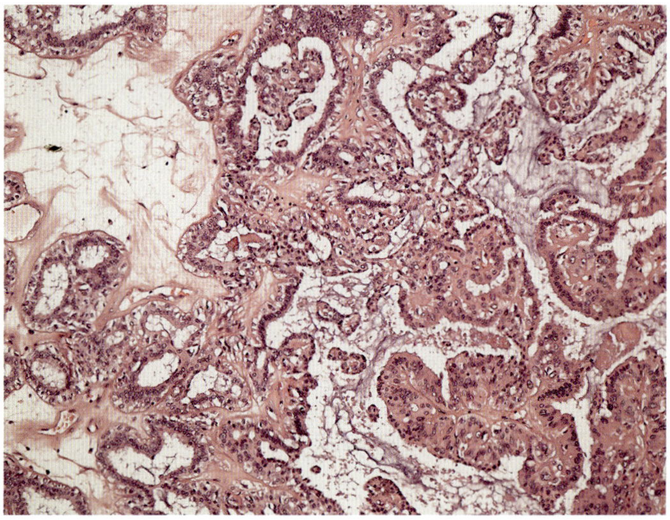

図 18 l

（組織学的検査の写真は Riitta Aho, MD, PhD の厚意による）

19

68歳女性．無症状．初回スクリーニング検査．

身体所見

腫瘤は触知されない．

マンモグラフィ所見

図 19a, b：右乳房，内外斜位方向（MLO）撮影と頭尾方向（CC）撮影．石灰化を伴っていない小さな単発性の腫瘤が上外側四半部にみられる．

図 19c, d：MLO と CC の小焦点拡大撮影．

分析

形状：円形

輪郭：大部分が不明瞭．

濃度：低濃度放射線不透過性；腫瘤を通して静脈が認められる（**図 19d**）．

大きさ：6×5 mm

結論

病変は低濃度だが，halo サインがなく部分的に境界不明瞭なため，この68歳女性では悪性の疑いが生じる．病変が良性である可能性としては，小さな乳頭腫や嚢胞が含まれる．多量の脂肪組織に囲まれた小さな病変では，乳房超音波検査でも確信をもって示すのが難しいことがある．その場合，組織診断にはステレオガイド下装置が必要となるであろう．

細径針による吸引

マクロファージを含んだ嚢胞液．悪性所見はみられない．

判定：カテゴリー 4（図 19a, b）

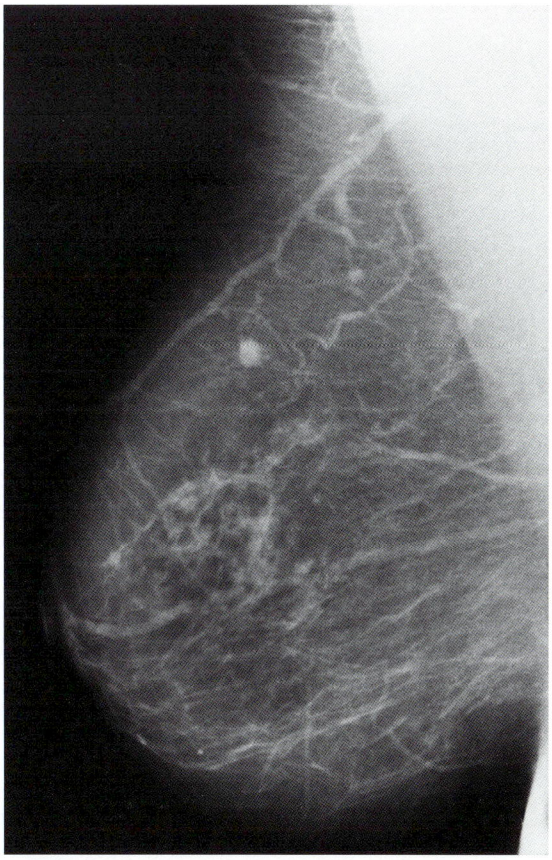

図 19a

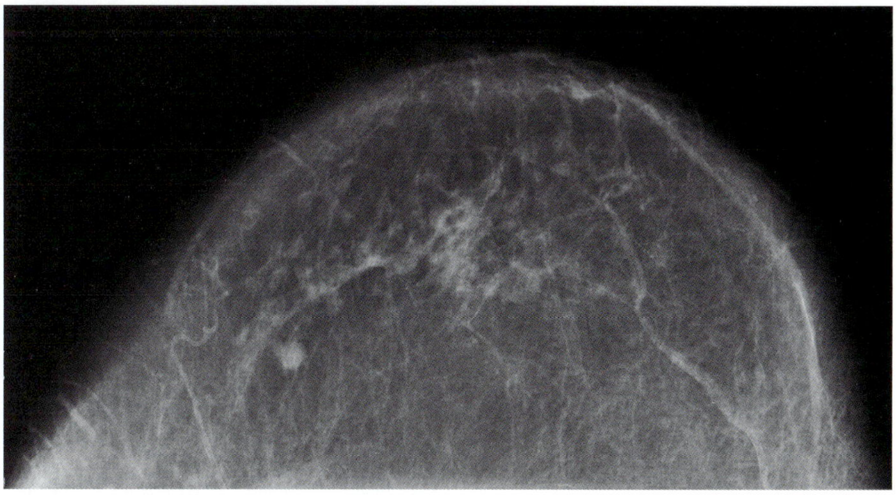

図 19b

図 19c, d（次ページ）

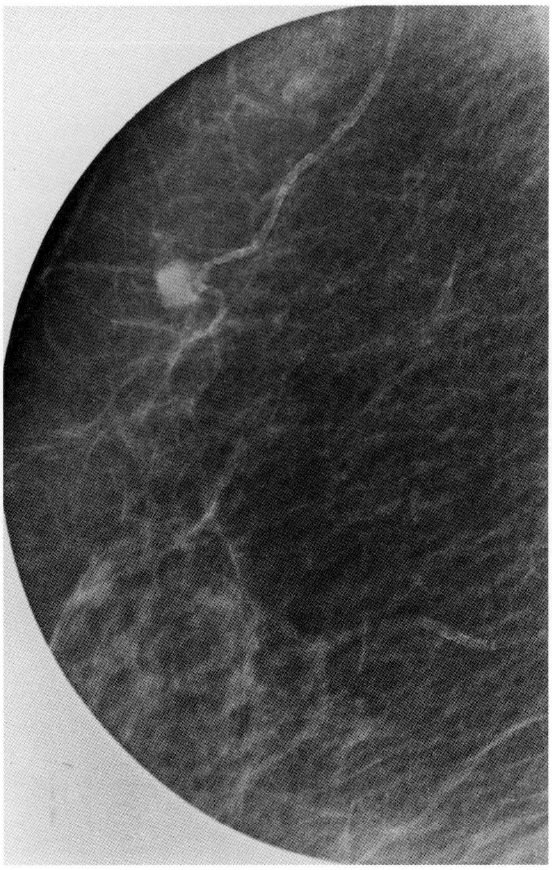
図 19c

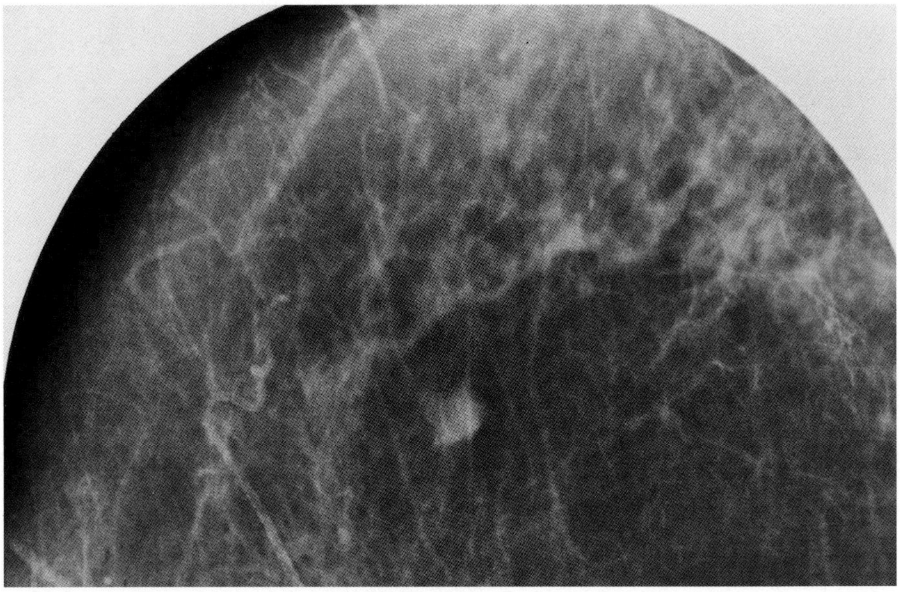
図 19d

20

54歳女性．1週間前，右乳房にはじめてしこりを触れ紹介される．

身体所見

右乳房の外側に自由に動く硬いしこりがある．臨床的には悪性が疑われる．

マンモグラフィ所見

図 20a, b：右乳房，内外斜位方向（MLO）撮影と頭尾方向（CC）撮影．石灰化を伴っていない単発性の腫瘤がみられる．

分析

形状：楕円形，分葉状

輪郭：一部 halo サインを示す；乳腺実質の重なりによって，境界の一部が不明瞭になっている．

濃度：高濃度放射線不透過性

大きさ：5×3 cm

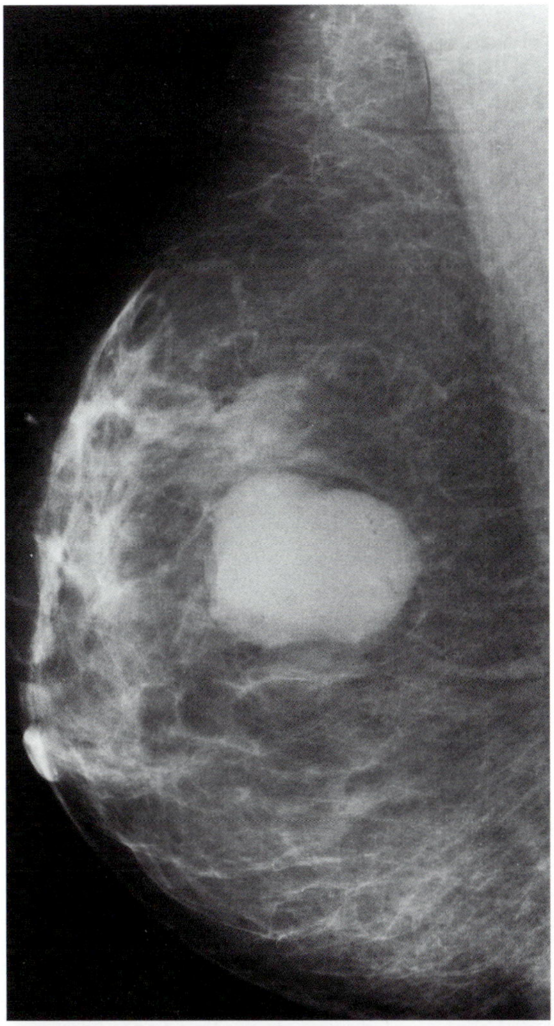

図 20a

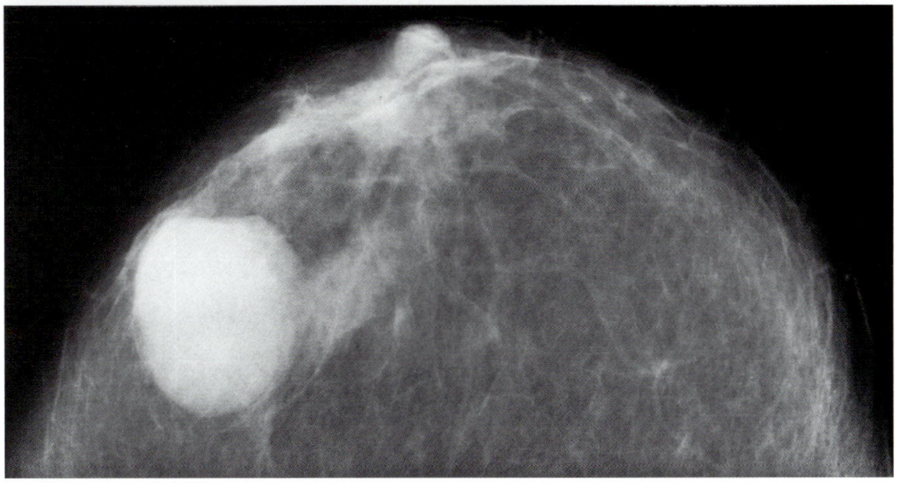

図 20b

図 20c（次ページ）

結論

haloサインがあるため腫瘤は良性であることが示唆されるが，濃度が高いので，癌，葉状腫瘍，嚢胞内腫瘍や，まれに嚢胞が診断の選択肢として考えられる．身体所見とマンモグラフィ検査からは，多くの鑑別診断があげられる．

戦略

超音波検査は，鑑別診断を絞る際に最初に選択すべき補助的方法である．超音波ガイド下の手技や気嚢胞造影により，最終診断が可能になるであろう．

図20c：気嚢胞造影．単純性嚢胞で，嚢胞内腫瘍はみられない．

判定：カテゴリー3(図20a, b)

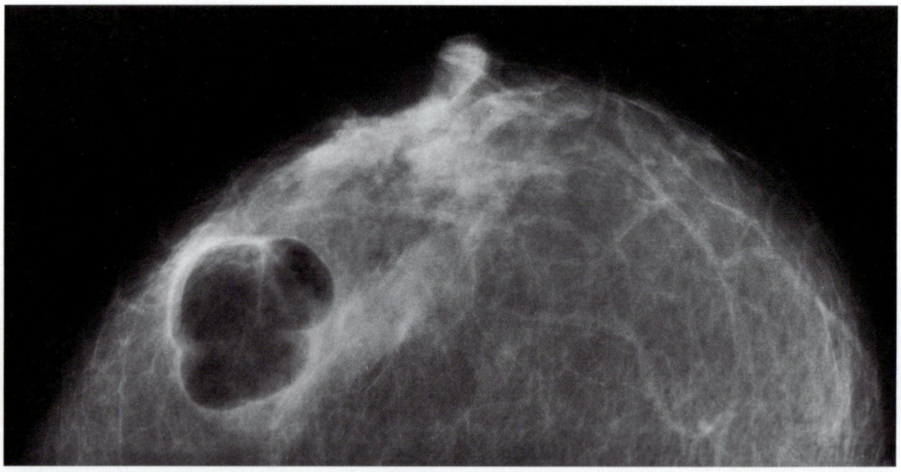

図20c

21

21歳女性．患者は左乳房に大きな腫瘤を触れた．

身体所見

硬いが，可動性のある約10 cmの巨大な腫瘤が左乳房の大部分を占めている．

マンモグラフィ所見

図21：左乳房，内外斜位方向（MLO）撮影．

分析

形状：楕円形

輪郭：明瞭；広範囲にhaloサインが認められる．

濃度：低濃度放射線不透過性．乳腺実質の濃度に等しい．

大きさ：11×8 cm

結論

低濃度放射線不透過性の所見と，haloサインが非常に広範にみられる所見から，腫瘤が巨大であるにもかかわらず，マンモグラフィ上は良性腫瘤が考えられる．この若い女性患者の場合，その所見は巨大線維腺腫の特徴といえる．

組織診断

巨大線維腺腫

判定：カテゴリー3（図21）

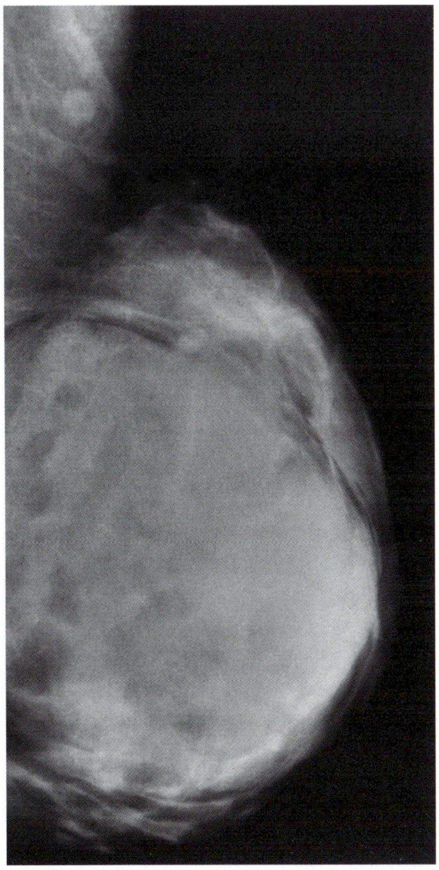

図21

22

67歳女性. 数年前に右乳房にはじめて腫瘤を触れたが, 病院を受診したことはない. 初回スクリーニング検査.

マンモグラフィ所見

図 22a, b：右乳房, 内外斜位方向(MLO)撮影と頭尾方向(CC)撮影. 単発性の腫瘤が下外側四半部の皮膚直下にみられる. 石灰化は伴っていない.

分析

形状：円形

輪郭：明瞭；病変を取り囲んで空気がポケット状にとらえ込まれている所見から, 病変が皮膚表面から突出していることが示唆される.

大きさ：3×3 cm

位置：皮膚内かつ皮下；重なっている皮膚は肥厚していない.

結論

身体所見から皮脂性嚢胞であることがわかる. 病変が大きく炎症を生じる危険性があることから, 外科的切除が薦められた.

組織診断

皮脂性嚢胞

判定：カテゴリー 2(図 22a, b)

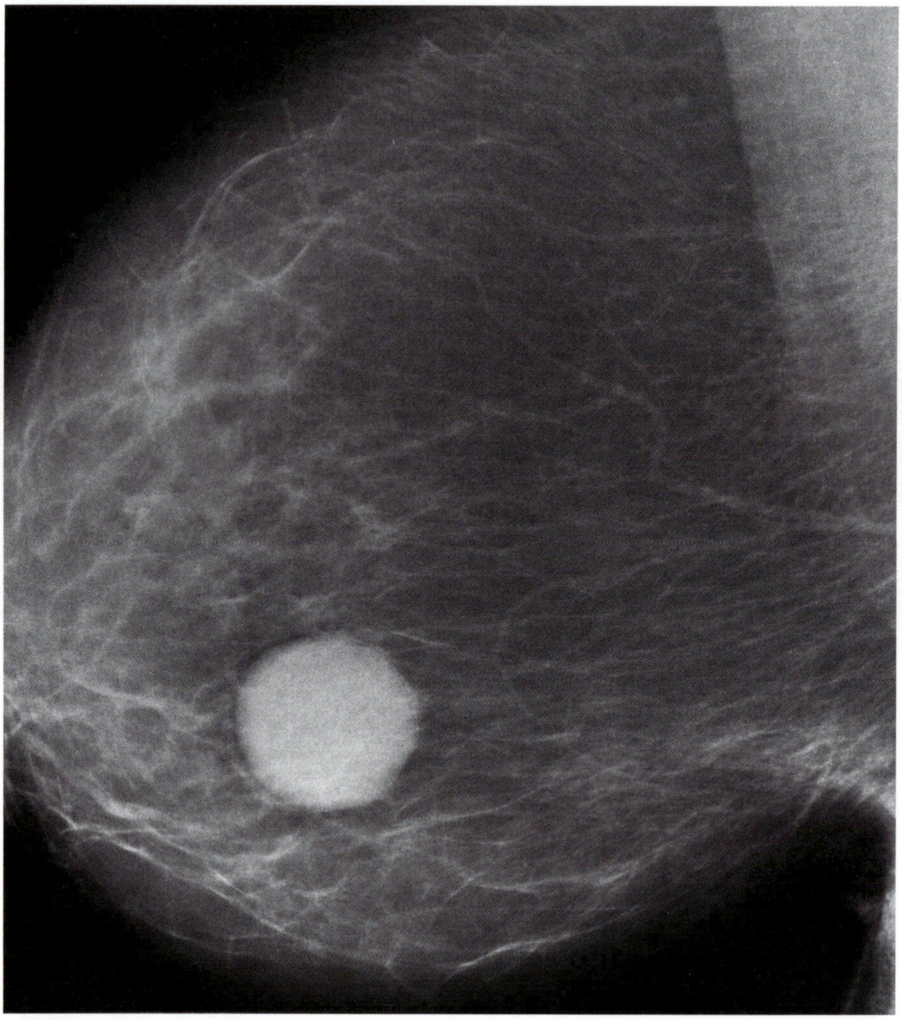

図 22a

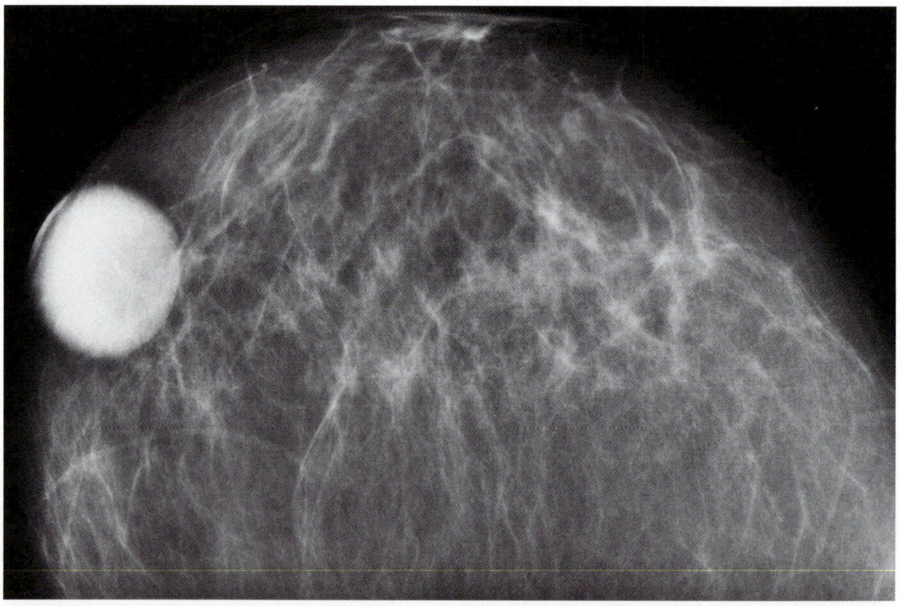

図 22b

23

63歳女性．無症状．初回スクリーニング検査．

身体所見

腫瘤は触知されない．

マンモグラフィ所見

図23a：左乳房，内外斜位方向(MLO)撮影．単発性の腫瘤が乳房の下半分にみられる．

図23b, c：MLOと頭尾方向(CC)の小焦点拡大撮影．腫瘤には多数の微小石灰化がみられる．

腫瘤の分析

形状：円形，分葉状

輪郭：明瞭

濃度：低濃度放射線不透過性

大きさ：12×15 mm

石灰化の分析[訳者注)]

分布：腫瘤内

形態：円形で細長く，境界は滑らか．

大きさ：小さく，さまざま

濃度：高濃度で均一

結論

マンモグラフィ上は良性腫瘤であるが，種々の大きさや形の石灰化を含むため生検が必要となる．

組織診断

海綿状血管腫

図23d：海綿状血管腫に典型的な構築を示す病変の低倍率組織像〔H&E(hematoxylin-eosin)染色，12.5×〕．

図23e：海綿状構造を示している病変の辺縁部の高倍率組織像(H&E染色，200×)．

判定：カテゴリー3または4(図23a)

訳者注：石灰化の分析では「大きさ」が「濃度」より重要なため，腫瘍の分析と順序を変えている．

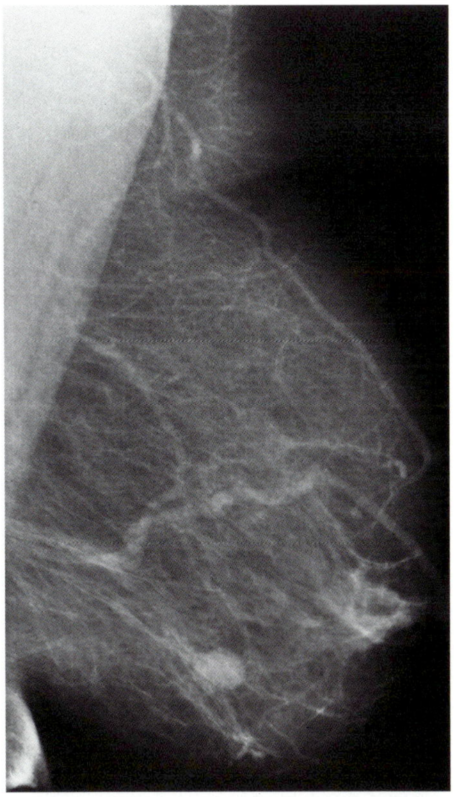

図23a

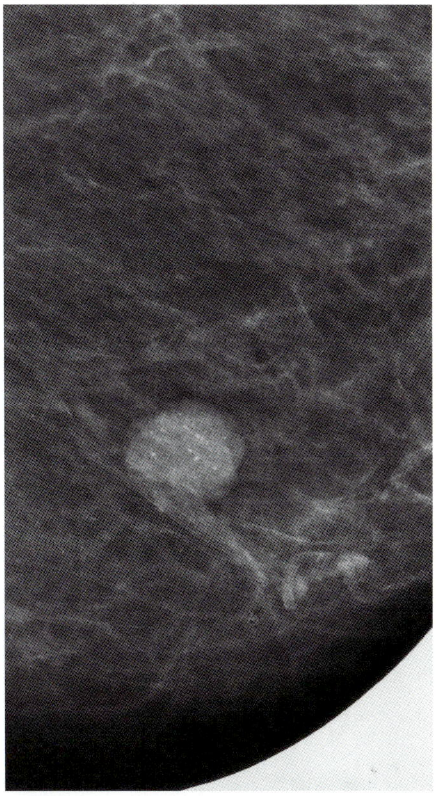

図23b

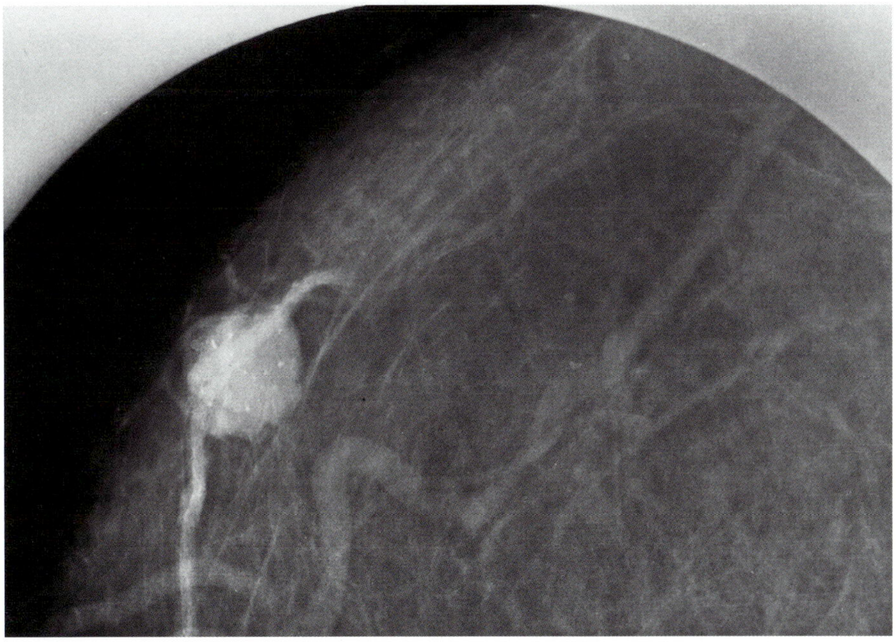

図23c

図23d, e(次ページ)

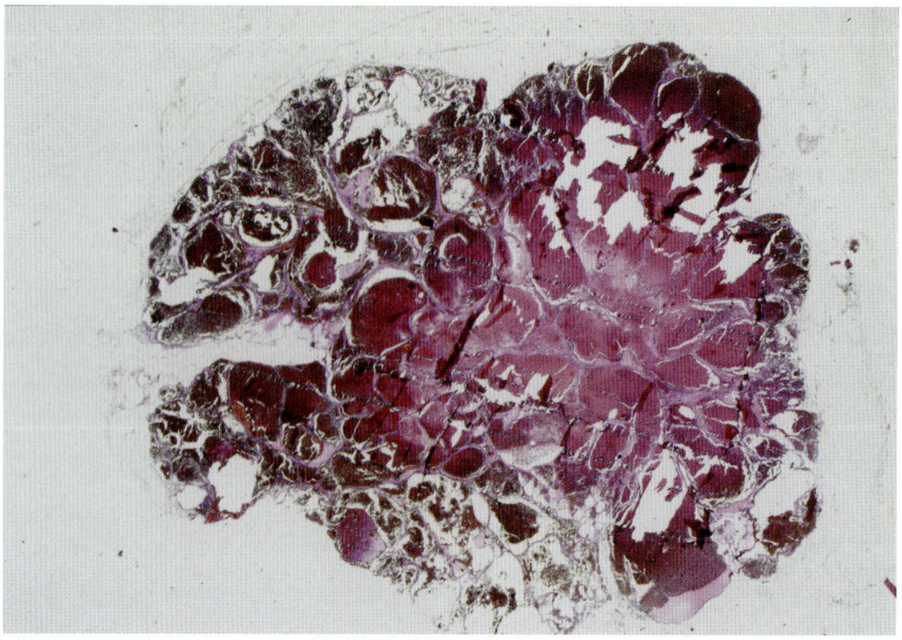

図 23d

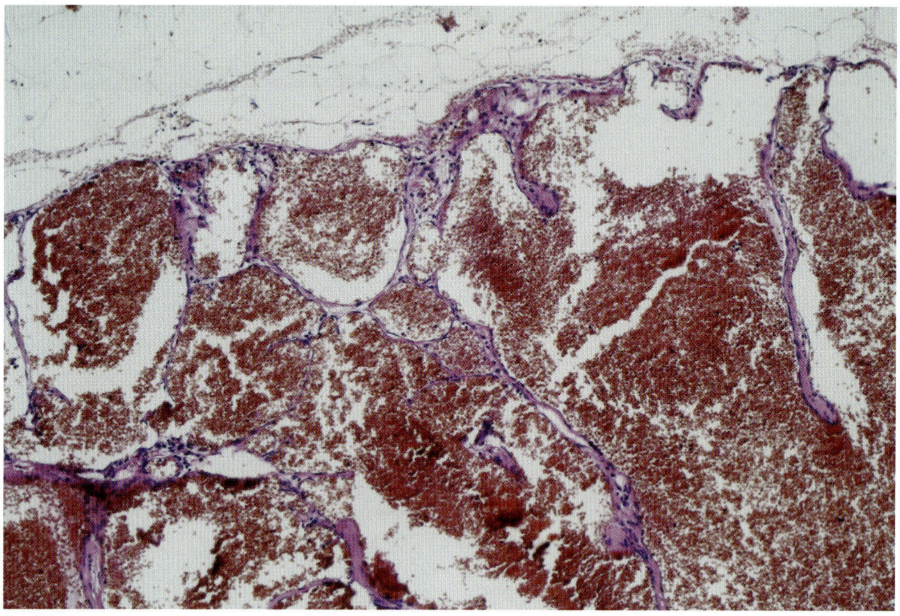

図 23e

24, 25

図 24, 25：疣贅の 2 症例．疣贅の大部分は，マンモグラム上，特徴的な所見を示す．境界は明瞭で多数の分葉のある輪郭を示す．細かな乳頭状の表面を縁どる空気によりその構造が強調される．

コメント

十分訓練された技師は典型的な皮膚病変の所見をよく知っており，そのような病変を見た場合は，その位置も含めて常に放射線科医に報告すべきである．

判定： カテゴリー 2(図 24, 25)

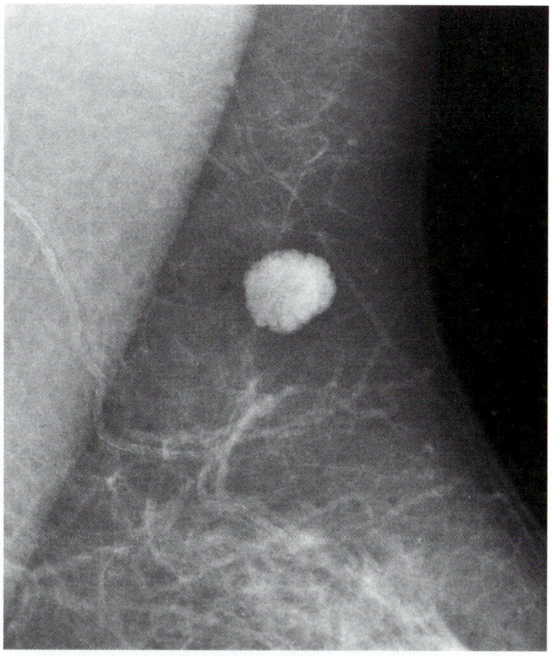

図 24

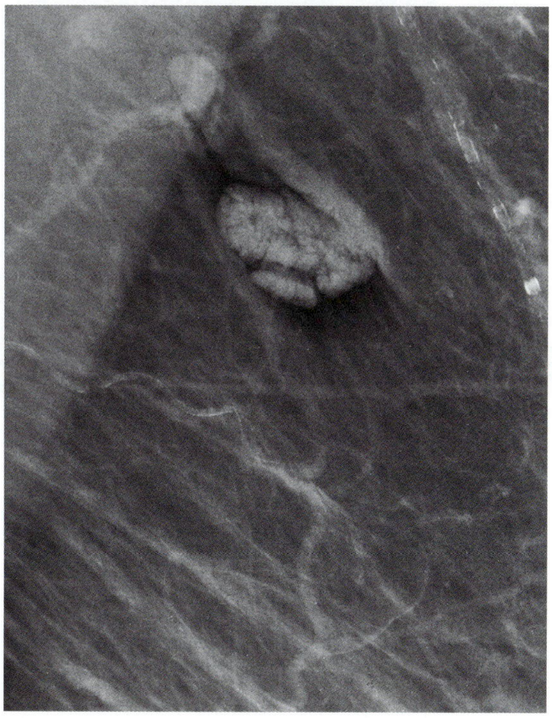

図 25

26

37歳女性．無症状．初回マンモグラフィ検査．

身体所見

自由に動く7×6 cmの腫瘤が左乳房の上外側四半部を占めている．皮膚の陥凹はみられない．

マンモグラフィ所見

図26a, b：左乳房，内外斜位方向(MLO)撮影と頭尾方向(CC)撮影．粗大な石灰化を伴った大きな腫瘤が上外側四半部にみられる．

腫瘤の分析

形状：楕円形

輪郭：明瞭；**図26a**ではhaloサインが広範囲に認められる．

濃度：乳腺実質の濃度に等しい．

大きさ：7×6 cm

石灰化の分析

粗く高濃度．マンモグラフィ上は良性．

コメント

巨大で輪郭の明瞭な放射線不透過性の腫瘤は，典型的には葉状腫瘍で，まれに嚢胞のこともある．この症例では腫瘤が石灰化しているため，葉状腫瘍という診断が示唆される．

組織診断

良性葉状腫瘍(葉状嚢胞肉腫)

図26c：典型的な葉っぱ様(葉状)の管状構造が乳管腔に突出している．間質成分の細胞の多寡はきわめて多様である(H&E染色，100×)．

判定：カテゴリー3(図26a, b)

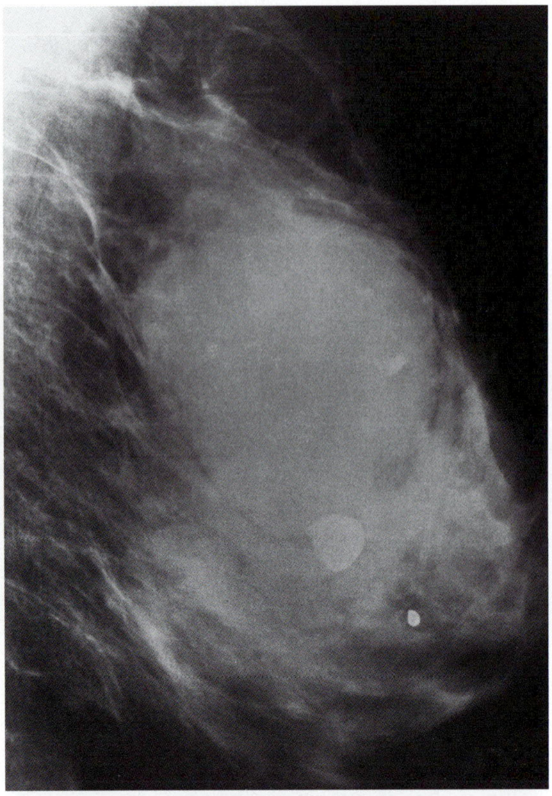

図26a

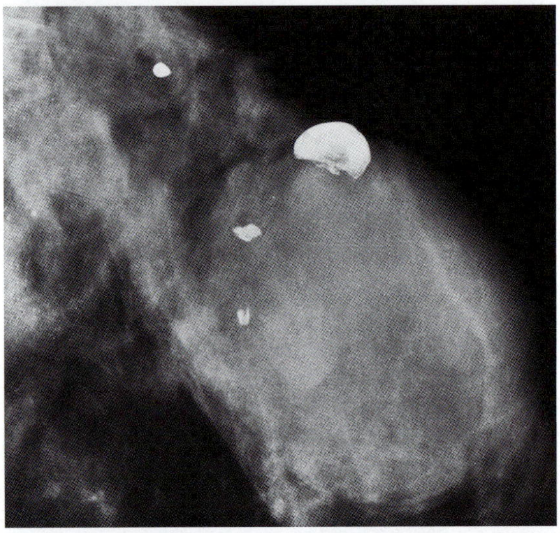

図26b

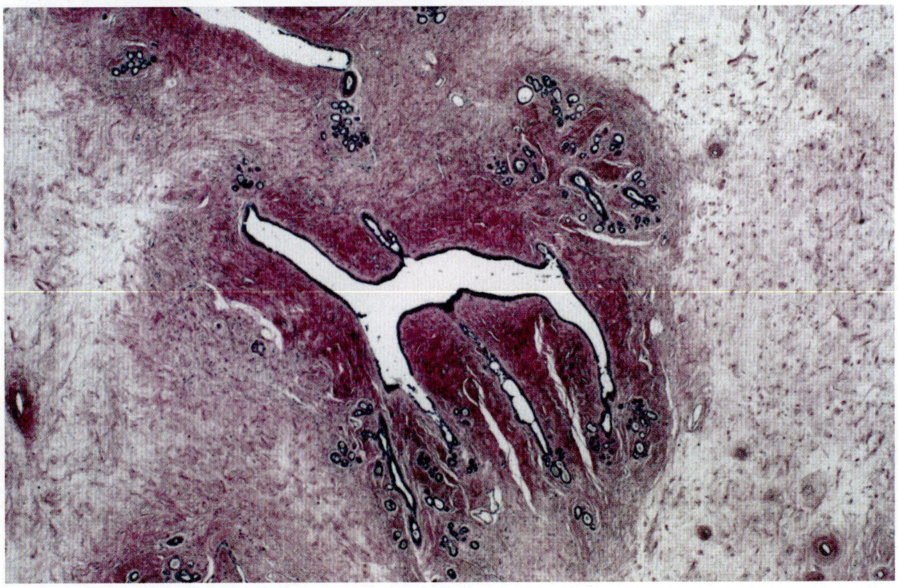

図26c

27

73歳女性．1週間前，触ると痛いしこりを右乳輪下にはじめて触れた．マンモグラフィ検査中に乳頭から血性分泌がみられた．

マンモグラフィ所見

図27a, b：右乳房，内外斜位方向（MLO）撮影と頭尾方向（CC）撮影．乳輪後部に数個の腫瘤があり，最も大きい腫瘤は単発性の良性型の石灰化を含んでいる．

分析

位置：乳輪下

形状：円形および楕円形

輪郭：石灰化している腫瘤以外は明瞭．

濃度：低濃度放射線不透過性；腫瘤に重なって静脈がよくみえる（**図27b**）．

大きさ：0.5〜2.0 cm

結論

境界明瞭な低濃度の腫瘤は，マンモグラフィ上は良性である．しかし，最も大きな腫瘤は部分的に境界不明瞭なため，このマンモグラフィ診断は不確実である．乳管造影が診断に役立つかもしれない．

乳管造影（CC撮影，図27c）

拡張した乳管内に乳管内陰影欠損が数個認められる．このような乳管内腫瘍の良悪性は放射線学的には決定できない[1]．

組織診断

多発性良性乳管内乳頭腫（H&E染色）（**図27d**）

判定：カテゴリー3または4（図27a, b）

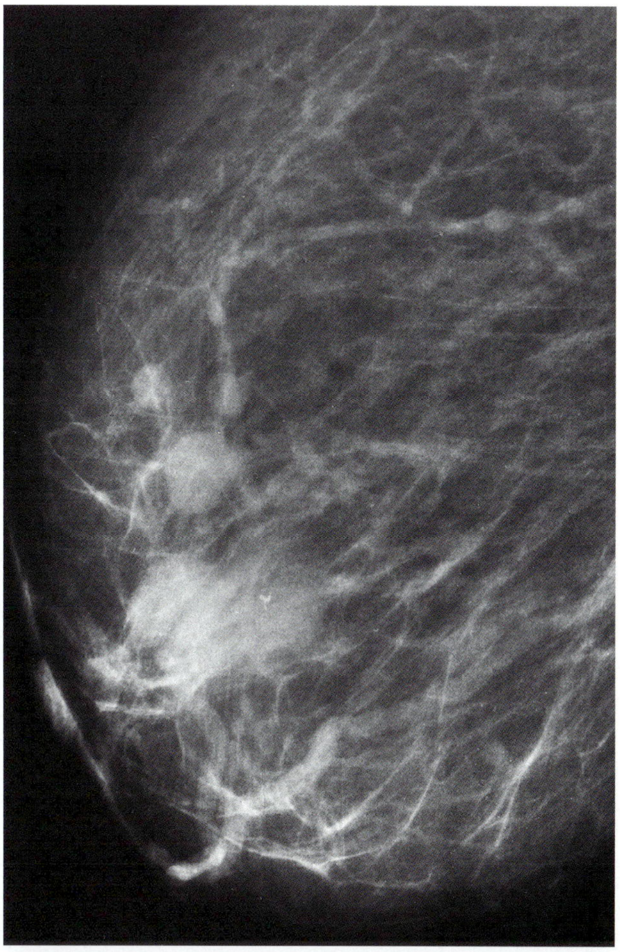

図27a

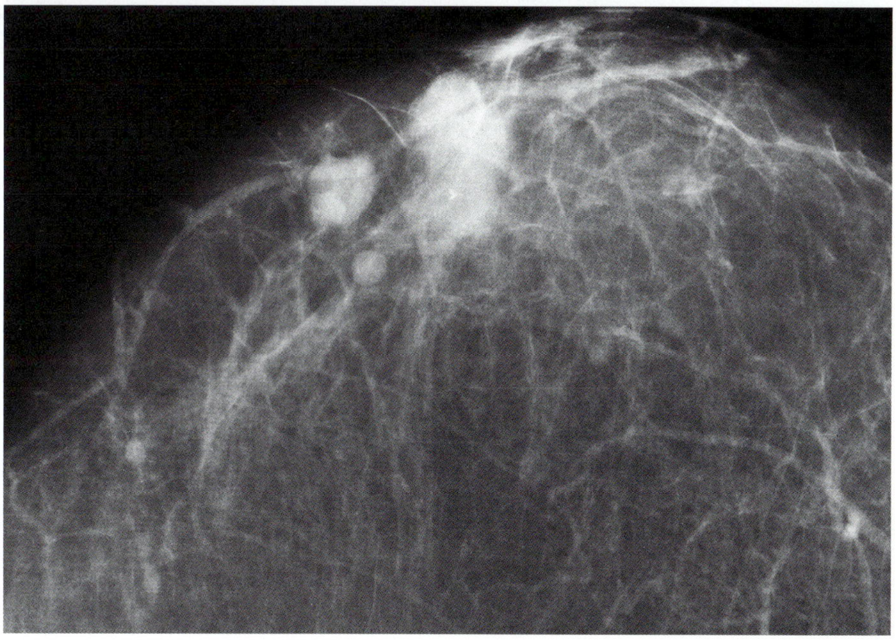

図27b

図27c, d（次ページ）

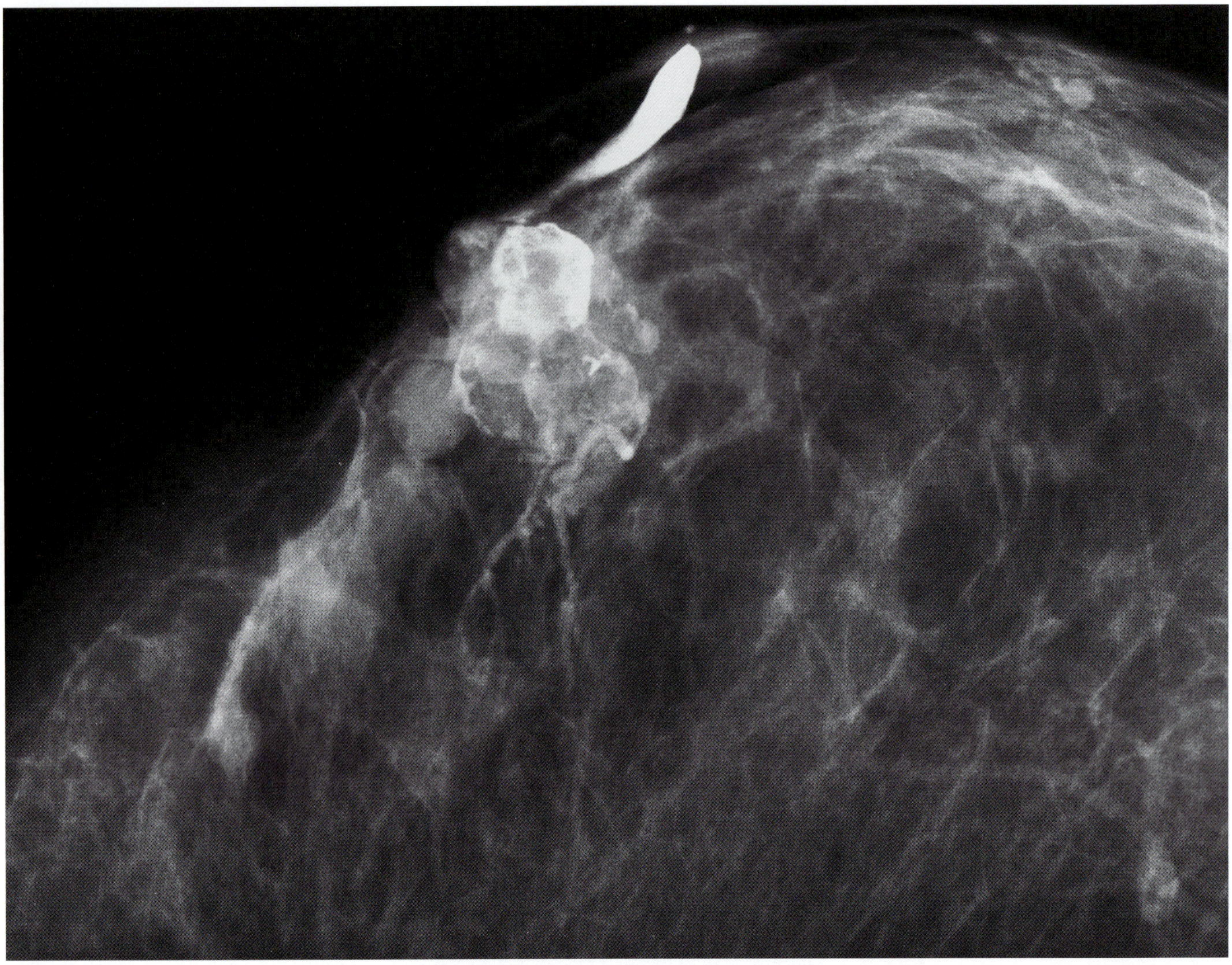

図 27c

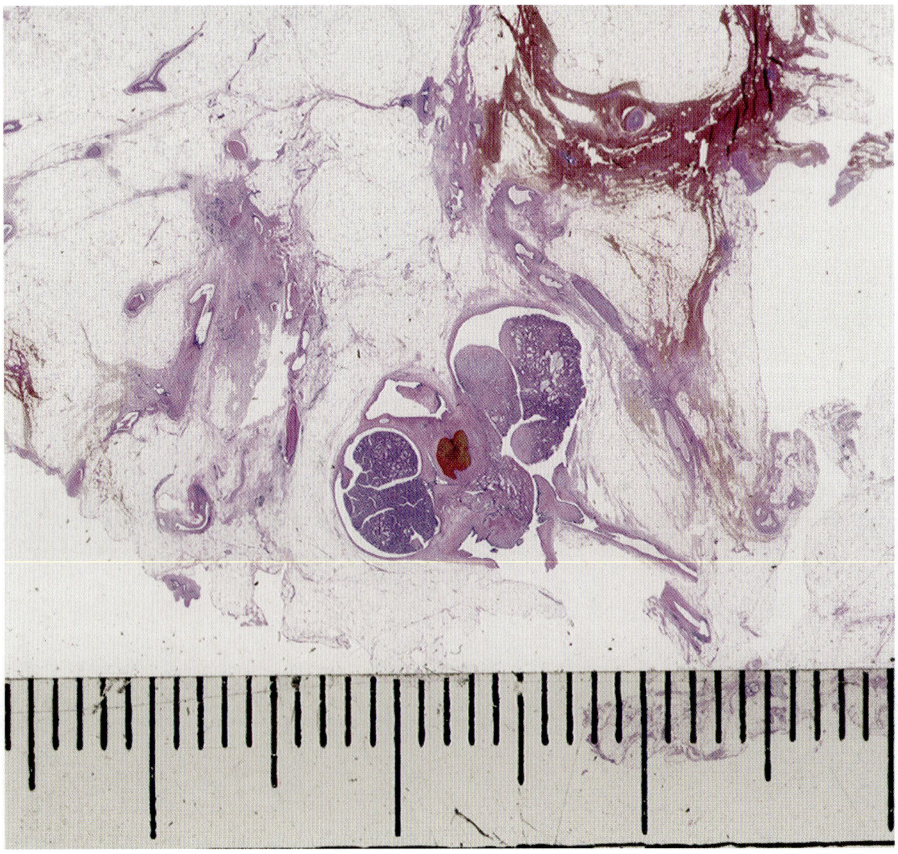

図 27d

28

80歳女性．無症状．初回マンモグラフィ検査．

マンモグラフィ所見

図28a：右乳房，内外斜位方向（MLO）撮影．マンモグラムは正常と判断された．7か月後，患者は右乳房の下半分にしこりを触れた．

マンモグラフィの再検

図28b：右乳房，MLO撮影．乳頭から4 cmの部位（矢印）に境界が不明瞭な腫瘤が認められる．

図28c：MLOの小焦点拡大撮影．腫瘤（矢印）は石灰化を伴っていない．

分析

形状：楕円形，高度分葉状

輪郭：部分的に不明瞭，haloサインはみられない．

濃度：低濃度放射線不透過性

大きさ：およそ1×1 cm

コメント

この円形/楕円形腫瘤は低濃度であるが，輪郭が不明瞭で悪性の疑いがある．80歳の女性に短期間で腫瘤が発育したことから，この腫瘤が悪性であるという疑いがより強まる．粘液癌と乳頭癌はマンモグラフィで低濃度のことがある．

結論

境界不明瞭で，haloサインがみられない放射線不透過性の円形/楕円形腫瘤では，濃度にかかわらず，腫瘤が悪性であることを疑うべきである．

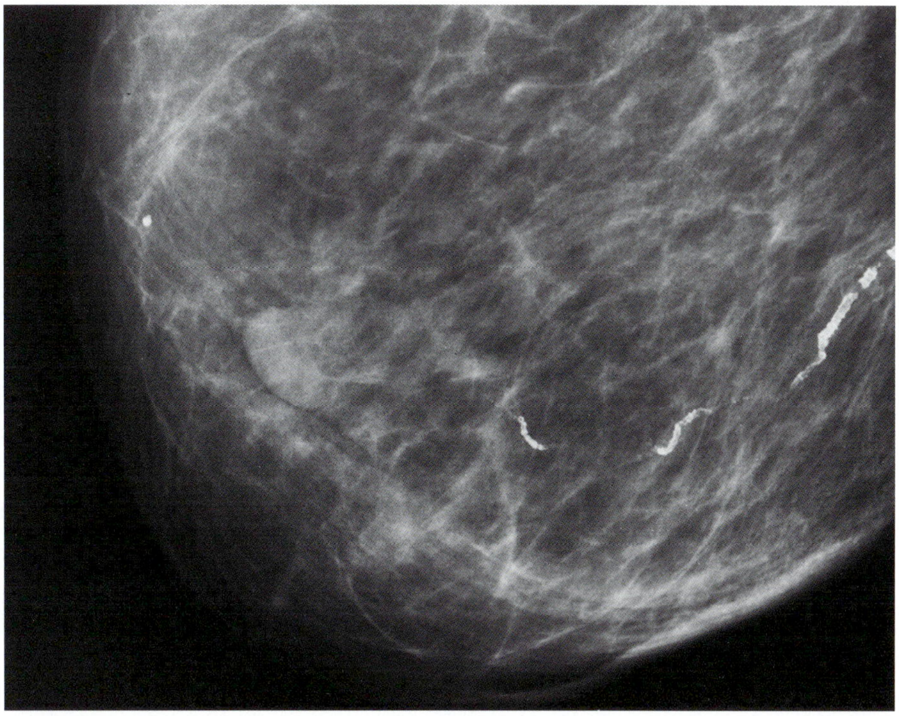

図28a

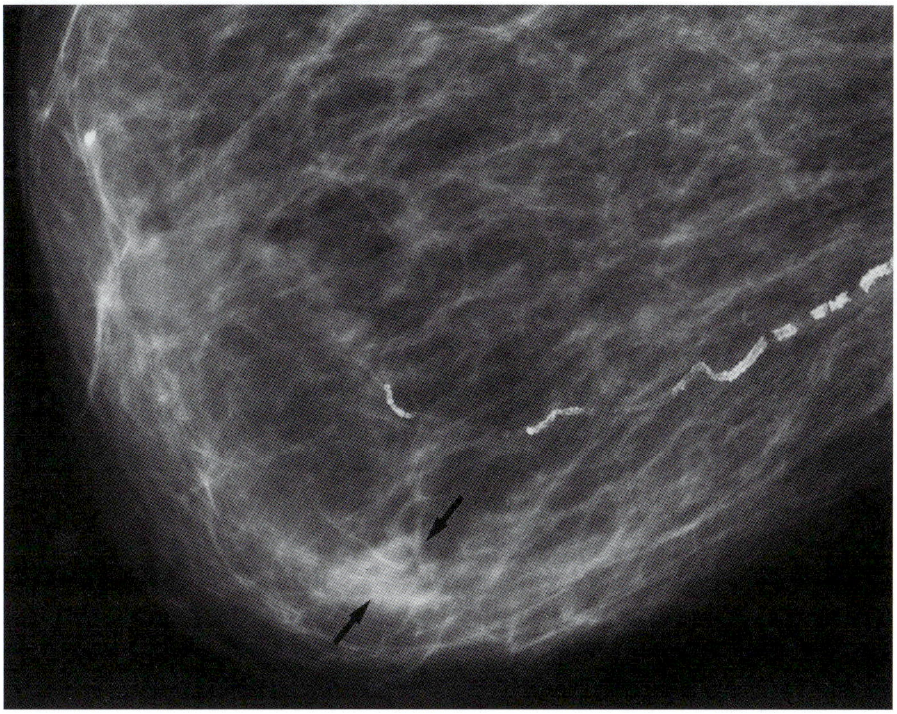

図28b

図28c（次ページ）

組織診断

粘液癌．リンパ節転移はみられなかった．

経過観察

女性は5年10か月後，86歳で脳梗塞により死亡した．死亡時に乳癌の所見はみられなかった．

判定：カテゴリー4(図28a, b)

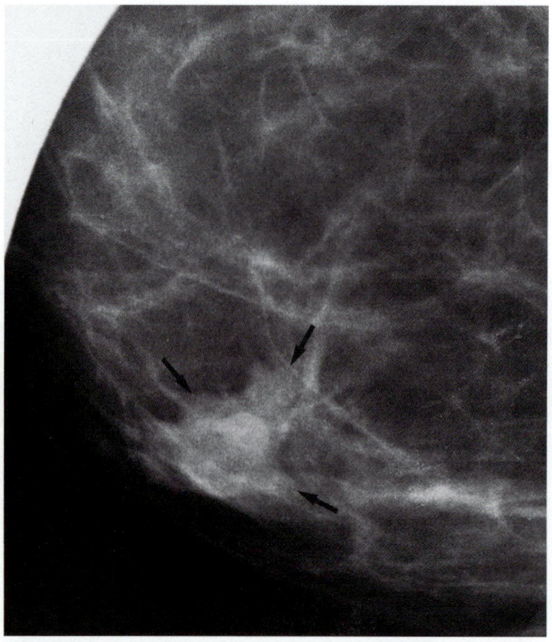

図28c

29

74歳女性．患者は，右乳房にあるしこりがこの1年で徐々に大きくなってきたことに気づいていた．

身体所見

右乳房に触知される腫瘤は，臨床的には悪性である．

マンモグラフィ所見

図29：右乳房，頭尾方向(CC)撮影．円形/楕円形腫瘤が，乳頭から5 cmの乳房中央部にみられる．石灰化は伴っていない．

分析

形状：円形，部分的に分葉状
輪郭：不明瞭で少数の棘状所見を示す．
濃度：高濃度放射線不透過性
大きさ：2×2 cm

結論

マンモグラフィ上は悪性腫瘍．

組織診断

高分化型の乳管癌．リンパ節転移はみられなかった．

判定：カテゴリー5(図29)

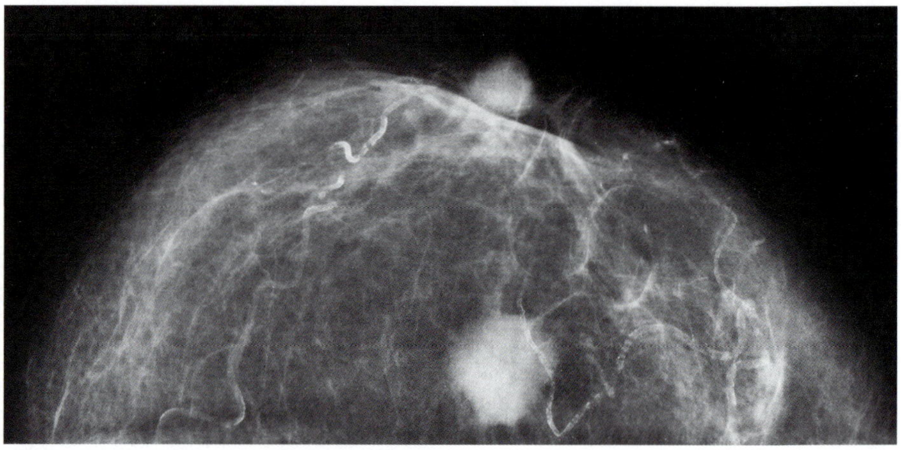

図29

30

40歳女性．無症状．初回スクリーニング検査．

身体所見

腫瘤は触知されない．

マンモグラフィ所見

図30a：右乳房，頭尾方向(CC)撮影．楕円形の病変が乳房の内側半分にみられる．石灰化は伴っていない．

図30b, c：CCと外内方向(LM)の小焦点拡大マンモグラフィ撮影．

図30d：標本のX線写真

分析

形状：楕円形

輪郭：明らかなhaloサインはみられないが明瞭．ただし乳腺実質の重なりにより腫瘤の輪郭は一部みえにくくなっている．

濃度：低濃度放射線不透過性

大きさ：1×1 cm

結論

マンモグラフィ上は良性腫瘤であるが，組織学的な確証が必要である．超音波ガイド下コア針生検により実施が可能である．

組織診断

線維腺腫

判定：カテゴリー3(図30a)

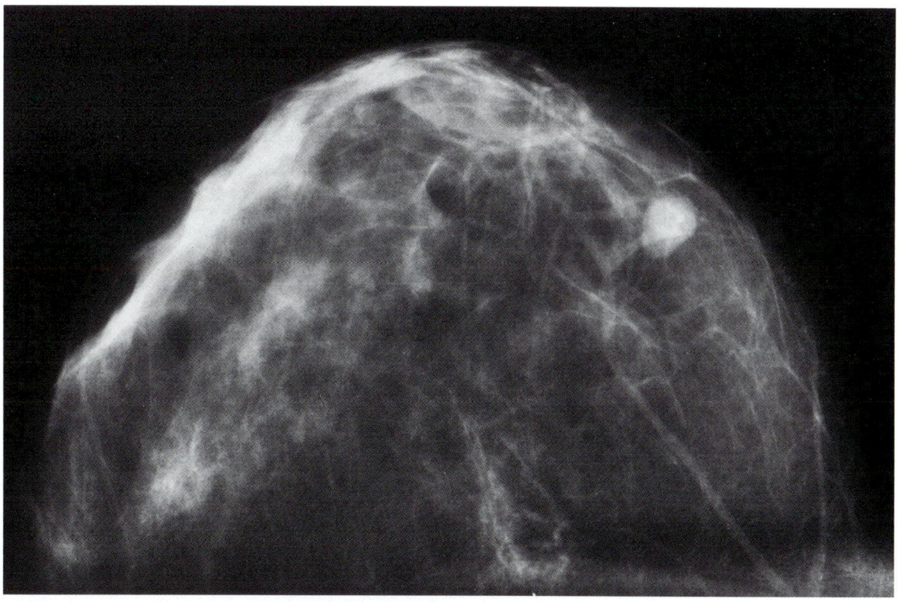

図30a

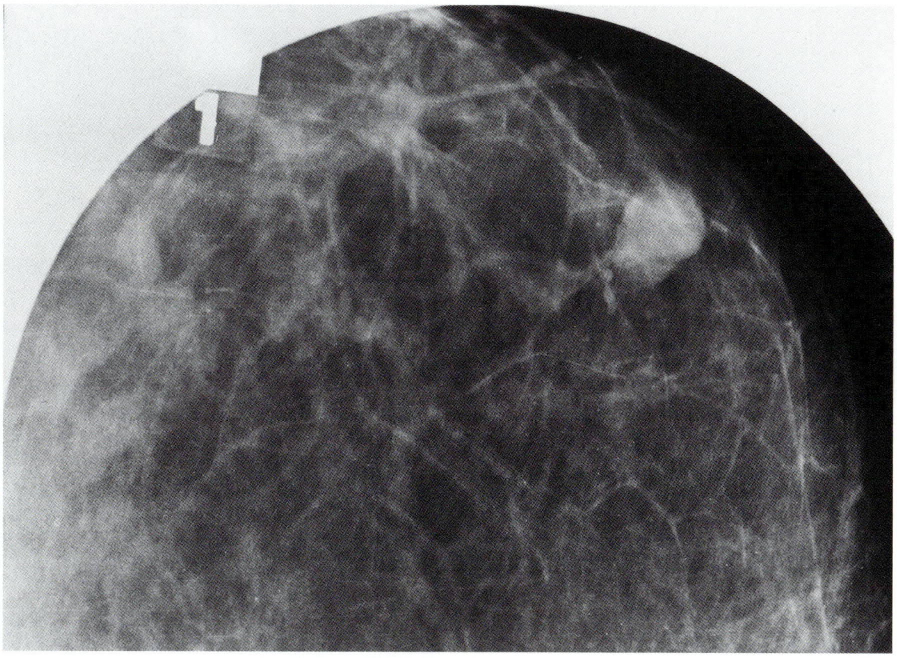

図30b

図30c, d(次ページ)

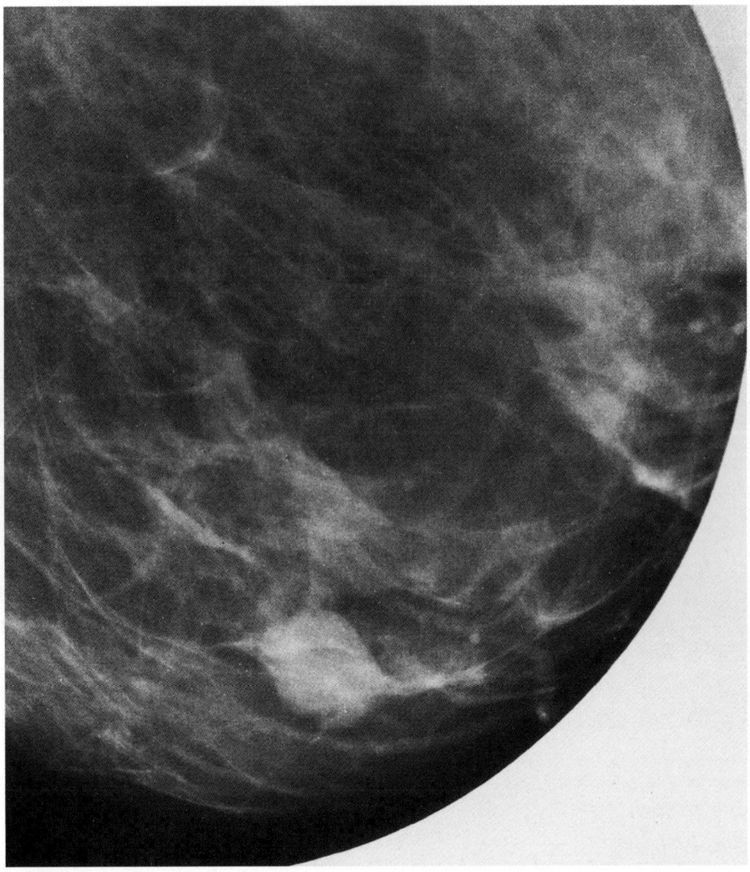

図 30c

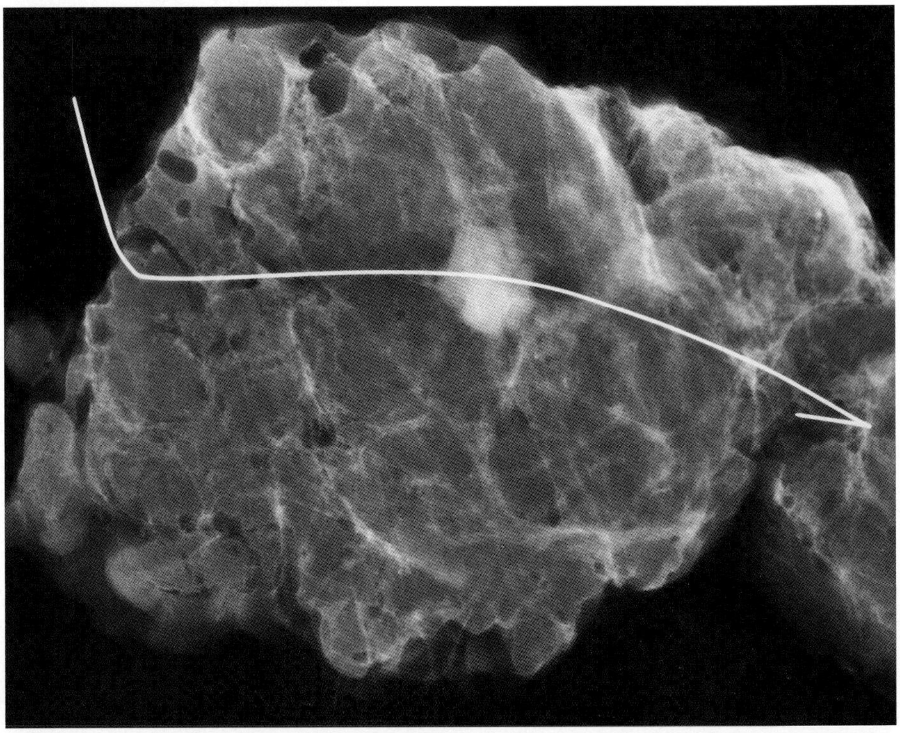

図 30d

31

図 31a, b：右乳房，内外斜位方向(MLO)撮影と頭尾方向(CC)撮影．単発性の腫瘤が上外側四半部にみられる．石灰化は伴っていない．

分析

位置：皮膚内および皮下

形状：楕円形

輪郭：明瞭

濃度：低濃度放射線不透過性；静脈と乳腺実質の構造が腫瘤に重なって認められる．空気のポケット状のとらえ込みがあることにより(MLO撮影で最もよくみえる)，病変が皮膚面から突出していることが示唆される．

大きさ：2×3 cm

結論

マンモグラフィ上は良性腫瘤．身体所見で典型的な皮脂性嚢胞であることが明らかになる．さらなる精査は必要ない．

判定：カテゴリー 2(図 31a, b)

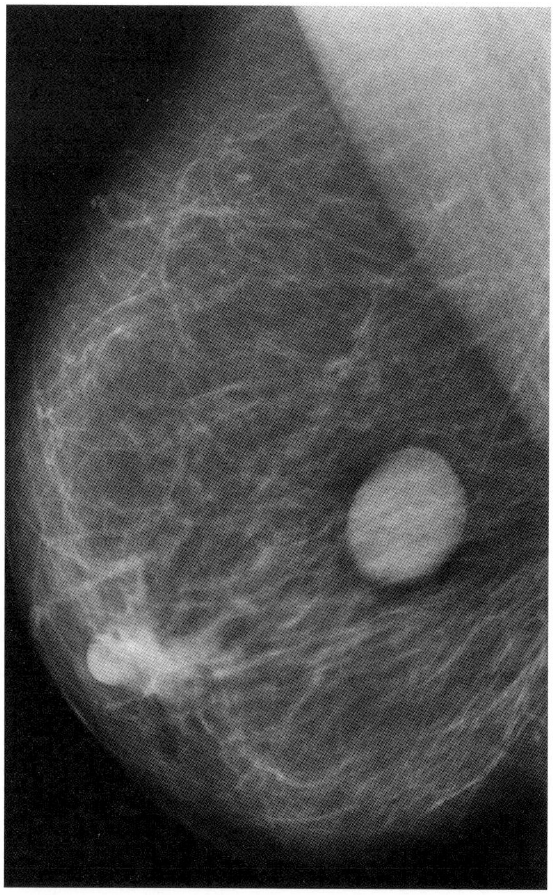

図 31a

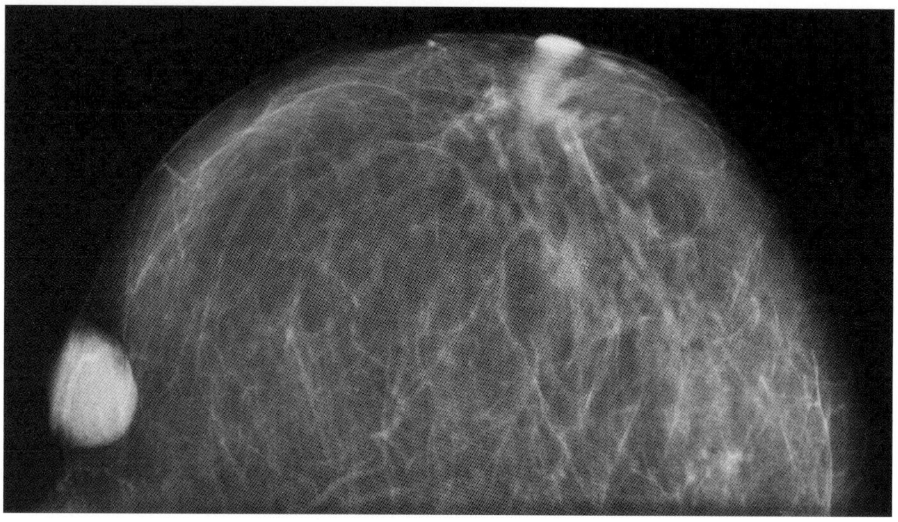

図 31b

32

65 歳女性．1 週間前，右乳房に硬いしこりを触れた．

身体所見

6×6 cm の自由に動く腫瘤があり，触診では硬い．皮膚変化はない．

マンモグラフィ所見

図 32a, b：右乳房，内外斜位方向(MLO)撮影と頭尾方向(CC)撮影の拡大図．大きな単発性の腫瘤があり，石灰化は伴っていない．

分析

形状：円形，分葉状

輪郭：不整形，halo サインはない．

濃度：低濃度放射線不透過性；腫瘤に重なって解剖学的構造が認められる．

大きさ：5×5 cm

結論

この腫瘤は低濃度であるが，輪郭が明瞭でなく halo サインもないため，65 歳の女性においては悪性腫瘍であると考えられる．この大きさの乳管癌なら，これよりもはるかに濃度は高いであろう．高齢者であることと腫瘤の大きさに比べ低濃度放射線不透過性であること，不整形に分葉していること，部分的に輪郭が不明瞭なことを考慮すると，粘液癌が疑われる．

組織診断

粘液癌．腋窩リンパ節への転移はみられない．

図 32c：粘液癌の腫瘍境界近傍の強拡大像(H&E 染色，200×)．

図 32d：分化度の高い癌細胞の塊が，粘液を背景にして浮かんでいる(H&E 染色，400×)．

経過観察

女性は，乳癌の再発もなく 20 年後も存命であった．

判定：カテゴリー 4(図 32a, b)

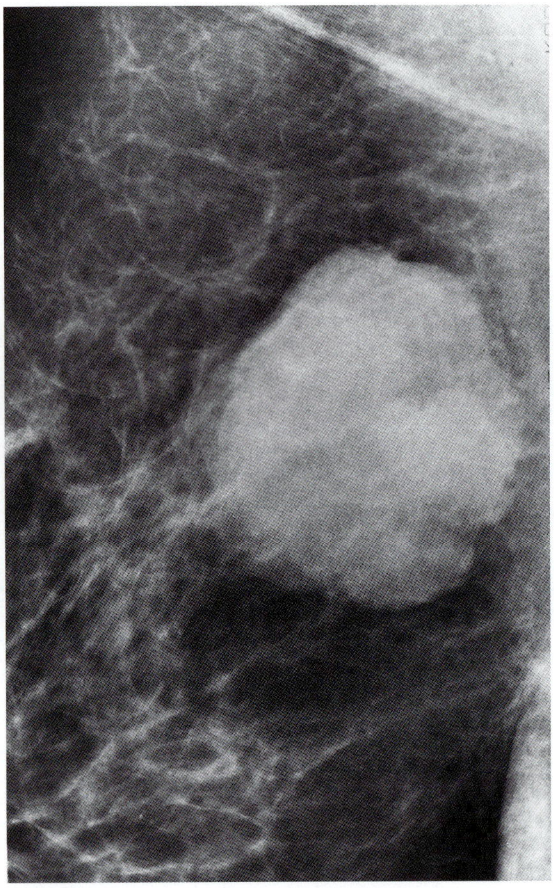

図 32a

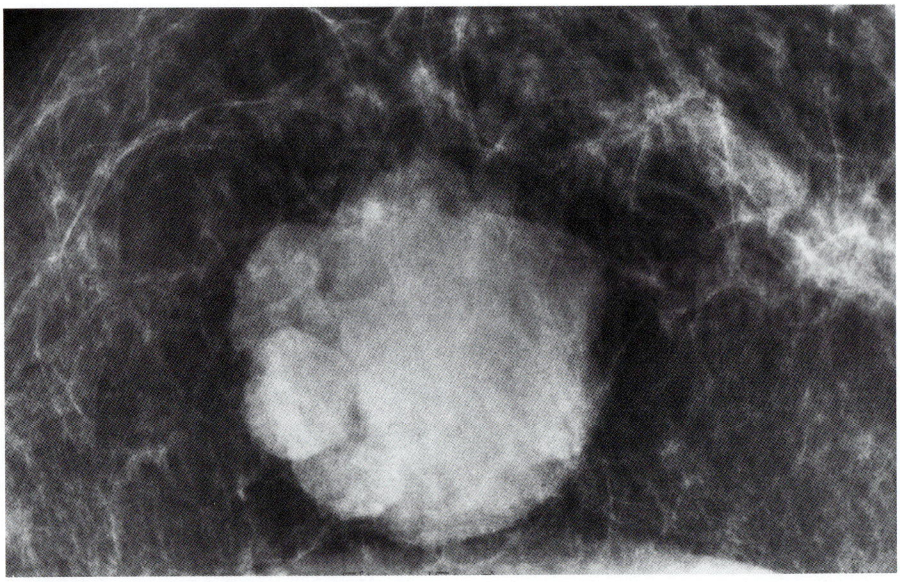

図 32b

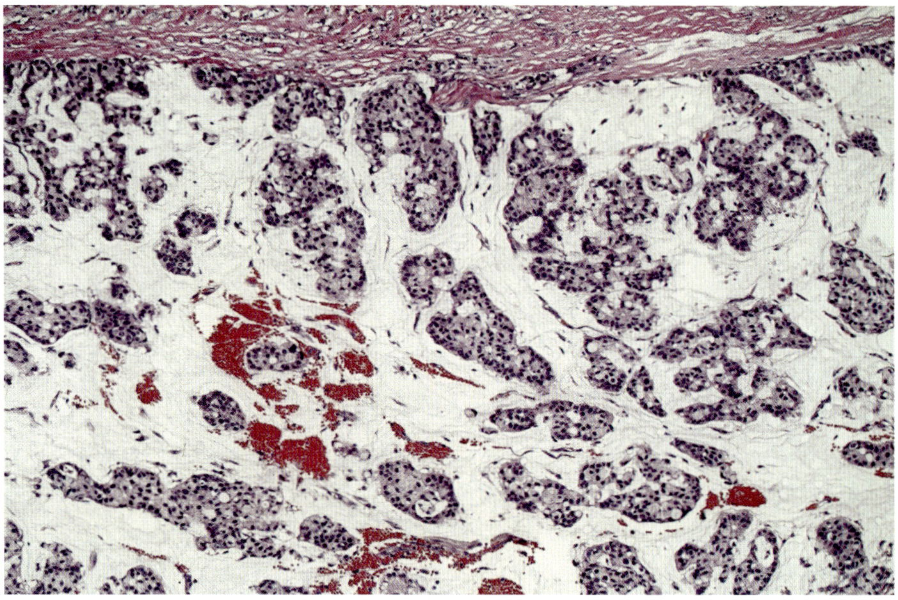

図 32c

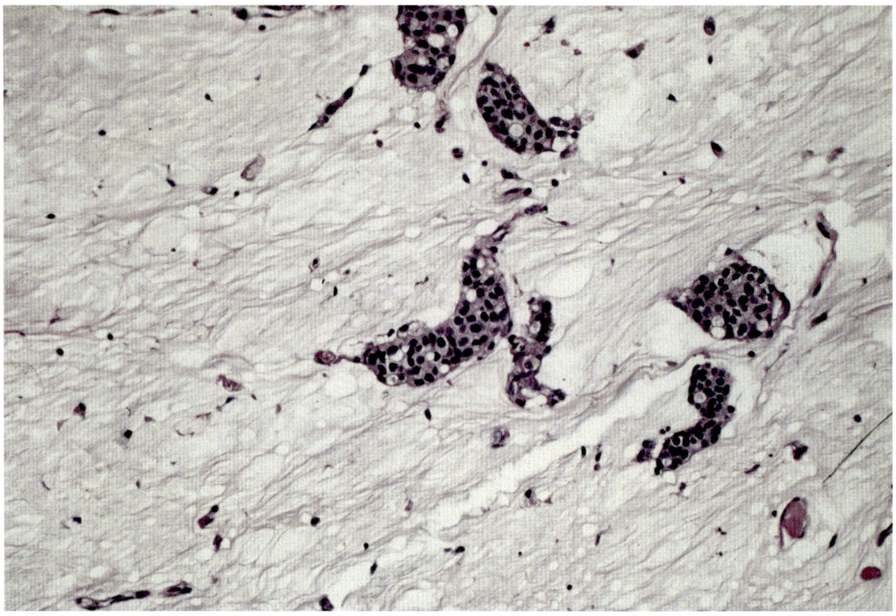

図 32d

33

65 歳女性．無症状．初回スクリーニング検査．左乳房の外側部に小さな単発性の腫瘤が認められた．

身体所見

腫瘤は触知されない．

マンモグラフィ所見

図 33a, b：左乳房，内外斜位方向（MLO）撮影と頭尾方向（CC）撮影．単発性の腫瘤が上外側四半部にみられる．石灰化は伴っていない．

図 33c, d：MLO と CC の小焦点拡大撮影．

図 33e：生検用位置決めプレートを用いた外内方向（LM）撮影．

図 33f：生検を行うために，腫瘤にフックがかけられている．

分析

形状：楕円形

輪郭：部分的に不明瞭；**図 33a** では腫瘤の前方および尾側方向に，"彗星の尾（comet tail）" サインが明瞭に認められる．

濃度：高濃度放射線不透過性

結論

この小さな楕円形の腫瘤は高濃度で，複数の画像で"彗星の尾"サインを示している．これらのサインは，マンモグラフィ上，悪性腫瘍の特徴である．

組織診断

高分化型の乳管癌，7×6 mm．腋窩リンパ節への転移はなかった．

経過観察

この女性は 16 年後，心疾患により死亡した．死亡時に乳癌の所見はみられなかった．

判定：カテゴリー 4 または 5（図 33a, b）

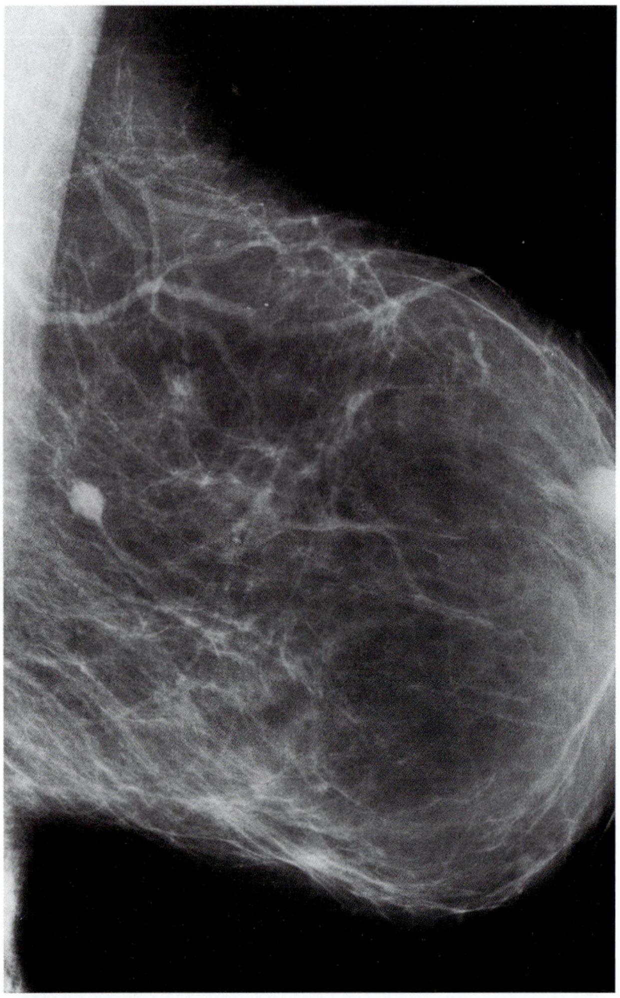

図 33a

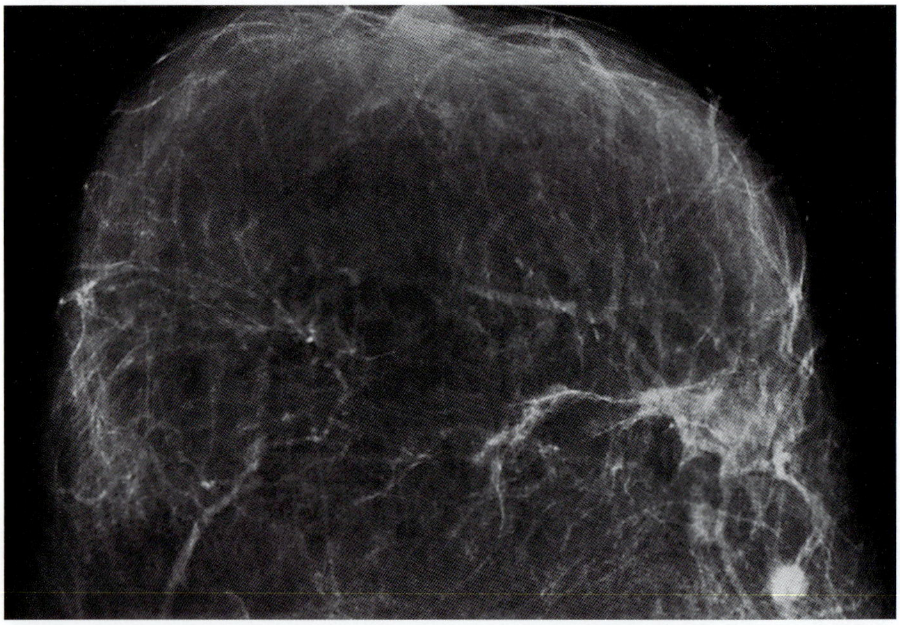

図 33b

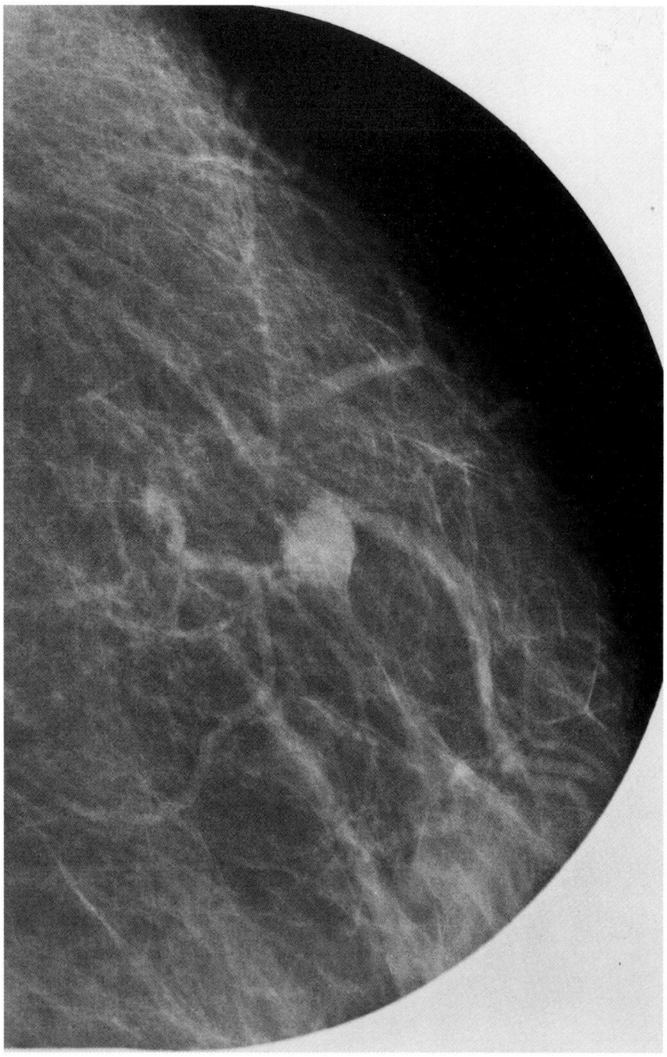

図 33c

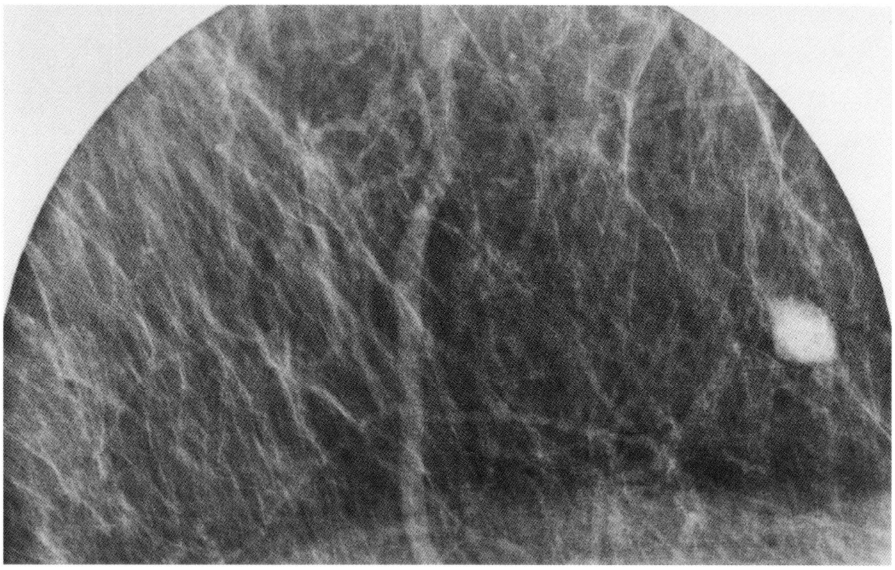

図 33d

図 33e, f(次ページ)

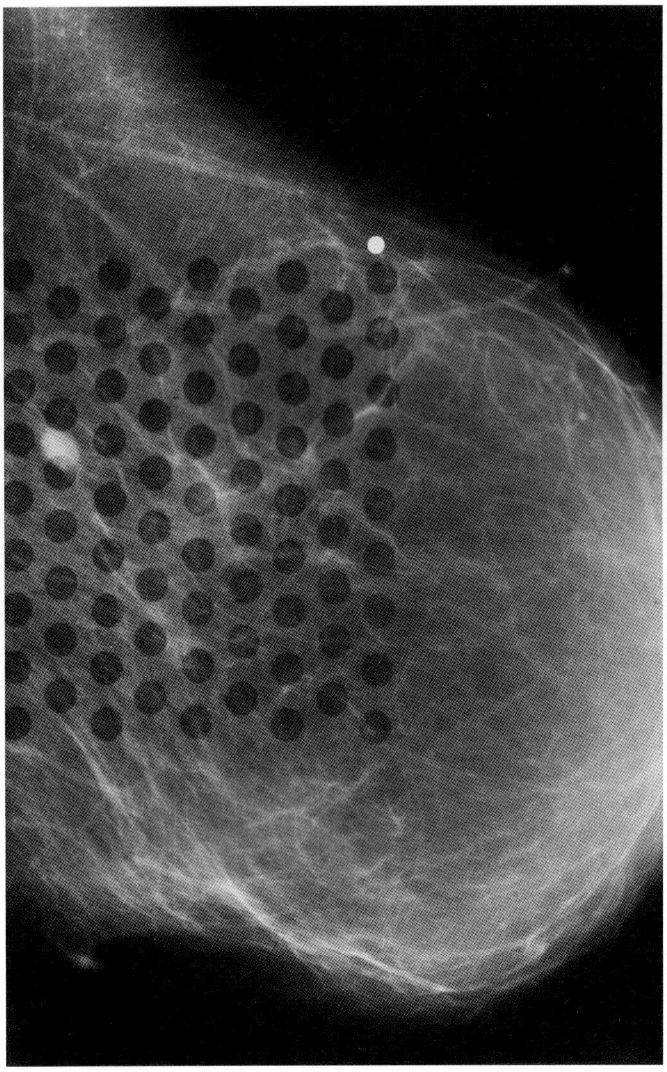

図 33e

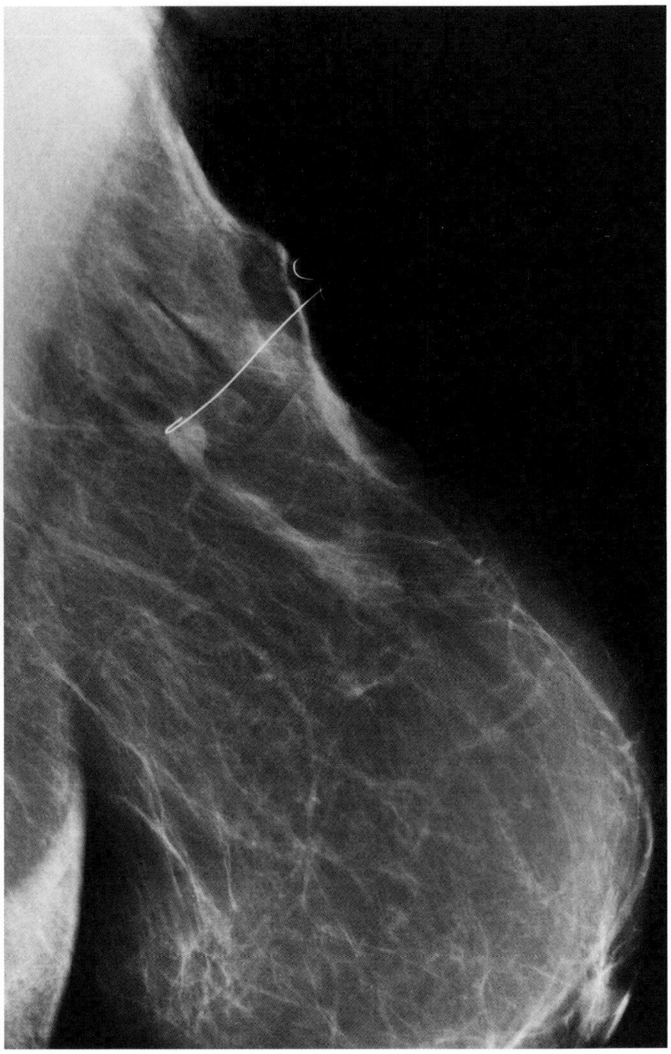

図 33f

34

38歳女性. 乳房の多発性膿瘍の既往歴がある. 左乳房の下内側四半部に, 小さな硬いしこりを触れた.

身体所見

直径約1cmの単発性のしこりが皮下組織の浅い部位に認められた.

マンモグラフィ所見

図34a, b：左乳房, 内外斜位方向(MLO)撮影と頭尾方向(CC)撮影. 下内側四半部の乳頭から3cmの部位に, 単発性, 高濃度, 直径にして7mmの円形病変がみられる. 石灰化は伴っていない.

図34c：CCの小焦点拡大撮影. 高濃度病変の境界は不明瞭である；マンモグラフィ上は悪性.

図34d：超音波検査でもマンモグラフィの所見が裏づけられる.

結論

マンモグラフィ上は悪性腫瘍.

細胞診

悪性細胞がみられた.

組織診断

10×7mmの中分化型の乳管癌. その病変を囲み40×30mmの領域にわたって, マンモグラムではよくわからなかった非浸潤性小葉癌もみられた.

判定：カテゴリー4(図34a, b)

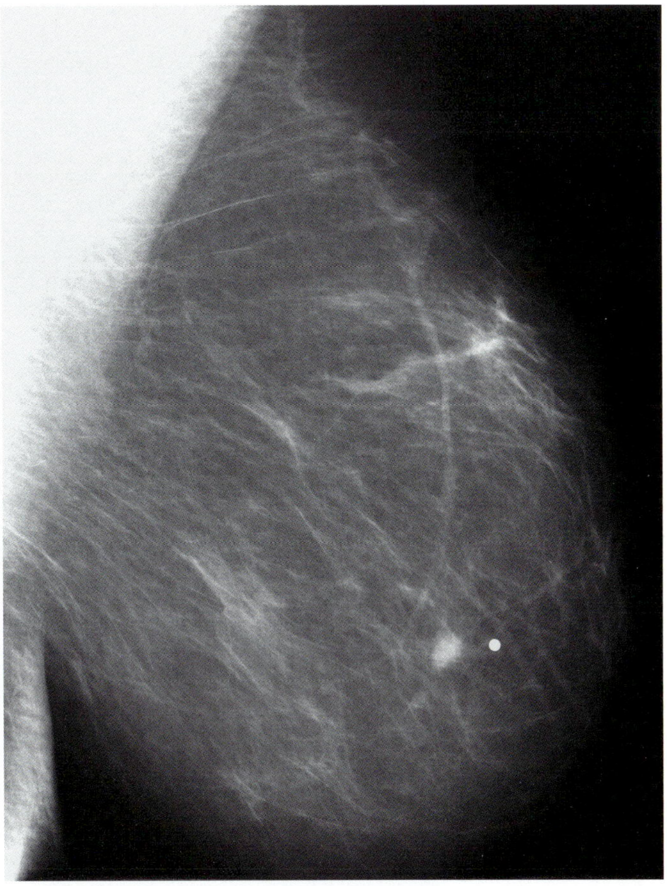

図34a

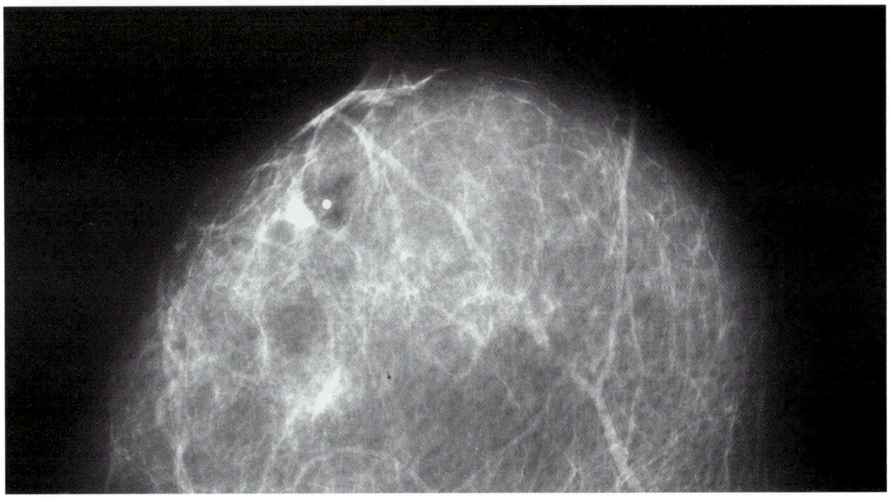

図34b

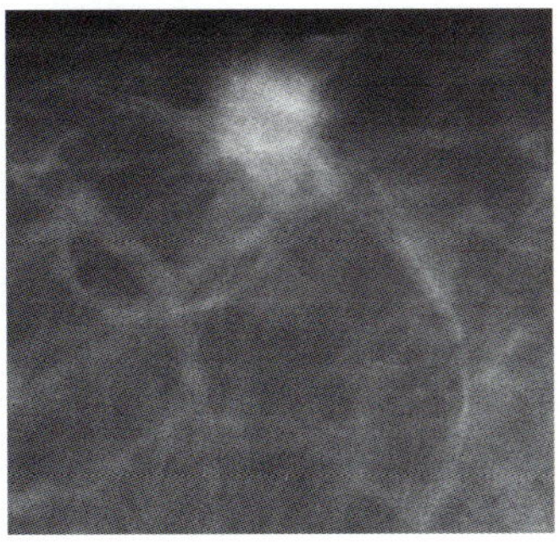

図34c

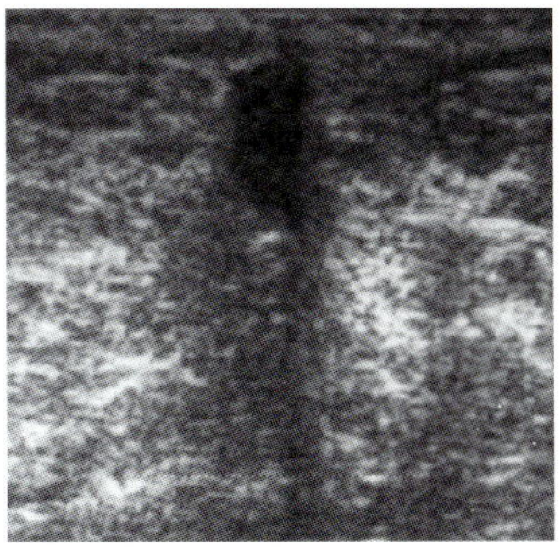

図34d

35

57歳女性．無症状．初回スクリーニング検査．

マンモグラフィ所見

図35a：左乳房，内外斜位方向（MLO）撮影の拡大図．マンモグラム上は異常なし．

図35b〜d：60歳時の2回めのスクリーニング検査．左乳房，MLO撮影と頭尾方向（CC）撮影の拡大図．乳房上半分の乳頭から4 cmの部位に，6 mmの分葉形の腫瘤が新たに認められる．

分析

形状：円形/楕円形，分葉状

輪郭：不明瞭，haloサインはない．

濃度：低濃度放射線不透過性

大きさ：6×4 mm

コメント

境界不明瞭な分葉状の円形/楕円形腫瘤が60歳の女性に新たに出現した場合，悪性の疑いがある．鑑別診断の中で良性の選択肢としては乳頭腫が考えられる．

組織診断

直径6 mmの腫瘤形成性非浸潤癌

経過観察

女性は7年8か月後に心筋梗塞で死亡した．死亡時に乳癌の所見はみられなかった．

判定：カテゴリー4（図35a〜d）

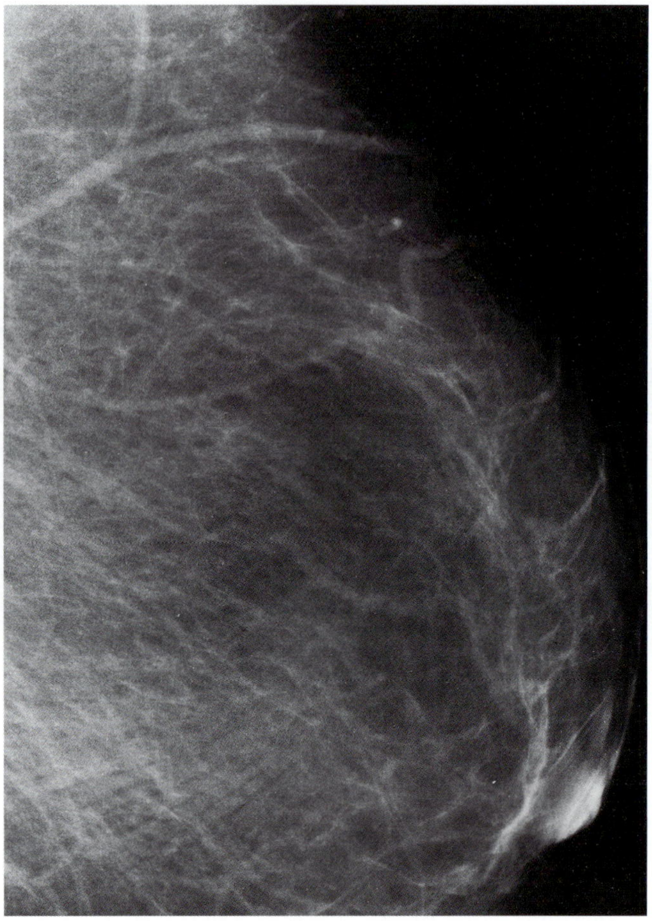

図35a

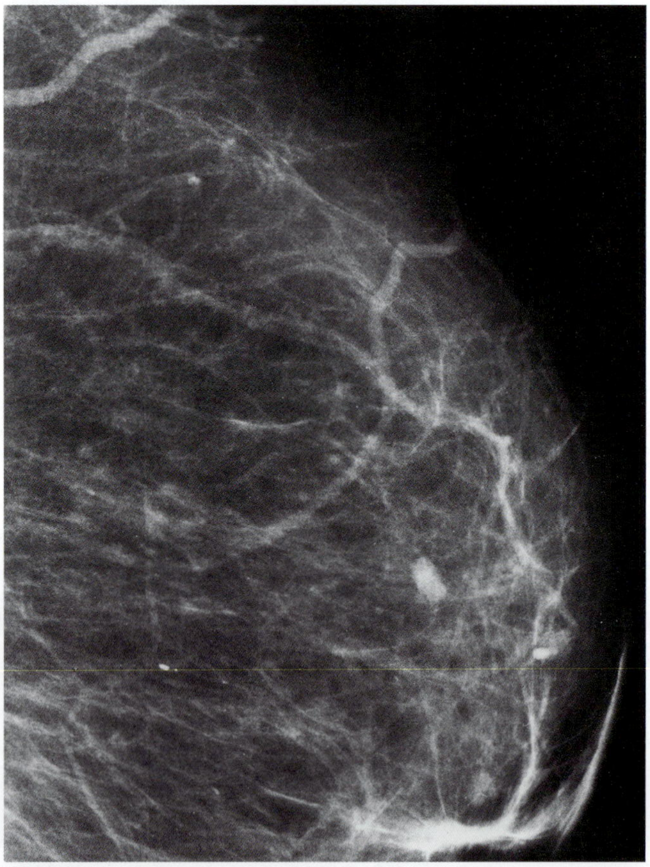

図35b

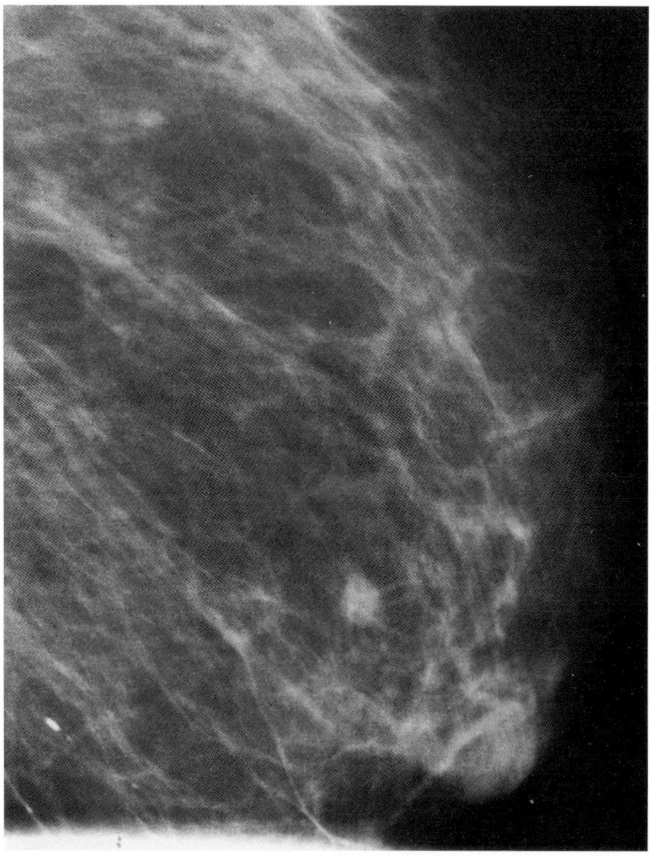

図 35c

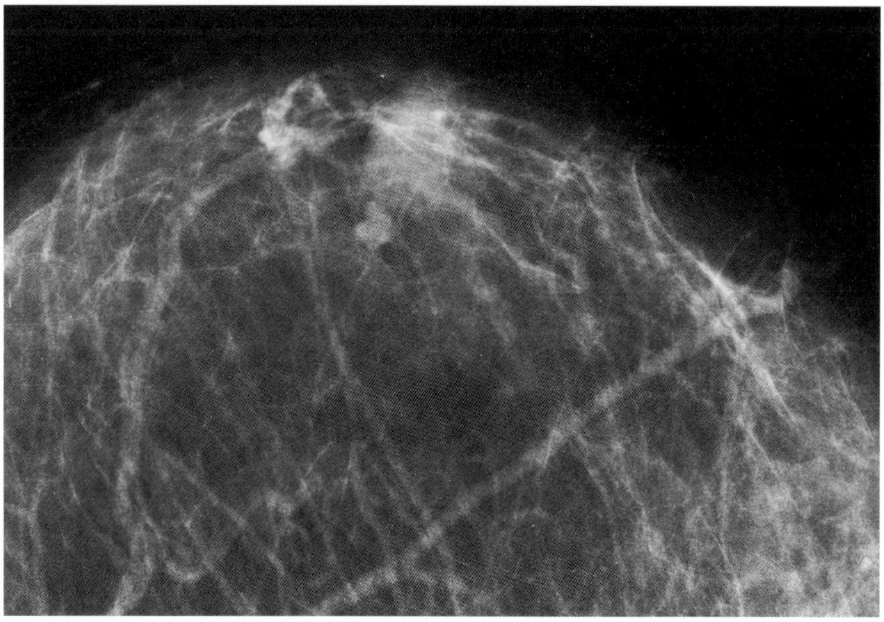

図 35d

36

66歳女性．無症状．初回スクリーニング検査．

マンモグラフィ所見

図36a：右乳房，内外斜位方向(MLO)撮影．正常マンモグラム．その2年後，患者は2か月前から右乳房の腋窩部と右腸骨窩にしこりを触れるということで来院した．

2回めのマンモグラフィ所見

図36b：右乳房，MLO撮影．腫瘤が乳房の腋窩部の高い位置にみられる．石灰化はみられない．

分析

形状：楕円形，分葉状

輪郭：部分的に明瞭．しかし腫瘤辺縁から伸びる短い棘状所見もみられる．

濃度：高濃度放射線不透過性

大きさ：3×2.5 cm

結論

この腫瘤は2年間で発育し，高濃度かつ境界不明瞭で短い棘状所見を示す．マンモグラフィ上は悪性腫瘍である．

組織診断

リンパ腫(乳房と腸骨窩の両方とも)

経過観察

女性は18年後の84歳時も存命であった．

判定：カテゴリー4(図36a, b)

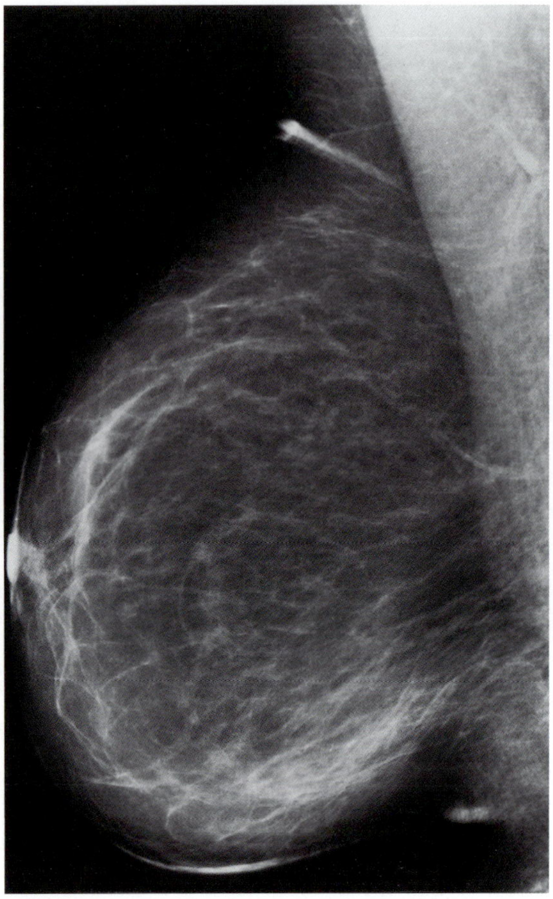

図36a

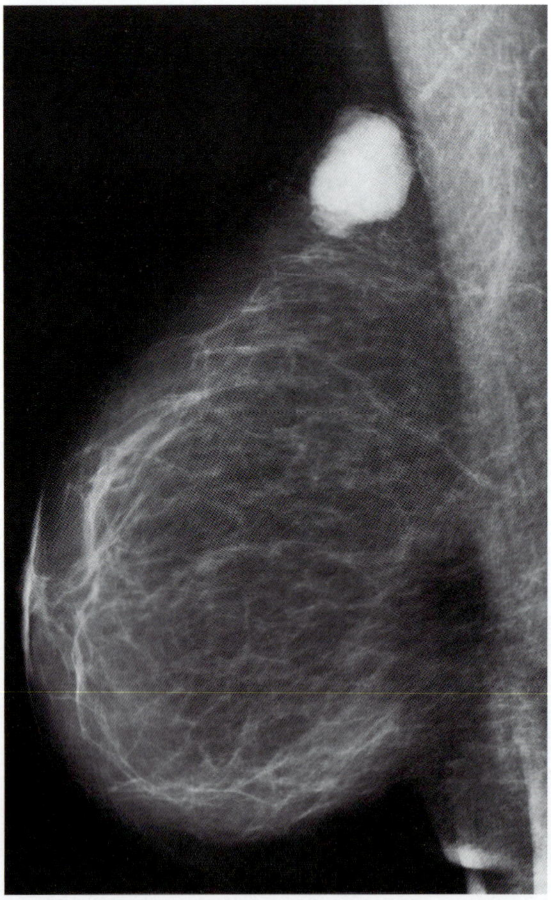

図36b

37

49歳女性．左乳房中央部に自由に動く腫瘤が認められた．大きさは6×4 cmで硬い．

身体所見

良性腫瘤

マンモグラフィ所見

図37a：左乳房，頭尾方向（CC）撮影．中央に巨大な腫瘤がみられるが，石灰化は伴っていない．

分析

形状：楕円形，分葉状

輪郭：明瞭（輪郭の一部は，乳輪後部の線維化により不明瞭となっている），haloサインはない．

濃度：高濃度放射線不透過性

大きさ：6×5 cm

コメント

巨大で輪郭明瞭な放射線不透過性の腫瘤が更年期の女性にみられた場合，嚢胞または葉状腫瘍が疑われる．超音波検査を行えば，その2つを容易に鑑別できる．充実性腫瘍であれば組織学的検査を行うべきである．

組織診断

良性の葉状腫瘍

図37b：葉状嚢胞肉腫に特徴的な葉状構造を示す弱拡大像（H&E染色，100×）．

図37c：**図37b**の拡大図（H&E染色，100×）．

判定：カテゴリー4（図37a）

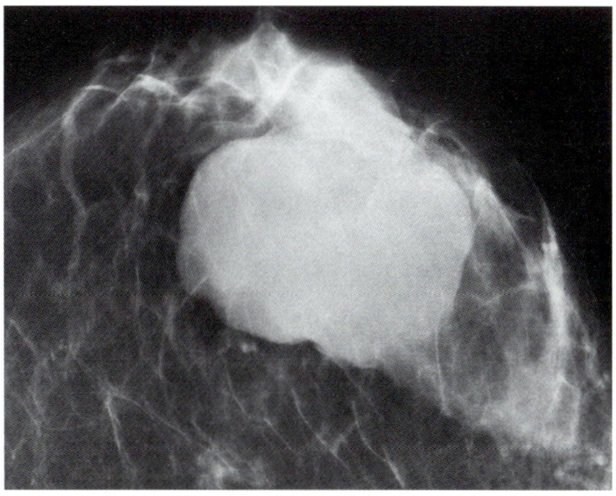

図37a

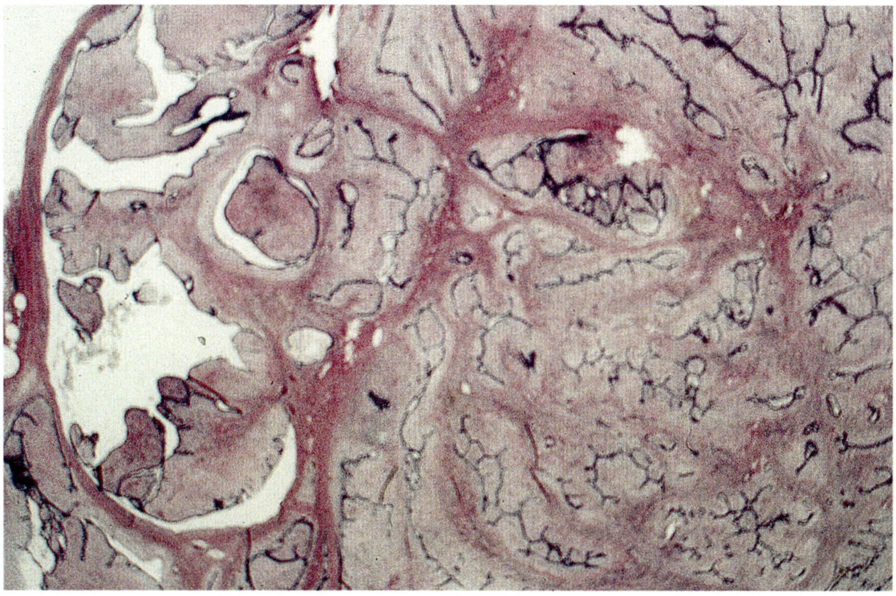

図37b

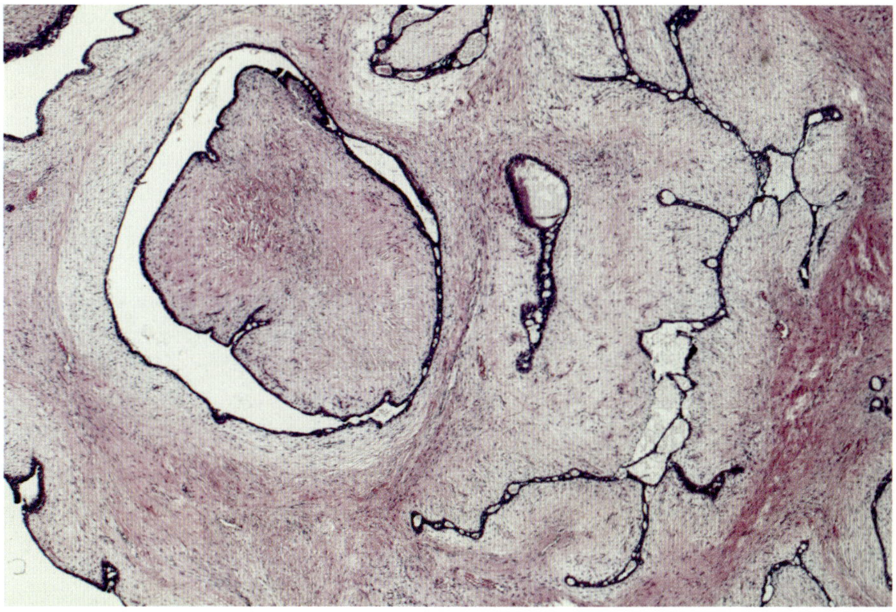

図37c

38

40 歳女性．4 週間前, 左乳房の乳輪後部に急速に大きくなっている腫瘤にはじめて気づいた．発熱と疼痛, 圧痛, 乳輪周囲の紅斑を伴っていた．

身体所見

視診：乳輪周囲の紅斑の大きさは 7×6 cm で, 橙皮状皮膚（peau d'orange）が広範囲に及んでいた．

触診：左乳房は右乳房より重い．乳輪後部の腫瘤は温かく圧痛性で, 大きい．腋窩リンパ節が腫大していた．患者には発熱がみられた．

マンモグラフィ所見

図 38a, b：内外斜位方向（MLO）撮影と頭尾方向（CC）撮影．境界が不明瞭で, 7×6 cm の大きな高濃度腫瘤が乳輪後部にみられる．腫瘤は, 乳頭陥凹と, 乳輪周囲・乳房下部の皮膚肥厚を伴っていた．

コメント

炎症性乳癌と巨大な乳輪後部膿瘍は, いずれもこのような臨床像を呈する．しかし, 炎症性乳癌はマンモグラム上, 腋窩のリンパ管閉塞により生じた広範囲の網状パターンを示す．巨大な癌の中に壊死が生じると, 膿瘍腔の超音波像に似てくる可能性があるため, 超音波検査は主要な診断法とはいえない．超音波ガイド下の針穿刺により正しい診断が得られる．

穿刺

60 mL の膿が吸引された．

図 38c：穿刺と空気注入後の左乳房のマンモグラフィ像；著しく縮小した膿瘍腔に少量の空気がみられる（矢印）．

経過観察

患者には経口で抗菌薬が投与され, 9 日後嚢胞は切開排膿された．膿瘍がより急性期にある場合には, ピッグテールカテーテルを挿入して排膿し, よく洗浄することで, 手術を避けられることが多い．5 週間後に再検した MLO のマンモグラフィ（**図 38d**）では, 軽度の線維化がみられるのみで腫瘤

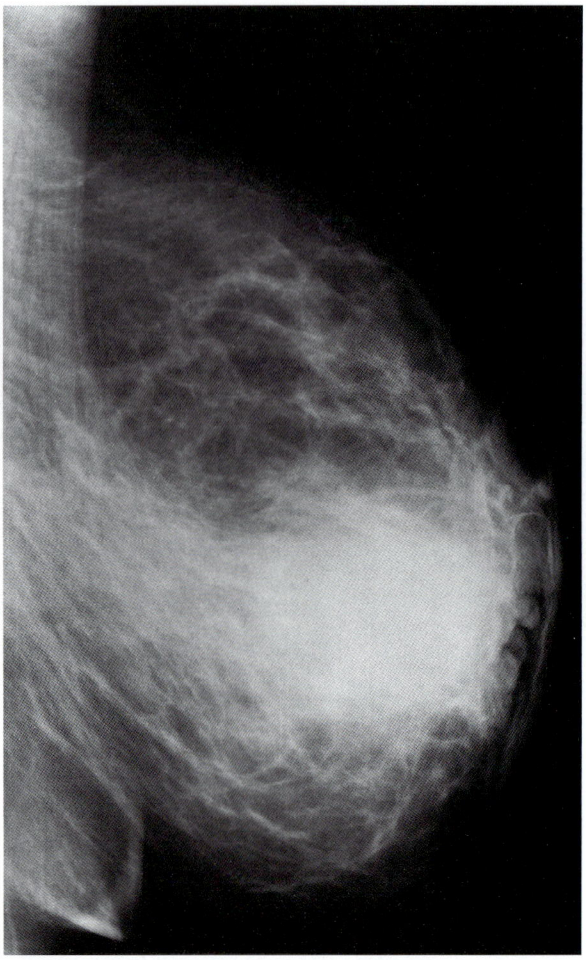

図 38a

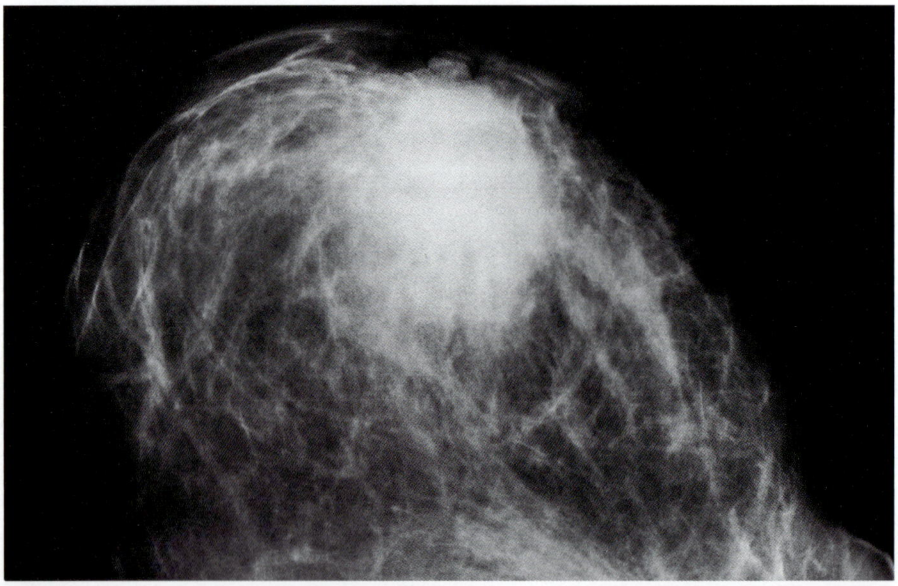

図 38b

は認められない.

判定：カテゴリー4(図38a, b；ただし感染を疑わせる症状があるため, 通常のスクリーニング症例ではない)

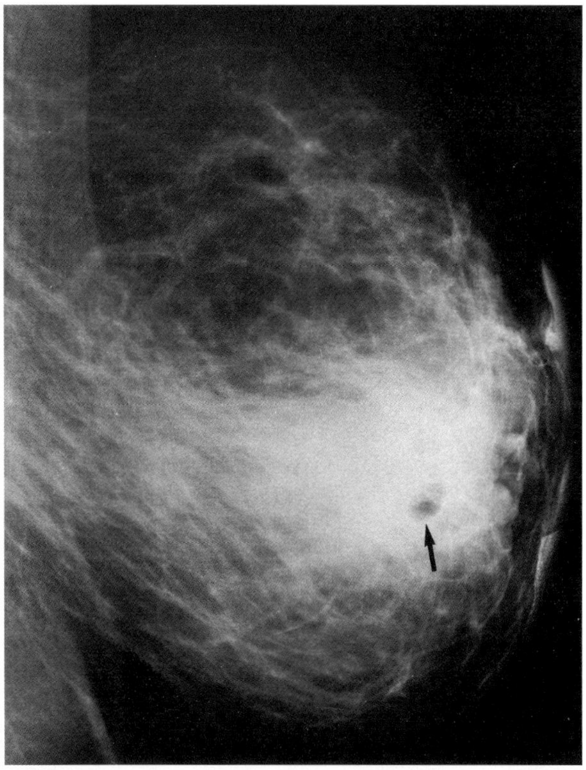

図38c

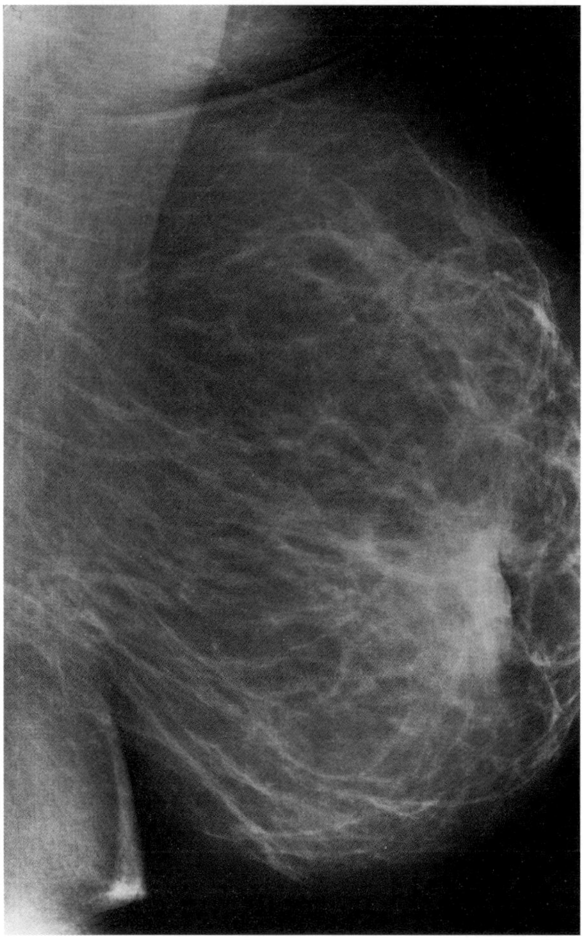

図38d

39

36歳女性．患者は2週間前，右乳房にしこりを触れた．

身体所見

自由に動く2 cmの腫瘤が右乳房の上内側四半部にみられる．皮膚変化はない．

マンモグラフィ所見

図39a, b：右乳房，内外斜位方向(MLO)撮影と頭尾方向(CC)撮影．楕円形腫瘤が上内側四半部にみられる．石灰化は伴っていない．

分析

形状：楕円形

輪郭：大部分は輪郭が不明瞭；haloサインが狭い範囲でみられる(矢印)．

濃度：低濃度放射線不透過性

大きさ：3×2.5 cm

結論

haloサインが少しみられるものの，腫瘤の境界の大部分が不明瞭であることから悪性が疑われる．針生検を行うことが望ましい．

穿刺

麦色の液体が5 mL吸引された．

細胞診

炎症細胞がみられたが悪性細胞はない．膿瘍か？　それとも炎症性嚢胞か？

図39c, d：気嚢胞造影．嚢胞の下壁と前壁は境界明瞭だが，上壁と後壁は不整で肥厚している．その所見はCC撮影で最もよく認められる(**図39d**)．嚢胞壁に腫瘍ありか？

組織診断

嚢胞壁に2 cmの範囲で髄様癌がみられた．

図39e：髄様癌の嚢胞変性で，生きた腫瘍組織が薄く縁状に残っている(H&E染色，20×)．

図39f：分化度の低い癌細胞とリンパ形質細胞の浸潤がみられる髄様癌の典型的な組織像(H&E染色，400×)．

図39g：Ki-67抗原に対する免疫組織化学

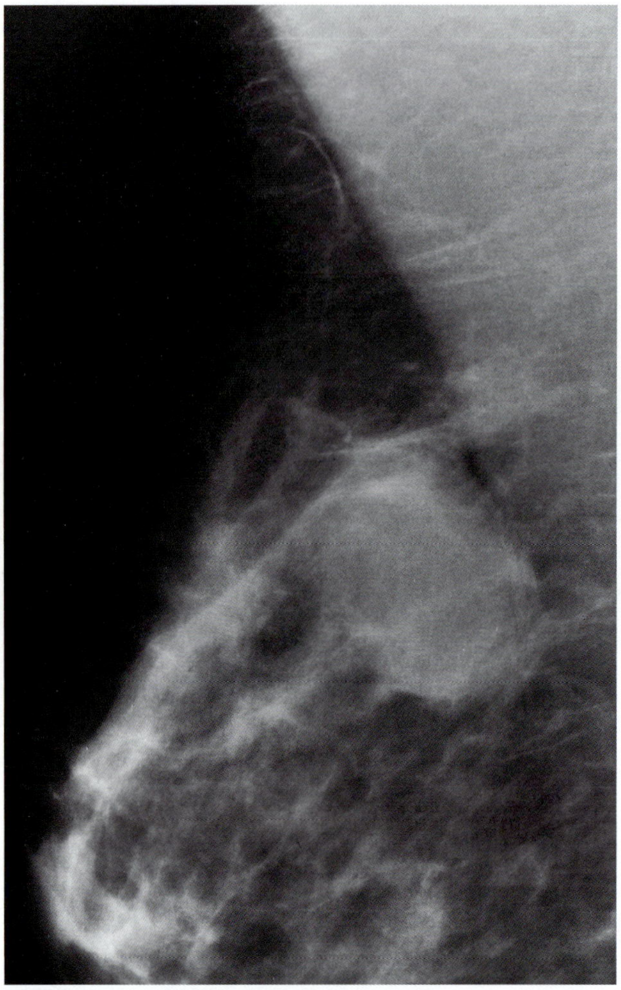

図39a

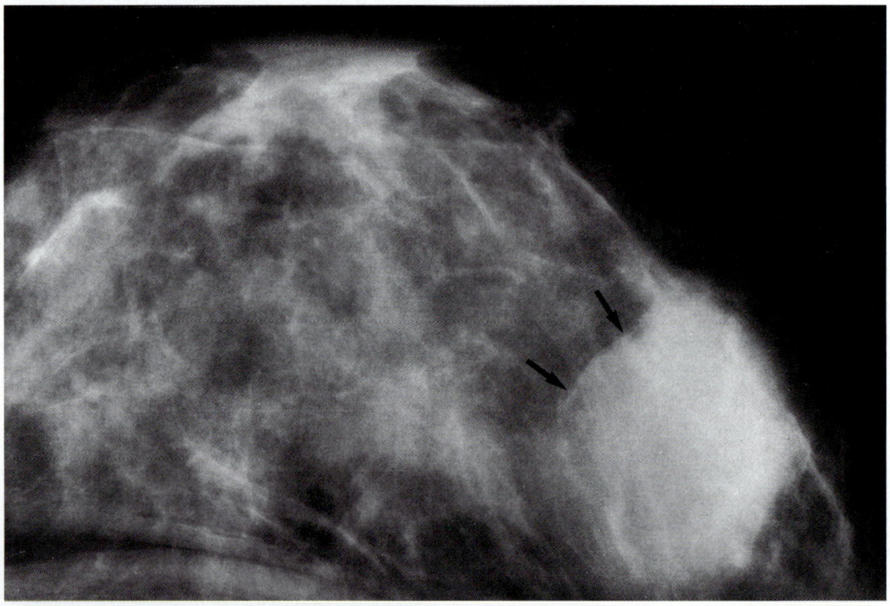

図39b

染色により，腫瘍細胞の増殖率が非常に高いことが示されている．三極有糸分裂がみられる（矢印）（400×）．

コメント

画像ガイドを用いずに針穿刺を行うと，誤診を招く恐れがある．

経過観察

患者は16年5か月後，52歳で転移性乳癌により死亡した．

判定： カテゴリー4（図39a, b）

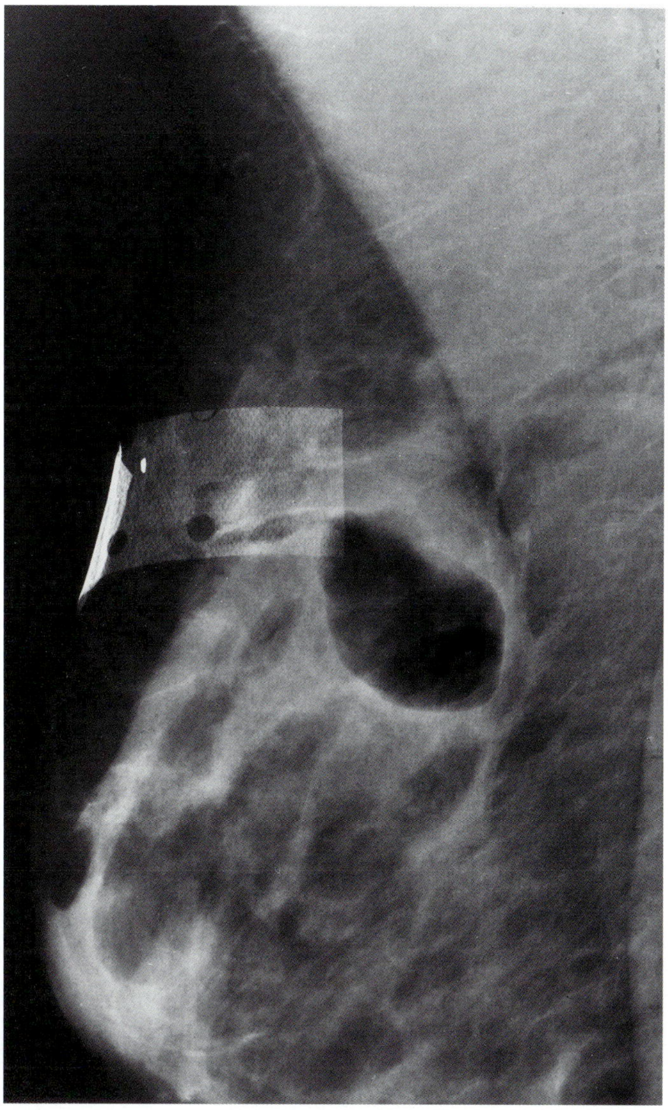

図39c

図39d〜g（次ページ）

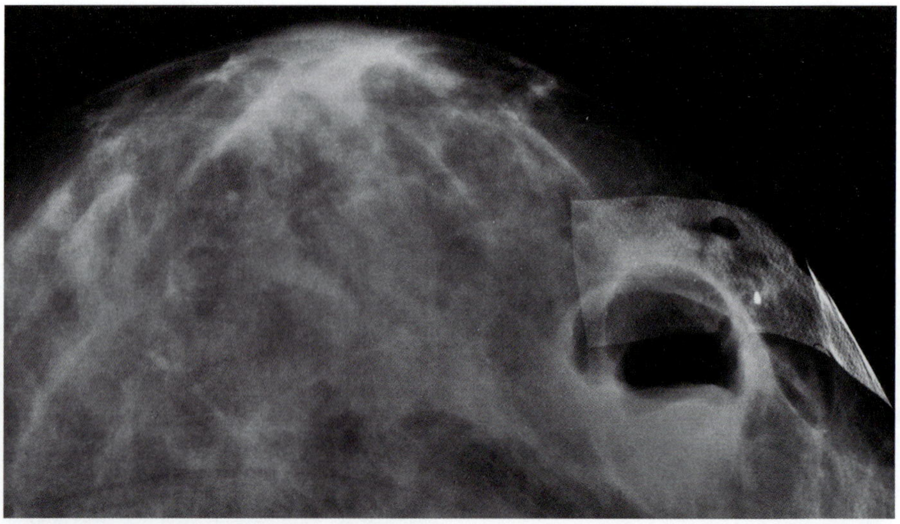

図 39d

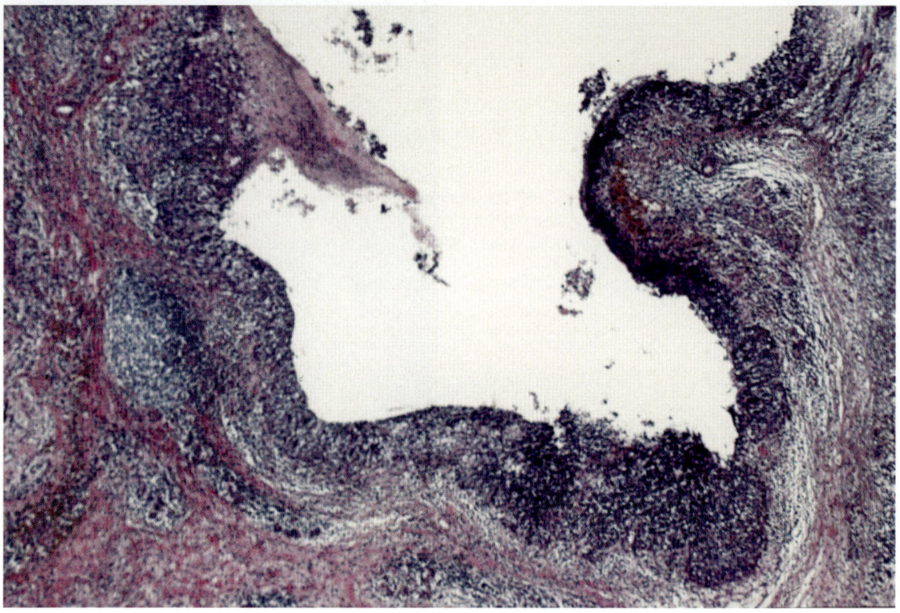

図 39e

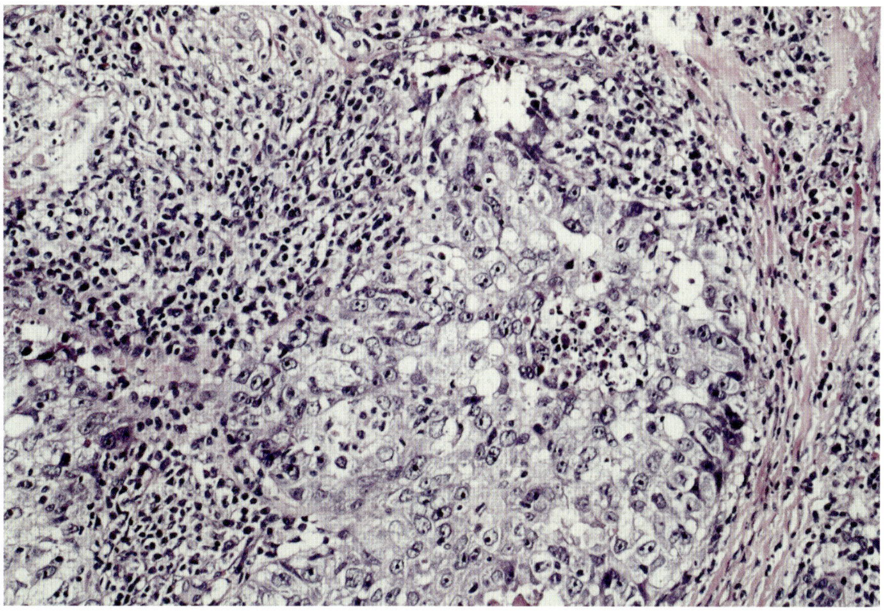

図 39f

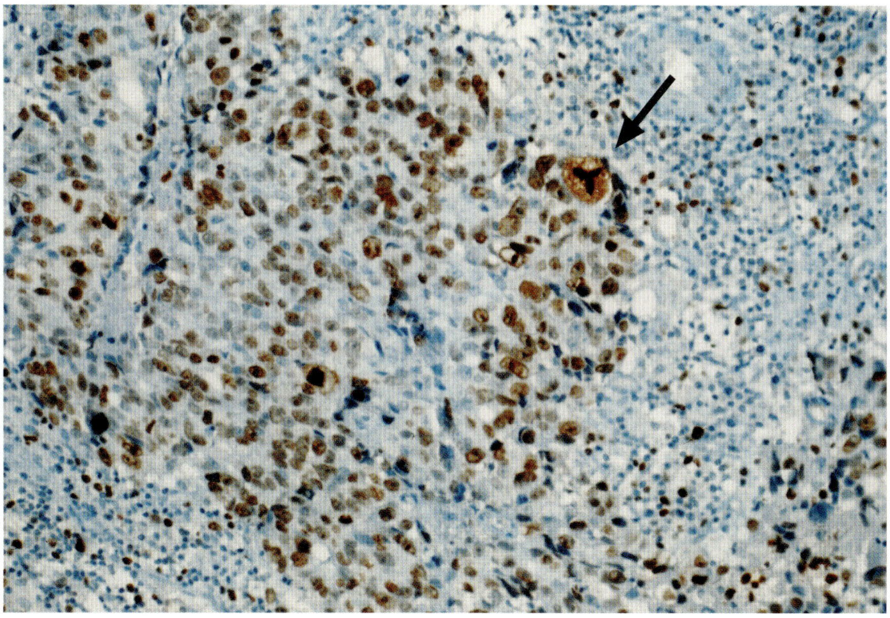

図 39g

40

49 歳女性．18 か月前に発症した悪性黒色腫の既往歴あり．患者は右乳房と両側腋窩にしこりを触れたため来院．

身体所見

硬く，自由に動くしこりが，右乳房の外側半分の乳頭から 10 cm の部位に認められる．また，腋窩リンパ節腫大が両側性にみられる．

マンモグラフィ所見

図 40：右乳房，内外斜位方向（MLO）撮影．2つの楕円形腫瘤が胸壁の近くにみられる．

大きな腫瘤の分析

形状：楕円形，分葉状

輪郭：不明瞭

濃度：高濃度放射線不透過性

大きさ：4 cm

結論

マンモグラフィ上は悪性腫瘍．

組織診断

悪性黒色腫の多発性転移

判定：カテゴリー 5（図 40）

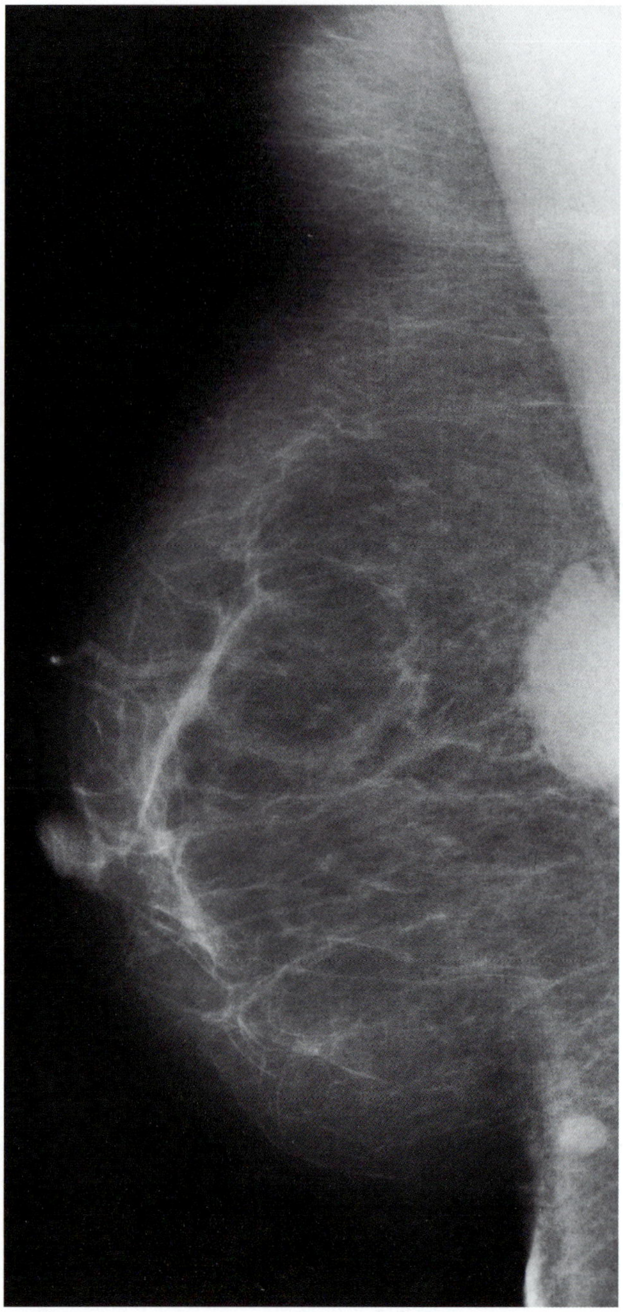

図 40

41

66歳女性．自己検診にて右乳房の上外側四半部にしこりを触れ，紹介された．臨床的には悪性が疑われた．

マンモグラフィ所見

図41a：右乳房，内外斜位方向（MLO）撮影．乳房の上半分の乳頭から4 cmの部位に，単発性の腫瘤がみられる．石灰化は伴っていない．

図41b：腫瘤のスポット圧迫撮影の拡大図．

分析

形状：円形

輪郭：大部分は不明瞭

濃度：高濃度放射線不透過性

結論

腫瘤は高濃度放射線不透過性で輪郭が不明瞭であることから，マンモグラフィ上は悪性という診断になる．

組織診断

一部に乳管癌，一部に乳頭癌がみられた．リンパ節転移はなかった．

判定：カテゴリー5（図41a）

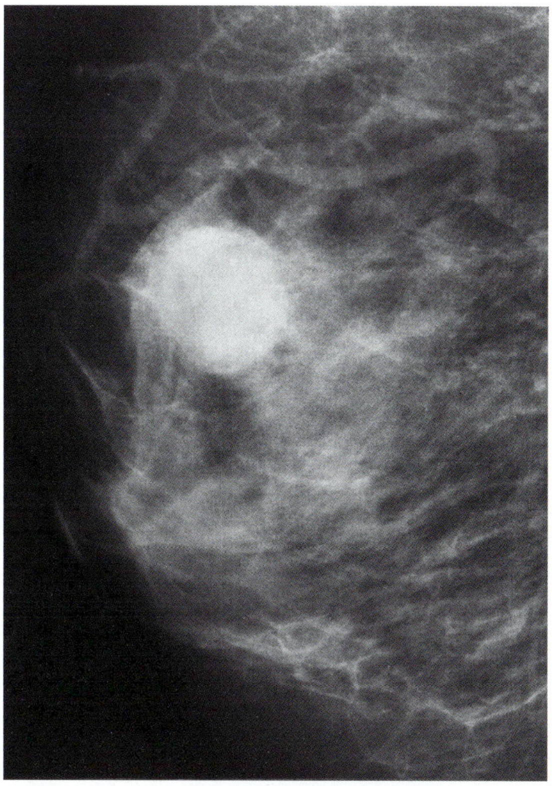

図41a

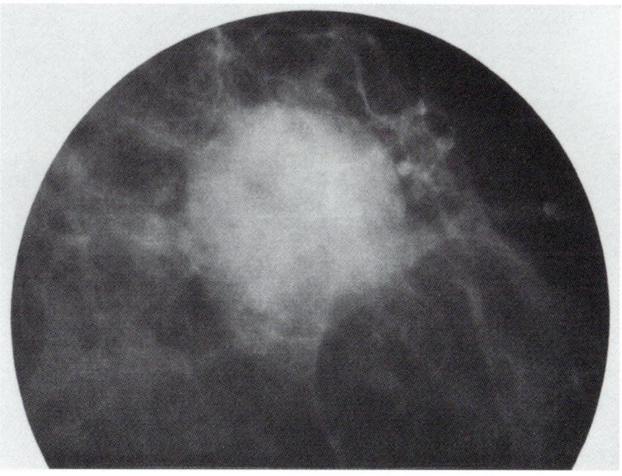

図41b

42

45 歳女性．1 か月前，左乳房にしこりを触れた．

身体所見

10 cm の腫瘤が左乳房中央部にみられる．乳房の下半分に橙皮状皮膚がみられたが，炎症の徴候はない．

マンモグラフィ所見

図 42a, b：左乳房，内外斜位方向(MLO)撮影と頭尾方向(CC)撮影．大きい楕円形腫瘤が乳房の中央部を占めている．石灰化は伴っていない．胸筋に浸潤があるようにみえる．腋窩には病的に腫大したリンパ節がみられたが，マンモグラムでは広範囲の網状パターンは認められない．

分析

形状：楕円形
輪郭：不明瞭，halo サインはない．
濃度：高濃度放射線不透過性
大きさ：10×10 cm

コメント

乳輪下に位置する高濃度で境界不明瞭な円形/楕円形病変は，悪性所見がみられたとしても膿瘍を疑うべきである．この大きさの悪性腫瘍で腫大した腋窩リンパ節と橙皮状皮膚を伴う場合は，乳房の大部分にかけてリンパ浮腫(皮膚肥厚と網状パターン)が認められるであろう．診断のための補助的方法としては，超音波ガイド下の針吸引が選ばれる．大口径の針を用いてもうまく排膿ができない場合は，より悪性を疑うべきである．

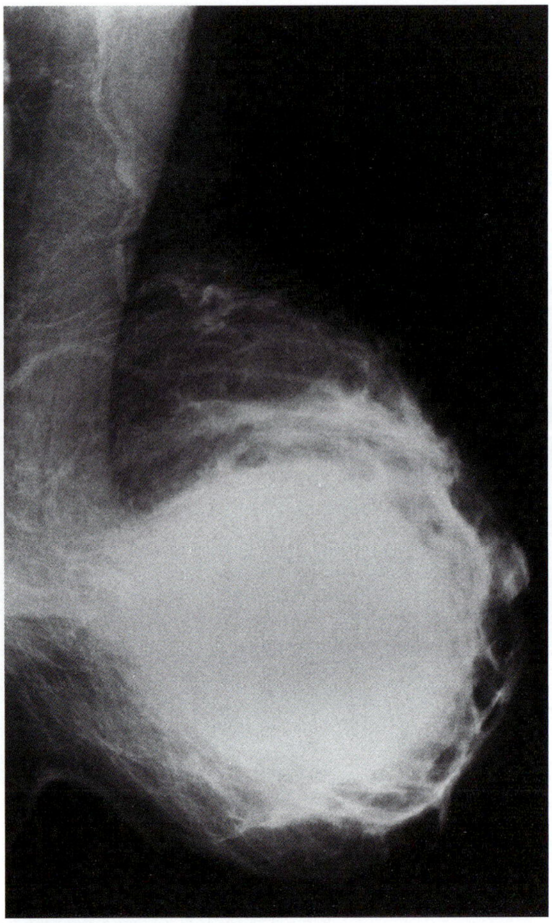

図 42a

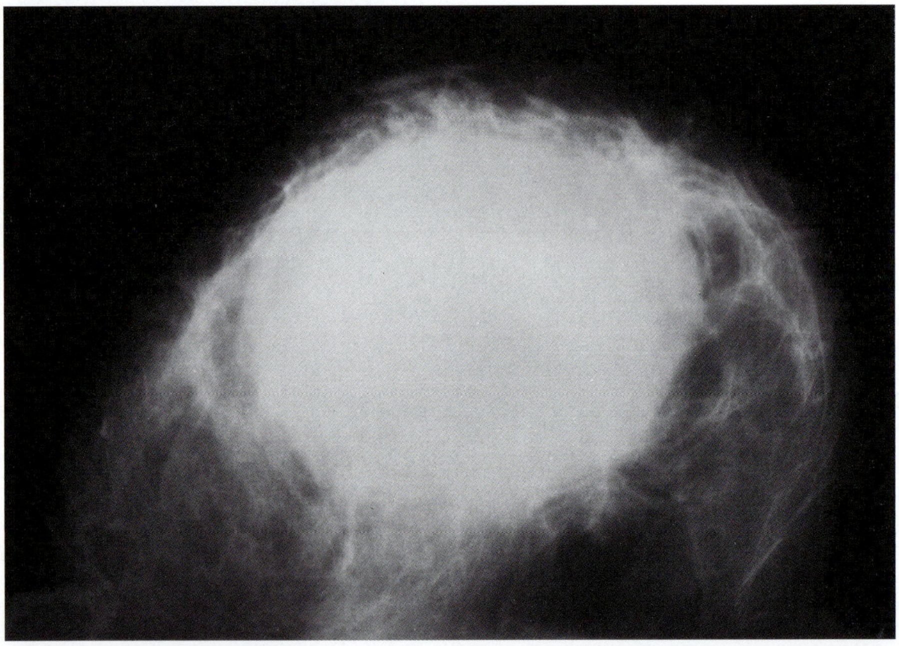

図 42b

図 42c, d：左乳房, MLO 撮影と CC 撮影. 穿刺により 80 mL の膿を排膿して空気を注入後に撮影.

結論

厚く, 不整な壁をもつ膿瘍.

組織診断

膿瘍. 悪性所見はない.

判定：カテゴリー 4 または 5(図 42a, b)

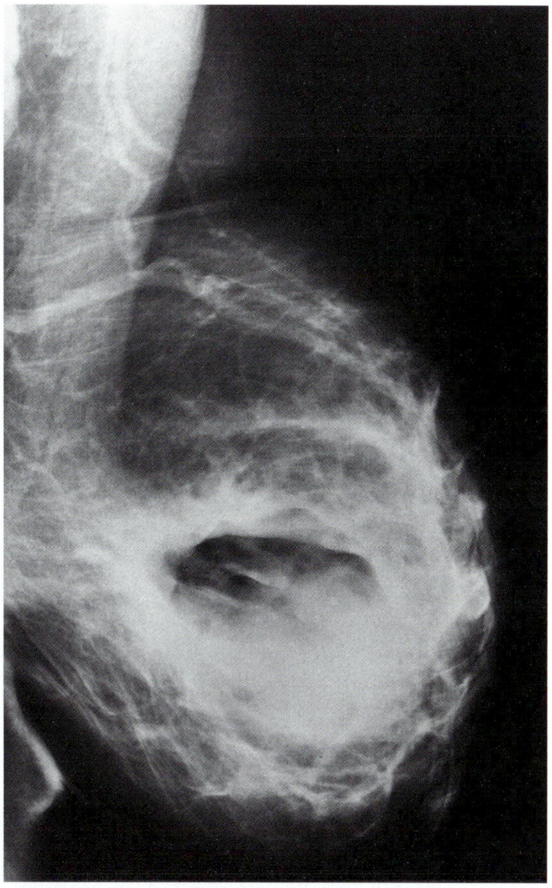

図 42c

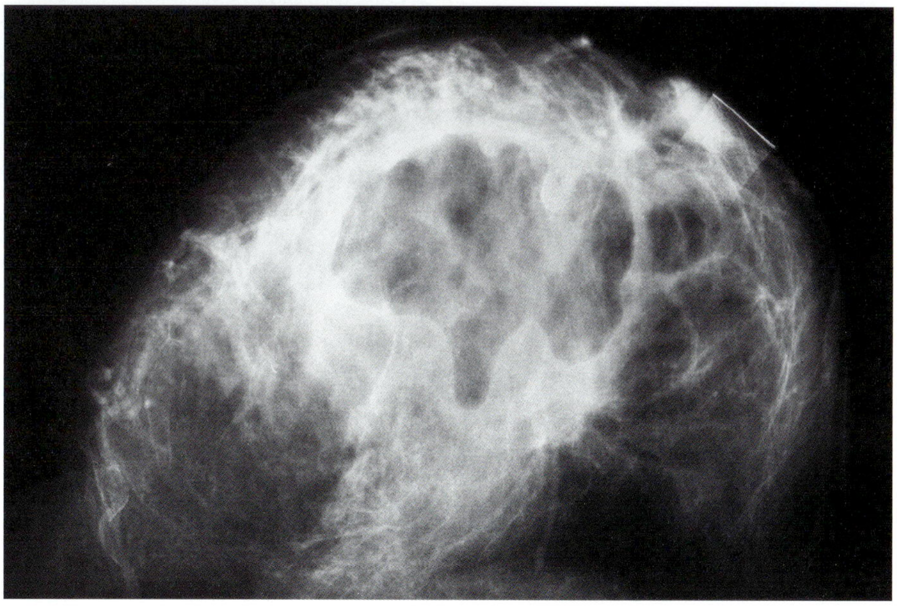

図 42d

43

55歳女性. 無症状. 初回スクリーニング検査. マンモグラムにて腋窩に所見がみられたことから, 精査のため再検査が行われた.

身体所見

乳房に異常はない. 両側腋窩に腫大リンパ節がみられる.

マンモグラフィ所見

図43a：左乳房, 内外斜位方向(MLO)撮影. 乳房は正常であるが, 腫大し濃度が高いリンパ節が腋窩にみられる.

コメント

腋窩リンパ節が腫大しているが, 身体的検査, マンモグラフィ, 超音波検査により乳腺疾患が確実に除外されている場合は, 関節リウマチ, 乾癬, 湿疹, リンパ腫, 白血病を考慮すべきである.

左手の水浸拡大X線撮影

軟部組織と骨にみられる放射線学的変化は, 関節リウマチに特徴的である(**図43b**).

判定：カテゴリー3(図43a)

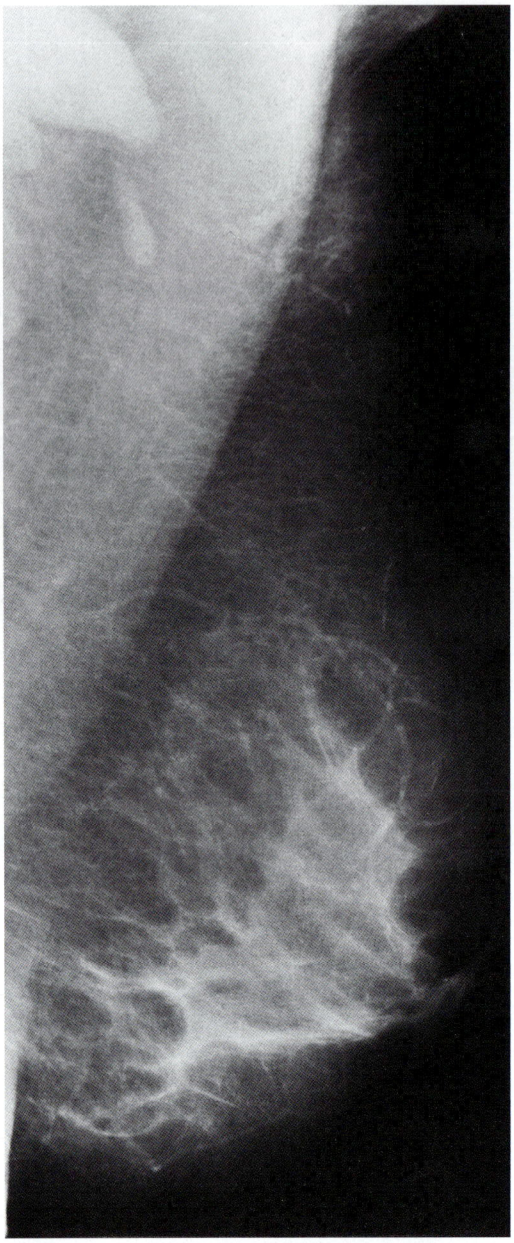

図43a

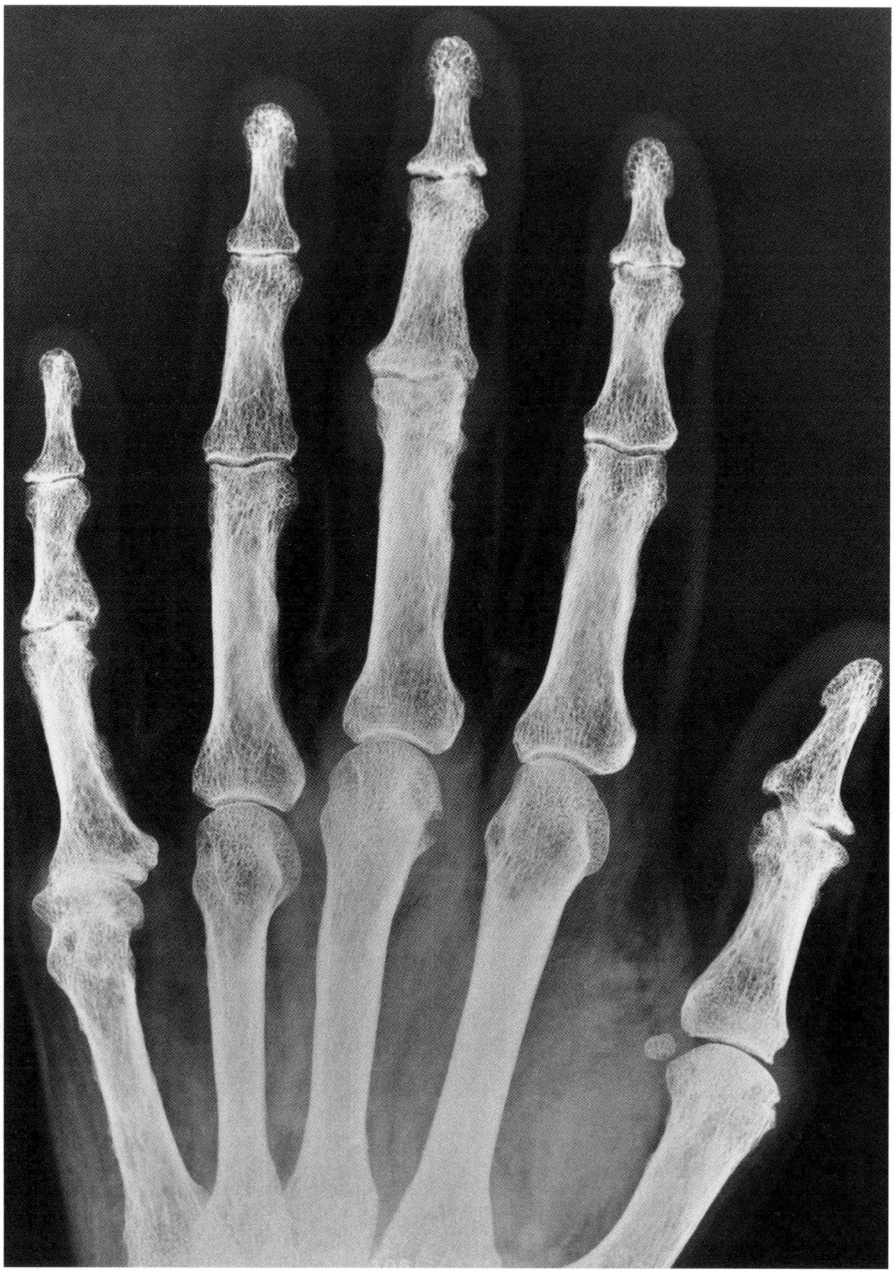

図 43b

44

82歳女性．左乳房にしこりを触れた．

身体所見

自由に動く腫瘤が乳頭下に認められる．臨床的には良性．

マンモグラフィ所見

図44a：左乳房，内外斜位方向(MLO)撮影．乳房の下半分の拡大図．

図44b：左乳房，頭尾方向(CC)撮影の拡大図．

図44c, d：左乳房のMLOとCCの小焦点拡大撮影．明瞭な輪郭を呈する乳頭から5 cmの部位に，単発性の腫瘤がみられる．石灰化は伴っていない．

分析

形状：楕円形，分葉状

輪郭：輪郭が明瞭な乳頭と比較して不明瞭，haloサインはない．

濃度：低濃度放射線不透過性，乳頭の濃度に等しい．

大きさ：1×1 cm

結論

82歳の女性に新たに生じた単発性の腫瘤において，境界不明瞭でhaloサインがみられないことから，悪性が疑われる．

組織診断

粘液癌．腋窩リンパ節への転移はない．

コメント

退縮が進んでいる乳腺における円形/楕円形腫瘤の濃度は，乳頭の濃度と比較することによって評価可能である．

マンモグラムで低濃度放射線不透過性にみえる原因は，高度に充満した粘液内容により説明できるが，浸潤性乳管癌の線維性間質に比べ粘液のほうが放射線の吸収が少ない．粘液癌も超音波検査では検出が難しい．

判定：カテゴリー4(図44a, b)

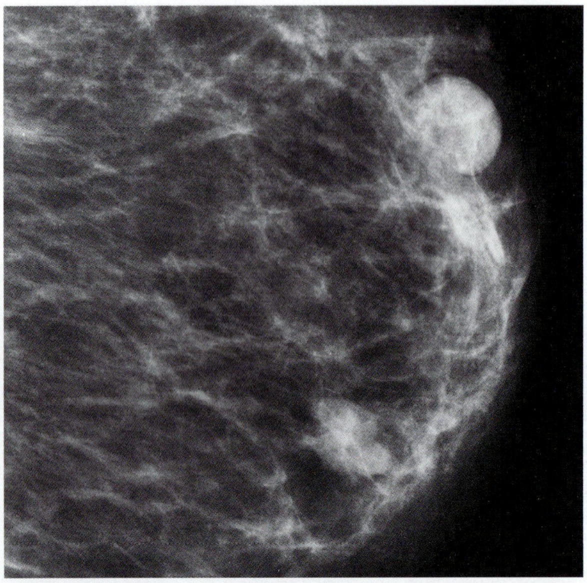

図44a

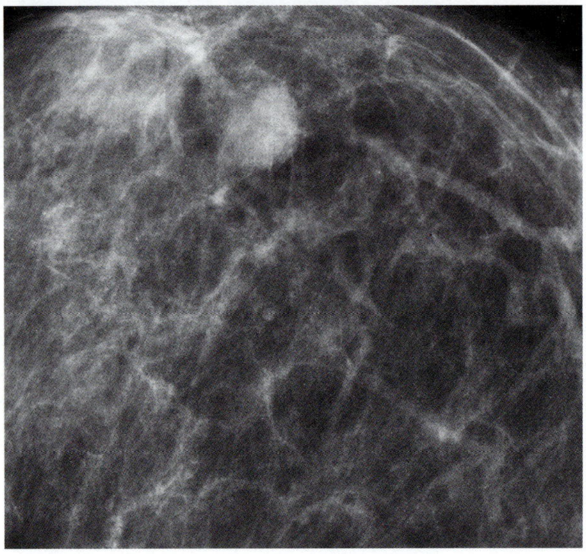

図44b

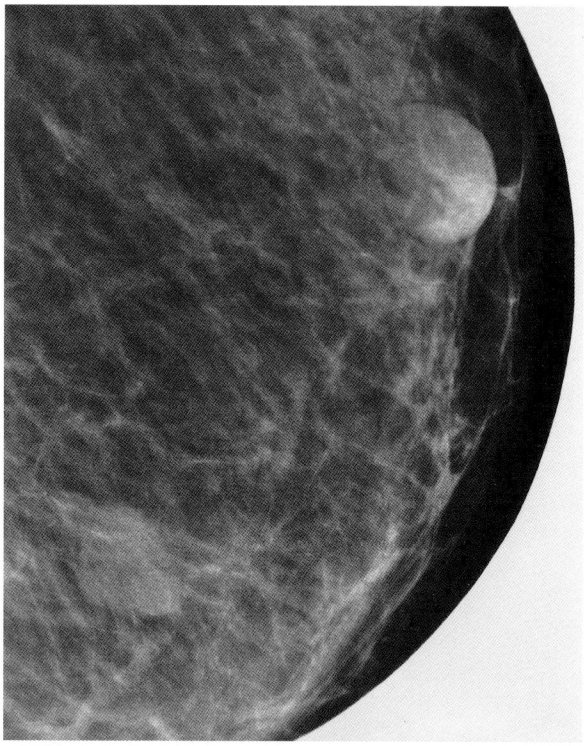

図 44c

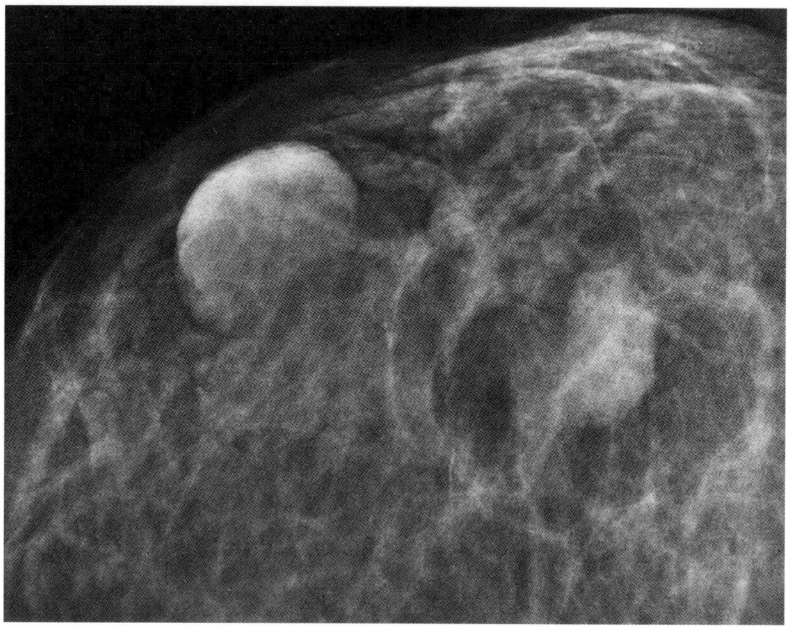

図 44d

45

図 45a, b：慢性リンパ性白血病を患っている68歳女性．病的に腫大した腋窩リンパ節のマンモグラフィ像．

判定：カテゴリー 5（図 45a, b）

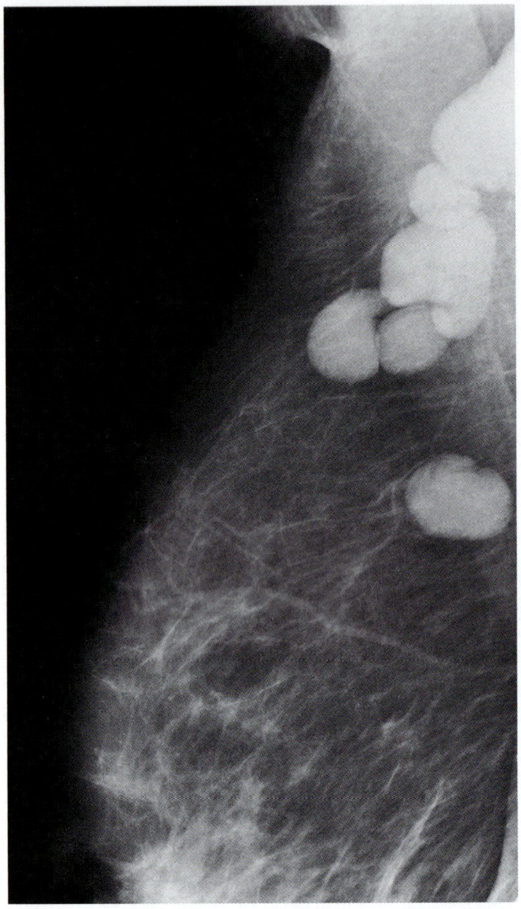

図 45a

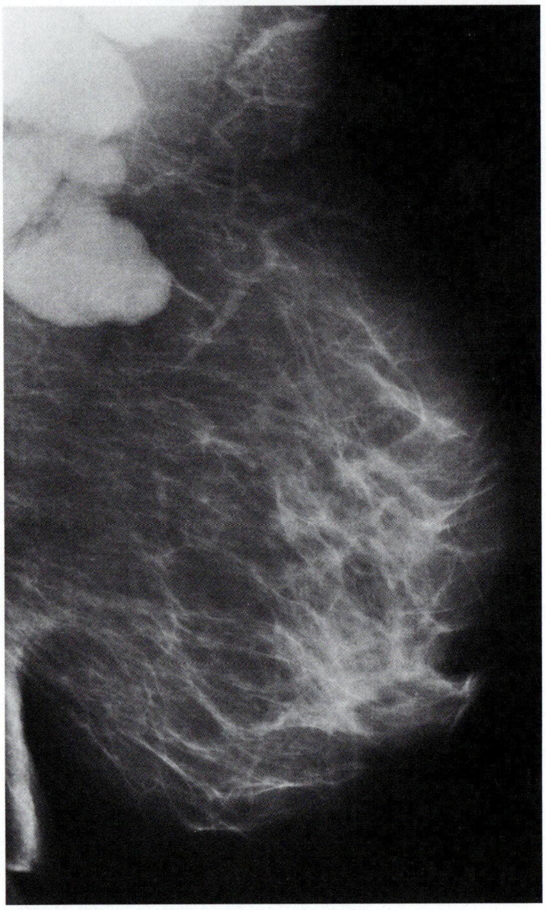

図 45b

46

63歳女性．無症状．2回めのスクリーニング検査を行ったところ，マンモグラフィで異常がみつかり，再検が行われた．

身体所見

腫瘤は触知されない．

マンモグラフィ所見

図46a：右乳房，頭尾方向(CC)撮影の内側部．乳頭から6 cmの部位に単発性の腫瘤がみられる．石灰化は伴っていない．

分析

形状：楕円形，分葉状

輪郭：内側縁は明瞭で，haloサインを示す．

濃度：低濃度放射線不透過性

大きさ：2×1.5 cm

結論

マンモグラフィ上は良性腫瘤．腫瘤は初回スクリーニング検査以降に出現してきた．

細径針による生検

図46b：細径針による吸引生検後のマンモグラムでは，血腫に典型的な所見がみられ，その血腫により腫瘤は完全に覆い隠されている．

細胞診

良性の上皮細胞

図46c：2週間後の術前位置決め．血腫は消退しつつあるが，腫瘤はまだはっきりしない．

組織診断

良性の乳管内乳頭腫

コメント

この症例でみられるように，針穿刺により生じた血腫が病変を完全に覆うことがあり，そうなるとマンモグラフィ診断はできなくなる．したがって，針穿刺は決してマンモグラフィより先に行ってはならない[2]．

判定：カテゴリー3(図46a)

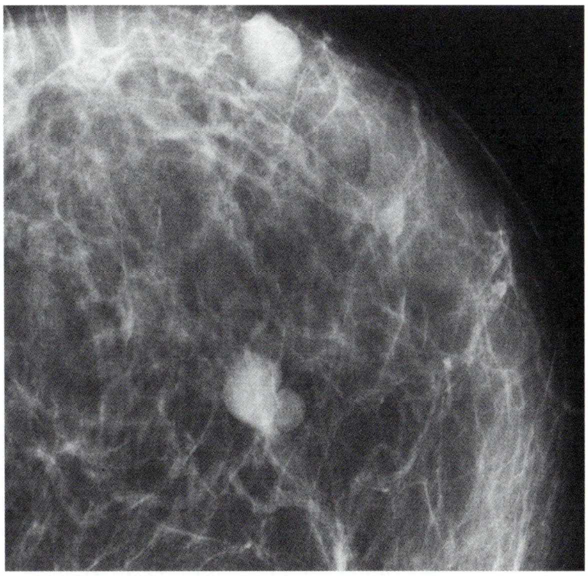

図46a

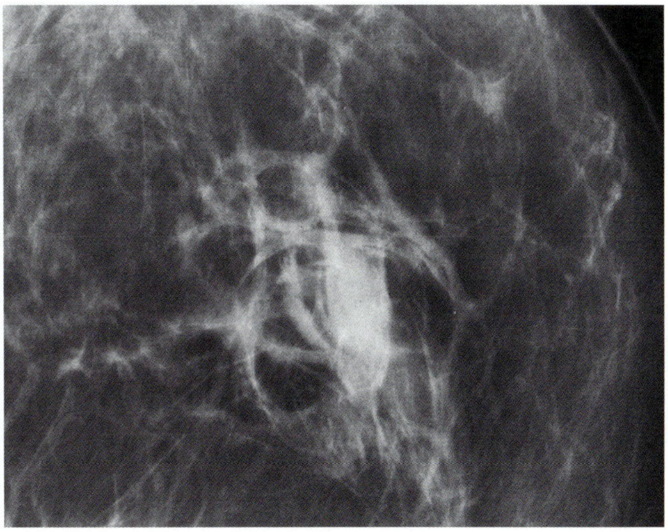

図46b

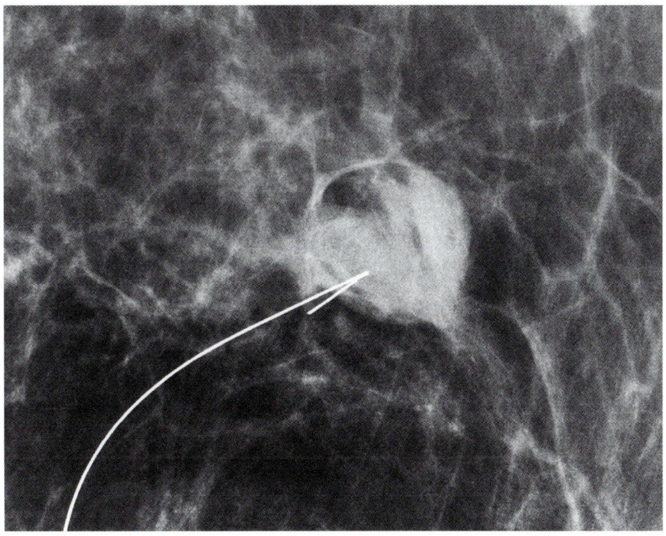

図46c

47

47歳女性．無症状．初回スクリーニング検査．

身体所見

腫瘤は触知されない．

マンモグラフィ所見

図47a：右乳房，内外斜位方向（MLO）撮影．乳房の上半分の乳頭から6 cmの部位に単発性の病変がみられる．

図47b：小焦点拡大撮影

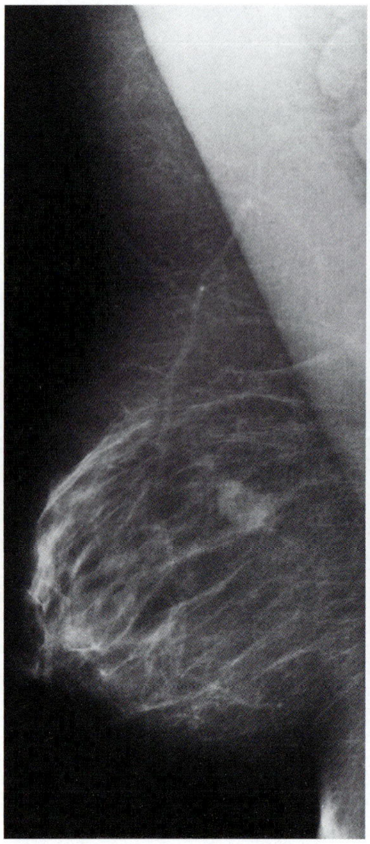

図47a

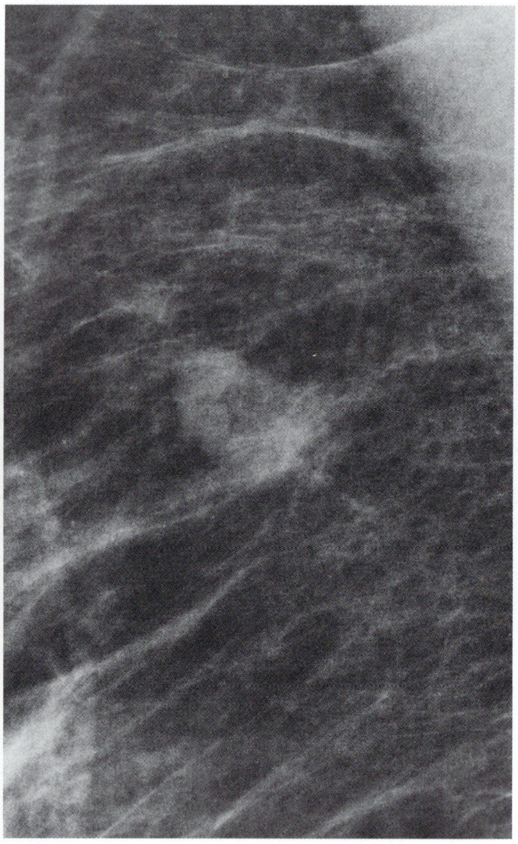

図47b

分析

形状：楕円形，分葉状

輪郭：一部不明瞭，haloサインはない．

濃度：放射線透過性と不透過性の混合型（中心部は放射線透過性）

大きさ：約1 cm

結論

混合型の濃度は，この腫瘤が良性であることを決定する重要な因子である．さらなる鑑別診断は，症例9の結論に示したように行う．放射線透過性の部位は，この乳腺内リンパ節のリンパ門に相当している．さらなる検査は不要である．

判定：カテゴリー2（図47a）

48

29歳女性．2か月前，左乳房の上外側四半部にはじめてしこりを触れた．

身体所見

自由に動く細長く，硬い結節性腫瘤が，乳頭から上外側四半部に広がっている．臨床的には良性．

マンモグラフィ所見

図48a, b：左乳房，乳房の外側半分の頭尾方向(CC)のスポット撮影と拡大撮影．ロザリオビーズに似た長さ10 cmの多結節性腫瘤が，乳頭から外側に伸びている．石灰化を伴っている．

病変の分析

位置：腺葉全体を埋めている．
形状：細長い，多結節性
輪郭：滑らか，波状
濃度：低濃度放射線不透過性

結論

マンモグラフィ所見は，1個の腺葉の拡張した乳管系を示している．

石灰化の分析

位置：拡張した乳管の中
形態：不整
輪郭：滑らか，整っている．
濃度：最も大きな石灰化は中空性で，より小さな石灰化は非常に密度が高い．

コメント

マンモグラフィ上は良性型の石灰化．乳頭腫に生じた石灰化が最も疑われる(p.242参照)．

結論

若い女性における1腺葉内の不規則に拡張した乳管系に多発する乳管内石灰化(これは多発性乳頭腫に典型的である)の所見から，若年性乳頭腫症〔スイスチーズ病(Swiss cheese disease)〕の診断が考えられる[3]．

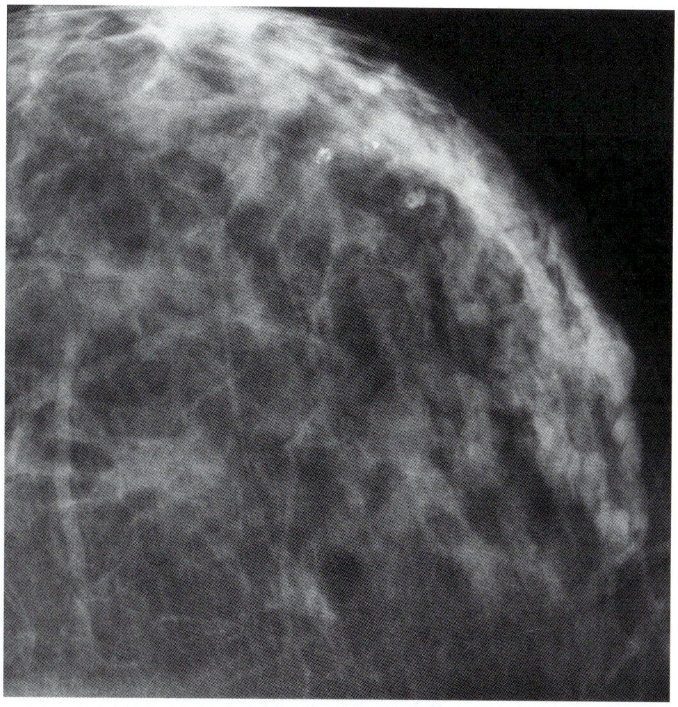
図48a

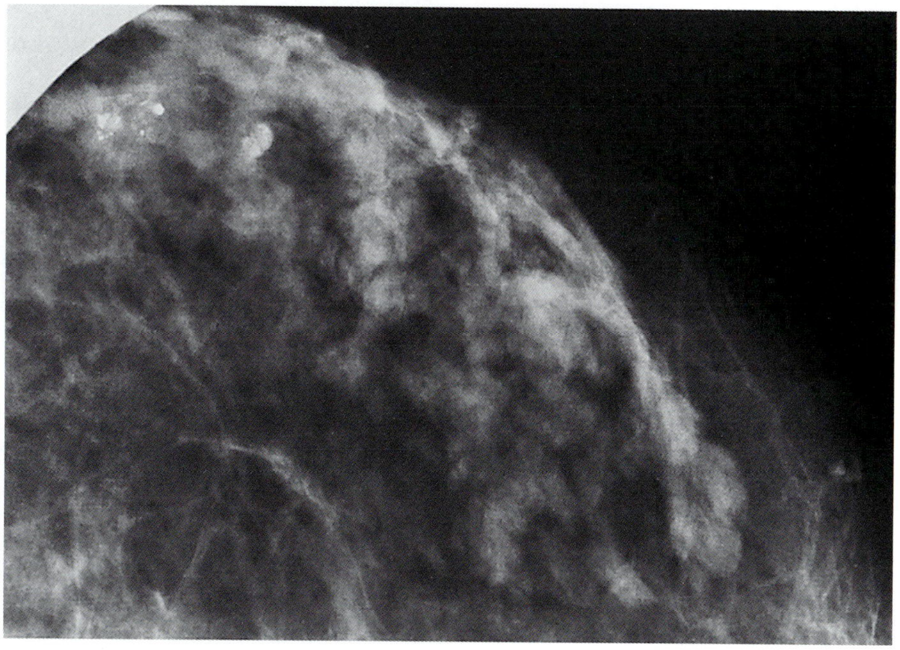
図48b

組織診断

若年性乳頭腫症．悪性所見はみられなかった．

判定：カテゴリー3(図48a)

49

図 49a, b：右乳房，内外斜位方向(MLO)撮影と頭尾方向(CC)撮影の拡大図．単発性の腫瘤で，石灰化は伴っていない．

分析

形状：楕円形

輪郭：大部分の境界で halo サインがみられる．

濃度：低濃度放射線不透過性．腫瘤に重なって乳腺実質の構造が詳細に認められる．

結論

マンモグラフィ上は良性腫瘤．

細胞診

良性の上皮細胞

組織診断

線維腺腫

判定：カテゴリー 3(図 49a, b)

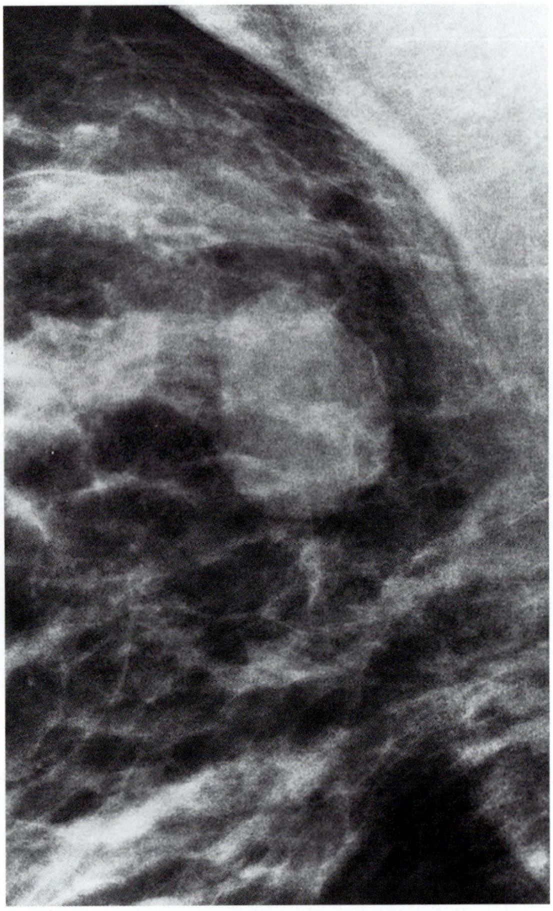

図 49a

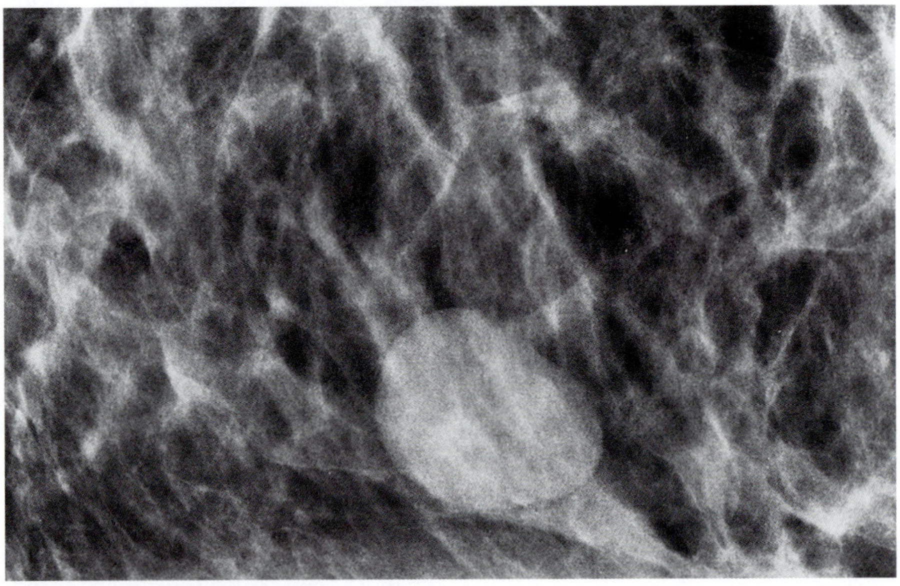

図 49b

50

図 50：右乳房，内外斜位方向（MLO）撮影の拡大図．単発性の腫瘤で，石灰化は伴っていない．

分析

形状：楕円形

輪郭：明瞭，halo サインが後縁に沿って明瞭に認められる．

濃度：低濃度放射線不透過性；静脈と乳腺実質が腫瘤に重なって認められる．

大きさ：4×3 cm

結論

マンモグラフィ所見はすべて良性腫瘤に合致．

組織診断

線維腺腫

判定：カテゴリー 3（図 50）

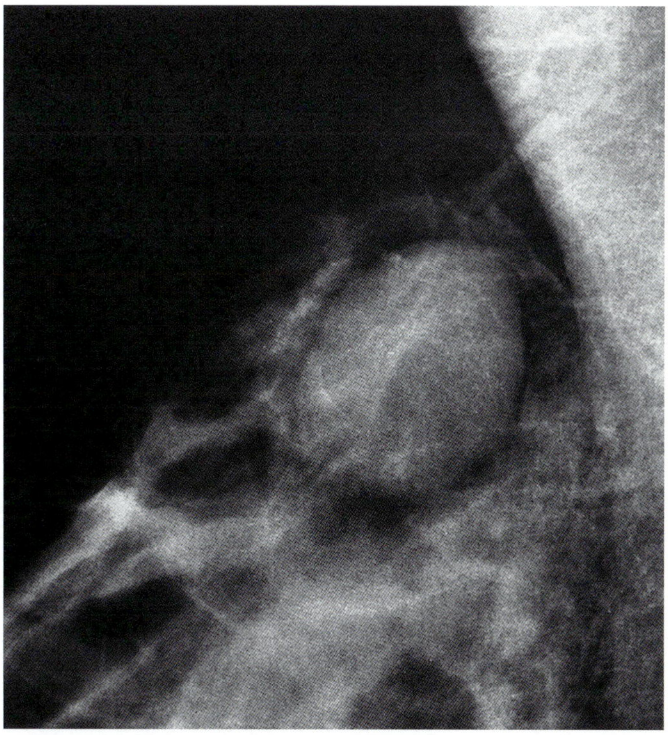

図 50

51

図 51a：右乳房，頭尾方向(CC)撮影．単発性の腫瘤が乳房の中央部にみられる．石灰化は伴っていない．

図 51b：腫瘤の CC のスポット圧迫小焦点拡大撮影．

分析

形状：楕円形

輪郭：不明瞭，境界がはっきりしない．

濃度：低濃度放射線不透過性；乳腺実質の濃度と等しい．

大きさ：15×12 mm

結論

腫瘤の境界は不明瞭で悪性の疑いがある．そのため組織学的検査が必須である．

組織診断

線維腺腫．悪性の所見はなかった．

判定：カテゴリー 4(図 51a)

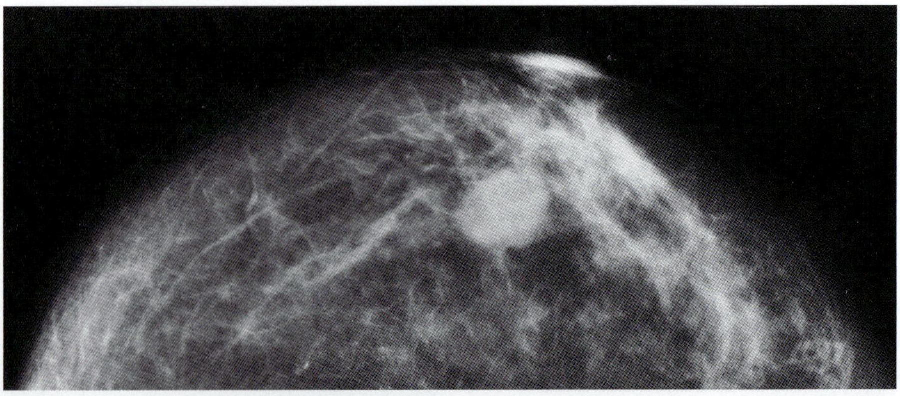

図 51a

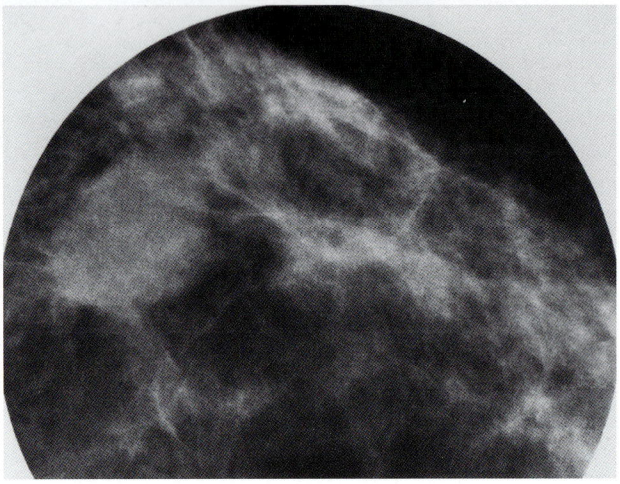

図 51b

52

この68歳女性は，左乳房の上外側四半部に腫瘤を触れて来院した．

マンモグラフィと超音波検査

図52a, b：内外斜位方向（MLO）撮影（**図52a**）と頭尾方向（CC）撮影（**図52b**）の拡大図．触知された腫瘤に相当して，"彗星の尾"サインを示し石灰化をもたない円形/楕円形の病変がみられる．

図52c, d：MLO（**図52c**）とCC（**図52d**）のスポット小焦点拡大撮影．円形の低濃度病変は輪郭の大部分は明瞭であるが，小焦点拡大撮影では"彗星の尾"サインが明らかに認められる．両方の所見から携帯型超音波装置によるさらなる検査が必要になる．

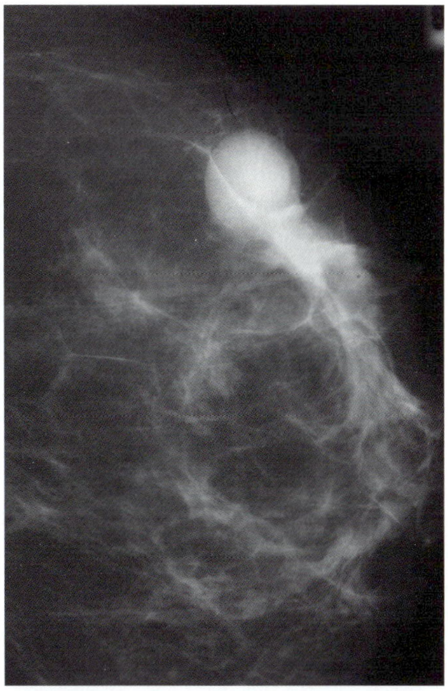
図52a

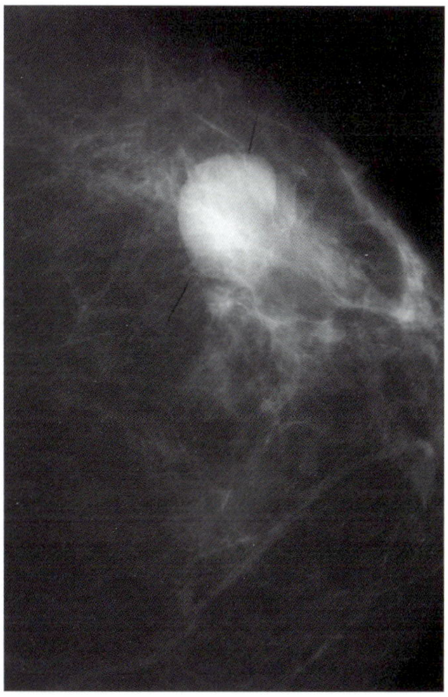
図52b

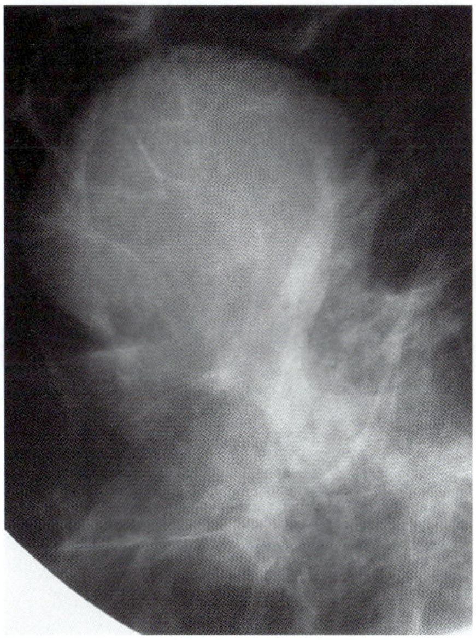
図52c

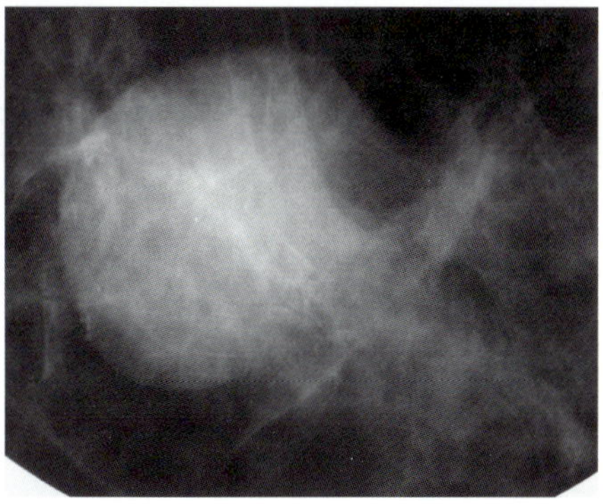
図52d

図52e〜h（次ページ）

図 52e, f：携帯型超音波装置による画像では，囊胞内腫瘍（囊胞成分ではエコーが透過している）と，“彗星の尾” サインに相当する音響陰影が認められる．

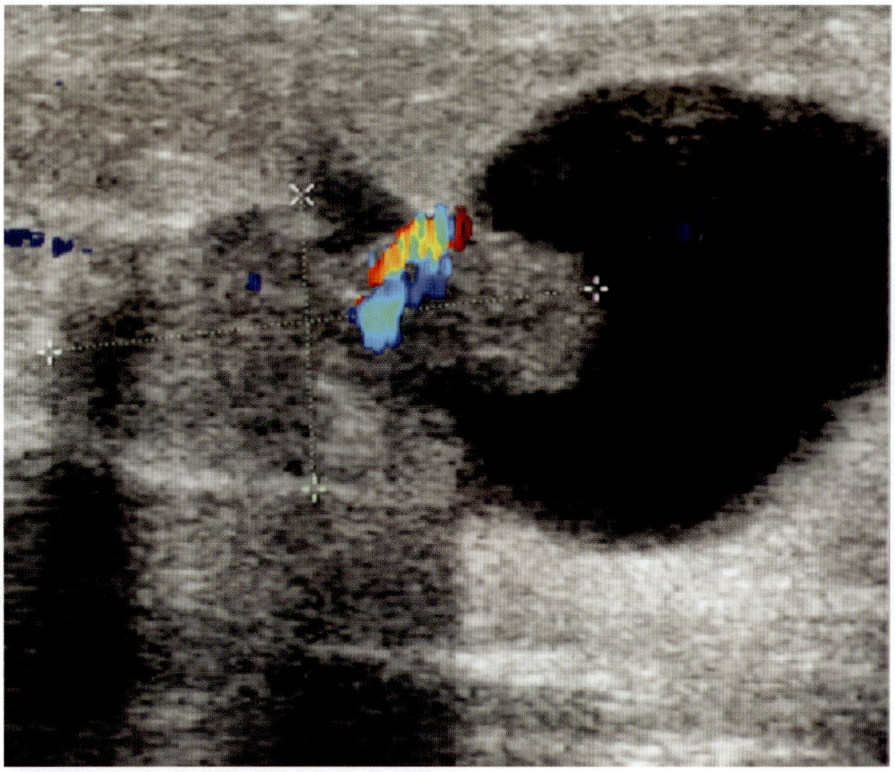

図 52e

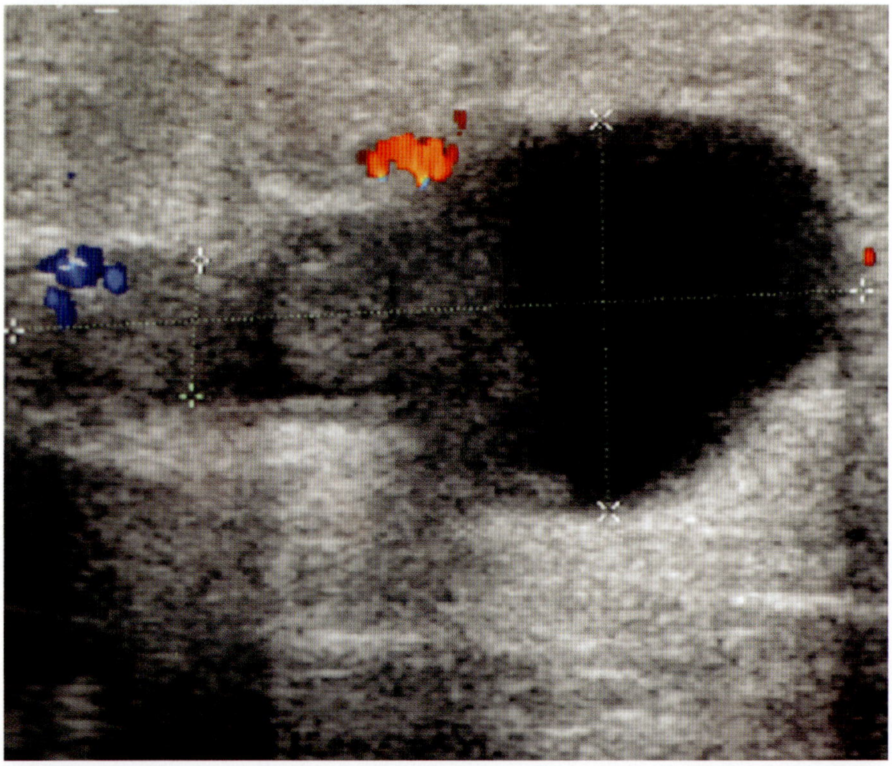

図 52f

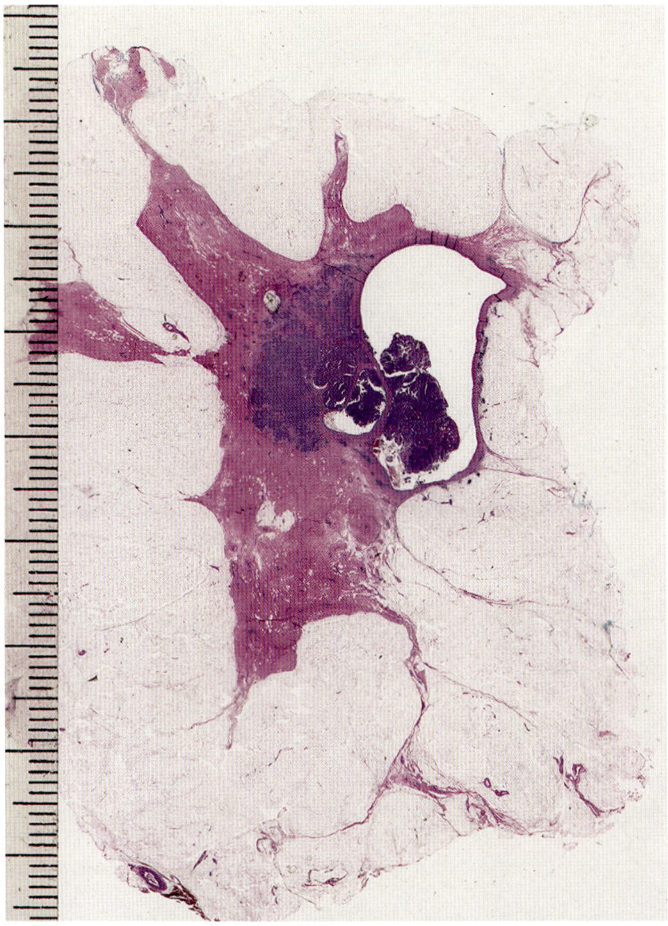

図 52g

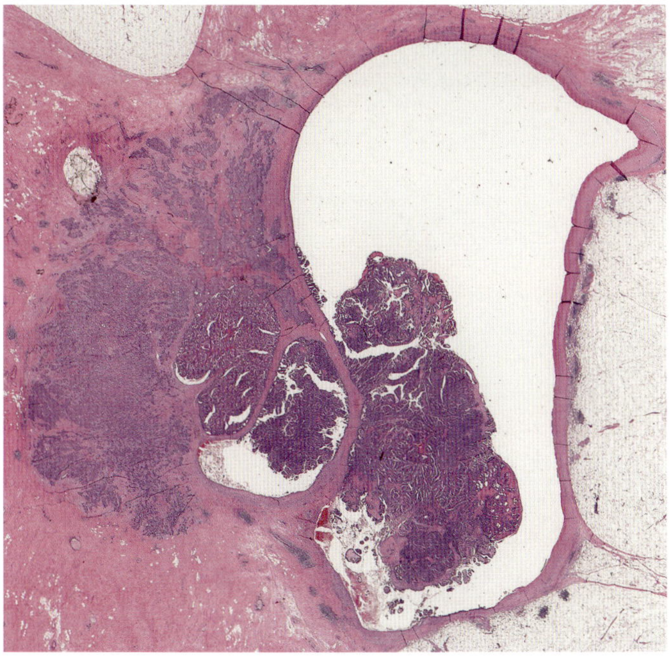

図 52h

組織診断

図 52g, h：薄切大切片標本の低倍率(**図 52g**)・中間倍率(**図 52h**)の組織像．囊胞内に発育した部分は 11 mm の非浸潤性乳頭癌である．そのすぐ近くにエストロゲン/プロゲステロン受容体(ER/PR)陽性の 19×11 mm の中分化型浸潤性乳管癌がみられる．脂肪組織で縁どられた囊胞腔の薄い滑らかな線維性被膜によりマンモグラム上, 円形病変の明瞭な輪郭を有する部分が示されるが, 隣接した浸潤性乳管癌はマンモグラムの“彗星の尾”サインや超音波像の音響陰影に相当する．

図 52i〜m(次ページ)

図 52i：嚢胞内乳頭癌とそれに隣接した浸潤性乳管癌を示す薄切大切片標本の低倍率の組織像.

図 52j, k：薄切大切片標本の中間倍率の組織像. **図 52i** の実線の四角の中にみられる浸潤性乳管癌(**図 52j**)と**図 52i** の点線の四角の中にみられる嚢胞内乳頭癌(**図 52k**)が示されている.

図 52 l, m：α 平滑筋アクチン染色により, 乳頭状構造の中に筋上皮細胞がないことがわかる.

コメント

乳腺の嚢胞内病変の診断的精査には, マンモグラフィと超音波検査が行われなければならない. 画像検査により嚢胞内の腫瘍発育の有無を示すことが可能であるが, 良性および悪性の嚢胞内腫瘍は類似した画像所見を呈するため, 最終診断には完全切除した腫瘍の組織学的検索が必要である. 隣接して“彗星の尾”サインがみられた本症例のような場合は, より悪性の可能性が高い.

判定：カテゴリー 4(図 52a, b)

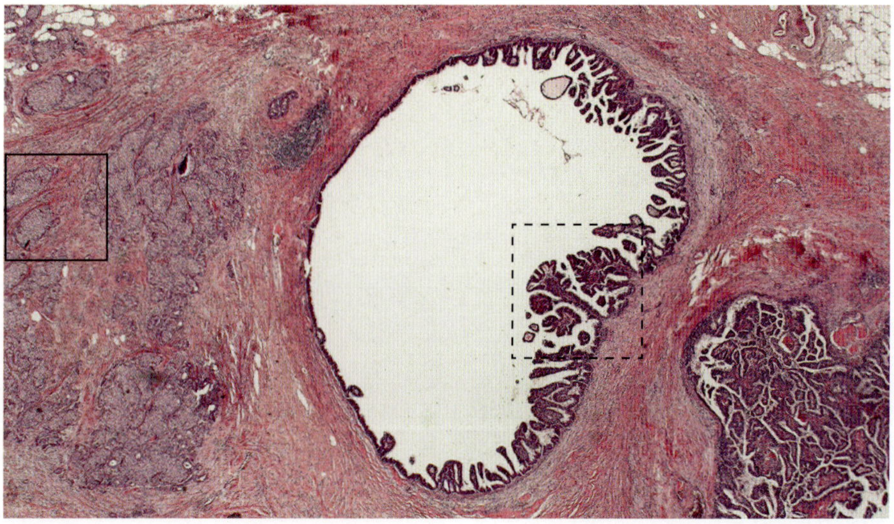

図 52i

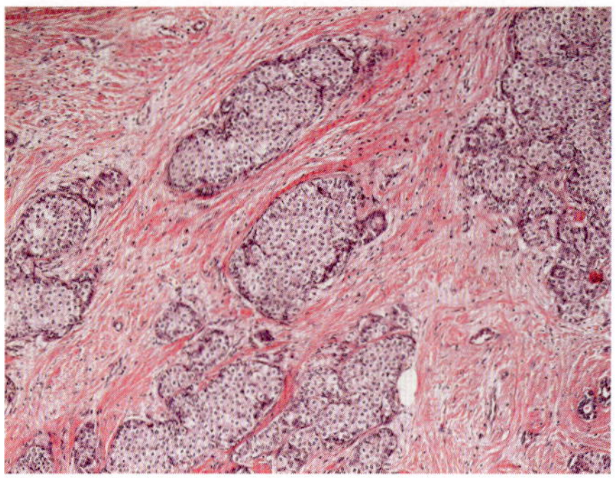

図 52j

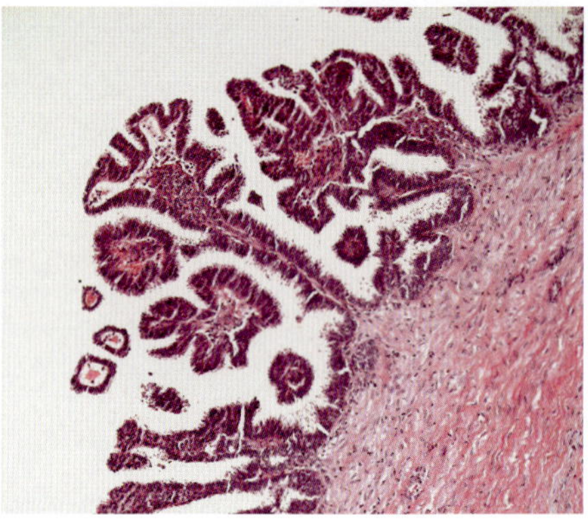

図 52k

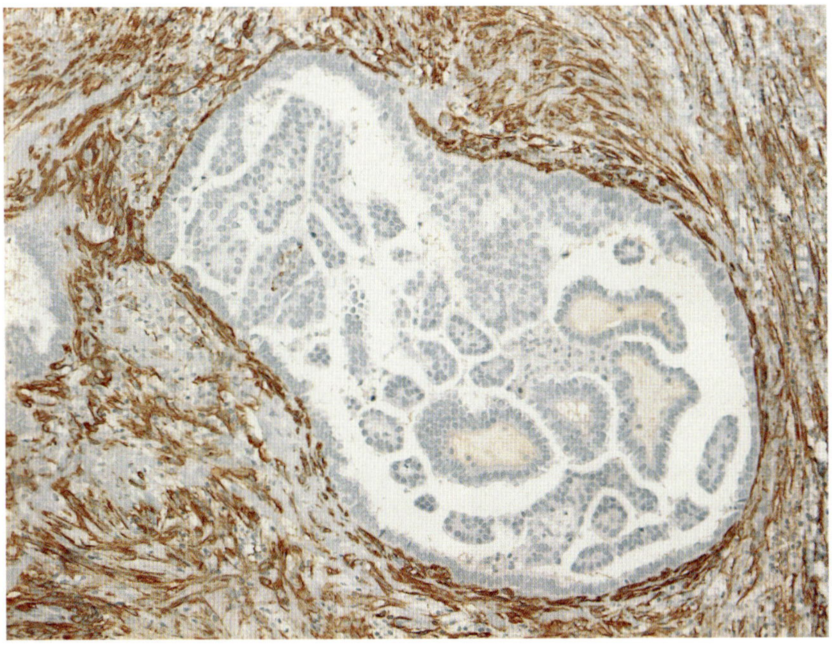

図 52 l

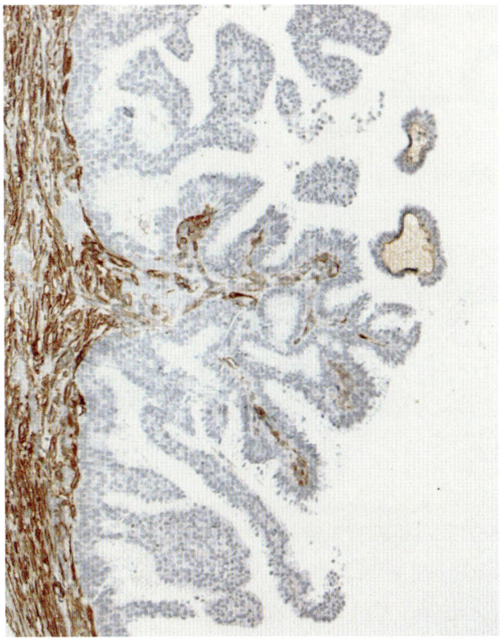

図 52m

53

63歳女性．左乳房乳輪下に腫瘤を触れた．

マンモグラフィと超音波検査

図53a, b：左乳房，内外斜位方向(MLO)撮影と頭尾方向(CC)撮影．単発性，楕円形の高濃度腫瘤が乳頭-乳輪複合体の後方にみられるが，石灰化は伴っていない．

図53c：単発性，楕円形の腫瘤の超音波像．

細径針による吸引生検

図53d〜g：超音波ガイド下の細径針による吸引生検；粘液様の組織片と単一形の間質細胞がみられることから，病変は間葉系の腫瘍であると考えられる．

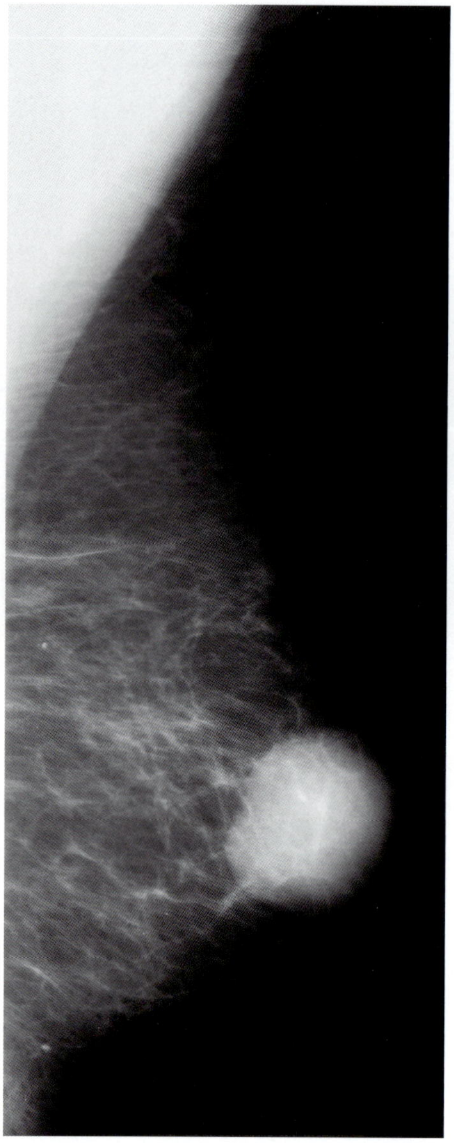

図53a

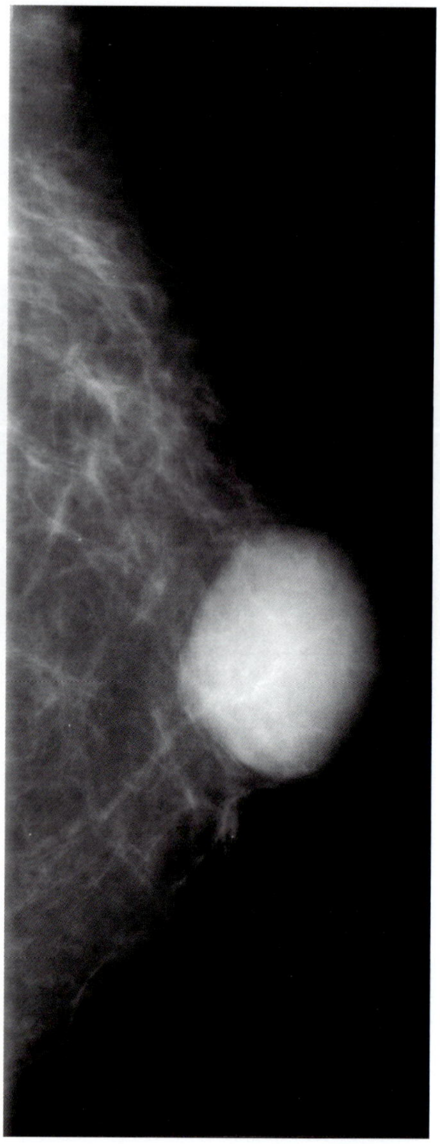

図53b

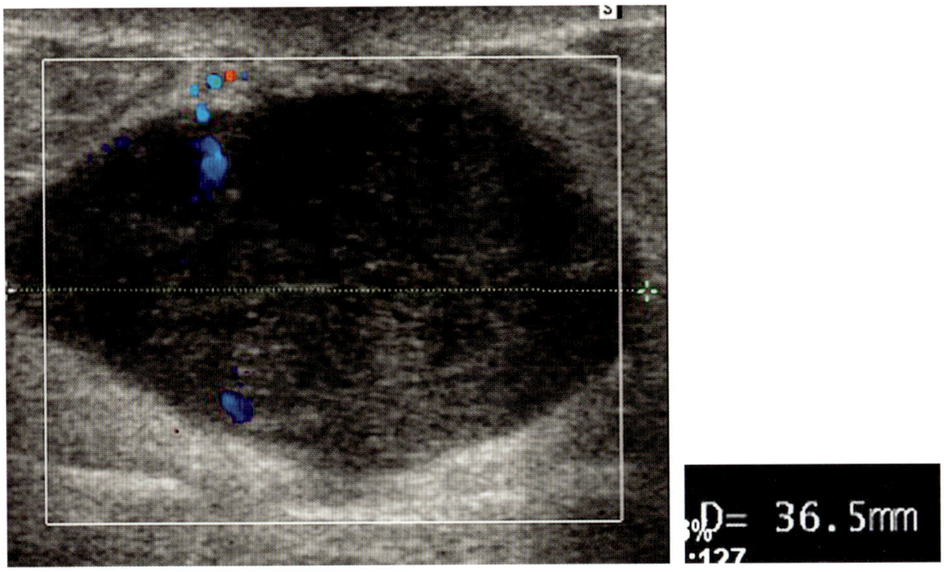

図 53c

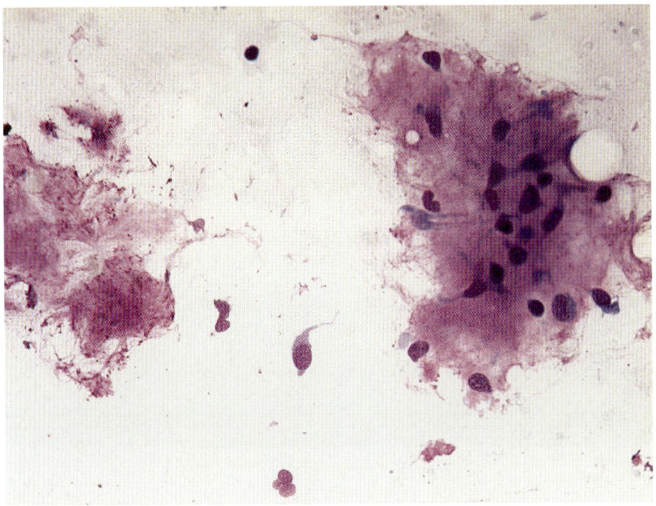

図 53d

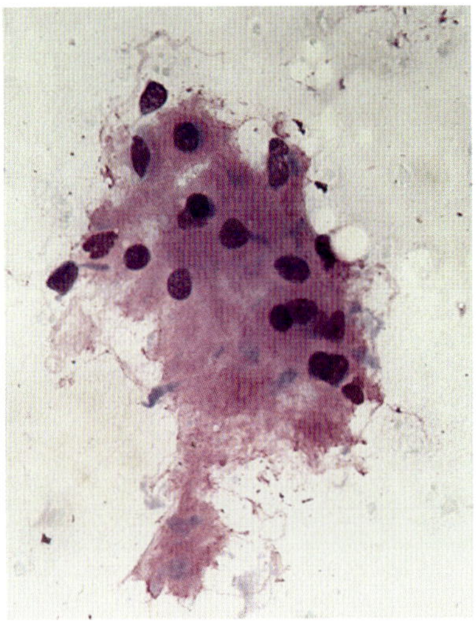

図 53e

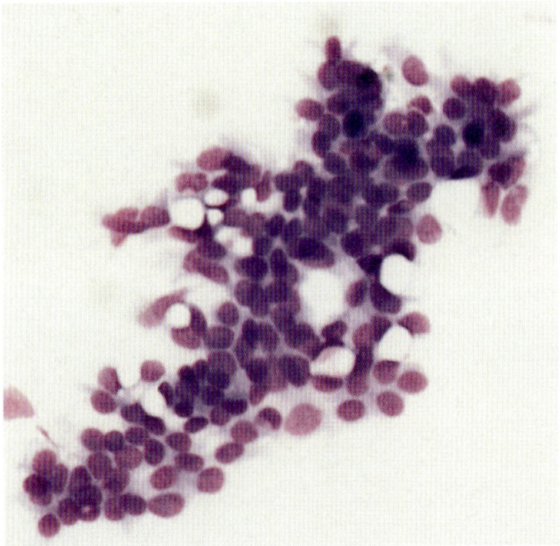

図 53f

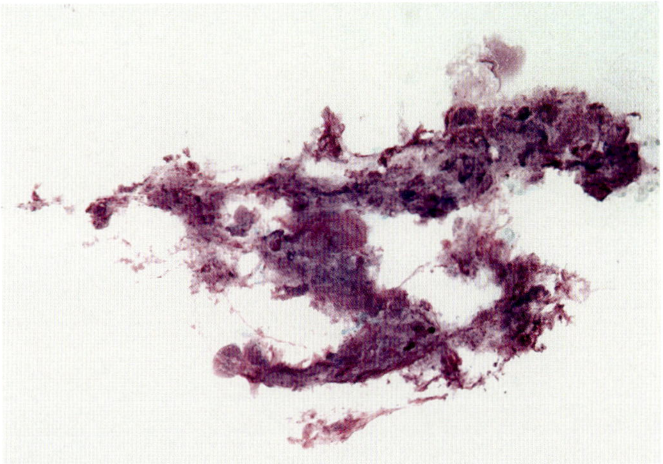

図 53g

図 53h～l(次ページ)

組織診断

図 53h, i：術前の携帯型超音波装置による画像(**図 53h**)および術後の腫瘍の大切片標本低倍率組織像(**図 53i**). 摘出された腫瘍は柔らかくややゼラチン様であった.

図 53j～l：低倍率(**図 53j**)・中間倍率(**図 53k**)・高倍率(**図 53 l**)の組織像では粘液腫様間質, 枝分かれした毛細血管を伴う豊富な血行, 種々の大きさの脂肪細胞がみられ, 粘液型脂肪肉腫に特徴的な像である.

コメント

脂肪肉腫はまれで放射線不透過性であるが診断を示唆するような画像所見は伴わない.

判定：カテゴリー 3(図 53a, b)

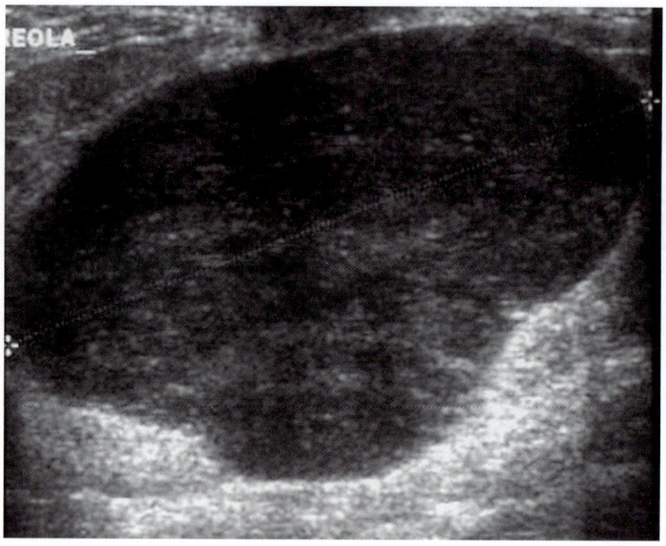

図 53h

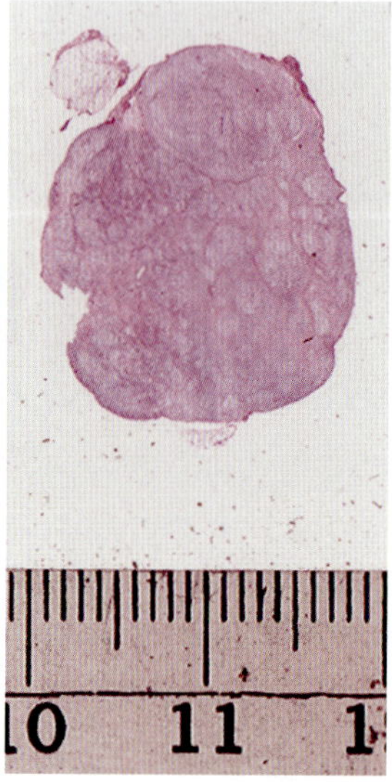

図 53i

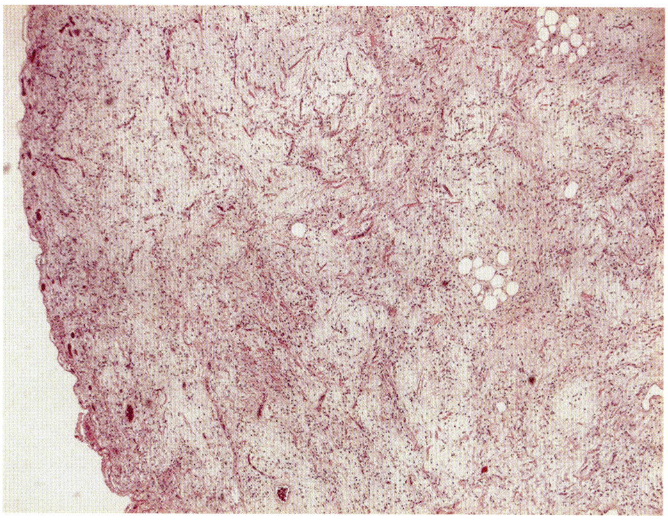

図 53j

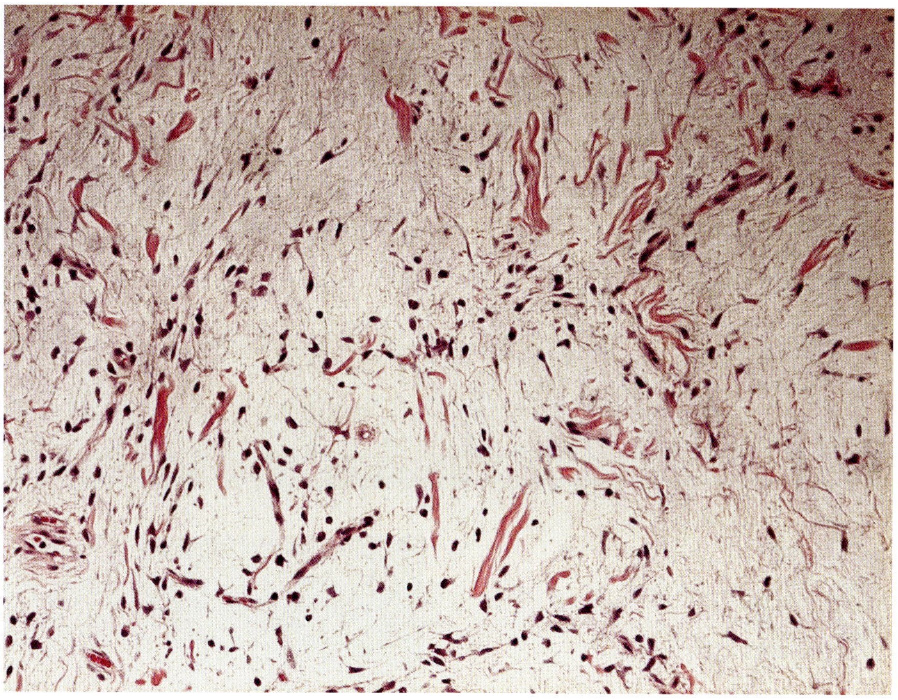

図 53k

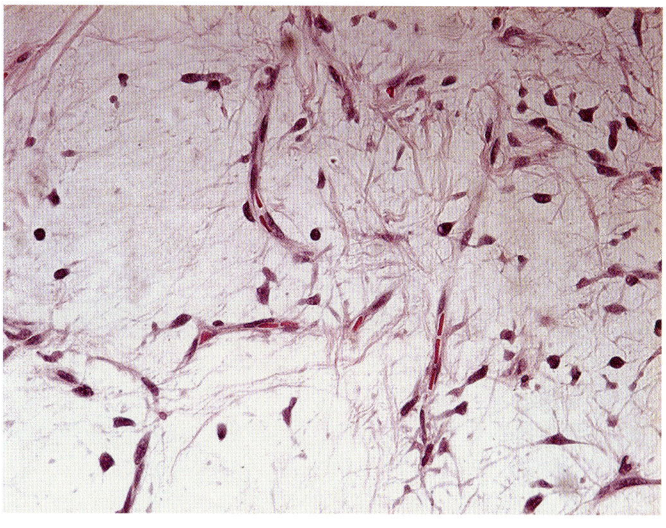

図 53 l

54

図 54：頭尾方向(CC)撮影の拡大図．6×4 cm の分葉形腫瘤．石灰化は伴っていない．

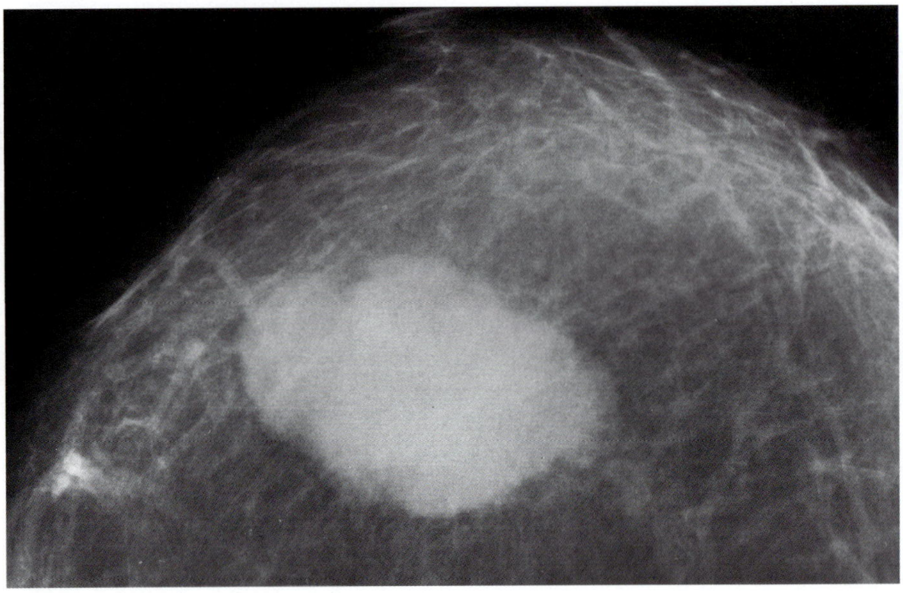

図 54

分析

形状：楕円形，分葉状

輪郭：多数の短い棘状突起により，輪郭は不明瞭．

濃度：高濃度放射線不透過性

大きさ：6×4 cm

結論

マンモグラフィ上は典型的な悪性腫瘍．

組織診断

浸潤性乳管癌

経過観察

患者は 2 年 8 か月後に転移性乳癌により死亡した．

判定：カテゴリー 5(図 54)

55

図 55：左乳房，頭尾方向(CC)撮影．乳房の内側半分の胸壁に近い部位に腫瘤がみられる．

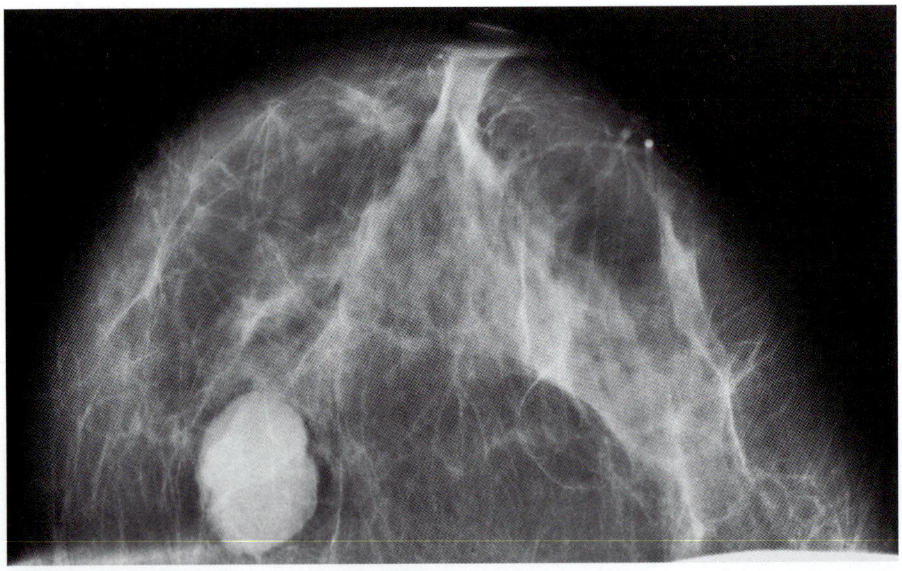

図 55

分析

形状：楕円形，分葉状

輪郭：明瞭

濃度：低濃度放射線不透過性

大きさ：3.5×2.5 cm

結論

マンモグラフィ上は良性腫瘤．

コメント

マンモグラフィで最もよくみられる良性の円形/楕円形病変は，囊胞，線維腺腫，乳頭腫である．超音波ガイド下の針生検を併用した超音波検査により，精度の高い鑑別診断が行える．

組織診断

線維腺腫

判定：カテゴリー 3(図 55)

56

49歳女性．左乳房の下部に腫瘤を触れた．

マンモグラフィと超音波検査

図 56a：大きく単発性で分葉状，放射線不透過性の楕円形病変が左内外斜位方向(MLO)撮影の拡大図で認められる．石灰化は伴っていない．

図 56b, c：超音波検査では嚢胞内発育を伴う嚢胞性腫瘍が認められる．

組織診断

図 56d, e：大切片標本の組織像では数個の嚢胞内腫瘍を含む嚢胞がみられる．

図 56f〜i：30×20 mm の grade 1 の嚢胞内乳頭癌がみられ，浸潤所見は伴っていない．腫瘍は ER および PR 陽性で，c-erb-B-2 陰性である．

判定：カテゴリー 3(図 56a)

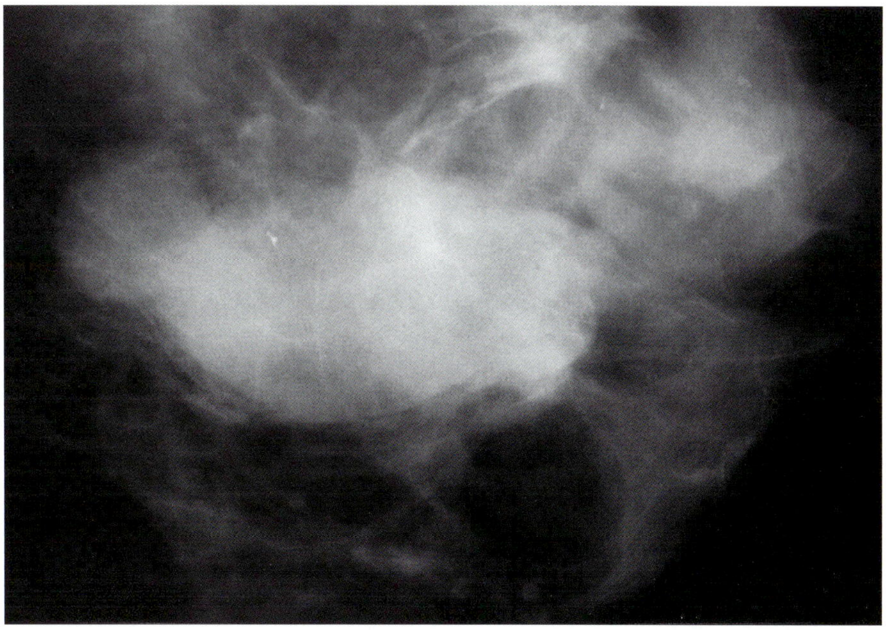

図 56a

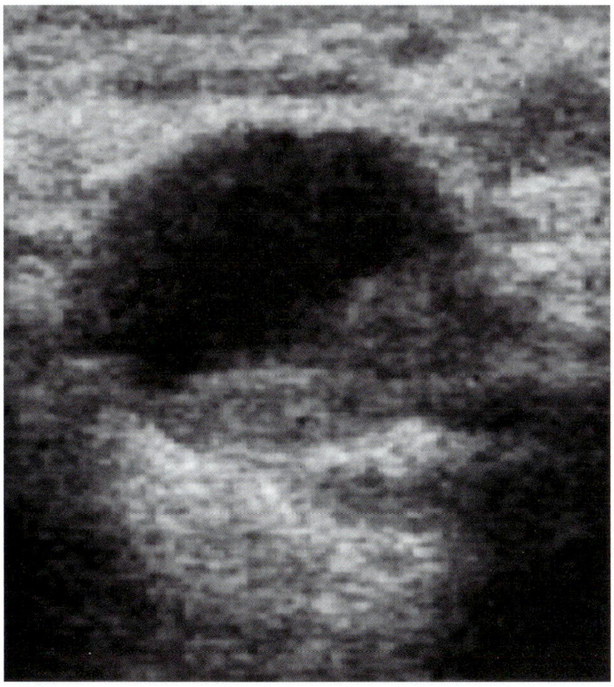

図 56b

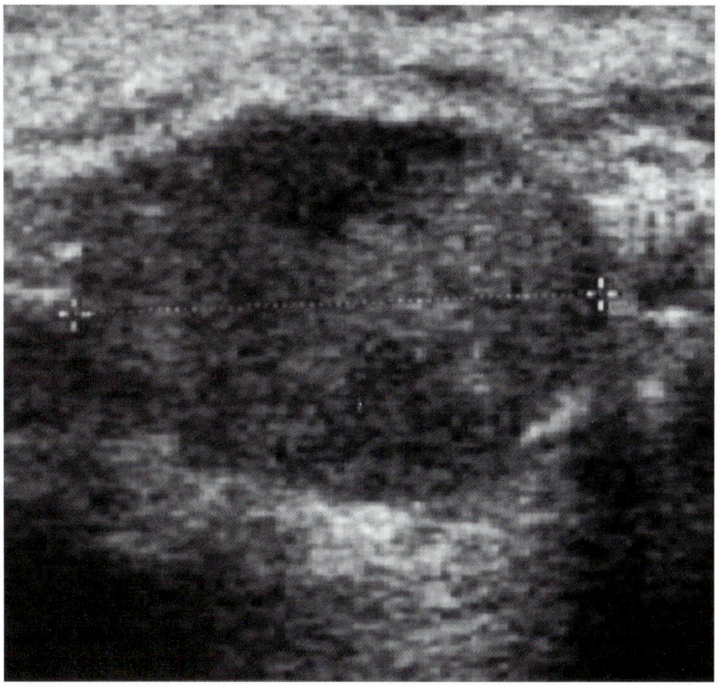

図 56c

図 56d〜i(次ページ)

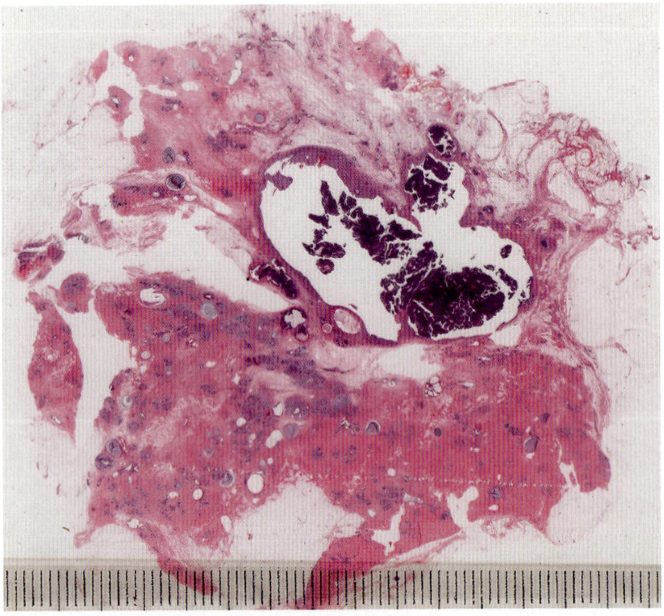

図 56d

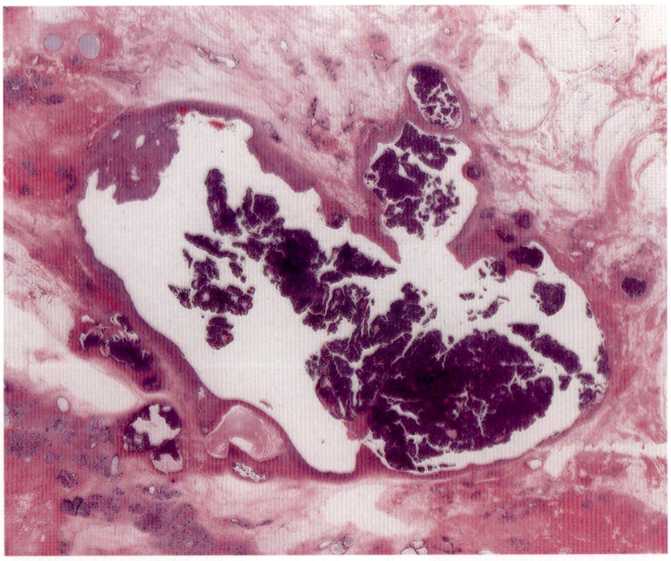

図 56e

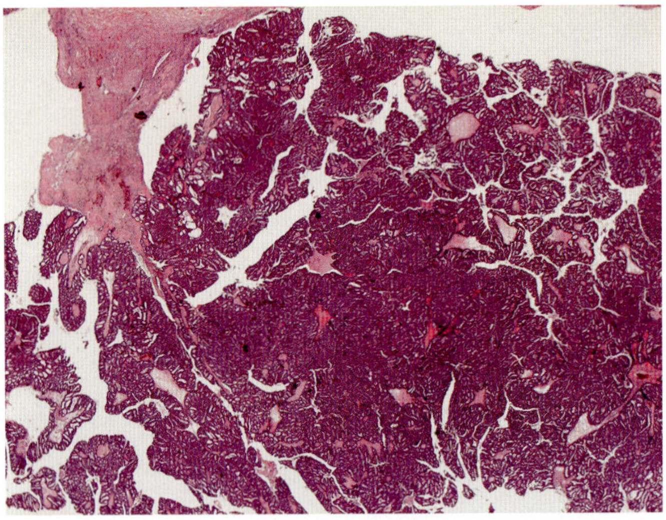

図 56f

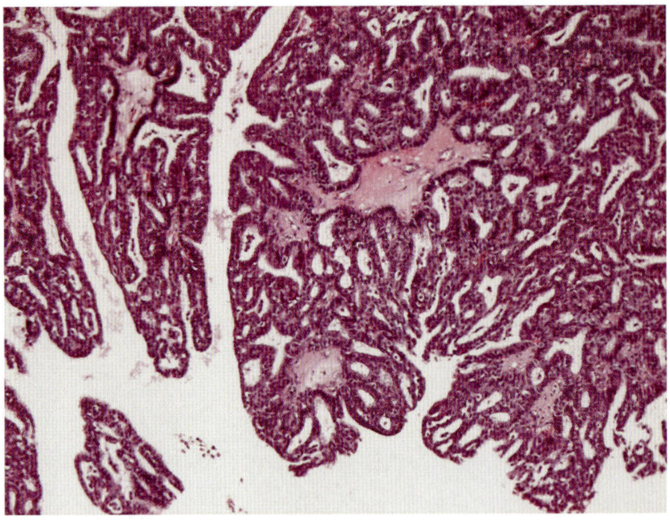

図 56g

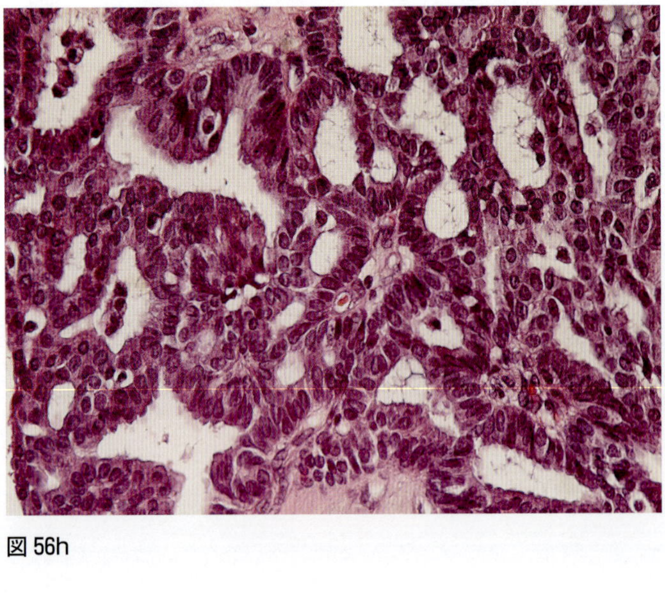

図 56h

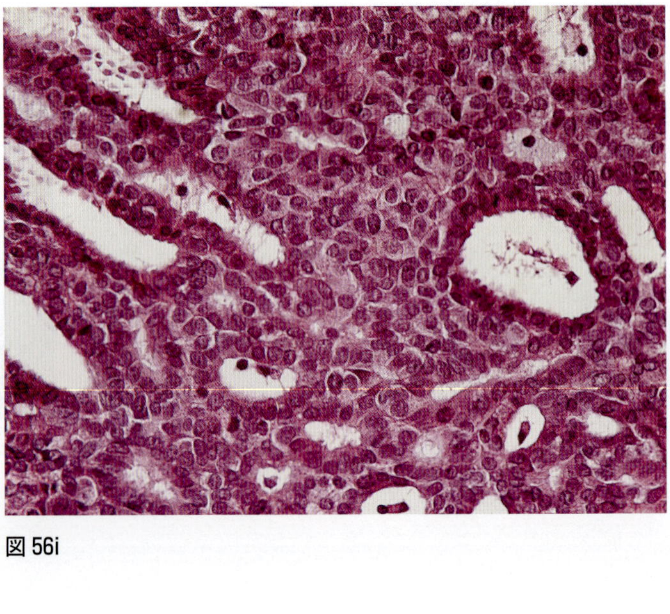

図 56i

V　星芒状/棘状病変と構築の乱れ

組織ルーペ(3D)像

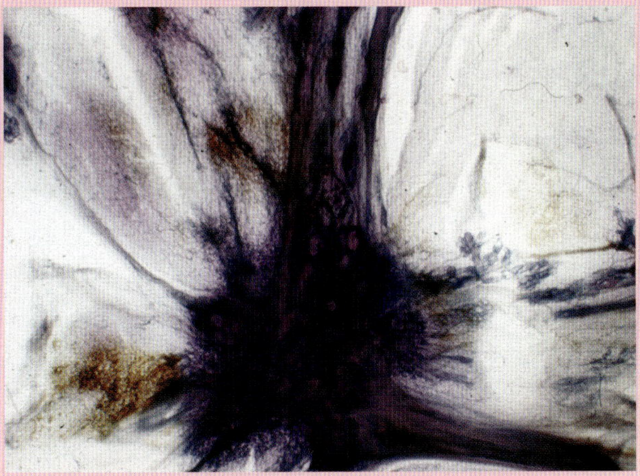

星芒状の浸潤性乳管癌

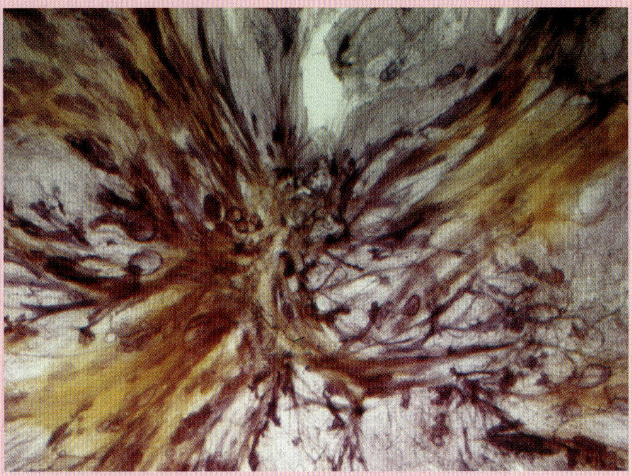

放射状瘢痕

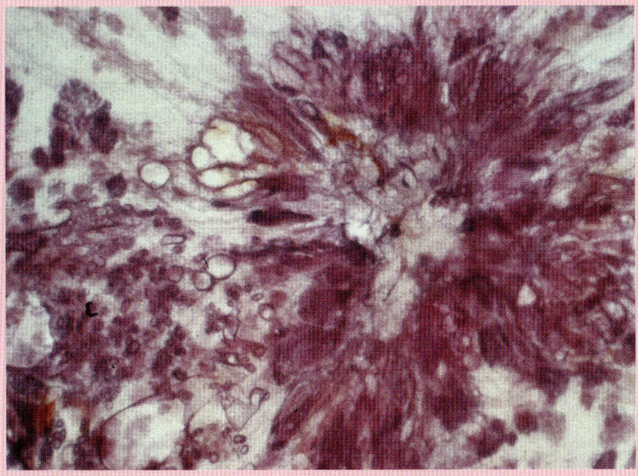

放射状瘢痕の別症例

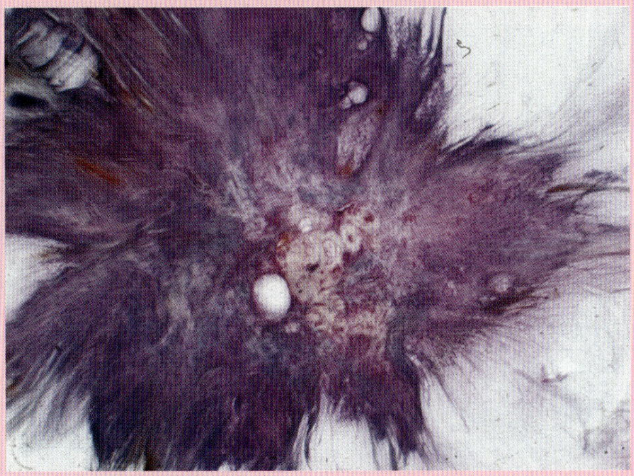

浸潤性乳管癌の別症例

乳癌のほとんどは，マンモグラム上明らかな星芒状/棘状病変か，中心に腫瘤性病変を伴わない構築の乱れとしての放射状構造を示す．乳癌の最も典型的なマンモグラフィ所見は**星芒状病変**(stellate lesion)，すなわち，中心部が充実性で放射状構造によって囲まれた腫瘤である．マンモグラフィでそれを検出するのは困難な場合があり，特に病変が小さい場合はそうである．マンモグラフィにより，乳癌を他の星芒状病変と鑑別することはきわめて正確に行えるが，確定診断は組織学的検索によってのみ決定できる．**中心に腫瘤性病変を伴わない構築の乱れ**はより頻度の低い悪性所見である．それを検出するためには正常乳腺実質の構造の多様性をよく知り，どのような病理学的変化が構築の乱れを引き起こすかを理解することが必要である．中心に腫瘤性病変を伴わない構築の乱れは以下にあげたような多くの悪性・良性病変により生じうる．

悪性病変

- 分類不能な浸潤性乳管癌(invasive ductal carcinoma)
- 浸潤性小葉癌(invasive lobular carcinoma)
- 新生乳管形成(neoductgenesis)

良性病変

- 放射状瘢痕(radial scar)
- 外傷性脂肪壊死(traumatic fat necrosis)

星芒状/棘状病変や構築の乱れを観察する際には，病変の中心部と放射状構造の両方を適切に分析することにより正しい診断が導かれる．スポット圧迫小焦点拡大撮影はこれらのマンモグラフィ所見を評価するのに非常に有用である．

中心部の分析では，明瞭な腫瘤または円形/楕円形の放射線透過性領域のいずれかがみられる．それぞれ**周囲に特徴的な放射状構造**を伴って，診断に有用な2つのマンモグラフィ所見を呈する．

- **"white star(白い星芒状)所見"(図21)**：中心部の明瞭な腫瘤からあらゆる方向に放射状に伸びる鋭く，濃く，細かく，種々の長さの線．これは浸潤性乳管癌や管状癌に特徴的な像である(症例57〜60, 65, 70〜73, 85)．中心部の腫瘤が大きくなるほど棘状突起は長くなる．これらの棘状突起は密なコラーゲン線維からなり，マンモグラム上で高濃度の放射線不透過性の線状構造としてみられる．その中には時に非浸潤癌や浸潤癌が含まれるが，コラーゲン線維のみからなる場合と区別がつかない．棘状突起は皮膚や筋肉に到達すると陥凹や局所的な皮膚肥厚を呈するが，この所見は大きなまたは表面にできた浸潤性乳管癌でしばしばみられる(症例60)．皮膚の変化は外傷性の脂肪壊死でもみられることがあり，特に術後に多い(症例68, 69)．悪性型の石灰化はwhite starに伴うことが多い．
- **"black star(黒い星芒状)所見"(図22)**：線状の放射線透過性領域が分け入るようにして線状の陰影が伸びる放射状構造；この像は中心部の円形または楕円形の放射線透過性領域と合わさって，特徴的なマンモグラフィ所見を呈する("black star")(症例81)．これは放射状瘢痕〔硬化性乳管増殖/過形成(sclerosing duct proliferation/hyperplasia)〕に特徴的な所見で，放射状に配列した乳管増殖と乳管周囲の弾性線維症からなる(症例61〜64, 66, 67, 81〜83)．放射状瘢痕はマンモグラフィの撮影方向により所見が変わる．そのためそれぞれの撮影でいくらか違った像を呈する．同様のマンモグラ

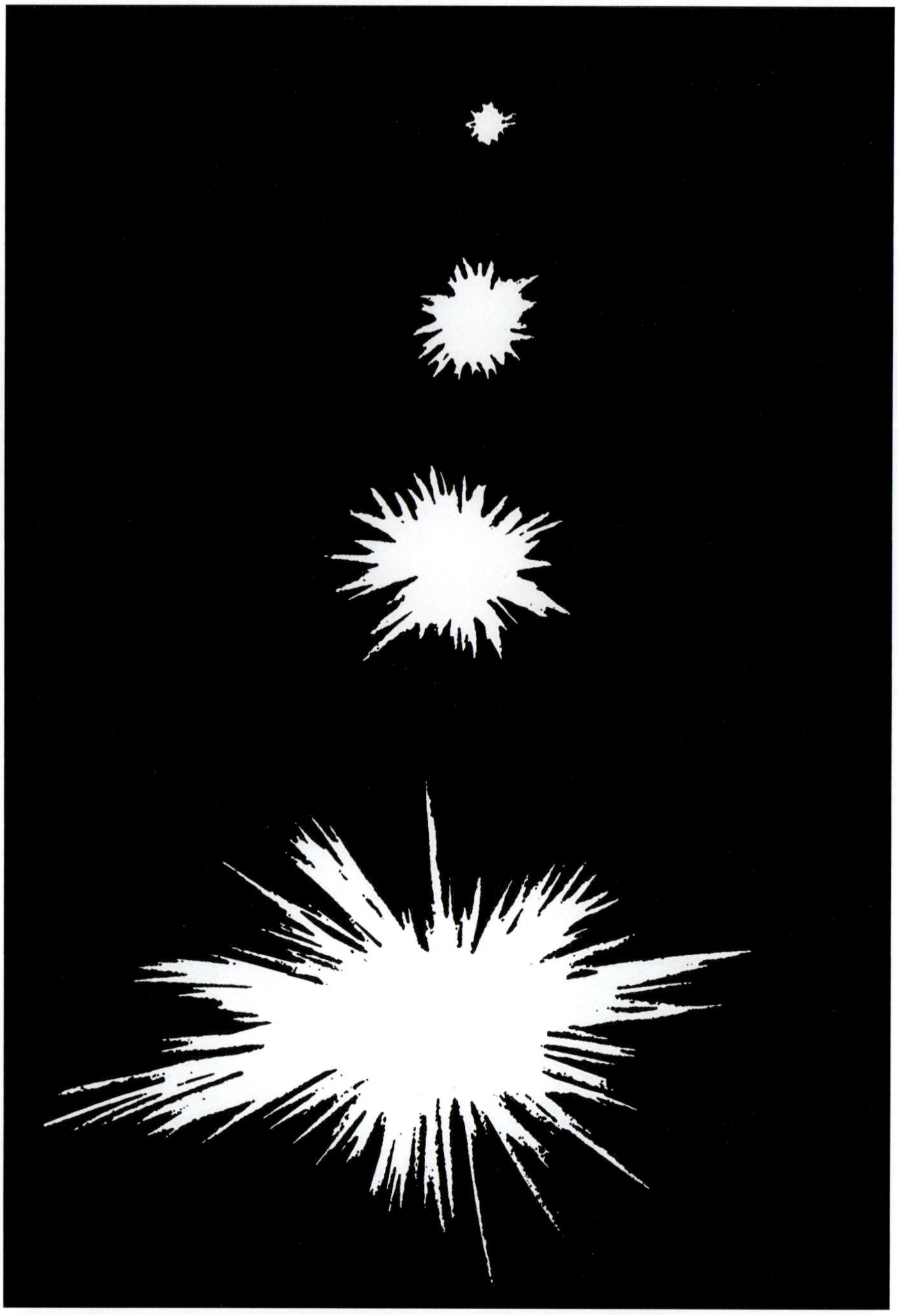

図21　浸潤性乳管癌の模式図：中心部の腫瘤が大きくなるほど棘状突起が長くなる．

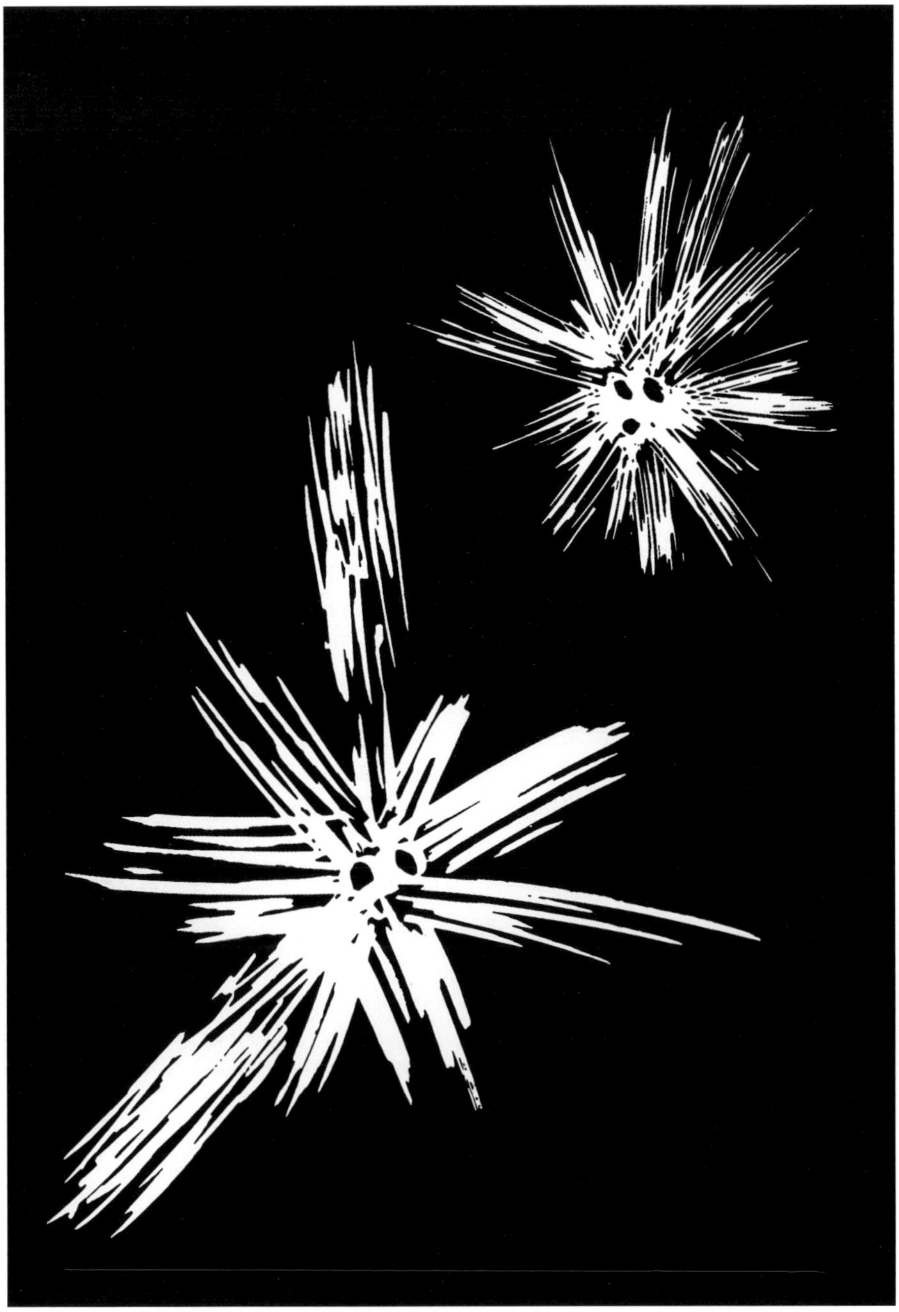

図 22　放射状瘢痕のマンモグラフィ所見の模式図.

フィ所見は外傷性の脂肪壊死でも時に認められる(症例68). マンモグラフィのこの black star は浸潤性乳管癌でみられる放射状構造とは異なっている. 放射状瘢痕は, 病変がどんなに大きく, 浅い部分にできたとしても, 皮膚肥厚や陥凹を伴うことは決してなく, 触知可能な病変として認められることもほとんどない. 放射状瘢痕の中心部は増殖した乳管の囊胞状拡張を示し, 密な音響陰影からなる浸潤癌の典型像とは異なるため, 超音波検査が鑑別診断に有用である.

コメント

小さな, 通常触知不能な浸潤性乳管癌および**管状癌**(tubular carcinoma)の場合, そのマンモグラフィ所見は white star の典型像とは異なることがある.

- 浸潤癌は検出可能な最も早期の時期には, 腫瘍に典型的な放射状構造を欠いた非特異的な非対称性陰影として示されることがあるが, その病変においては終末乳管小葉単位(terminal ductal-lobular unit：TDLU)やその他の正常乳腺実質の構成要素も消失している. この非特異的な非対称性陰影が第Ⅱ章で述べた4つの“禁制領域[訳者注)]”のいずれかにみられた場合, 悪性の疑いがもたれ, さらなる精査が必要となる(症例74, 76, 78). 高分解能拡大マンモグラフィを用いると, 初回マンモグラフィ検査ではみられなかった小さな中心部の腫瘤を示すことができる場合があり, 乳腺超音波検査は非対称性陰影の悪性所見を確認するのに非常に有効である.
- 非対称性陰影は構築の乱れを引き起こすレース状の微細な網状構造からなる. この所見が検出を促す唯一の異常となる場合もある(症例75).

中心に腫瘤性病変を伴わない構築の乱れは以下のような病態により生じうる：

- **浸潤性小葉癌, 古典型**. E-カドヘリンがないため, 癌細胞は線維束や乳管などが

訳者注：4つの“禁制領域”とは, Dr. Tabár が提唱した内外斜位方向(MLO)撮影での①大胸筋前縁に平行に存在する3〜4 cmの厚みの乳腺後部領域(腋窩突起部を含む. Dr. Tabár は milky way とよんでいるが, どちらかというと non-milky way か？), ②乳輪後部領域, 頭尾方向(CC)撮影での③乳腺の内側領域, ④脂肪からなる乳腺後部領域〔無人地帯(no man's land)〕, を指す. これらの部分はマンモグラフィの読影において細心の注意を払って読影する必要がある.

存在する乳腺構造に沿って広がり，最終的に微細なクモの巣状/網状のパターンを呈し，正常乳腺構造を歪ませる（症例83）．

- **新生乳管形成**．乳癌のある亜型では新たな乳管状構造の形成が特徴的で，限られた容積内に癌細胞で満たされた異常な乳管が不自然なほど高密度に認められる．マンモグラム上は，構築の乱れを伴った非対称性陰影がみられ，悪性型の石灰化を伴うことも伴わないこともある（症例84）．悪性型の石灰化を伴う場合，最も特徴的な石灰化は，いわゆる鋳型の石灰化，すなわち長い，分枝状の，断片化した，または点状の石灰化である（第VI章）[1]．
- **放射状瘢痕**（硬化性乳管過形成）．良性で，触知されることはまれなこの病変は，癌と誤診されることがある；逆に，浸潤性小葉癌はマンモグラム上，放射状瘢痕に似た所見を呈する場合がときどきある．マンモグラフィスクリーニングでは，この病変が注目されてきた．北欧で普及しているスクリーニング検査では，1,000人に対し0.9人の割合でみられる．この病変の約3分の1に非浸潤癌や管状癌が合併しているため，この癌に似た病変が生じることで臨床上重要な問題が生じる[2]．さらに，この病変の正確な性質に関しては病理学者の間でもさまざまな議論があり，多くの異なる名前がつけられてきた[3-10]．
- **外傷性脂肪壊死**．外科手術を含めた外傷による脂肪壊死は，マンモグラフィにおいて，少なくとも2つの基本的な型を呈する：円形/楕円形病変（油性嚢胞に移行する血腫）と星芒状病変である．石灰化はこれらのいずれにもみられる（第VI章）．外傷に関連した患者の病歴が診断に役立つ．斑状出血の有無は有用である．外傷性脂肪壊死により星芒状病変が発生した際の典型的なマンモグラフィ所見は，以下のようになる（症例66，68，84）：

1）**病変の中心部**：二次的な治癒過程で生じた壊死を除き，明瞭な腫瘤がみられることはまれである．典型的には，小さな油性嚢胞に相当する半透明の領域が中心にみられる．病変が古くなるほど，中心部が充実性でなくなる（症例68，84）．

2）**放射状構造**：撮影により，特にスポット圧迫撮影において形状が変化する．棘状突起は微細で低濃度である．

3）**限局性の皮膚肥厚と陥凹**がみられることがある（症例68，69，84）．

注意点：患者の病歴，身体所見，マンモグラフィ所見の組合せが，正しい診断に到達するために必要である．

戦略

マンモグラム上でみられた構築の乱れの確定診断には組織学的検査が必要であるが，悪性の星芒状病変と放射状瘢痕をマンモグラフィ所見に基づいて術前に鑑別しておくことは，これらの病変のマネージメントを行う際に重要な影響を及ぼす．

癌が疑われる星芒状病変（white star）では，術前に針生検を行うことで診断が確定し，治療計画（一期的手術，センチネルリンパ節/腋窩リンパ節郭清など）が非常に立てやすくなる．一方，放射状瘢痕に対し術前に針生検を行うのは過大評価/過小評価の危険性がかなりあるため，生検は避けるべきである．放射状瘢痕が疑われる場合には，外科的完全切除と徹底的な組織学的検査が行われなければならない．

外傷性脂肪壊死の診断は患者の病歴，特徴的なマンモグラフィ所見，そして必要であれば，大径針を用いたコア針生検によって行われるべきである．

重要症例

57

この症例は，悪性の星芒状腫瘍の典型的な特徴を示している．放射線科医が他の星芒状病変を分析する際には，この症例を参照することが望ましい．

棘状突起をもち中心に腫瘤がみられる所見は，悪性の星芒状腫瘍に典型的である．棘状突起は高濃度で鋭く，腫瘍の表面から放射状に延びているが，通常は束状にはなっていない．皮膚や乳輪部に進展した場合，陥凹や局所の肥厚を生じる．腫瘤が大きいほど棘状突起は長くなる(図21参照)．

判定： カテゴリー5(図57a)

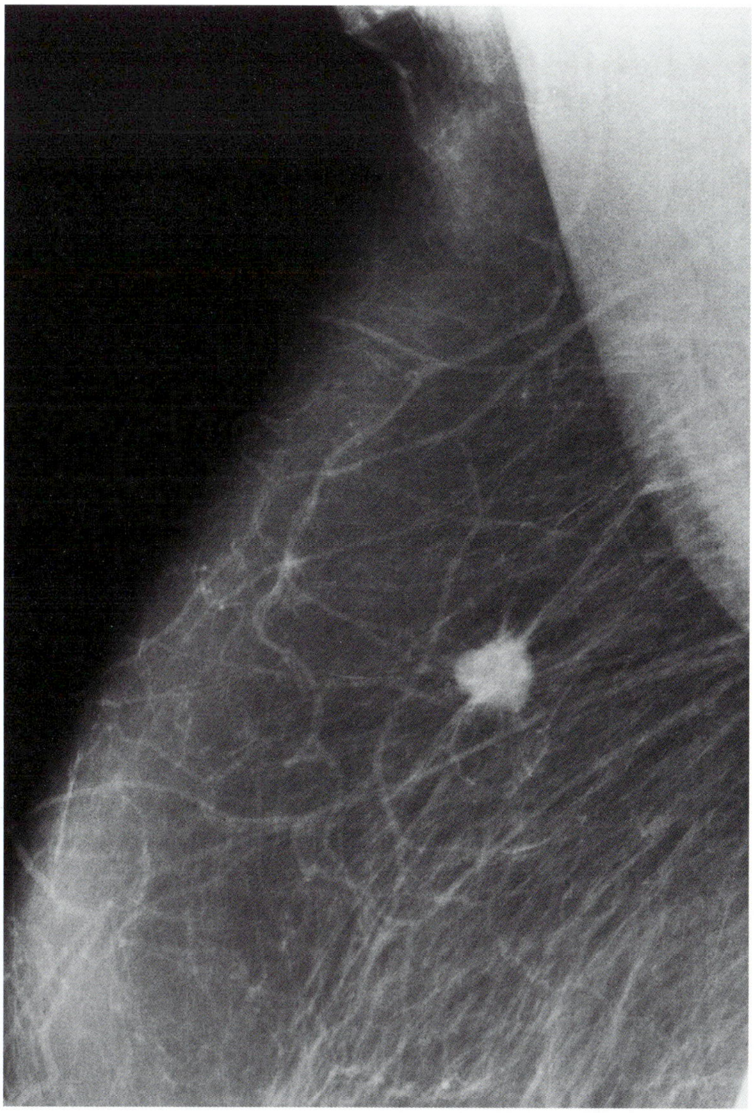

図57a

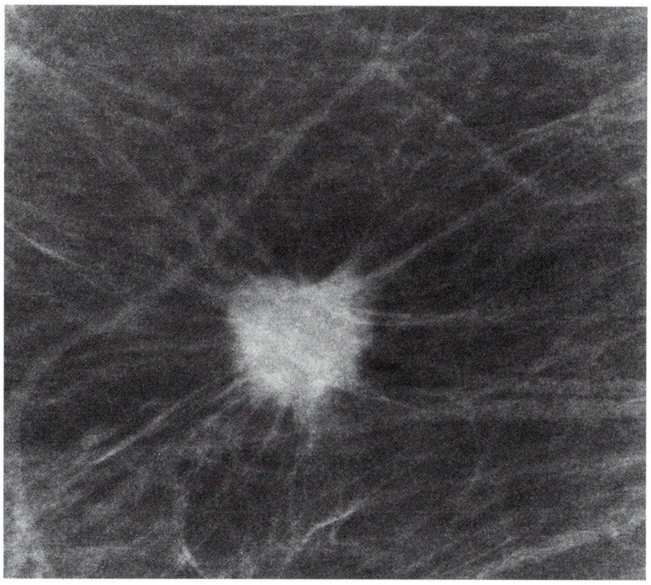

図57b

マンモグラム上の星芒状/棘状病変と構築の乱れの分析の実際

（症例 58〜85）

58

73歳女性．無症状．初回スクリーニング検査．

身体所見

腫瘤は触知されない．

マンモグラフィ所見

図 58a：右乳房，内外斜位方向（MLO）撮影．小さな腫瘤の陰影が A1 の部位にみられる．
図 58b：右乳房，頭尾方向（CC）撮影．腫瘤は A1 の部位にみられる．石灰化は伴っていない．
図 58c：MLO 撮影の拡大図

分析

形状：棘状突起に囲まれた小さな星芒状腫瘤
大きさ：4×4 mm

結論

マンモグラフィ上は悪性腫瘍．

組織診断

浸潤性乳管癌，大きさは 4×4 mm．腋窩リンパ節への転移はみられない．
図 58d：標本写真
図 58e：弾性線維染色による腫瘍の概観（12.5×）

経過観察

女性は 1 年 11 か月後，75 歳で肺塞栓により死亡した．死亡時に乳癌の所見はみられなかった．

判定：カテゴリー 5（図 58a，b）

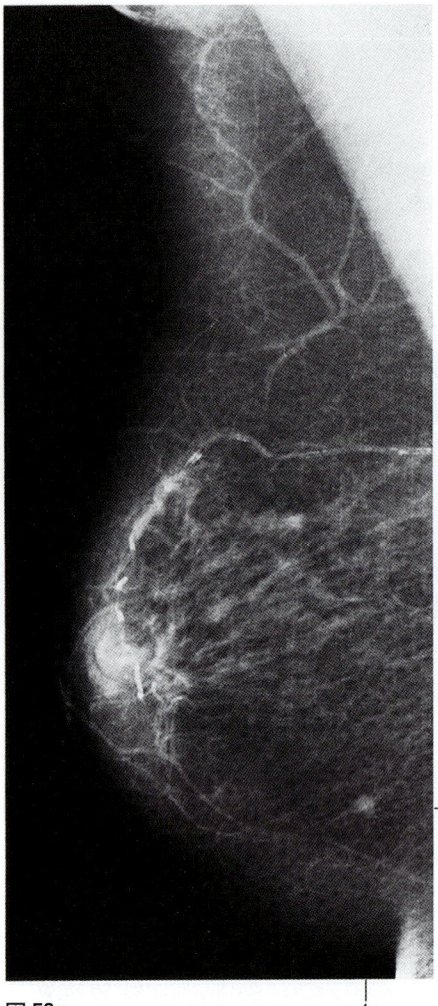

図 58a

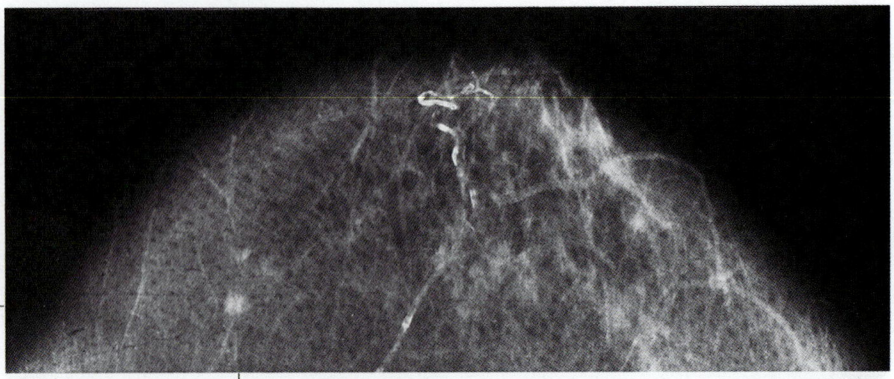

図 58b

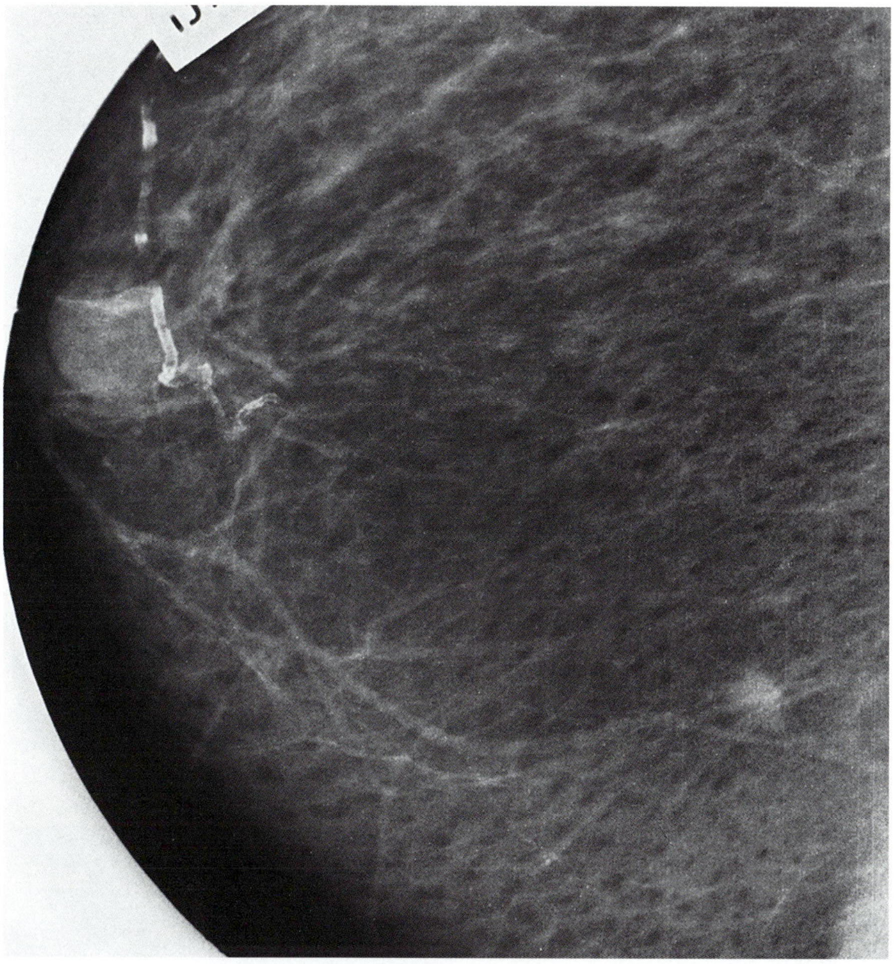

図 58c

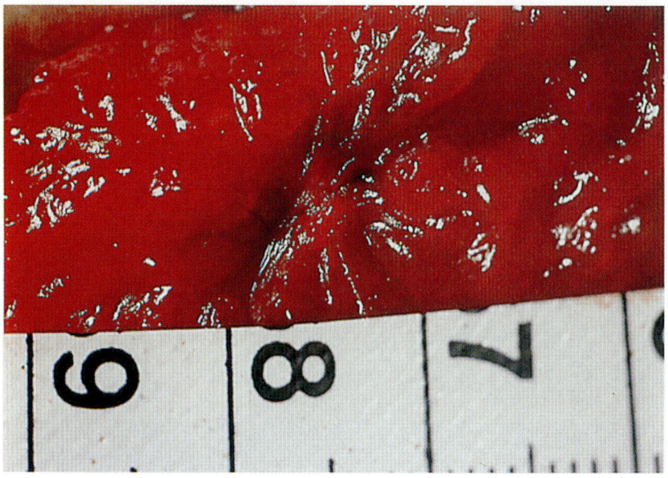

図 58d

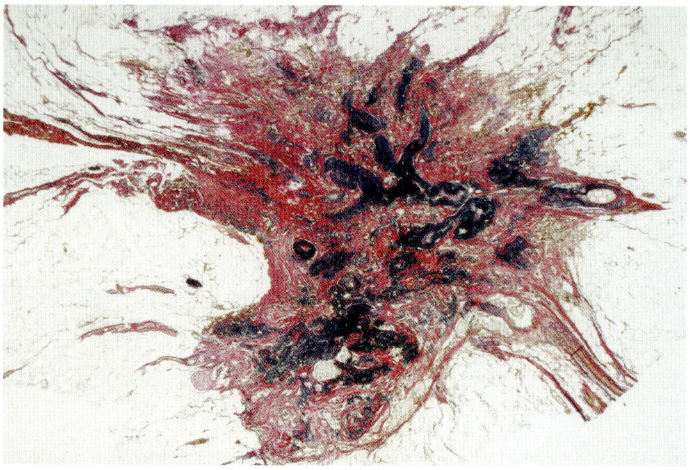

図 58e

59

63歳女性．無症状．初回スクリーニング検査．

身体所見

腫瘤は触知されない．

マンモグラフィ所見

図59a：左乳房，内外斜位方向（MLO）撮影．
図59b：MLO撮影の拡大図
図59c：左乳房，頭尾方向（CC）撮影．星芒状腫瘤が，上内側四半部の乳頭から7 cmの部位にみられる．石灰化は伴っていない．

結論

この乳腺腫瘤は，悪性の星芒状腫瘍に典型的なマンモグラフィ所見，すなわち充実性の中心部と放射状の棘状突起（white star）を示す．

組織診断

浸潤性乳管癌．最大直径は7 mm．リンパ節転移はみられない．
図59d：標本写真

経過観察

女性は8年5か月後，大腸癌により死亡した．死亡時に乳癌転移の所見はみられなかった．

判定：カテゴリー5（図59a, c）

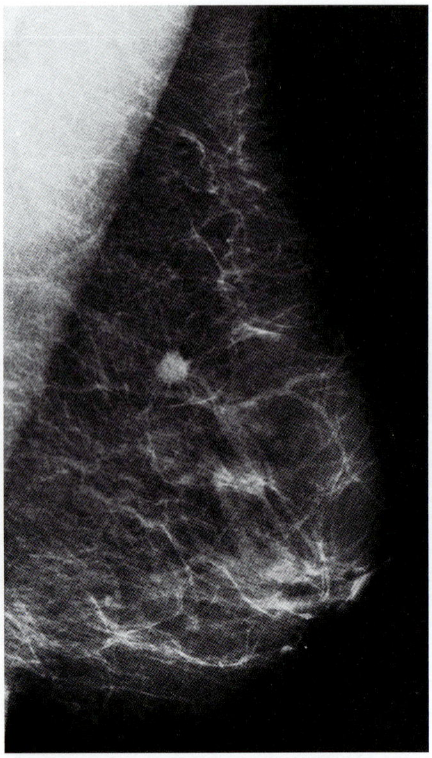
図59a

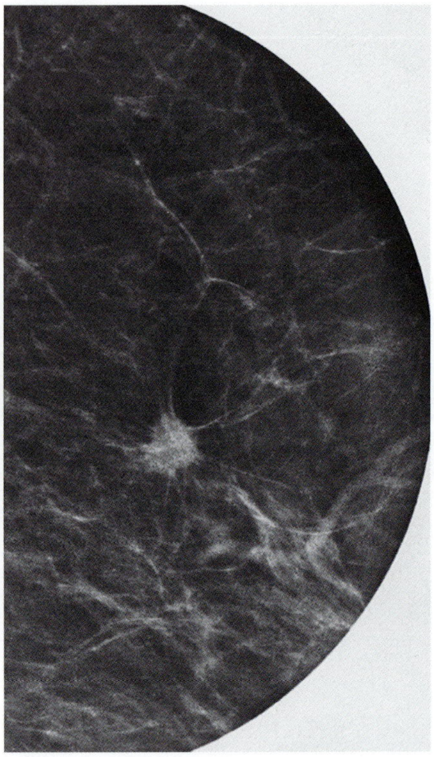
図59b

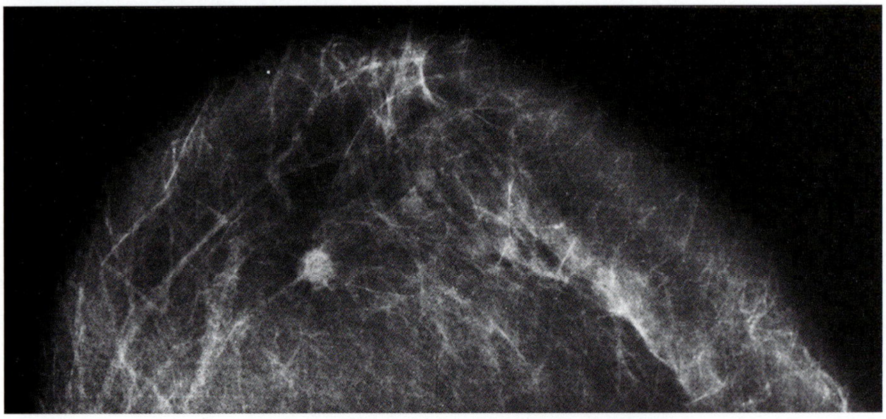
図59c

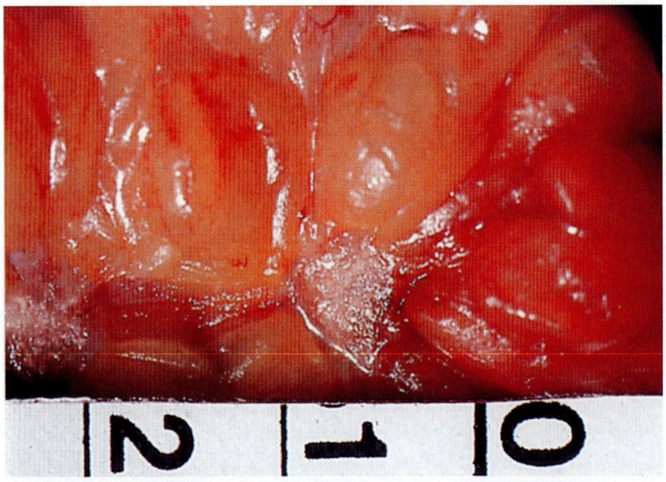

図59d

60

89歳女性．1年前から，右乳房の腫瘤がゆっくりと大きくなってきた．

身体所見

大きく，明らかに悪性の腫瘤が右乳房に認められる．

マンモグラフィ所見

図60a, b：右乳房，内外斜位方向(MLO)撮影と頭尾方向(CC)撮影．大きな(直径5 cm)星芒状腫瘤が乳房中央部にみられる．乳頭と乳輪は陥凹している．皮膚は肥厚し，乳房の下部と外側にかけて陥凹がみられる．

コメント

中央部に位置する大きな腫瘤と乳輪と皮膚を陥凹させる放射状の棘状突起を示す，乳房の悪性進行性の星芒状腫瘍をよく現した症例である．

組織診断

浸潤性乳管癌．腫瘍はリンパ管に浸潤している．

経過観察

患者は1年6か月後に，転移性乳癌により死亡した．

判定： カテゴリー5(図60a, b)

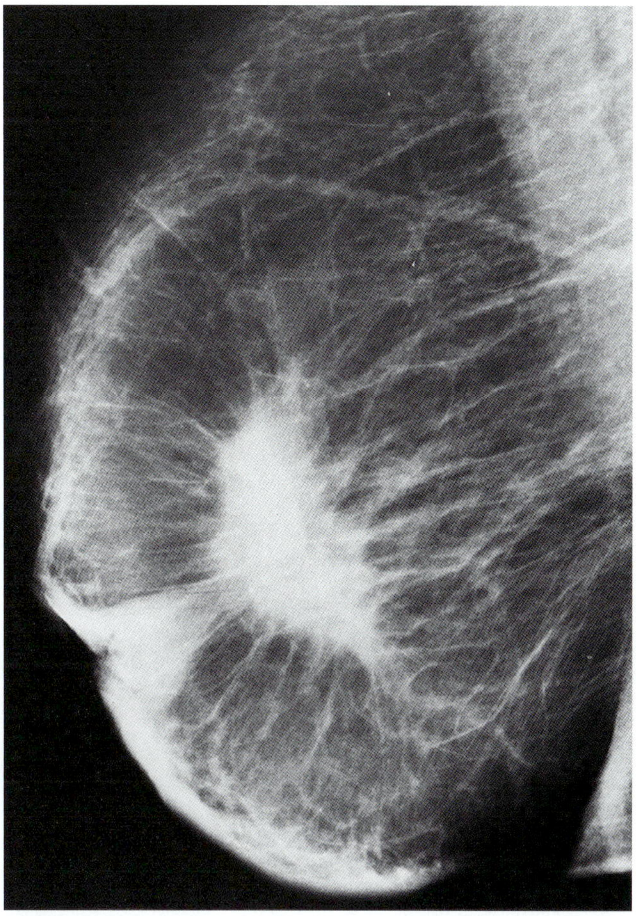

図60a

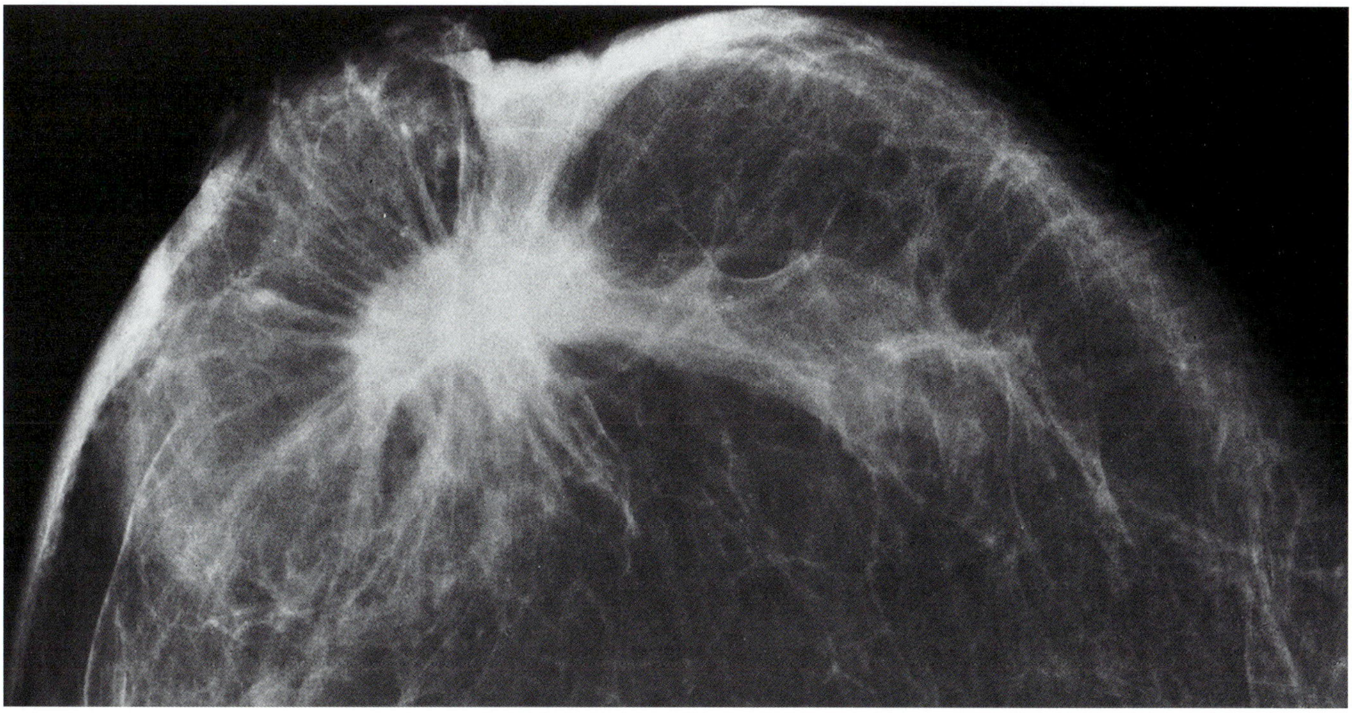

図60b

61

61 歳女性．無症状．初回スクリーニング検査．

身体所見

腫瘤は触知されない．外傷の既往歴はない．

マンモグラフィ所見

図 61a, b：右乳房(a)と左乳房(b)の内外斜位方向(MLO)撮影．両側乳房の下半分を比較せよ．右乳房の下半分では，A1 の部位を中心に構築の乱れがみられる．

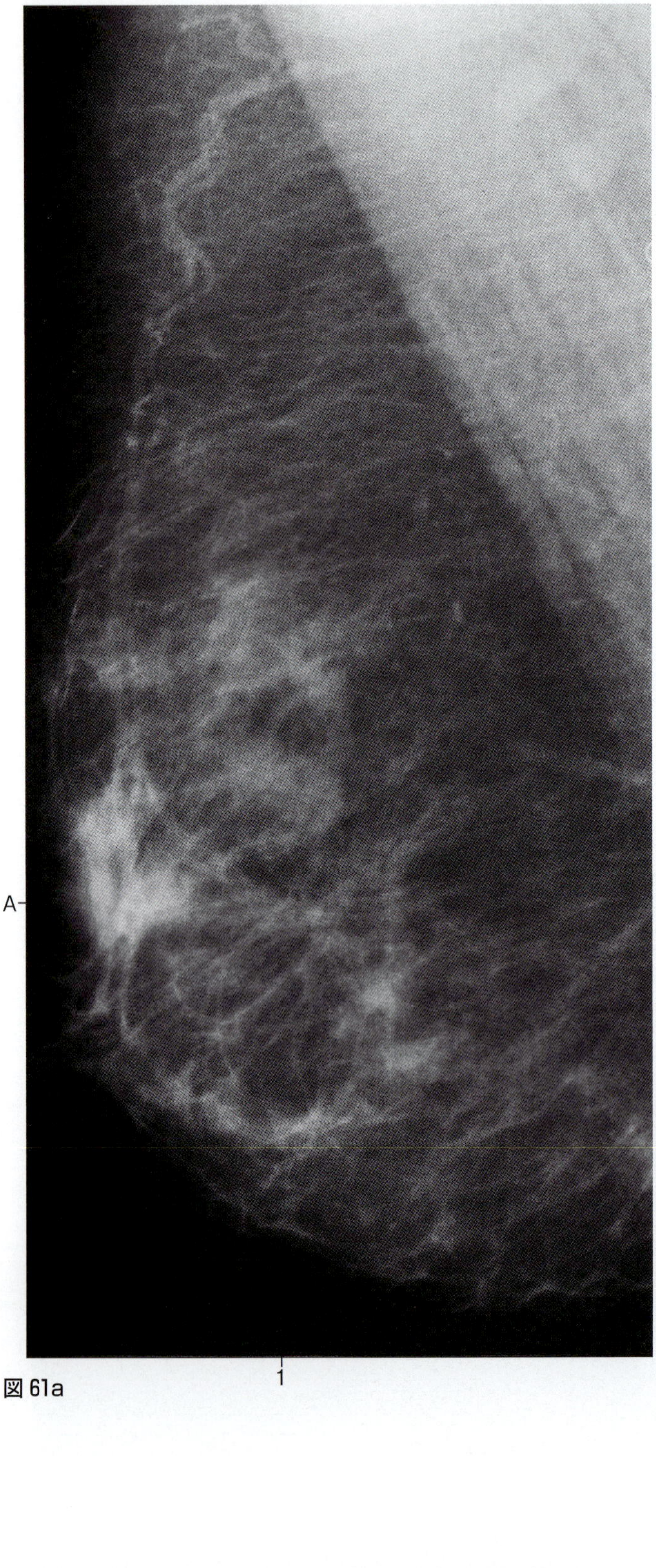

図 61a

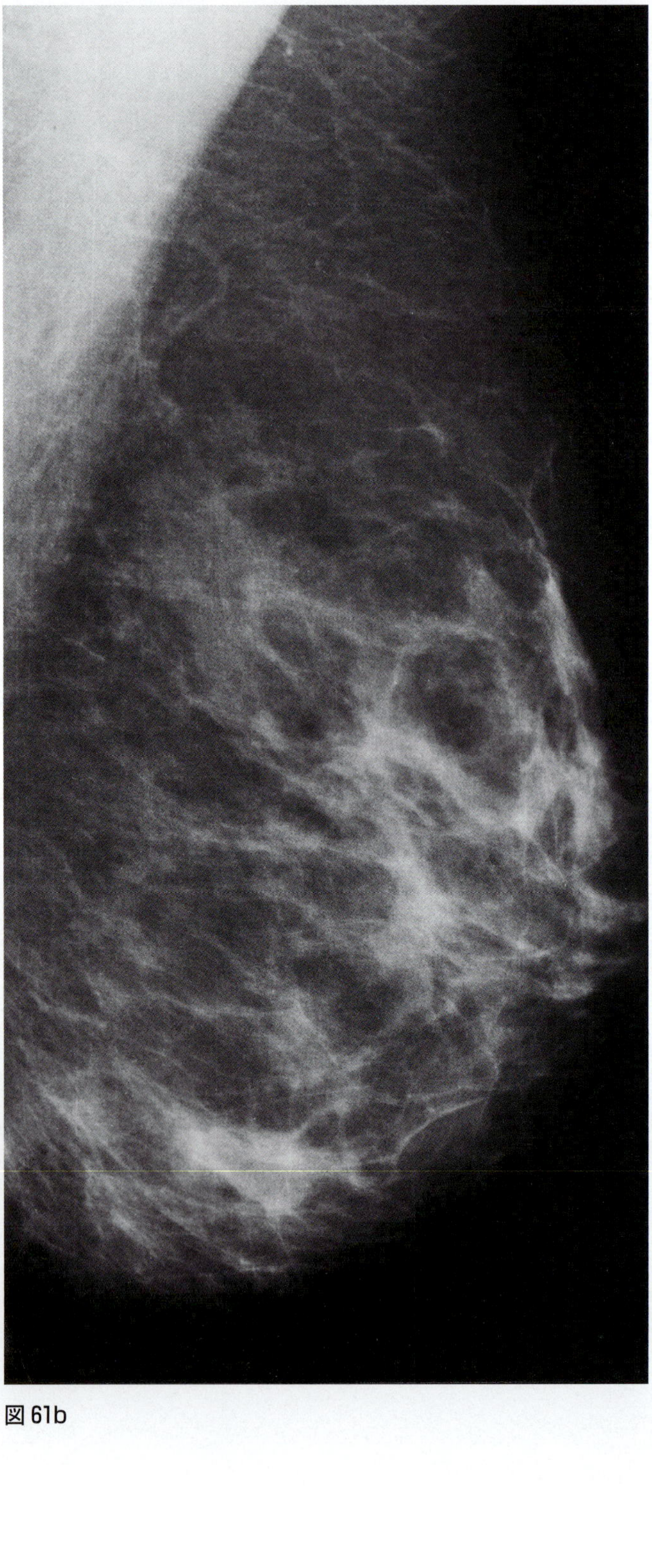

図 61b

図 61c：右乳房，頭尾方向（CC）撮影.
図 61d：右乳房，MLO の小焦点拡大撮影.
図 61a と**図 61c, d** を比較し，撮影によって病変の見え方がどのように違うかを観察せよ.

分析

形状：中心に腫瘤を伴わない放射状構造；特に拡大撮影で，病変の中心に小さな放射線透過性の領域があることがわかる；放射状構造は放射線透過性の脂肪組織と混じった，長く，わずかに曲がった線状陰影によって形成されている.

大きさ：病変は乳房の下外側四半部の大部分を占めている.

結論

このマンモグラフィ所見は，放射状瘢痕に特徴的である．病変が触知されないことからもその診断が支持される．さらなる診断的検査は不要である．実際，針生検は禁忌とされている（p.104 参照）．次の段階としては外科的開放生検と注意深い組織学的検査が行われるべきである.

組織診断

放射状瘢痕（硬化性乳管過形成）．悪性所見はみられない.

判定：カテゴリー 3（図 61a〜c）

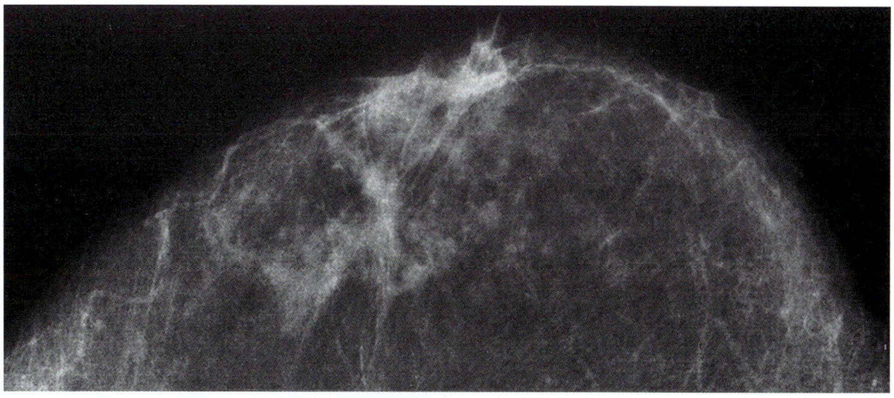

図 61c

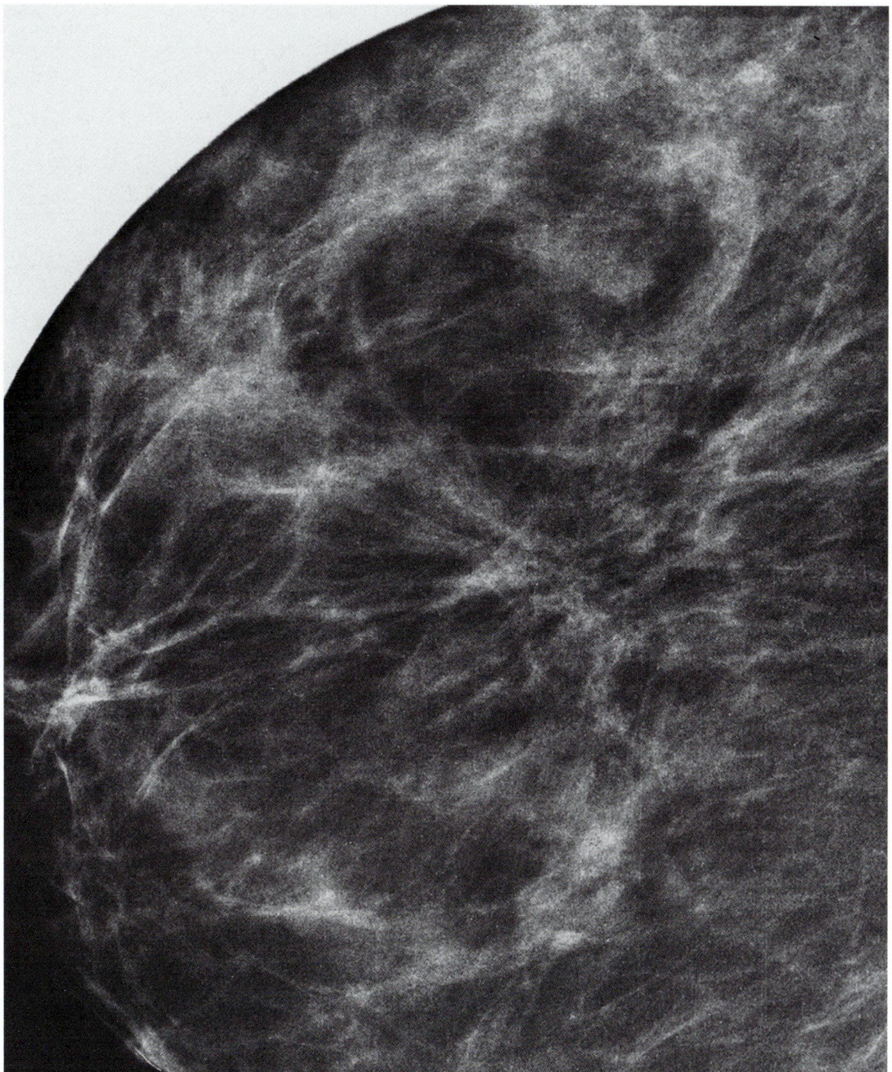

図 61d

62

63歳女性．無症状．初回スクリーニング検査．

身体所見

腫瘤は触知されない．外傷の既往歴はない．

マンモグラフィ所見

図 62a, b：左乳房，内外斜位方向(MLO)撮影と頭尾方向(CC)撮影．構築の乱れを伴う大きな領域が，乳頭から4 cmの部位にみられる．撮影によりマンモグラム上の病変の見え方が変化する．2つの中空の良性型の石灰化は病変に伴っているものではない．

分析

この大きさで浸潤性乳管癌の場合には中心に大きな充実性腫瘤を示すであろう．代わりに，特に**図 62a, b**にみられるように，2方向の撮影で中心に放射線透過領域がみられる．放射状構造は放射線透過性構造が間に介在する長く厚い垂れ下がった線状陰影からなり，マンモグラフィ所見は浸潤性乳癌を強く示唆するものではない．大きな乳癌とは異なり，この病変は触知できず，皮膚肥厚や陥凹もなかった．

結論

放射状瘢痕の，典型的なマンモグラフィ所見と臨床像．術前の針生検は行われるべきではなく，外科的完全切除が勧められる(p.104参照)．

組織診断

上皮細胞の増殖を伴わない放射状瘢痕(硬化性乳管過形成)．悪性所見はみられない．
図 62c：手術標本の写真

コメント

症例61〜64と同様のサイズを示す浸潤性乳管癌は触知可能で，中心に特徴的な大きく高濃度で均一な腫瘤を示すであろう(症例60を症例61〜64と比較せよ)．

判定：カテゴリー3(図62a, b)

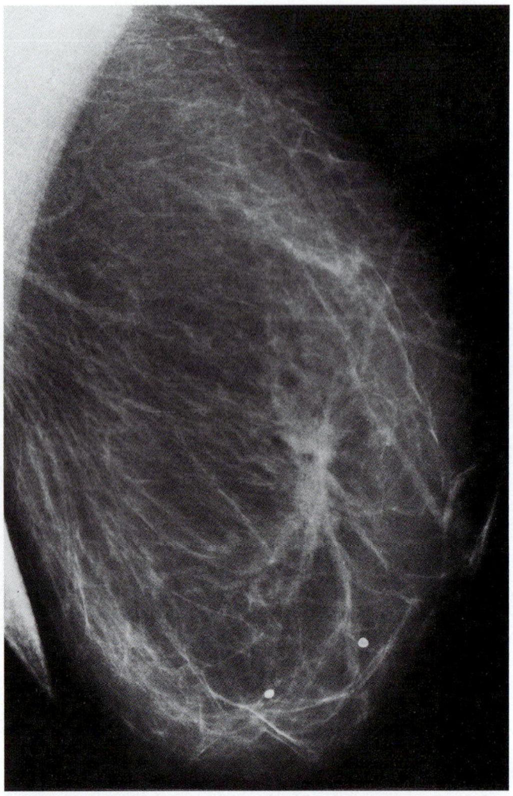

図 62a

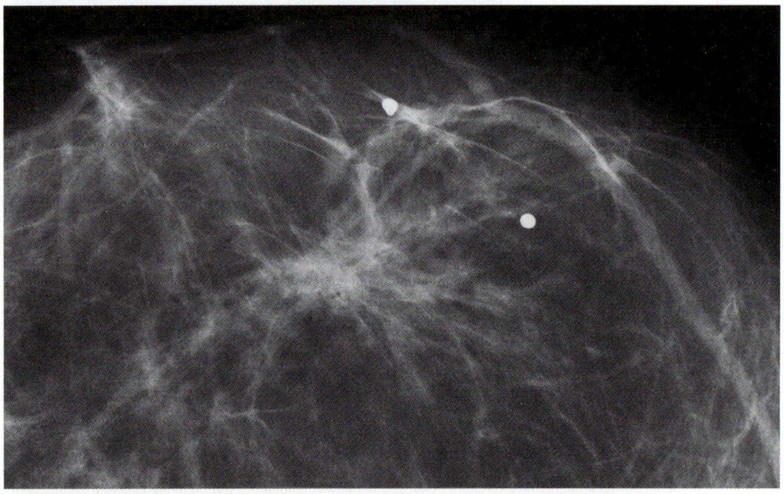

図 62b

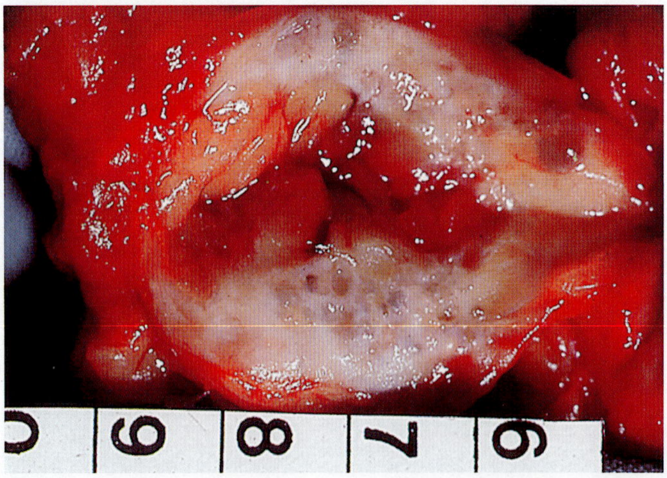

図 62c

63

69歳女性．無症状．初回スクリーニング検査．

身体所見
外傷の既往歴はなく，腫瘤は触知されない．

マンモグラフィ所見
図 63a：左乳房，内外斜位方向(MLO)撮影の拡大図．大きな放射状構造が乳房の上半分にみられる．
図 63b, c：左乳房，MLOと頭尾方向(CC)の小焦点拡大撮影．

分析(小焦点拡大撮影で最もよくみえる)
この放射状構造では中心に充実性腫瘤を伴わない．放射状構造は線状陰影の厚い束からなる．それらと交互に，この束に平行に伸びる放射線透過性の線状構造がみられる．石灰化は伴っていない．

結論
放射状瘢痕の典型的なマンモグラフィ像．

コメント
このように大きく表面に近い病変であっても，腫瘤は触知されなかった．その所見からも放射状瘢痕の診断が支持される．

組織診断
放射状瘢痕．悪性所見はみられない．

判定：カテゴリー3(図63a)

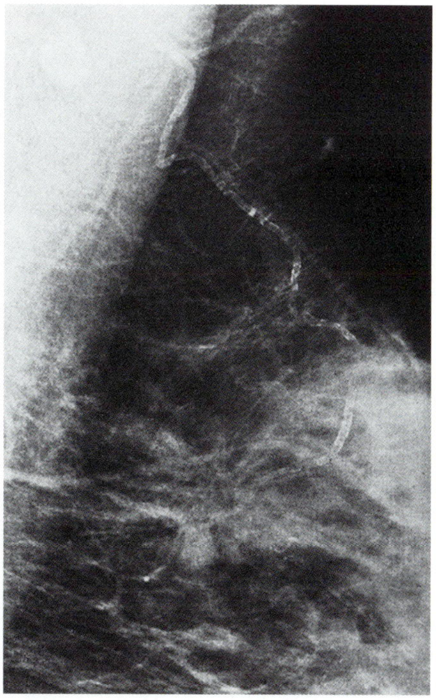
図 63a

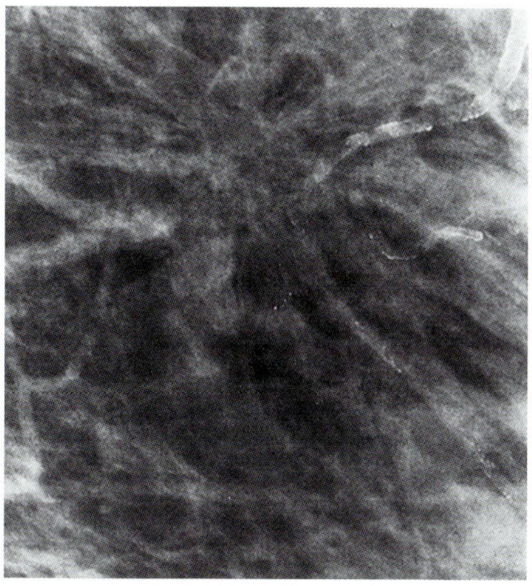
図 63b

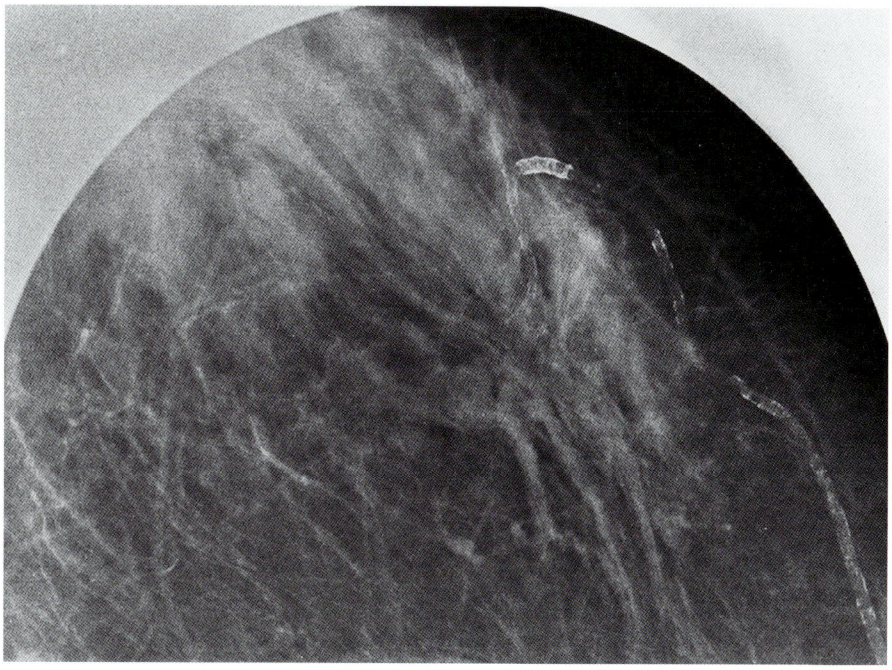
図 63c

64

52歳女性．右乳房の痛みにより紹介された．

身体所見

いずれの乳房にも腫瘤は触知されない．

マンモグラフィ所見

図64a：右乳房，内外斜位方向(MLO)撮影．乳頭から7 cmの部位，A1に放射状構造がみられる．

図64b：右乳房，頭尾方向(CC)撮影．放射状構造がA1にみられる．

図64c：右乳房，外内方向(LM)撮影の拡大図．

分析

中心に充実性腫瘤を伴わない．病変の所見は撮影により著しく変化している．放射状構造は，線状の透亮像と交互にみられる厚い線状の放射線不透過性陰影から成り立つ．

結論

放射状瘢痕の典型的なマンモグラフィ像．腫瘤が触知されないことからもその診断が支持される．治療の選択肢は外科的完全切除である．

組織診断

放射状瘢痕(硬化性乳管過形成)．悪性所見はみられない．

判定：カテゴリー3(図64a, b)

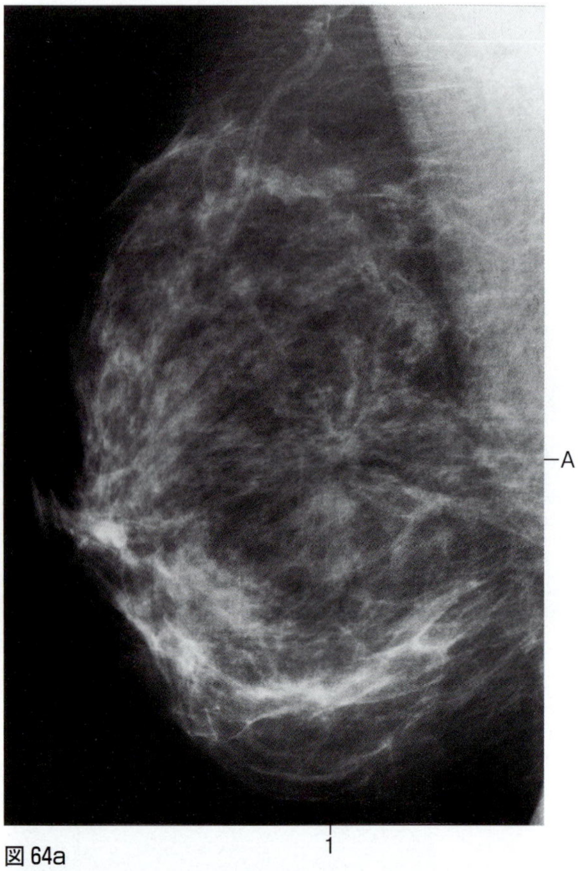

図64a

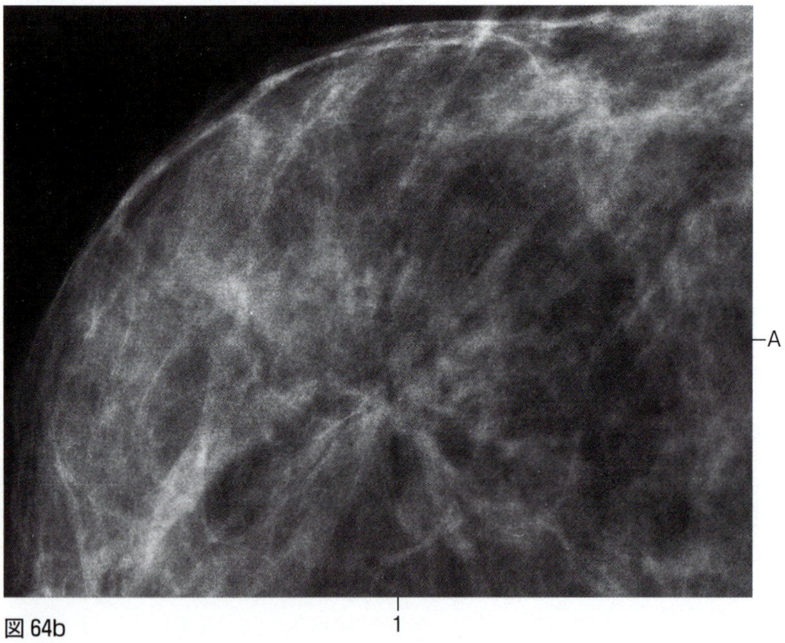

図64b

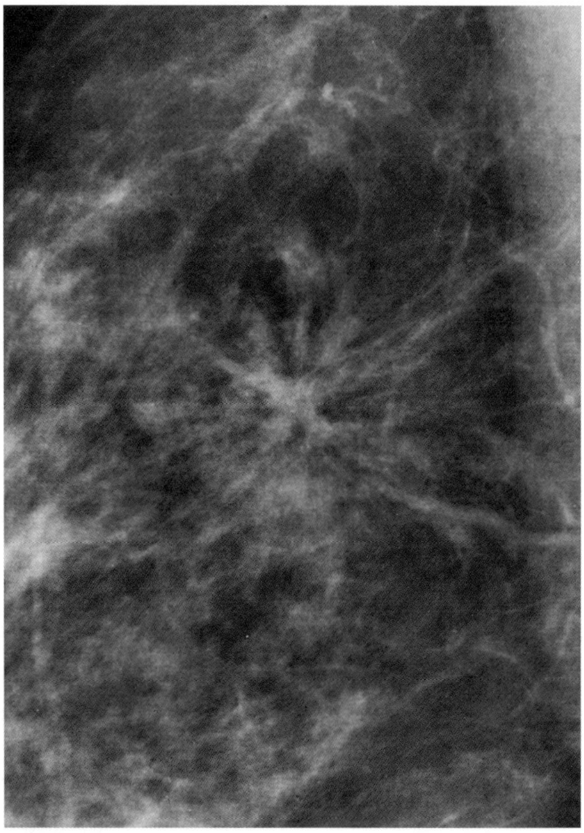

図 64c

65

63歳女性．無症状．初回スクリーニング検査．

身体所見

両側乳房に腫瘤は触知されない．

マンモグラフィ所見

図65a：右乳房，内外斜位方向（MLO）撮影．
図65b：右乳房，頭尾方向（CC）撮影．
図65c：CCのスポット小焦点拡大撮影．星芒状腫瘤が乳房の外側半分の乳頭から6 cmの部位にみられる．石灰化は伴っていない．

結論

これは小さな浸潤癌の典型的なマンモグラフィ像である：充実性腫瘤が放射状の棘状突起に取り囲まれている．10 mm未満の大きさの浸潤癌の90％を超える症例では，組織学的gradeが1または2であるため，細径針による吸引生検では悪性という確定診断が得られないかもしれない．超音波ガイド下のコア針生検（病変を貫いて1回採取）を行えば，治療計画のための術前情報が十分に得られる．

組織診断

管状癌．大きさは6×6 mm．腋窩リンパ節転移はみられない．
図65d：腫瘍の概観（H&E染色，12.5×）
図65e：grade 1の非浸潤性成分を有する管状癌の拡大像（H&E染色，200×）．

経過観察

患者は6年9か月後，急性心筋梗塞により死亡した．死亡時に乳癌の所見はみられなかった．

判定：カテゴリー5（図65a，b）

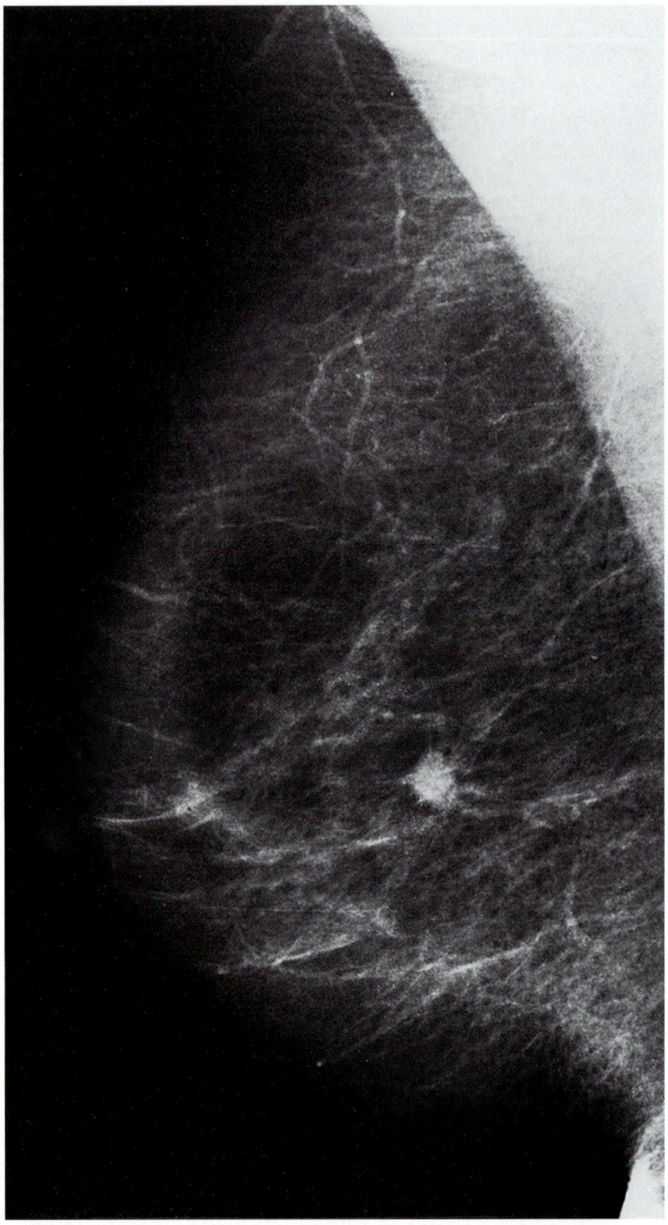

図65a

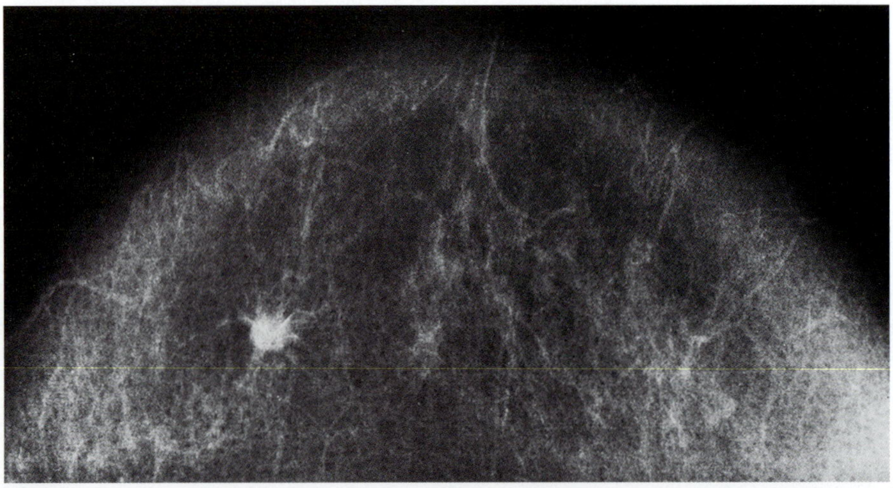

図65b

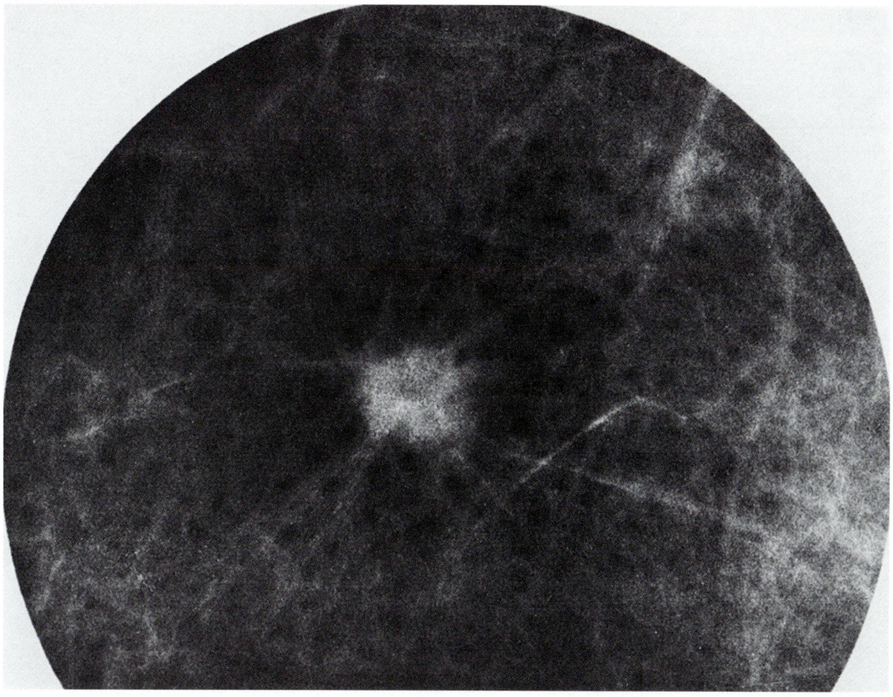

図 65c

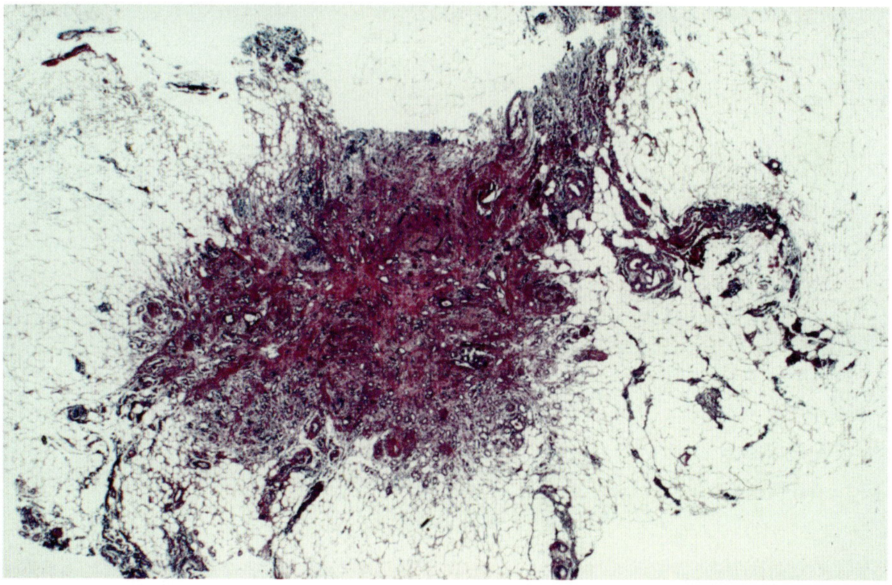

図 65d

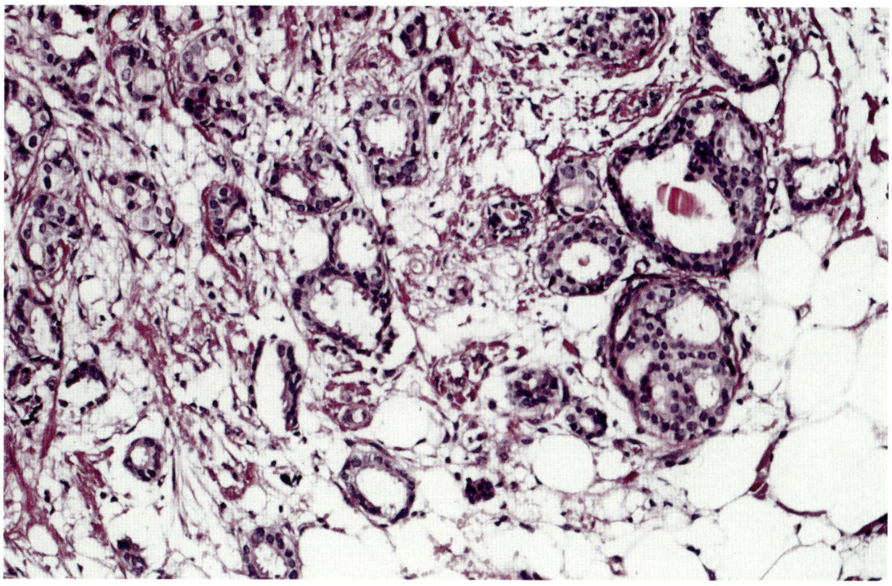

図 65e

66

66歳女性．無症状．初回スクリーニング検査．

身体所見

外傷の既往歴はなく，腫瘤は触知されない．

マンモグラフィ所見

図66a：右乳房，内外斜位方向（MLO）撮影；乳頭から9 cmの部位に放射状構造がみられる．さらに，乳房の至る所に石灰化が散在している．

腫瘤の分析

形状：中心に腫瘤を伴わない放射状構造；代わりに，中心部は放射線透過性；放射状構造は小麦の束のような厚く長い放射線不透過性陰影を含んでいる．

大きさ：大きい．測定は困難だが，およそ5×4 cm．

結論

上述のマンモグラフィ所見の組合せは，放射状瘢痕の特徴である．

石灰化の分析

分布：乳管の走行に沿う．

形態：細長く，輪郭は滑らか，針状のものもみられる．

大きさ：拡張した乳管内腔までのサイズ

濃度：高濃度，均一

結論

形質細胞性乳腺炎による石灰化の典型像

コメント

良性病変と良性型の石灰化は互いに無関係である．マンモグラフィ所見は放射状瘢痕に特徴的であるが，詳細な組織学的検査が必要である．腫瘤は全摘された．

図66b：標本写真．分厚い放射状組織の束に注意せよ．マンモグラムで中心部が放射線透過性になっているのに対応し，病変の中心部にも穴があるようにみえる．

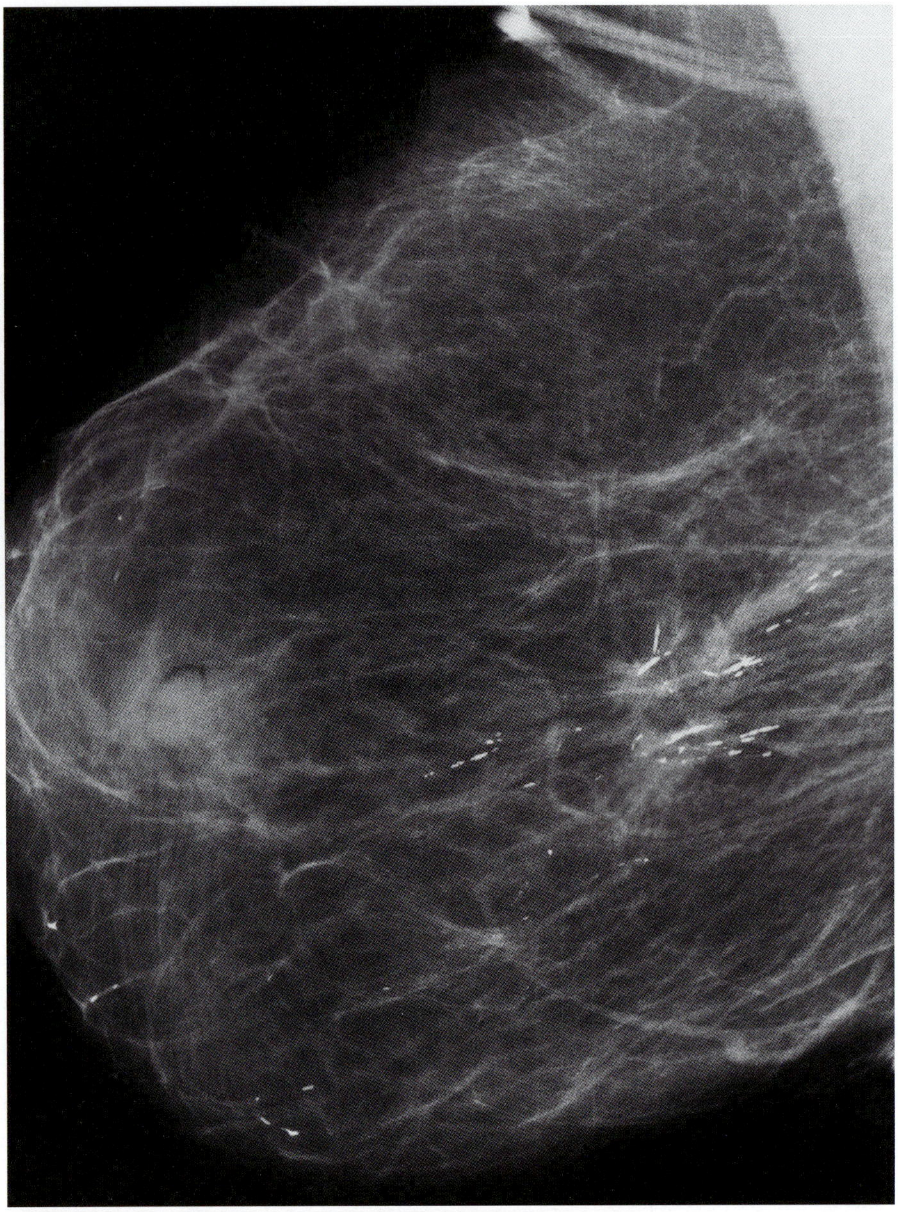

図66a

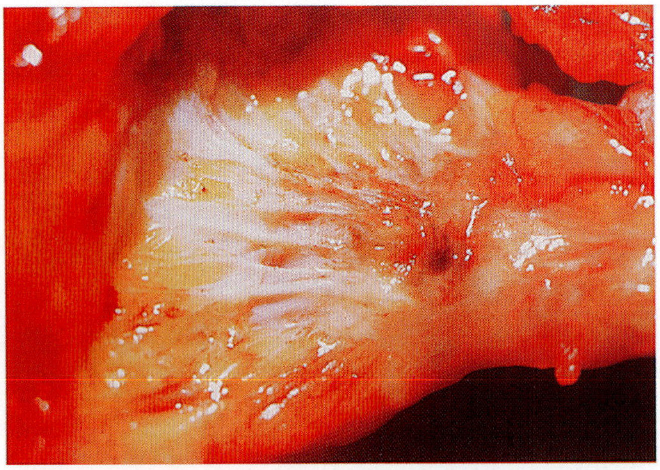

図66b

組織診断

放射状瘢痕．悪性所見はみられない．

図 66c：右乳房(同一症例の 6 か月後)．手術部位に腫瘤が触れるようになってきた．MLO 撮影；触知された腫瘤はマンモグラム上の大きな星芒状構造に相当する．この症例は経皮的コア針生検の症例で再手術が行われた．

組織診断

外傷性脂肪壊死．悪性所見はみられない．

経過観察

女性は 8 年後，74 歳で敗血症により死亡した．死亡時に乳癌の所見はみられなかった．

判定：カテゴリー 3(図 66a)

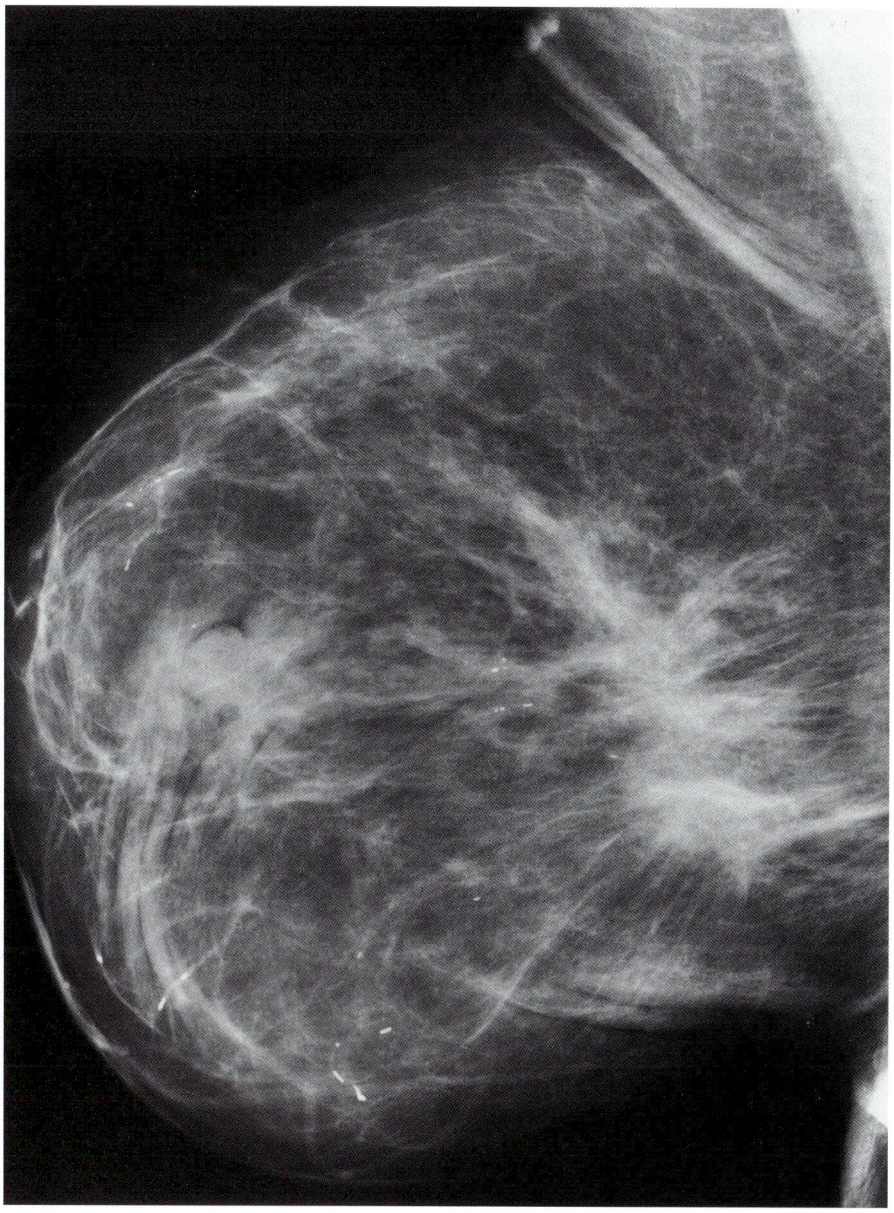

図 66c

67

63歳女性．無症状．スクリーニング症例．

身体所見

硬く自由に動くしこりが，右乳房の上内側四半部に触知された．外傷の既往歴はない．

マンモグラフィ所見

図67a, b：右乳房，内外斜位方向(MLO)撮影と頭尾方向(CC)撮影．大きな星芒状構造が乳房の上内側四半部にみられ，石灰化を伴っている．

図67c：CCのスポット拡大撮影

分析

放射状構造は厚い線状の放射線不透過性陰影の集合からなる．大きな病変の中心に粗い石灰化がみられる．

結論

構築の乱れを示すこの大きな領域は，乳房の浅い部分にあるにも関わらず皮膚の変化を認めなかった．この放射状構造はこの大きさの悪性腫瘍にみられるものとは異なる．マンモグラフィ上は放射状瘢痕に合致した所見である．

組織診断

放射状瘢痕(硬化性乳管過形成)．悪性所見はみられない．

判定：カテゴリー3(図67a, b)

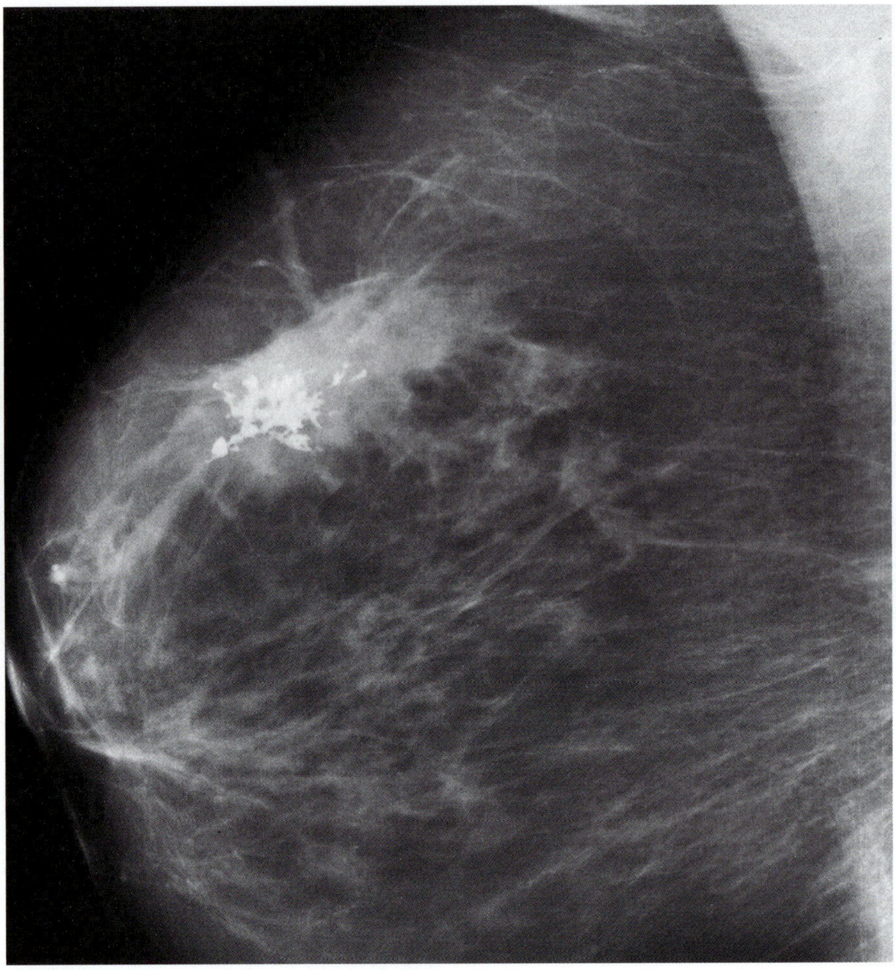

図67a

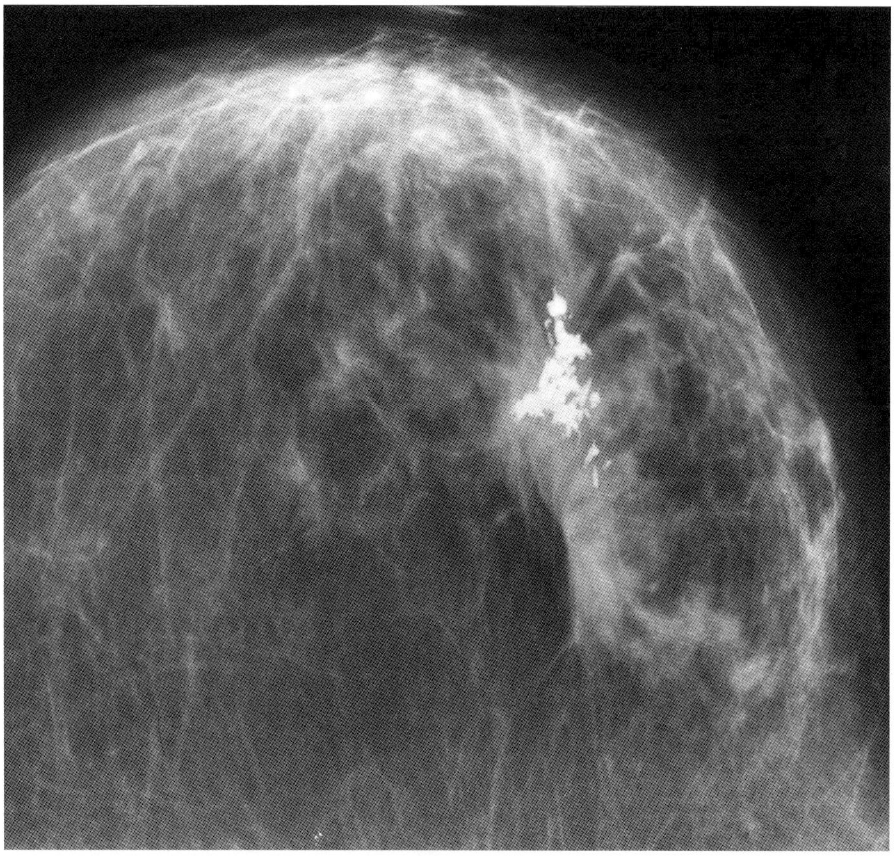
図 67b

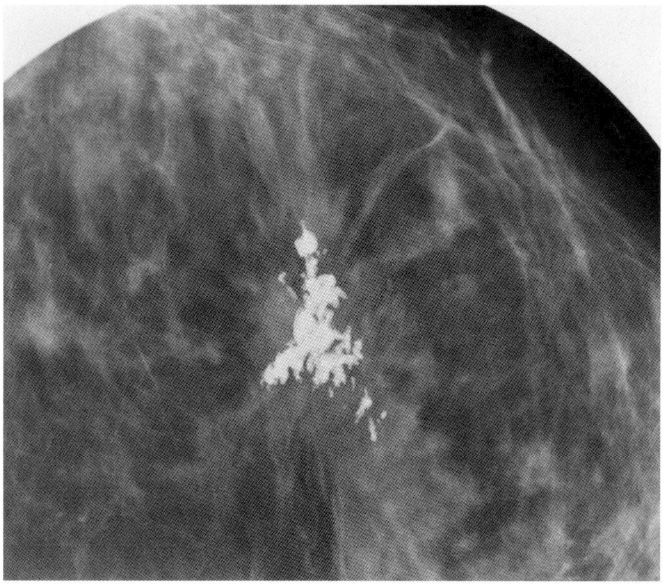
図 67c

68

45歳女性. 右乳房にできた大きな嚢胞を繰り返し吸引した既往歴あり.

マンモグラフィ所見

図68a：右乳房, 頭尾方向(CC)撮影. 乳房の内側半分にみられる大きな円形病変は嚢胞に合致する. 患者は嚢胞の外科的切除を希望.

図68b：右乳房, 術後6か月のCC撮影. 手術部位に大きな放射状構造がみられる. 石灰化は伴っていない.

図68c：右乳房, 術後2年のCC撮影. 放射状構造は小さくなっている.

分析

病変の中心部(図68c)：円形・楕円形の透亮像がみられる(矢印).

放射状構造：以前の検査に比べ明らかに明瞭でなくなっている.

コメント

この症例は, 外傷性(術後)脂肪壊死の典型像とその退縮の様子を示している.

判定：カテゴリー2(図68a〜c)

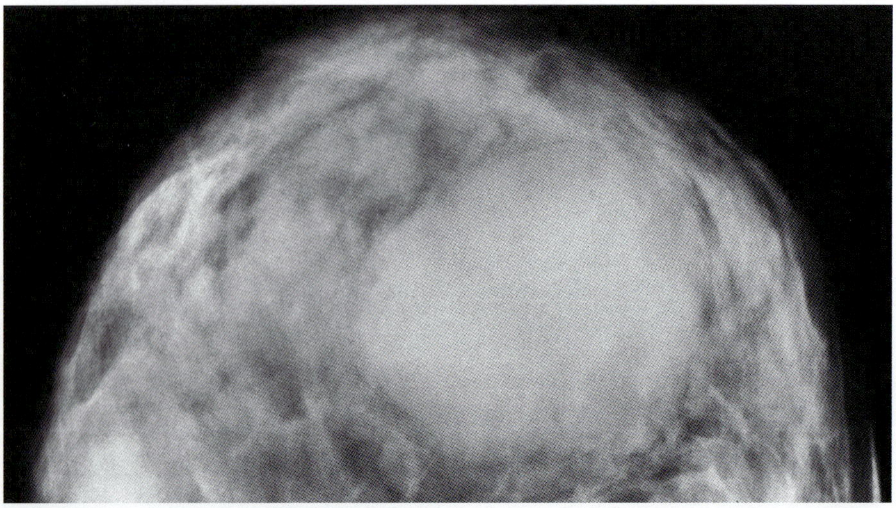

図68a

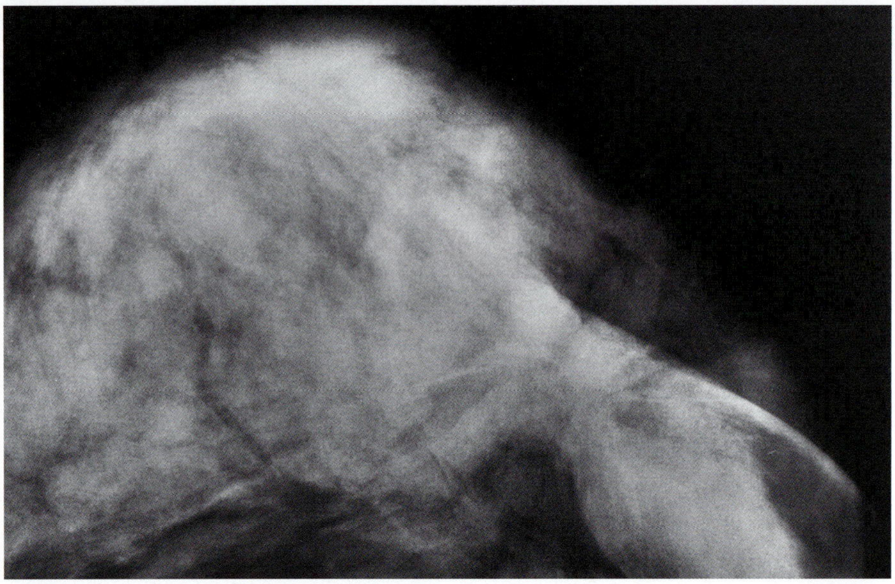

図68b

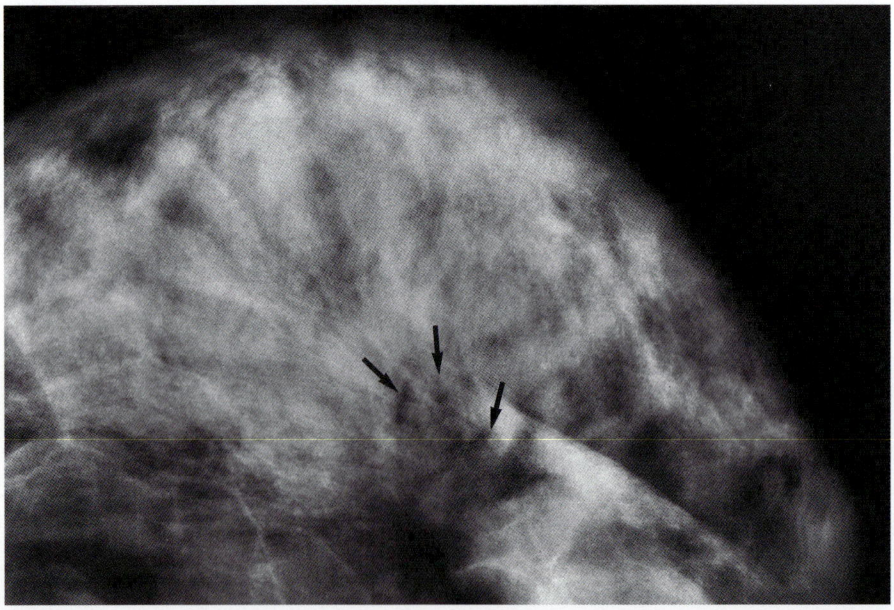

図68c

69

67歳女性．初回スクリーニング検査．25年前，右乳房の良性病変に対する手術歴あり．手術部位の皮膚の引きつれと厚い瘢痕は何年も変化しないままである．

マンモグラフィ所見

図 69a, b：右乳房，内外斜位方向（MLO）撮影と頭尾方向（CC）撮影の拡大図．下外側四半部に構築の乱れがみられ，中心部の石灰化と皮膚の局所的肥厚・陥凹を伴っている．

分析

構築の乱れの中心部：明瞭な腫瘤がみられ，放射線透過性領域を示す．腫瘤の見え方は撮影により変化する．

放射状構造：CC撮影（**図 69b**）では線状の放射線透過性構造が病変の一部を形成している．

石灰化：粗く高濃度で，放射線透過性領域の中心に位置している．マンモグラフィ上は，良性型．

コメント

マンモグラム上，撮影ごとに見え方が変化し，中心に透亮像（線形，楕円形，円形など）を示す放射状構造は，癌に似た良性病変のひとつである放射状瘢痕や外傷性脂肪壊死の特徴である．この症例のように病歴が鑑別に役立つことがある．

組織診断

異物肉芽腫

判定：カテゴリー 3（図 69a, b）

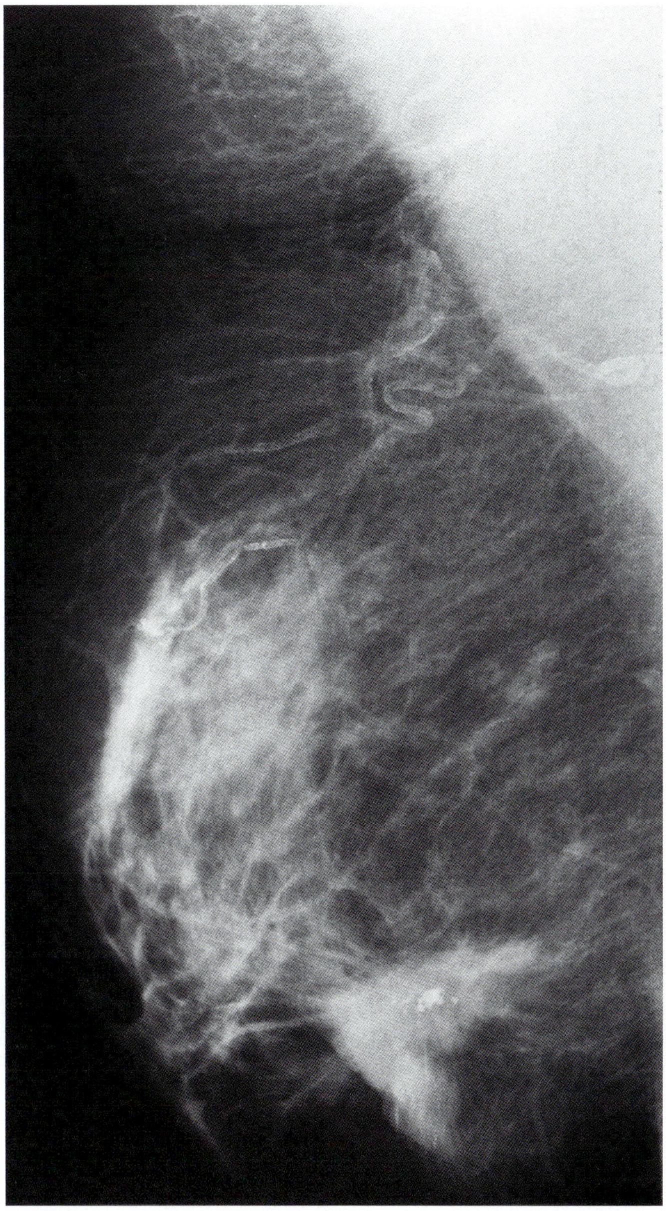

図 69a

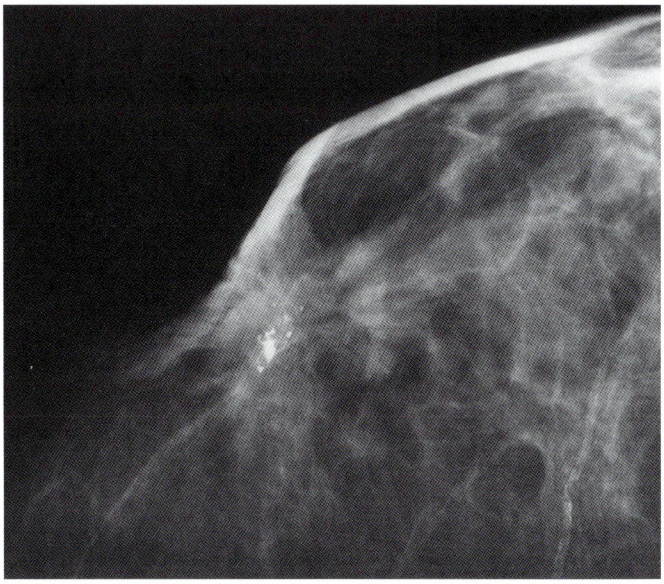

図 69b

70

70歳女性．無症状．初回スクリーニング検査．

身体所見

乳房に腫瘤は触知されない．

マンモグラフィ所見

図 70a〜c：1回の内外斜位方向(MLO)撮影に18×24 cmの大きさのフィルム3枚が必要であった豊満な右乳房．

図 70d：右乳房，頭尾方向(CC)撮影．小さな腫瘤がこれらの4枚のマンモグラムのA1の部位にみられる．

図 70e：CCの小焦点拡大撮影．A1の部位に腫瘤がみられる．

分析

中心部の腫瘤は長い放射状の棘状突起をもつ．石灰化は伴っていない．マンモグラフィ上は悪性腫瘍．

組織診断

浸潤性乳管癌，大きさは7 mm．腋窩リンパ節転移はみられない．

コメント

この乳房には，放射線不透過性で境界不明瞭な乳腺実質構造が多数みられる(腺症 adenosis)．放射状の棘状構造をもつ腫瘤のみが異常である．

経過観察

女性は13年後，83歳で心筋梗塞により死亡した．乳癌の所見はみられなかった．

判定：カテゴリー5(図70a〜d)

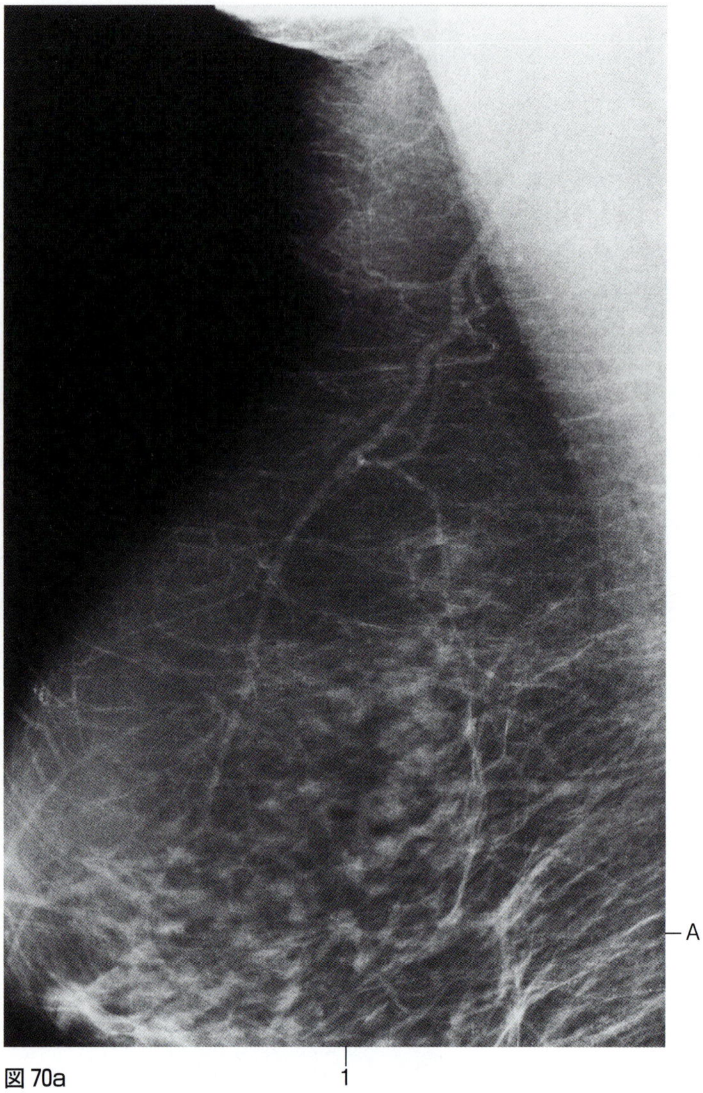

図 70a

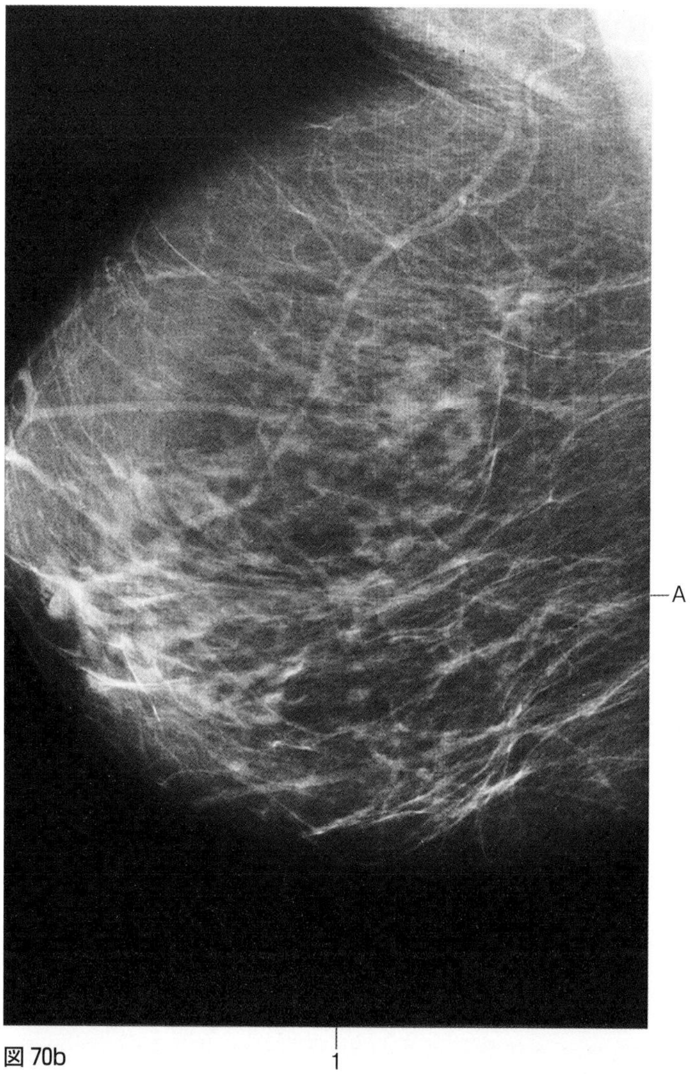

図 70b

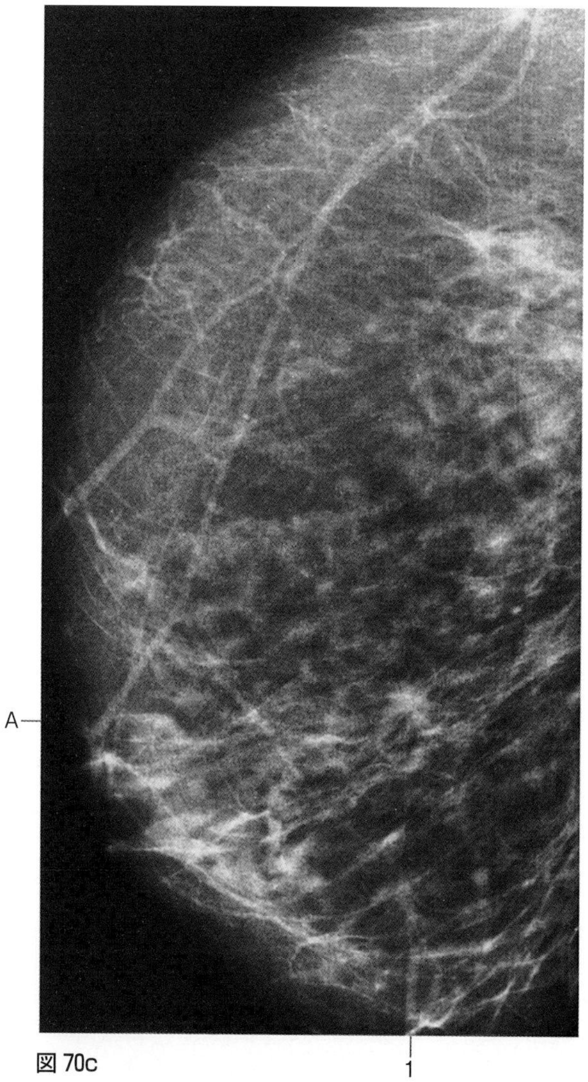

図 70c

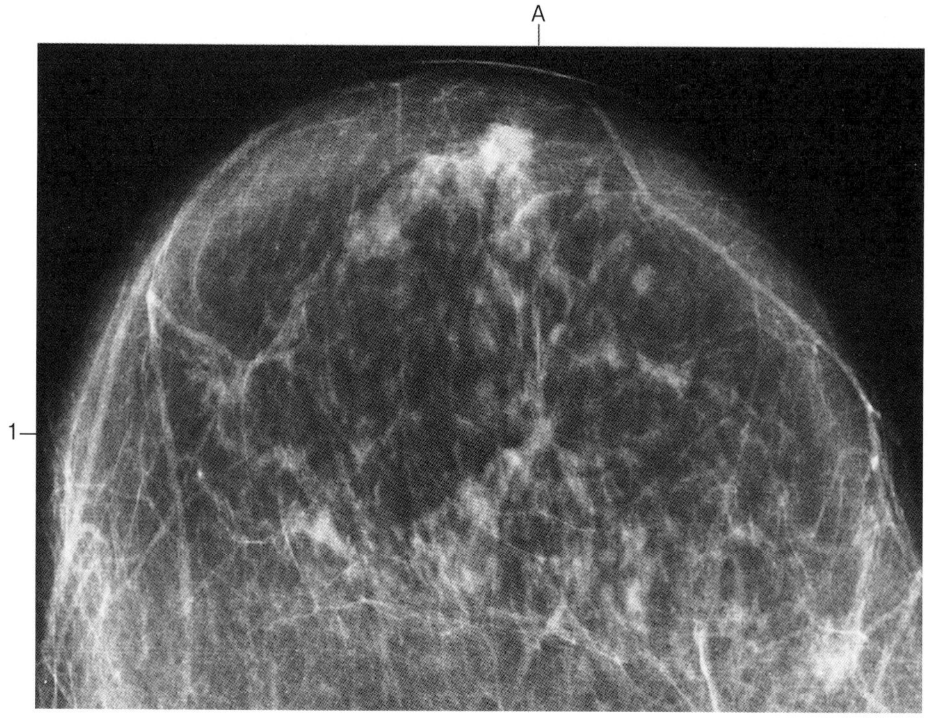

図 70d

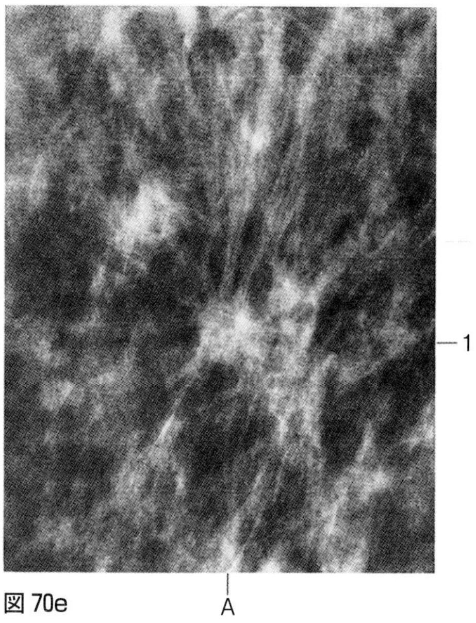

図 70e

71

60 歳女性.

身体所見

左乳房の外側部にしこりを触れ, 臨床的に悪性が疑われた.

マンモグラフィ所見

図 71a, b：左右乳房, 内外斜位方向(MLO)撮影.

図 71c：左乳房, 頭尾方向(CC)撮影.

図 71d, e：CC のスポット圧迫小焦点拡大撮影. **図 71b, c** の A1 の部位に, 2 cm の星芒状腫瘤がみられる. 石灰化は伴っていない.

分析

(スポット圧迫撮影で最もよくみえる)中心に腫瘤を伴う星芒状腫瘤. 大きさは 15×15 mm. 棘状突起は短い. 重なった乳腺実質は高濃度で, 腫瘤の大部分が不明瞭になっている.

結論

マンモグラフィ上は悪性腫瘍.

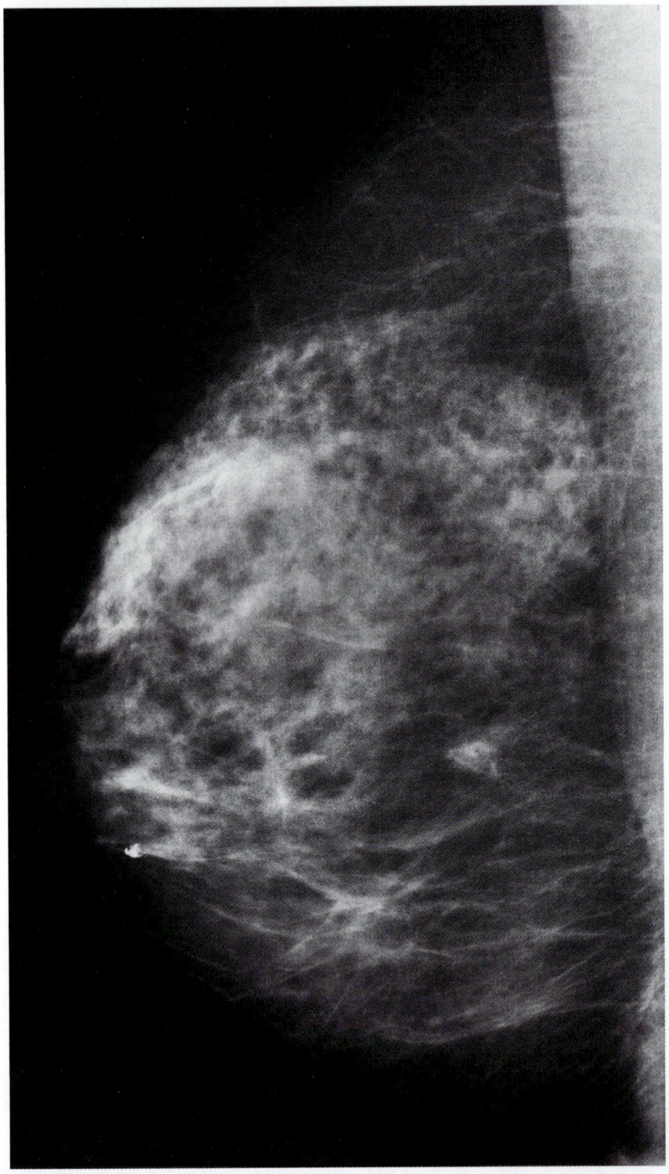

図 71a

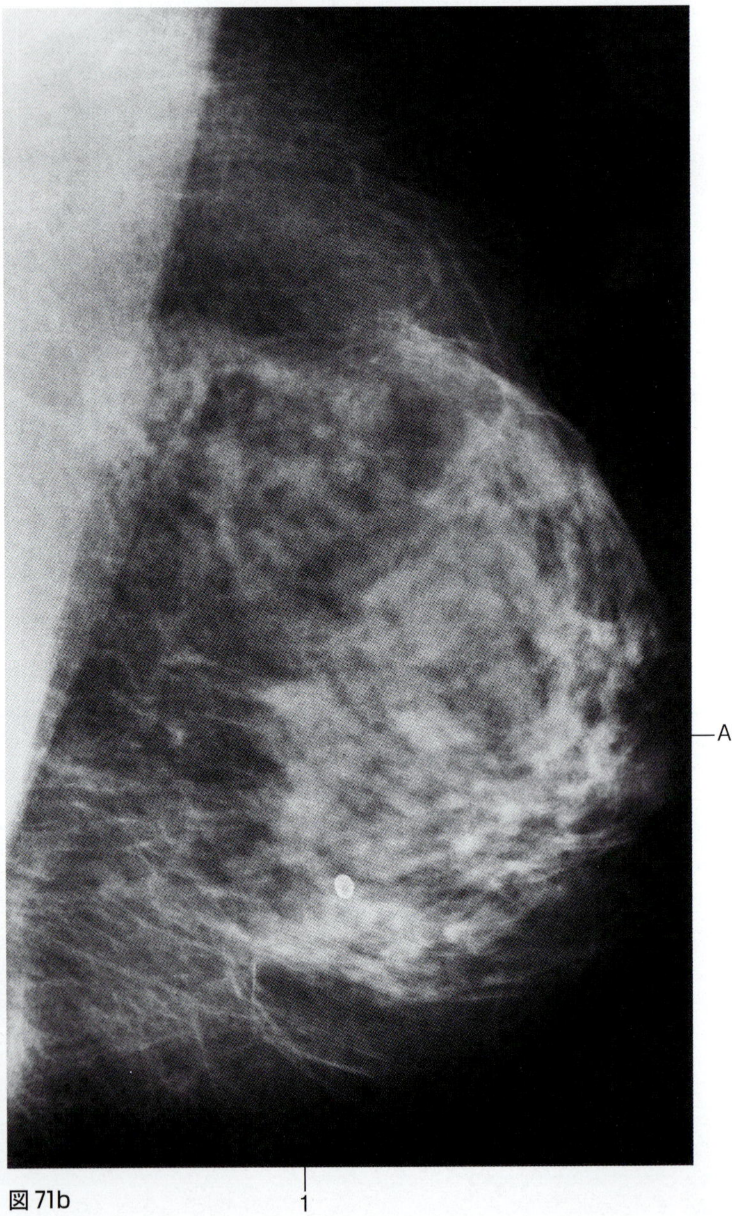

図 71b

コメント

この症例では，分析よりもむしろ病変の検出が難しい．この腫瘤は，尾側方向からの斜めマスキングを用いたMLO撮影で検出できる（第II章参照）．CC撮影（**図71c**）では乳腺実質の後ろの輪郭の引き込みにより“tent sign”が生じている（第II章参照）．

組織診断

浸潤性乳管癌．腋窩リンパ節転移はみられない．

判定：カテゴリー3（図71a〜c）

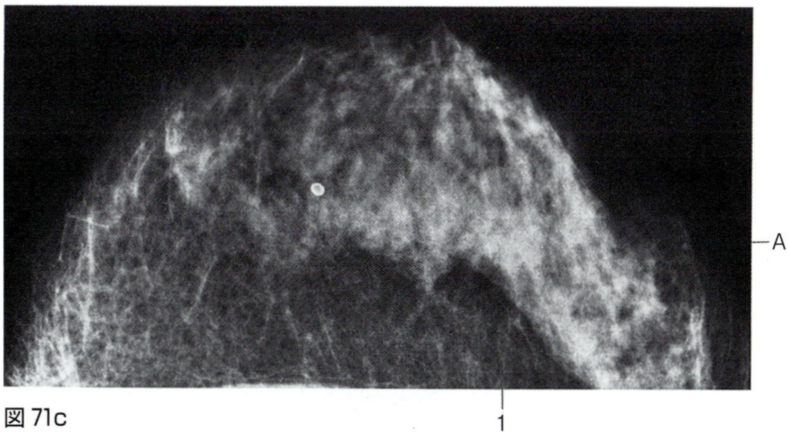

図71c

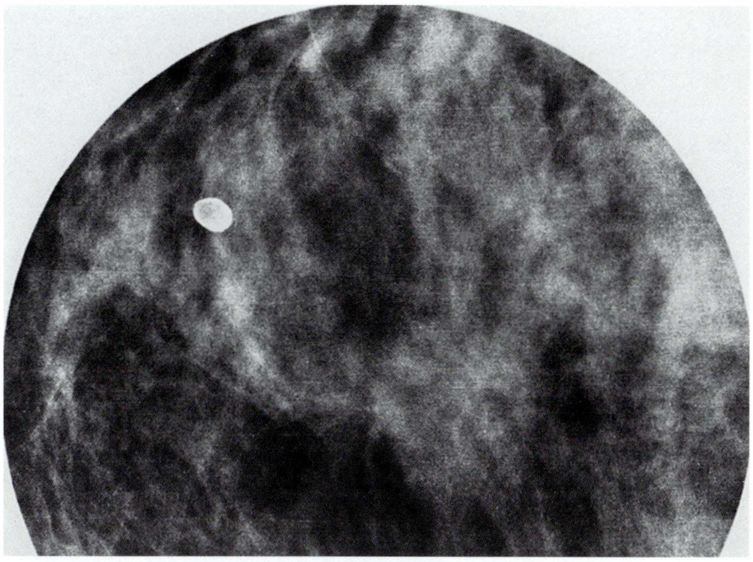

図71d

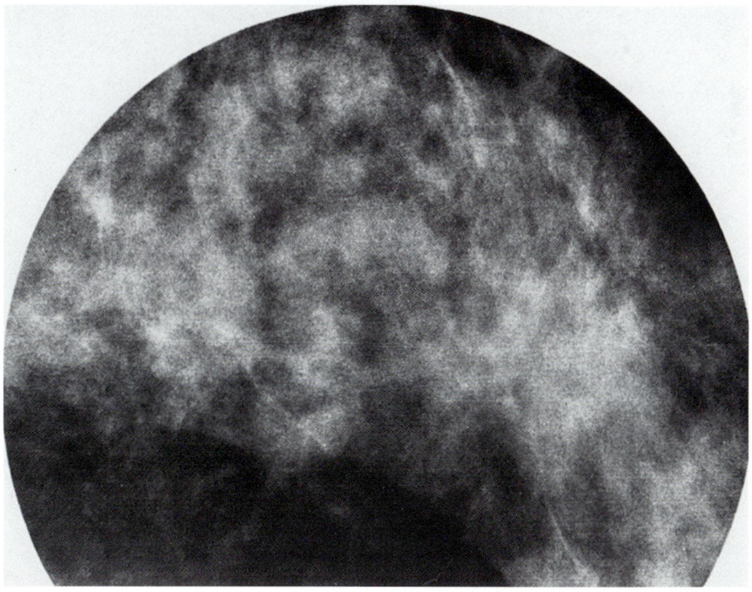

図71e

72

71歳女性．無症状．初回スクリーニング検査．

身体所見

腫瘤は触知されない．

マンモグラフィ所見

図72a, b：左右乳房，内外斜位方向(MLO)撮影．右乳房は正常．左乳房のA1の部位に石灰化を伴っていない小さな星芒状腫瘤がみられる．

図72c：左乳房，頭尾方向(CC)撮影．

図72d, e：CCと外内方向(LM)のスポット圧迫小焦点拡大撮影．

図72f：手術標本

分析

形状：星芒状；周囲に棘状突起を伴う小さな腫瘤．

大きさ：10 mm未満

結論

マンモグラフィ上は悪性腫瘍．

組織診断

浸潤性乳管癌．腋窩リンパ節転移はみられない．

図72g：腫瘍の概観(H&E染色，12.5×)

コメント

この症例では腫瘤を検出するのが難しいが，頭側方向からの水平マスキングにより解決できる(第II章参照)．

経過観察

女性は，21年後の92歳時も存命であった．乳癌の所見はみられなかった．

判定：カテゴリー3(図72a〜c)

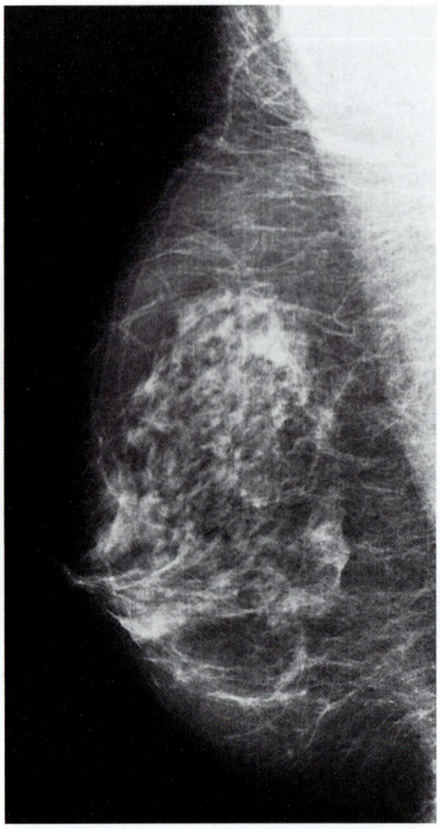

図72a

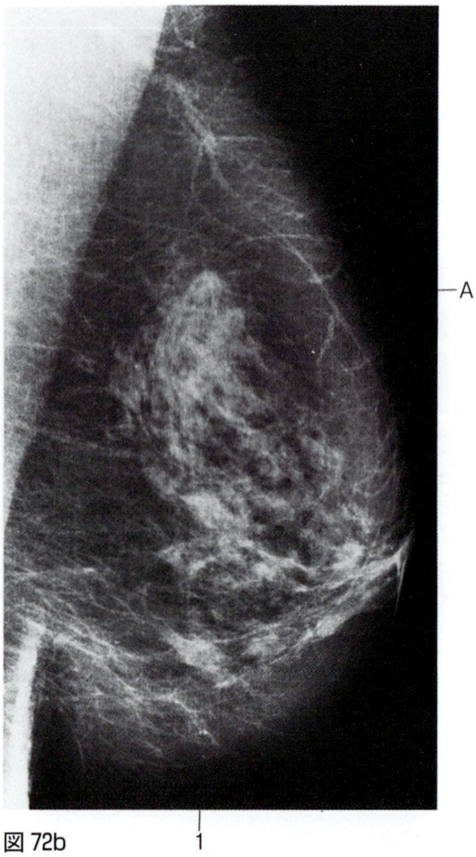

図72b

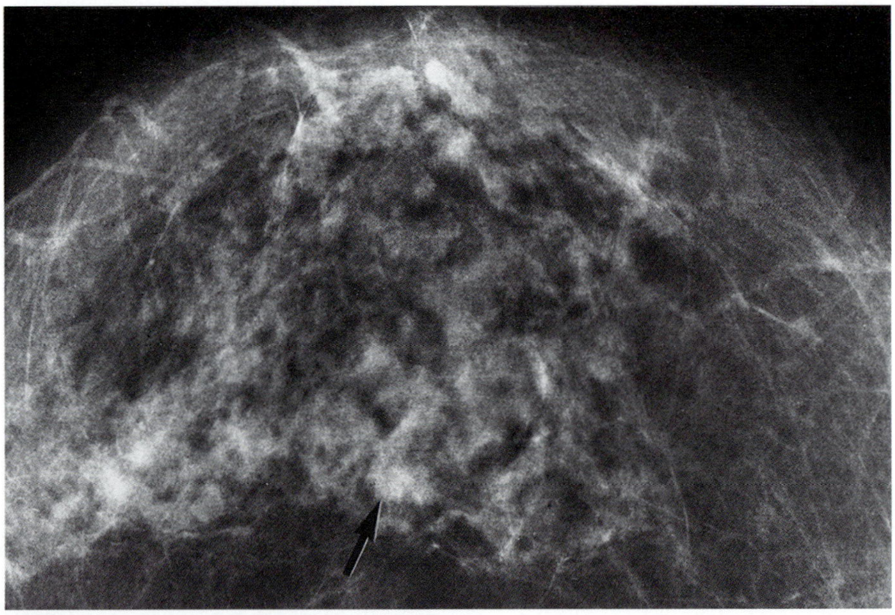

図72c

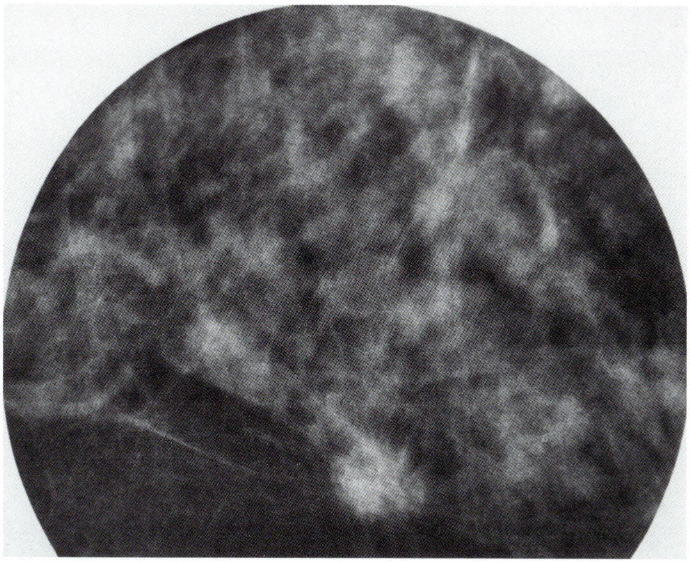

図 72d

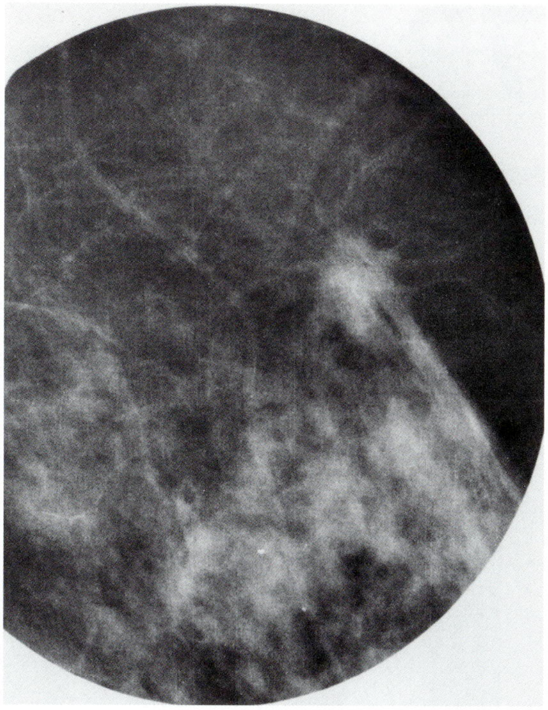

図 72e

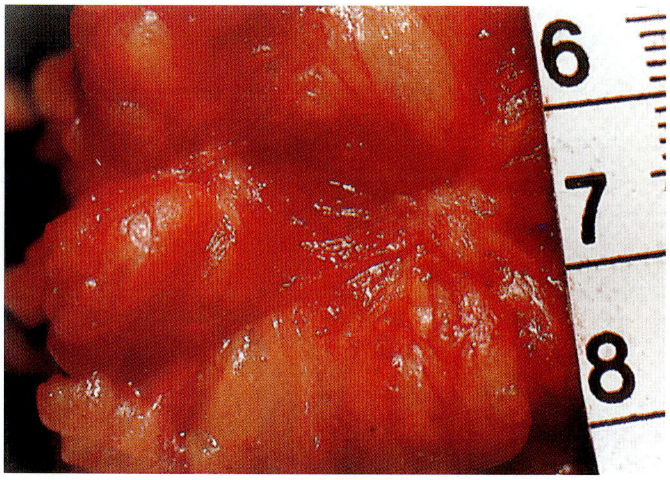

図 72f

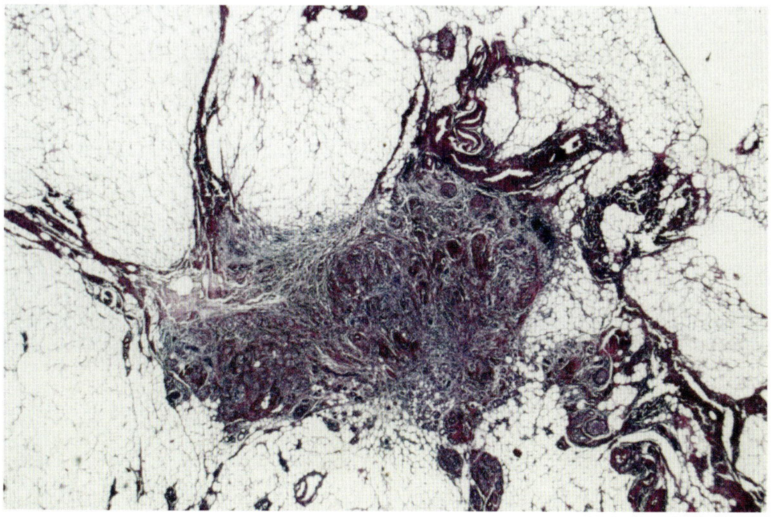

図 72g

73

68 歳女性．無症状．初回スクリーニング検査．

身体所見

マンモグラムを参照して，右乳房の上外側四半部に腫瘤をかすかに触知できた．

マンモグラフィ所見

図 73a：右乳房，内外斜位方向（MLO）撮影．A1 の部位で乳腺実質の輪郭が突出し，対側乳房とは明らかに異なる外形を呈している．乳頭から 4 cm の部位に，腫瘤とは関係のない粗い石灰化がみられる．

図 73b：左乳房，MLO 撮影．マンモグラフィは正常．

図 73c：右乳房，頭尾方向（CC）撮影の拡大図．A1 の部位にみられる腫瘤により乳腺実質の輪郭が引き込まれている．

図 73d：右乳房，MLO の小焦点拡大撮影．中心に明らかな腫瘤を伴う星芒状腫瘤がみられる．大きさはおよそ 10 mm で，長い直線状の棘状突起により囲まれている．

結論

悪性の星芒状腫瘍の典型的なマンモグラフィ像．乳頭から 4 cm の部位にみられる石灰化は粗く良性型で，硝子化した線維腺腫に典型的である．

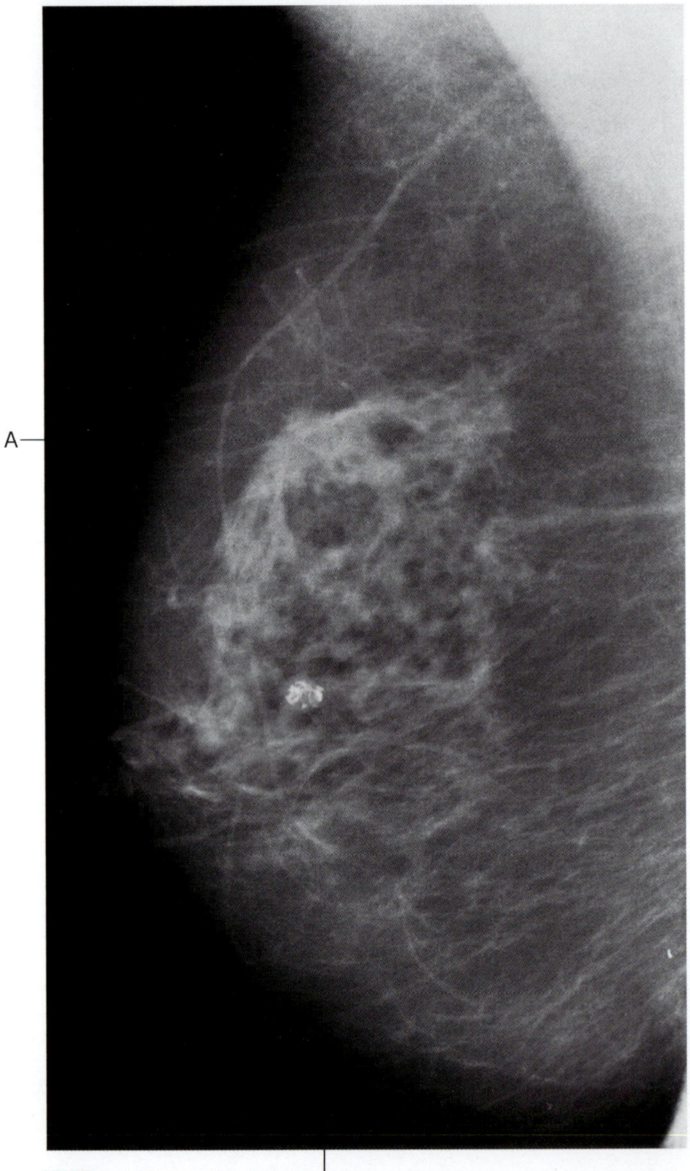

図 73a

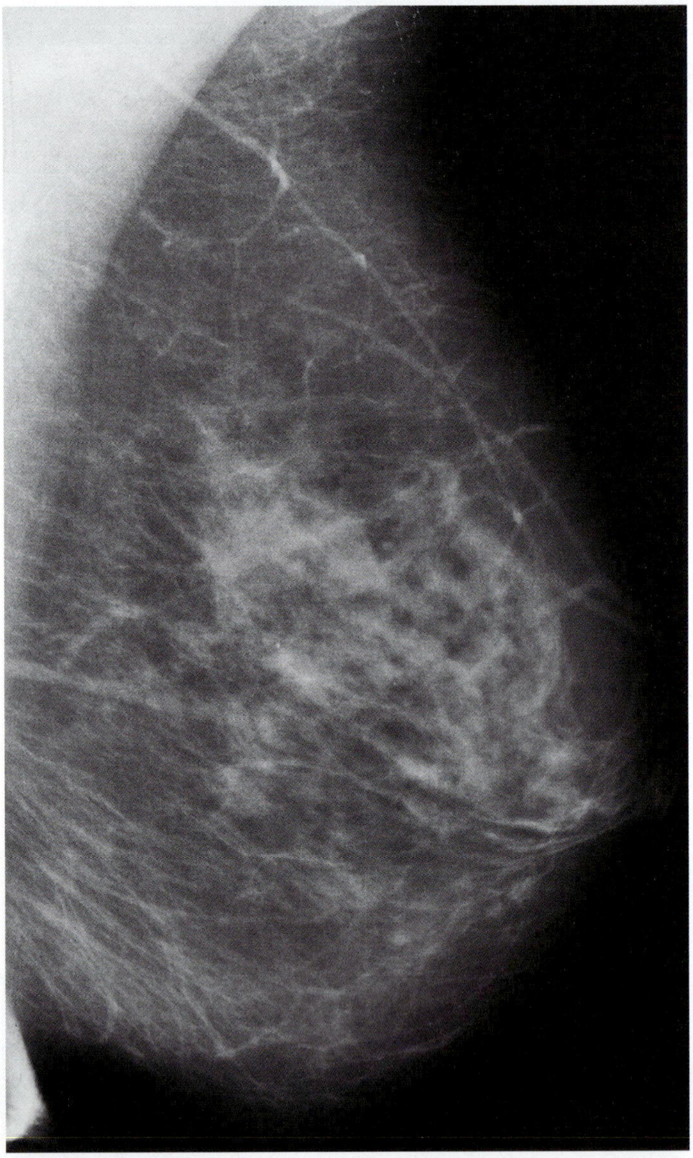

図 73b

組織診断

浸潤性乳管癌, 大きさは 10 mm. 腋窩リンパ節転移はみられない.

図 73e：エストロゲン受容体に対する免疫組織化学染色を行った腫瘍の概観. 半数以上の核が褐色に染まり受容体陽性である(12.5×).

図 73f：棘状の輪郭の拡大図. 棘状突起には grade 1 の非浸潤性乳管癌が含まれており, これもエストロゲン受容体に対し陽性を示す(100×).

図 73g：1 本の棘状突起の拡大図(200×)

図 73h：腫瘍の浸潤性成分(200×)

経過観察

女性は 20 年後の 88 歳時も存命であった. 乳癌の所見はみられなかった.

判定：カテゴリー 3 または 4(図 73a〜c)

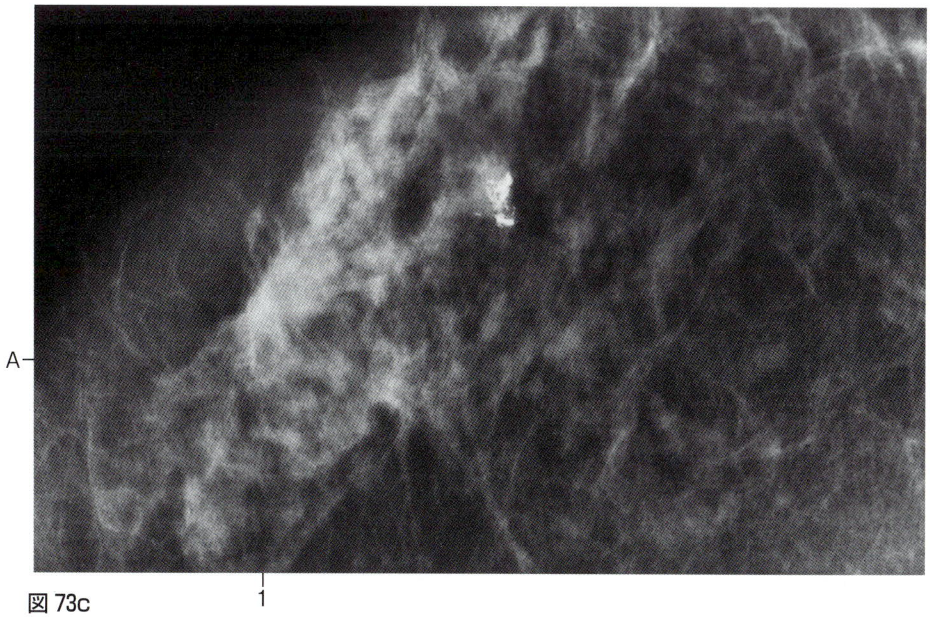

図 73c

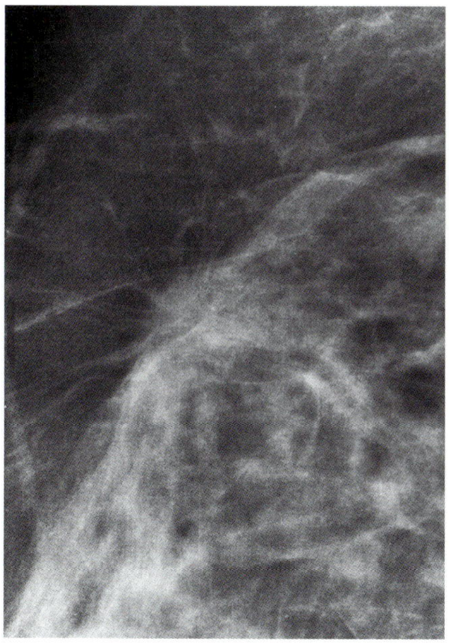

図 73d

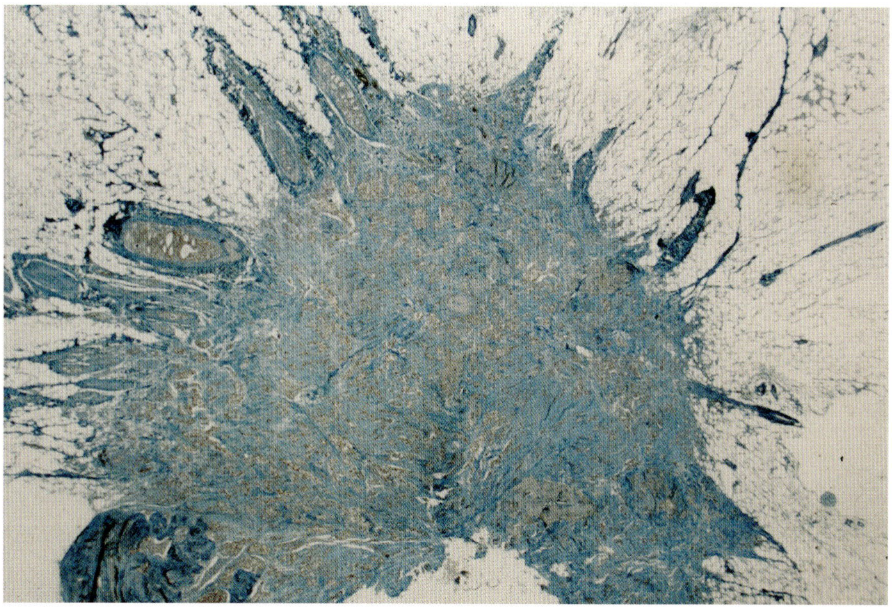

図 73e

図 73f〜h(次ページ)

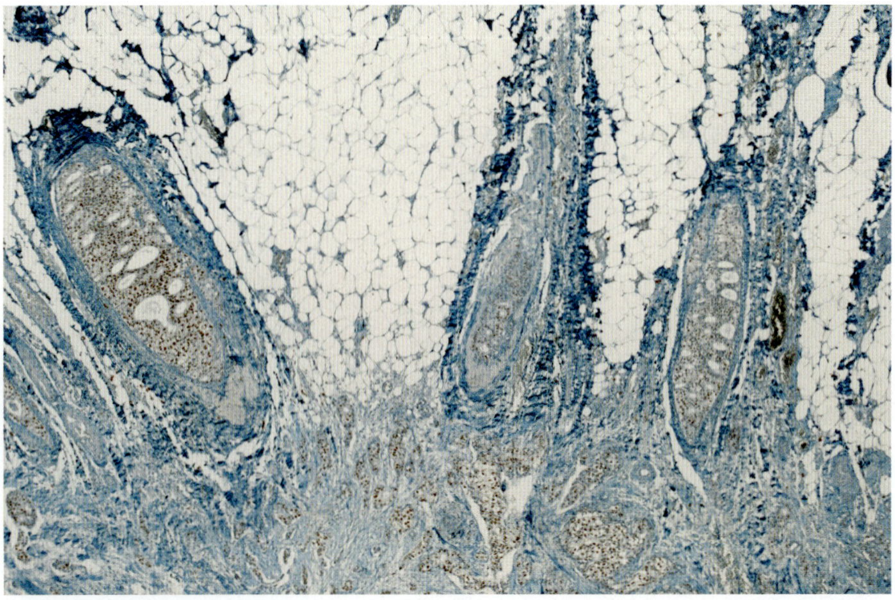

図 73f

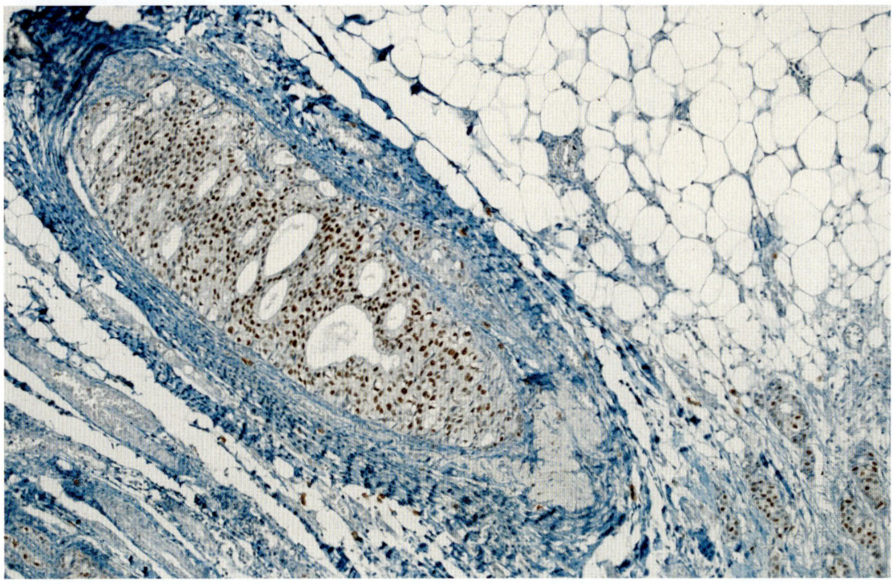

図 73g

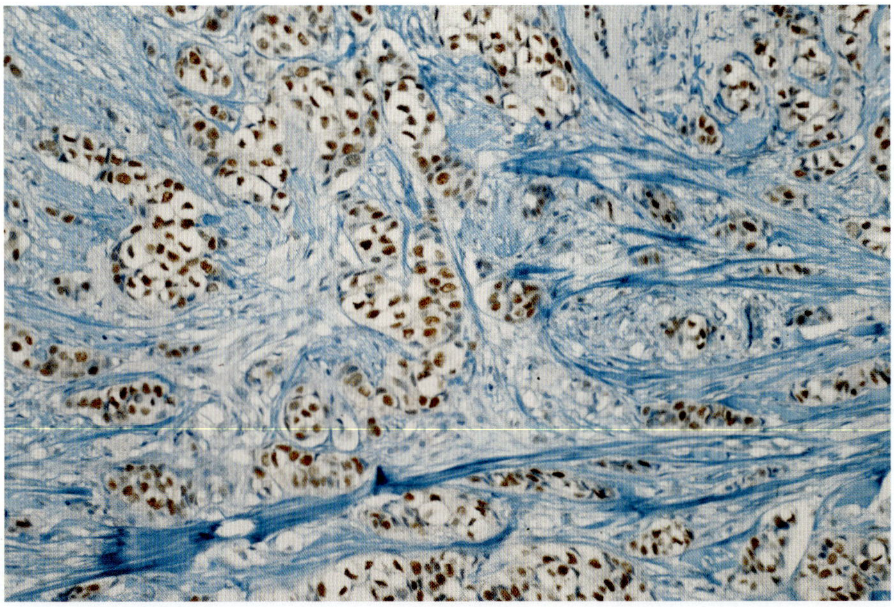

図 73h

74

57歳女性．無症状．初回スクリーニング検査．

身体所見

乳房に腫瘤は触知されない．

マンモグラフィ所見

図74a, b：左右乳房，内外斜位方向（MLO）撮影．左乳房の上外側四半部のA1の部位に小さな腫瘤がみられる．

図74c：左乳房，頭尾方向（CC）撮影．

図74d：CCのスポット圧迫小焦点拡大撮影．境界不明瞭な小円形の腫瘤がみられ，マンモグラフィ上は悪性．

組織診断

浸潤性乳管癌，大きさは10 mm未満．腋窩リンパ節転移はみられない．

図74e：小さな腫瘍の概観（H&E染色，12.5×）

コメント

この腫瘤はMLO撮影では検出するのが困難である．斜めマスキングにより腫瘤がみえやすくなる（**図16b**，第II章，p.9）．A2の部位の陰影は，いわゆる線維形成反応（悪性腫瘍の近くに生じる結合組織の増生）に相当する．

経過観察

女性は19年後も存命であった．乳癌の所見はみられなかった．

判定：カテゴリー4（図74a〜c）

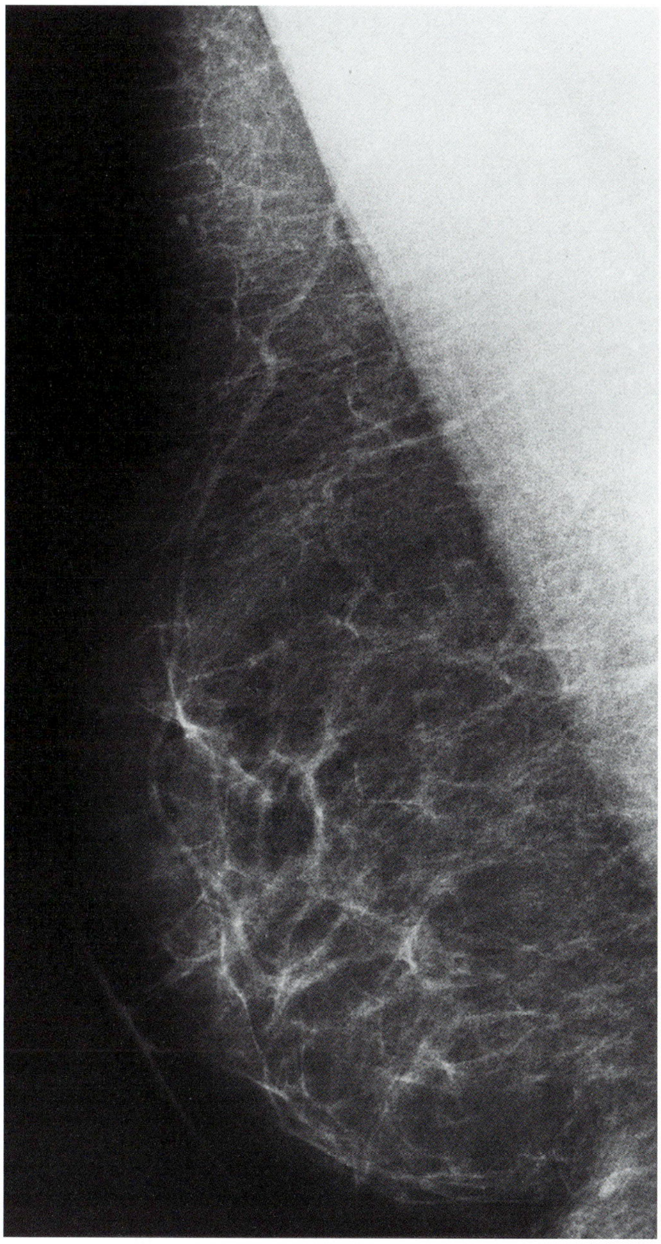

図74a

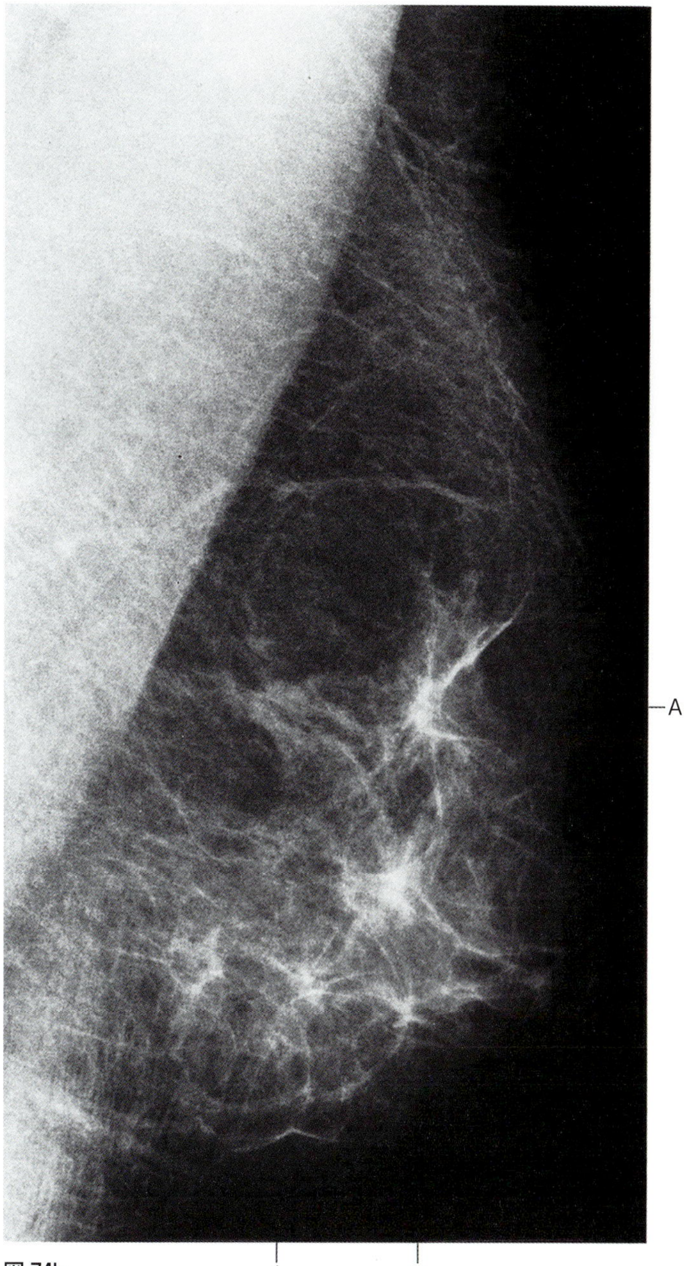

図74b

図74c〜e（次ページ）

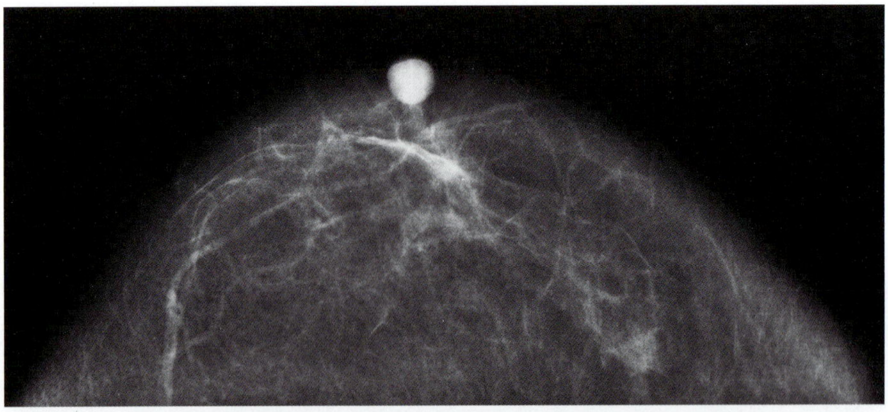

図 74c

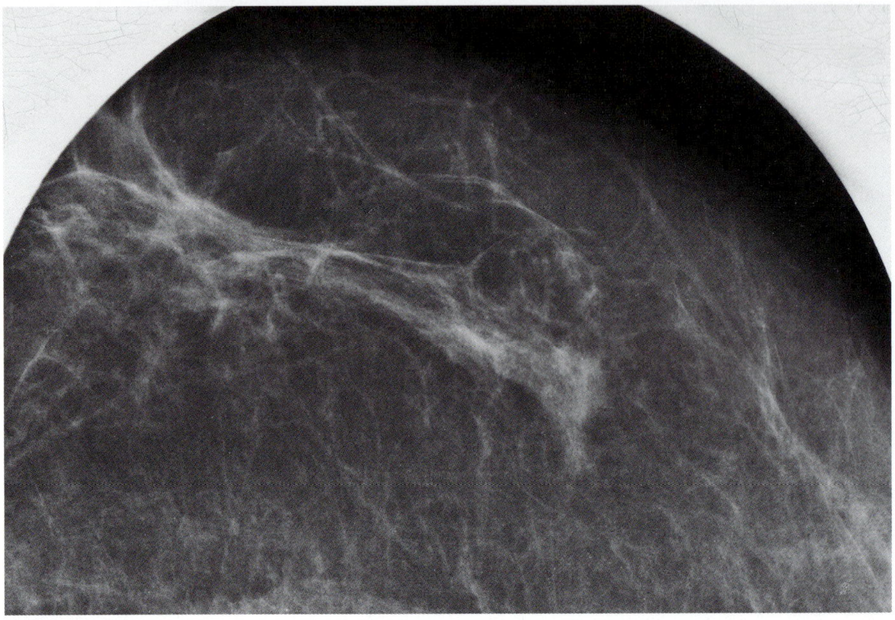

図 74d

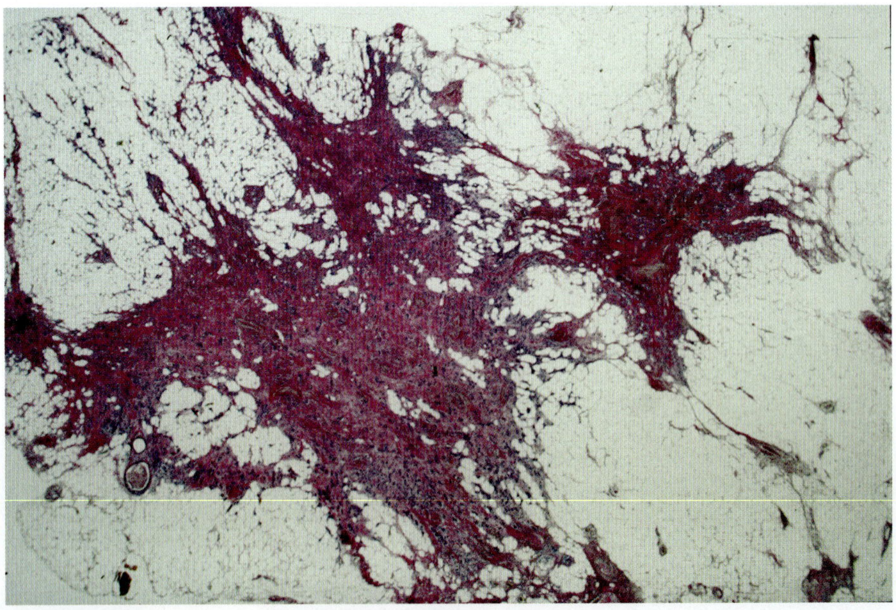

図 74e

75

65歳女性．無症状．初回スクリーニング検査．

身体所見

いずれの乳房にも腫瘤は触知されない．

マンモグラフィ所見

図 75a, b：左乳房，内外斜位方向(MLO)撮影と頭尾方向(CC)撮影．非特異的な構造を示す小さな腫瘤が，上外側四半部の乳頭から 9 cm の A1 の部位にみられる．

図 75c, d：MLO と CC の小焦点拡大撮影．

分析

レース状の放射状構造，大きさは10 mm未満．マンモグラフィ上は悪性腫瘍．

図 75e：手術標本の写真

組織診断

浸潤性乳管癌，大きさは9 mm．腋窩リンパ節転移はみられない．

経過観察

患者は 9 年後，74 歳で腎不全により死亡した．死亡時に乳癌の所見はみられなかった．

判定：カテゴリー 4(図 75a, b)

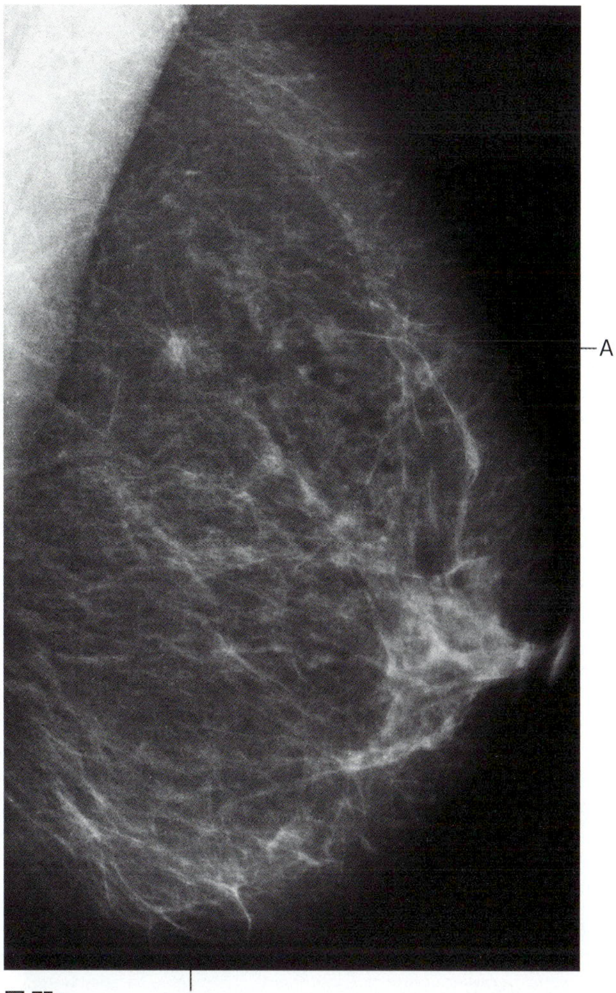

図 75a

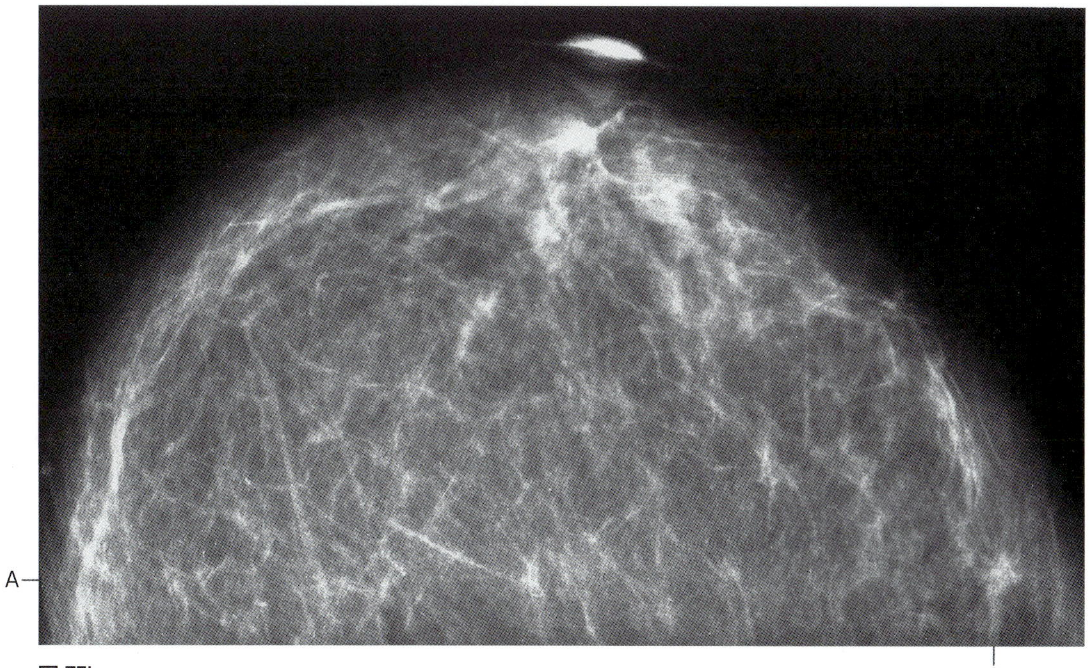

図 75b

図 75c～e(次ページ)

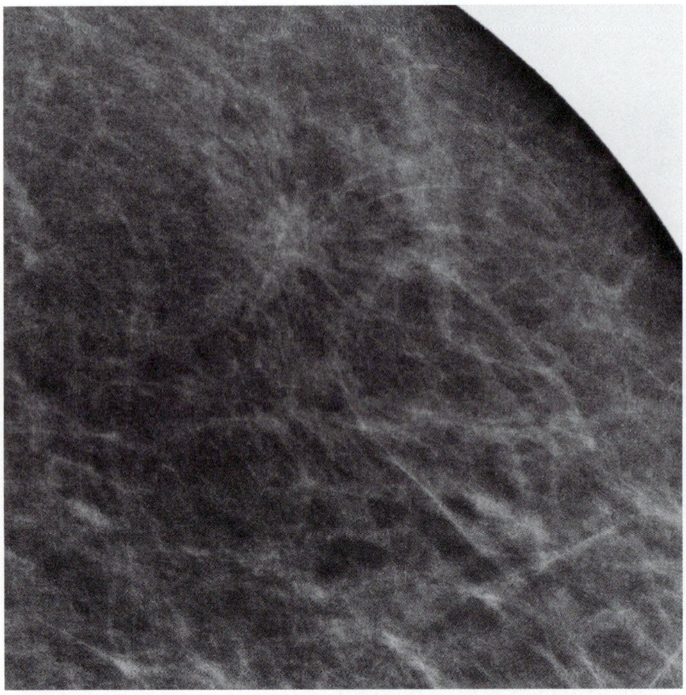

図 75c

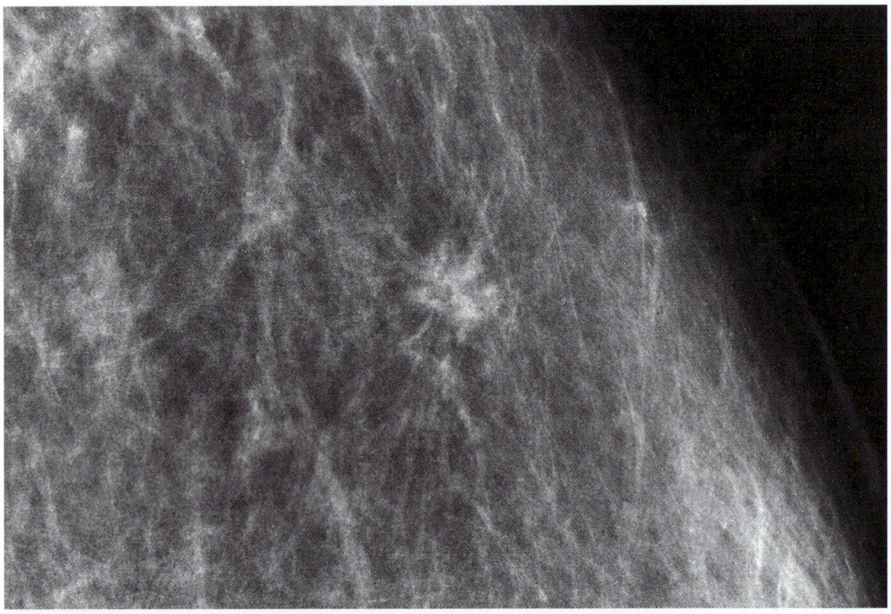

図 75d

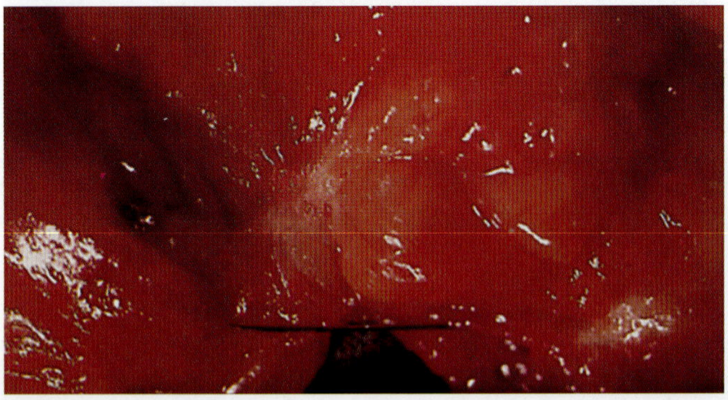

図 75e

76

73歳女性．無症状．初回スクリーニング検査．

身体所見

乳房に腫瘤は触知されない．

マンモグラフィ所見

図 76a, b：左右乳房，内外斜位方向（MLO）撮影．右乳房の A1 の部位に星芒状病変がみられる．

図 76c：右乳房，頭尾方向（CC）撮影．A1 の部位に腫瘤がみられる．

図 76d：CC 撮影のスポット圧迫撮影

図 76e：右乳房．内外方向（ML）撮影の拡大図．A1 の部位に腫瘤がみられる．

分析

形状：星芒状；周囲に棘状突起を有する小さな腫瘤；石灰化は伴っていない．

大きさ：10 mm 未満

結論

マンモグラフィ上は悪性腫瘍．

コメント

星芒状腫瘤が小さければ小さいほど，病変を検出するのは難しい．斜めマスキングを用いた MLO 撮影により，腫瘤の検出が可能になる（第 II 章参照）．

図 76f：手術標本の写真

組織診断

浸潤性乳管癌，最大径は 10 mm．腋窩リンパ節転移はみられない．

図 76g：腫瘍の概観（H&E 染色，12.5×）

経過観察

女性は 12 年後，85 歳で心筋梗塞により死亡した．死亡時に乳癌の所見はみられなかった．

判定：カテゴリー 4（図 76a〜c）

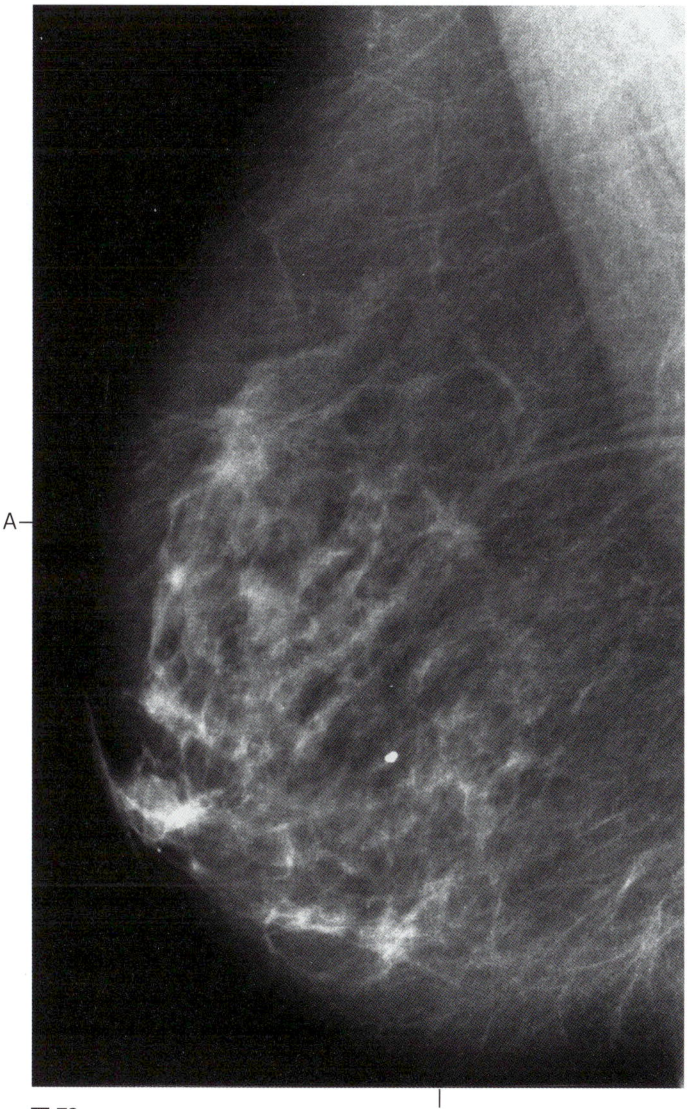

図 76a

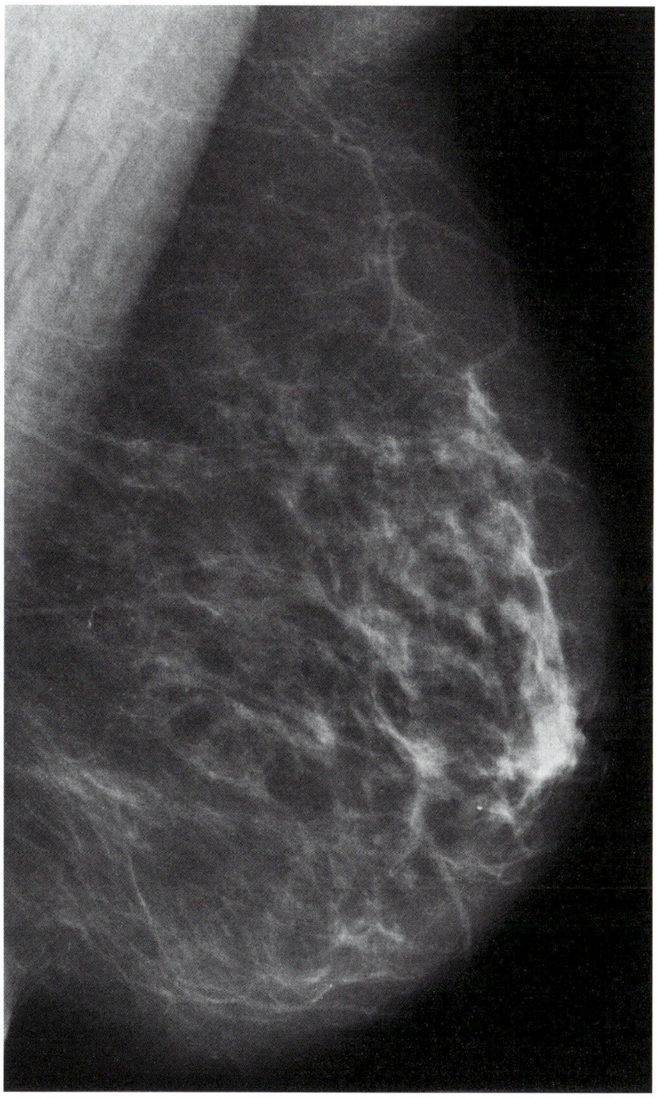

図 76b

図 76c〜g（次ページ）

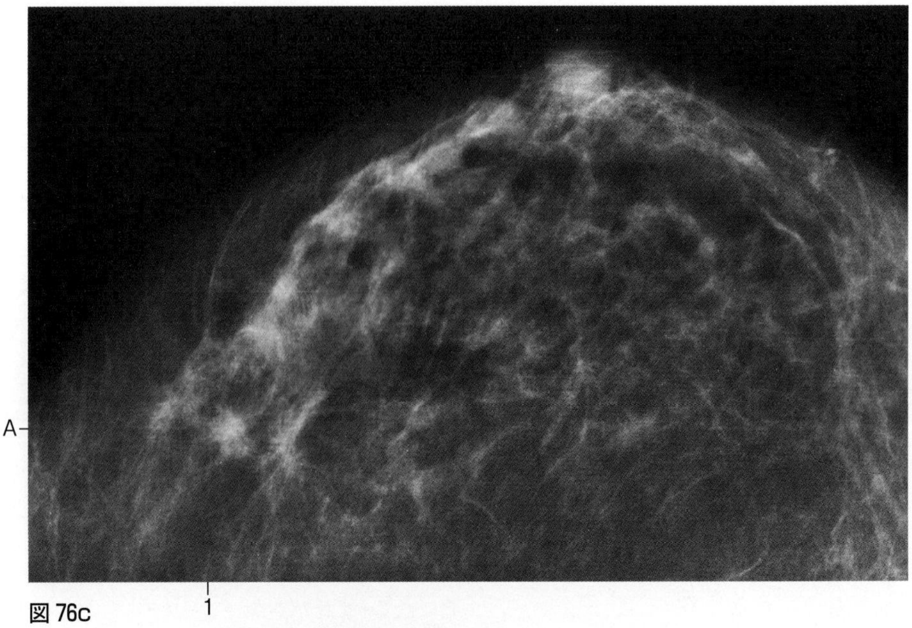

図 76c

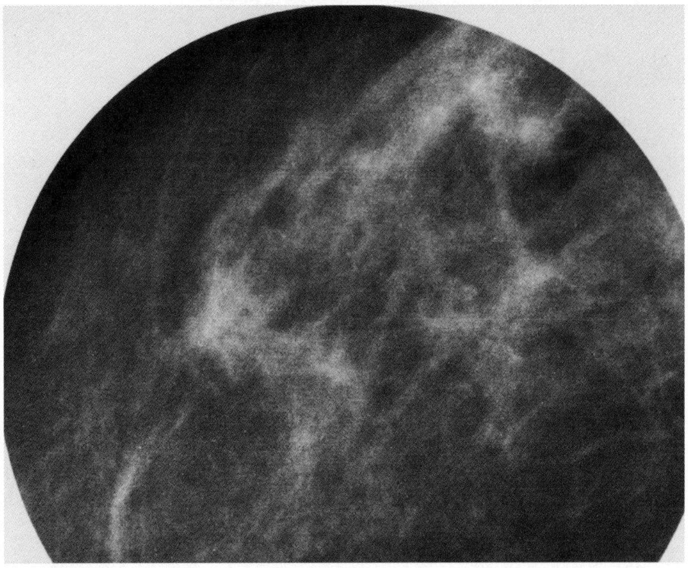

図 76d

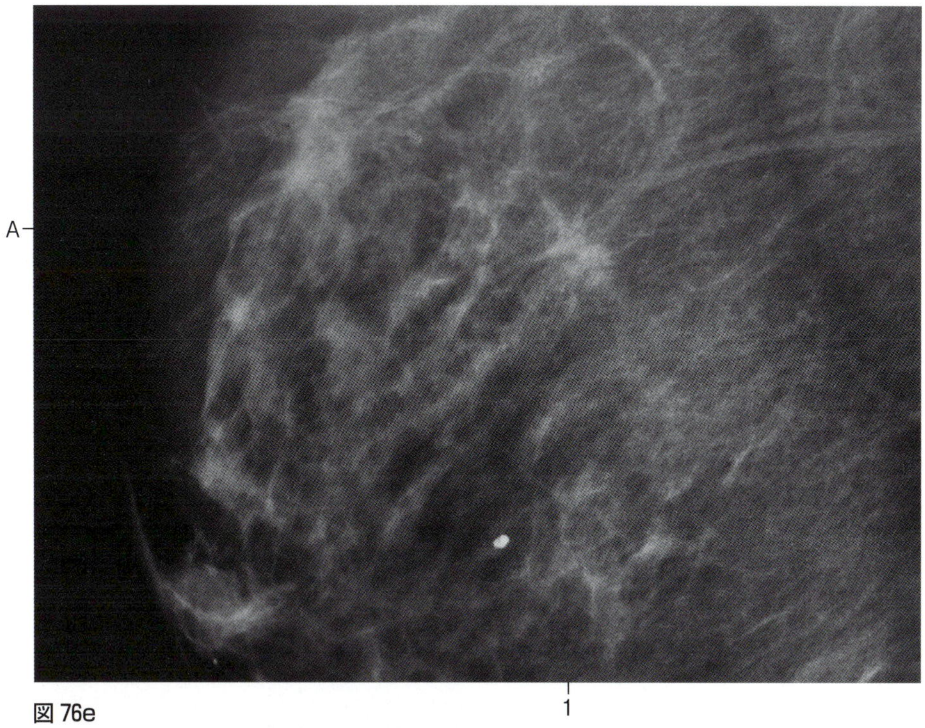

図 76e

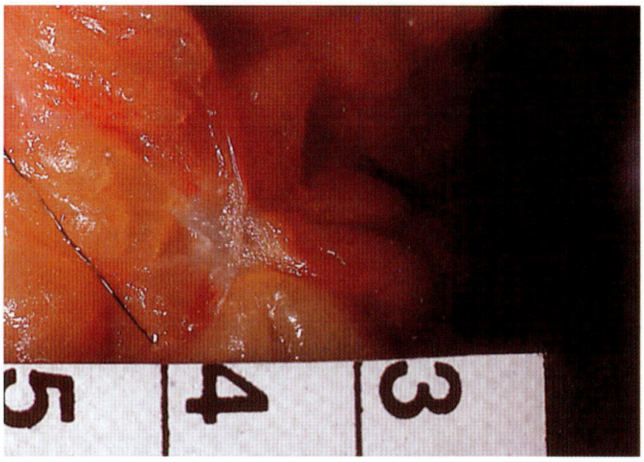

図 76f

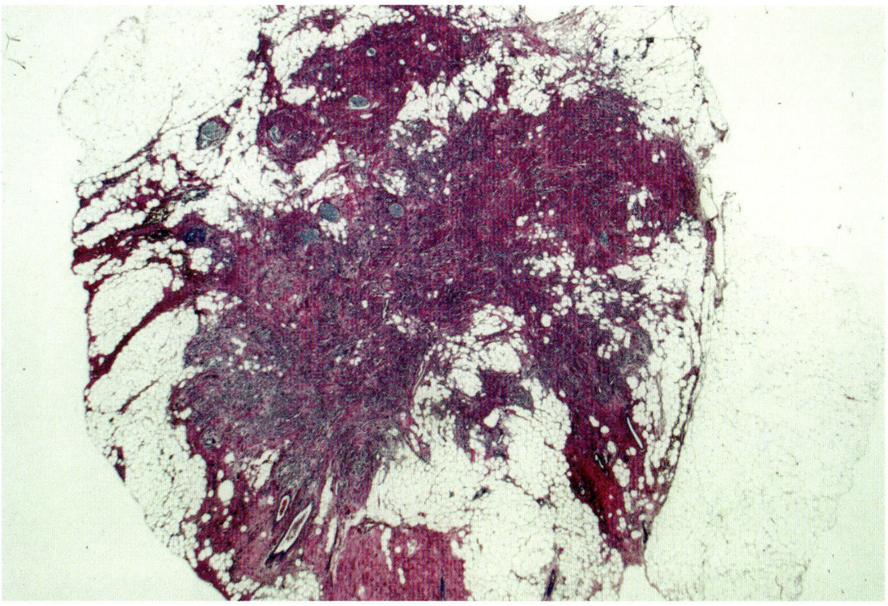

図 76g

77

61歳女性．無症状．初回スクリーニング検査．

身体所見

乳房に腫瘤は触知されない．

マンモグラフィ所見

図77a：左乳房，内外斜位方向（MLO）撮影．A1の部位に乳腺実質の乱れが認められる．
図77b：左乳房，頭尾方向（CC）撮影．乳頭から6 cmの乳房中央部に構築の乱れがみられる．
図77c：左乳房，CCの小焦点拡大撮影．
図77d：手術標本のX線写真

分析

術前のマンモグラムでは中心部の腫瘤は明らかではないが，手術標本のX線写真では小さな腫瘤が認められる．長く細い棘状突起が放射状構造を形成している．石灰化は伴っていない．

結論

濃度の高い乳腺実質が重なっているため中央部の小さな腫瘤は不明瞭である．長い放射状の棘状突起が正常乳腺構造に歪みを生じ，腫瘤を検出するのが可能になる．

組織診断

浸潤性乳管癌．腋窩リンパ節転移はみられなかった．

経過観察

女性は19年後も存命であった．

判定：カテゴリー3（図77a，b）

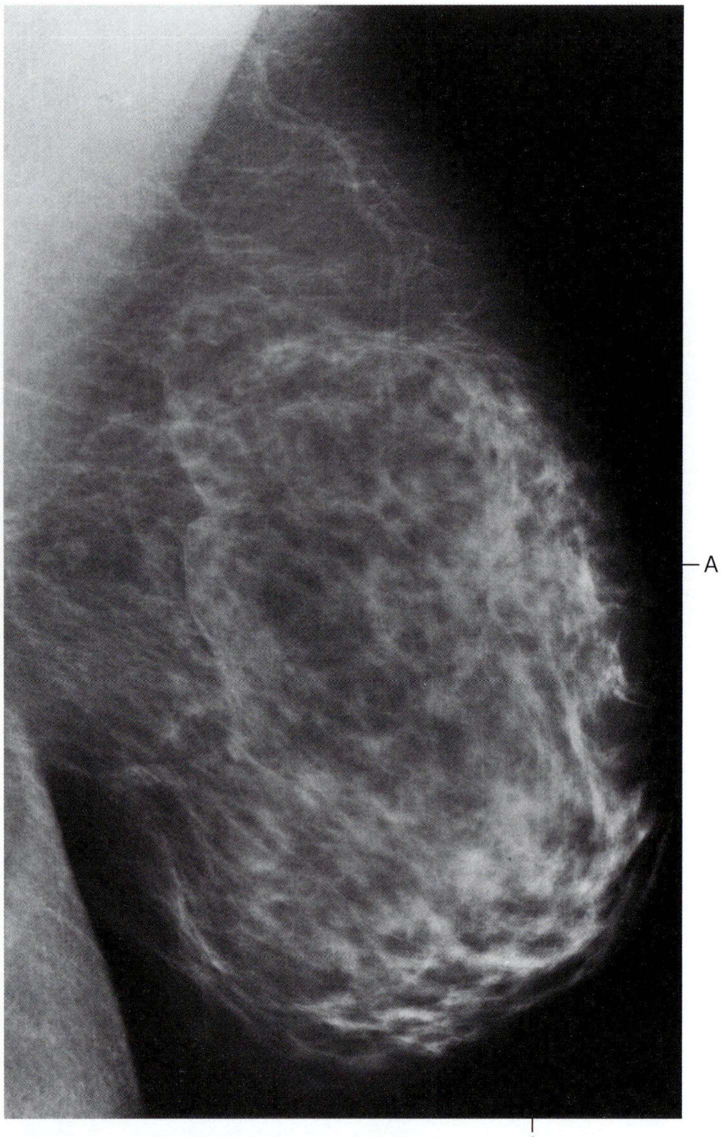

図77a

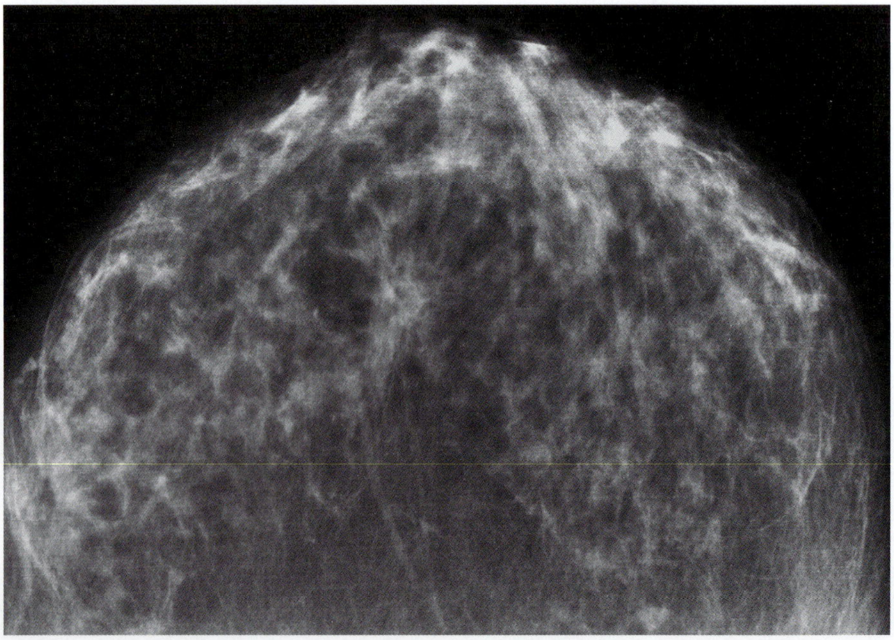

図77b

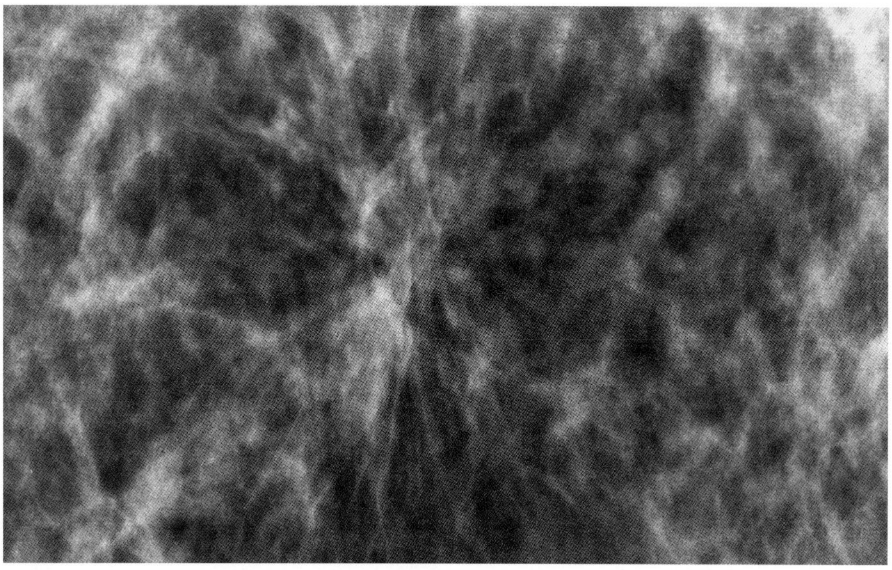

図 77c

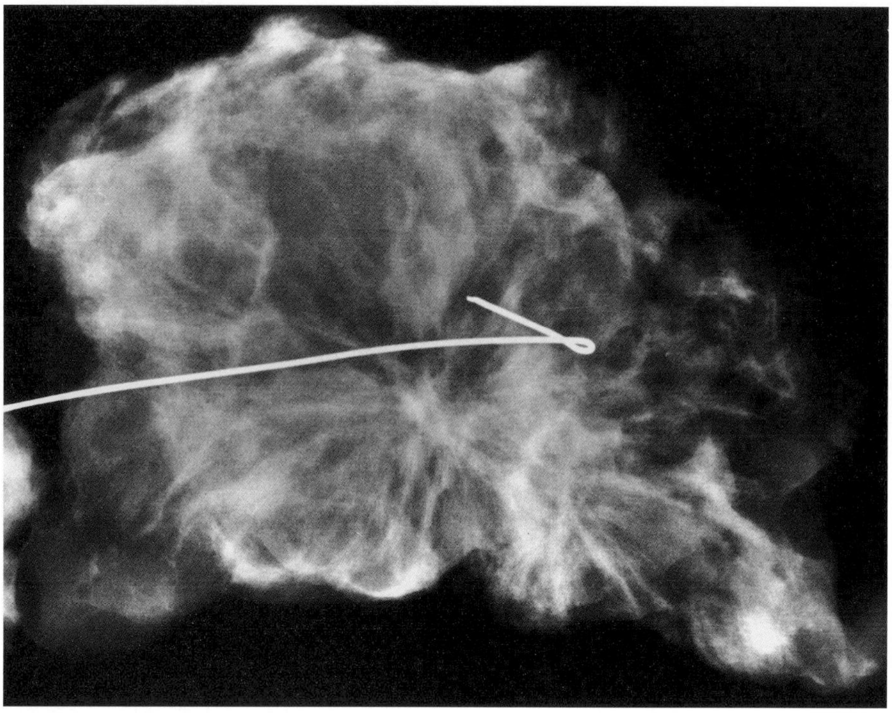

図 77d

78

64 歳女性．無症状．初回スクリーニング検査．

身体所見

乳房に腫瘤は触知されない．

マンモグラフィ所見

図 78a, b：左右乳房，内外斜位方向（MLO）撮影．左乳房の A1 の部位に小さな非特異的な非対称性陰影がみられる．右乳房は正常．

図 78c：左乳房，頭尾方向（CC）撮影．A1 の部位に非対称性陰影が認められる．

図 78d：左乳房，CC のスポット拡大撮影．非特異的な非対称性陰影は境界不明瞭な小円形腫瘤に相当し，石灰化した動脈と重なっている．

分析

形状：境界不明瞭な単発性の腫瘤，スポット拡大撮影で最もよくみえる．

大きさ：10 mm 未満

結論

マンモグラフィ上は悪性腫瘍．

組織診断

浸潤性乳管癌，最大径 7 mm．腋窩リンパ節転移はみられない．

経過観察

女性は 12 年後に急性心不全により死亡した．死亡時に乳癌の所見はみられなかった．

判定：カテゴリー 4（図 78a～c）

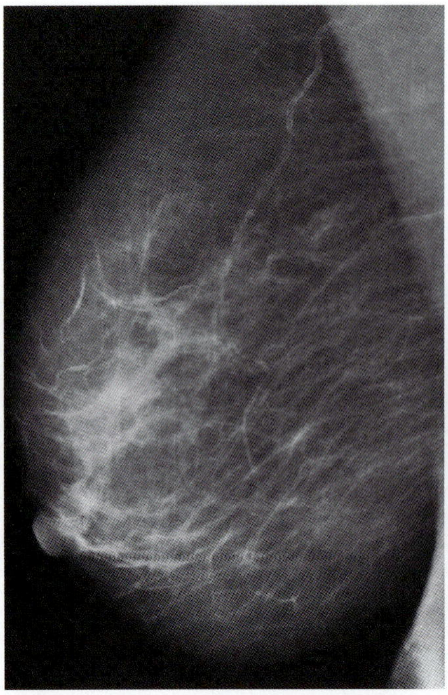

図 78a

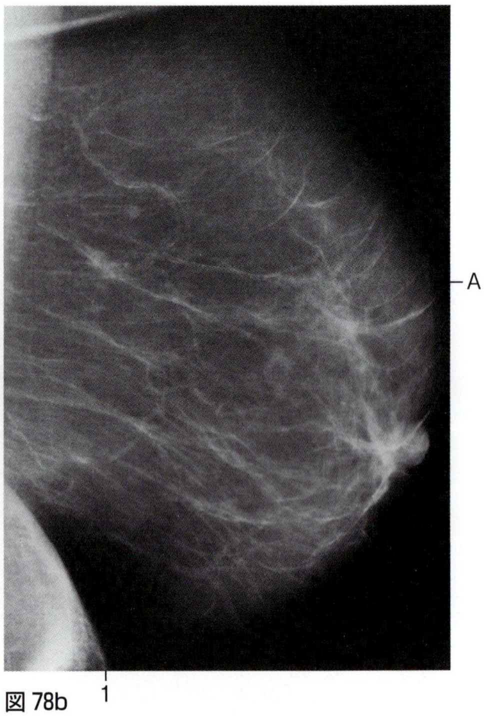

図 78b

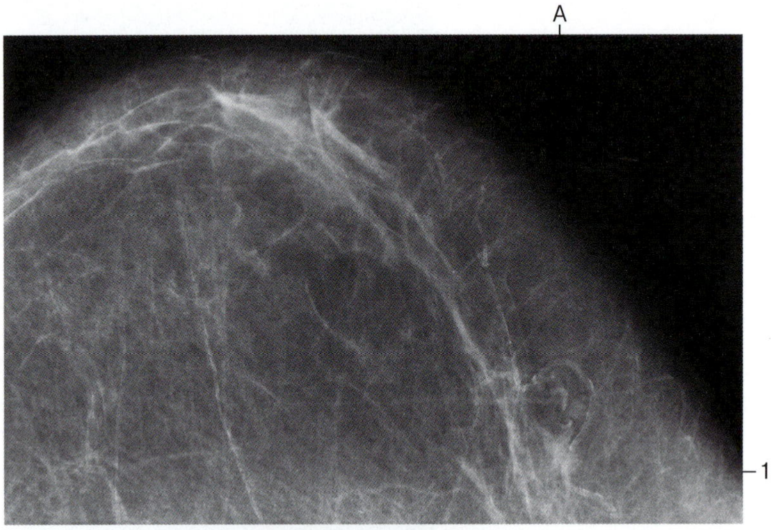

図 78c

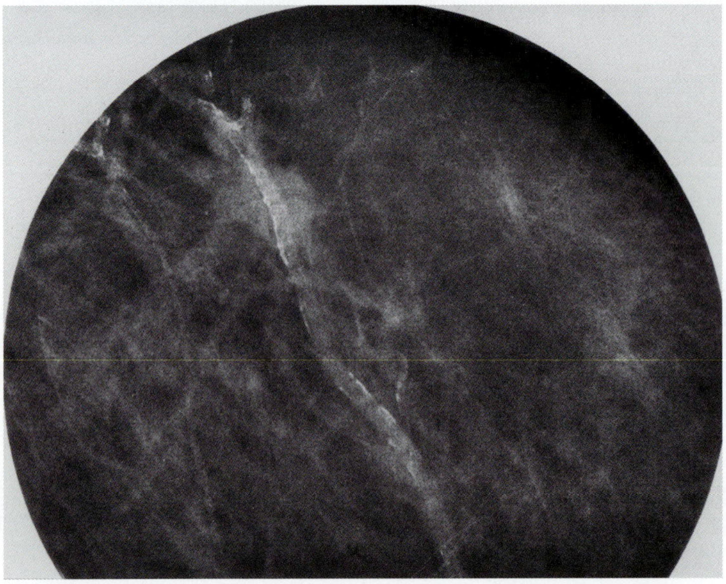

図 78d

79

70歳女性．無症状．初回スクリーニング検査．

身体所見

乳房に腫瘤は触知されない．

マンモグラフィ所見

図 79a：右乳房，内外斜位方向(MLO)撮影．A1の部位に小さな非特異的な陰影がみられる．
図 79b：右乳房，頭尾方向(CC)撮影．A1の部位に病変がみられる．
図 79c：腫瘤のMLOのスポット拡大撮影．

分析

形状：不明瞭，単発性腫瘤．
大きさ：1 cm 未満

結論

4つの“禁制領域(第II章参照)”の1つにみられる境界不明瞭な非特異的腫瘤では悪性が強く疑われる．

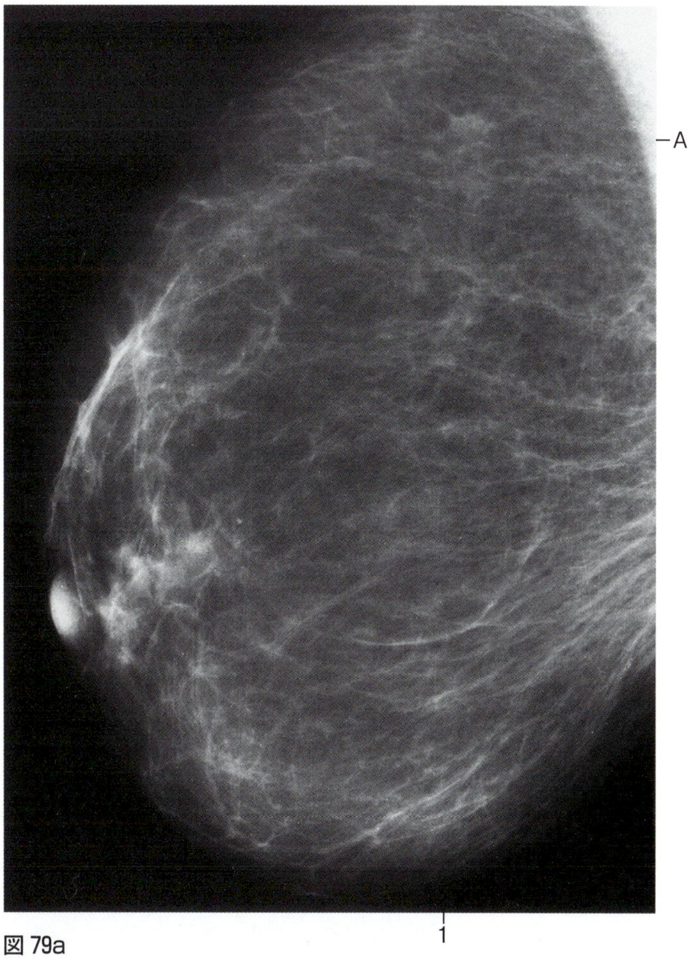

図 79a

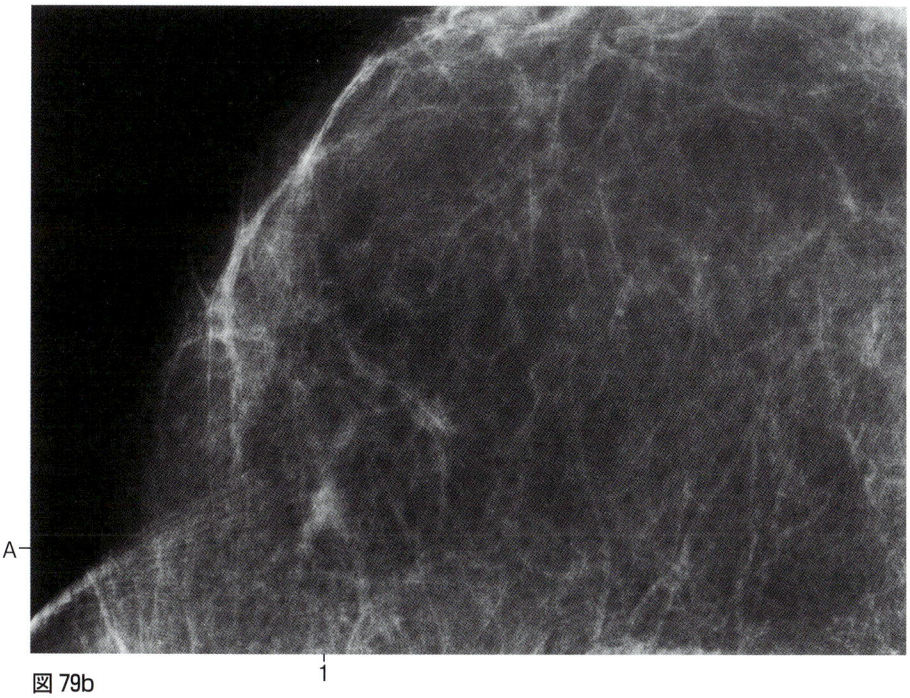

図 79b

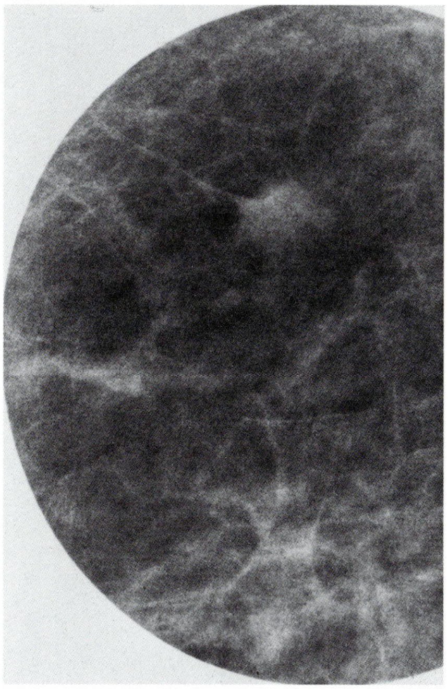
図 79c

図 79d, e(次ページ)

組織診断

浸潤性乳管癌，大きさは 6×6 mm．腋窩リンパ節転移はみられない．

図 79d：腫瘍の概観（H&E 染色，12.5×）

図 79e：浸潤癌の拡大像（H&E 染色，200×）

経過観察

女性は故郷に帰国し，4 年 10 か月後，74 歳で死亡した．原因は不明．

判定：カテゴリー 4（図 79a，b）

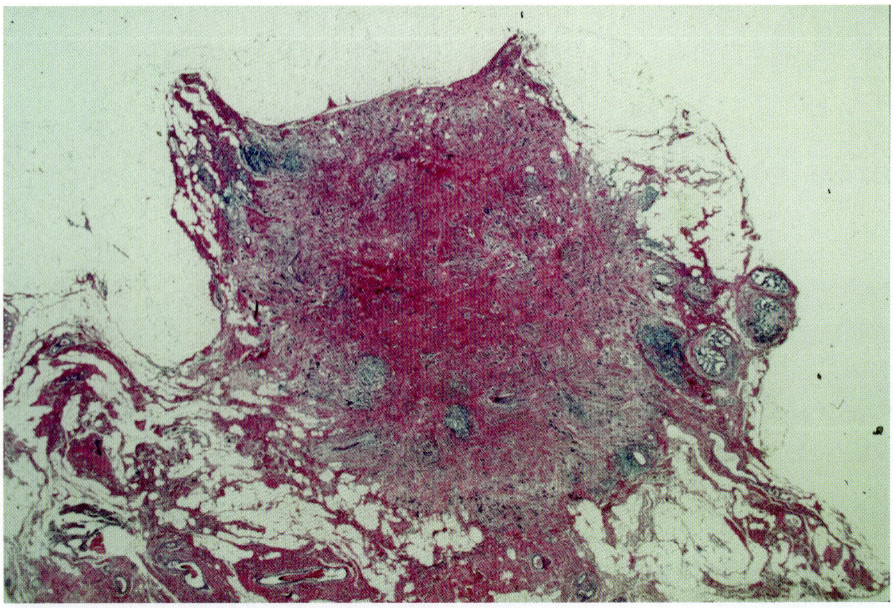

図 79d

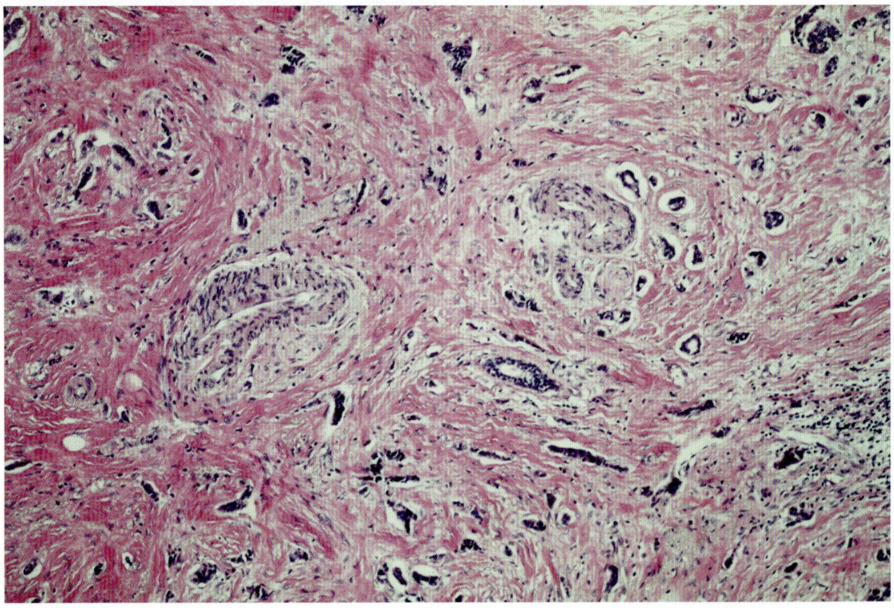

図 79e

80

44歳女性．左乳房の上外側四半部に腫瘤を触知し，マンモグラフィ検査のため紹介された．

身体所見

2×2 cmの硬いしこりが左乳房の上外側四半部に認められる．皮膚の変化はない．悪性が疑われる．

マンモグラフィ所見

図80a：左乳房，内外斜位方向(MLO)撮影．A1の部位に乳腺実質の輪郭の引き込み(**図19a**参照)が認められる．石灰化は伴っていない．

図80b：左乳房，頭尾方向(CC)撮影．A1の部位に構築の乱れがみられ，tent signを伴っている(**図18c**参照)．

図80c：左乳房，CCのスポット拡大撮影．

分析(スポット圧迫撮影で最もよくみえる)

中心に腫瘤を伴う星芒状腫瘤は多数の棘状突起で囲まれている．マンモグラフィ上は悪性腫瘍．

組織診断

腋窩リンパ節転移を伴う浸潤性乳管癌．

図80d：浸潤性腫瘍の低倍率組織像．不定形の石灰化を伴う非浸潤性低分化癌の成分を含む(H&E染色，40×)．

経過観察

患者は4年後，48歳で肝転移・骨転移を伴う乳癌により死亡した．

判定：カテゴリー4(図80a，b)

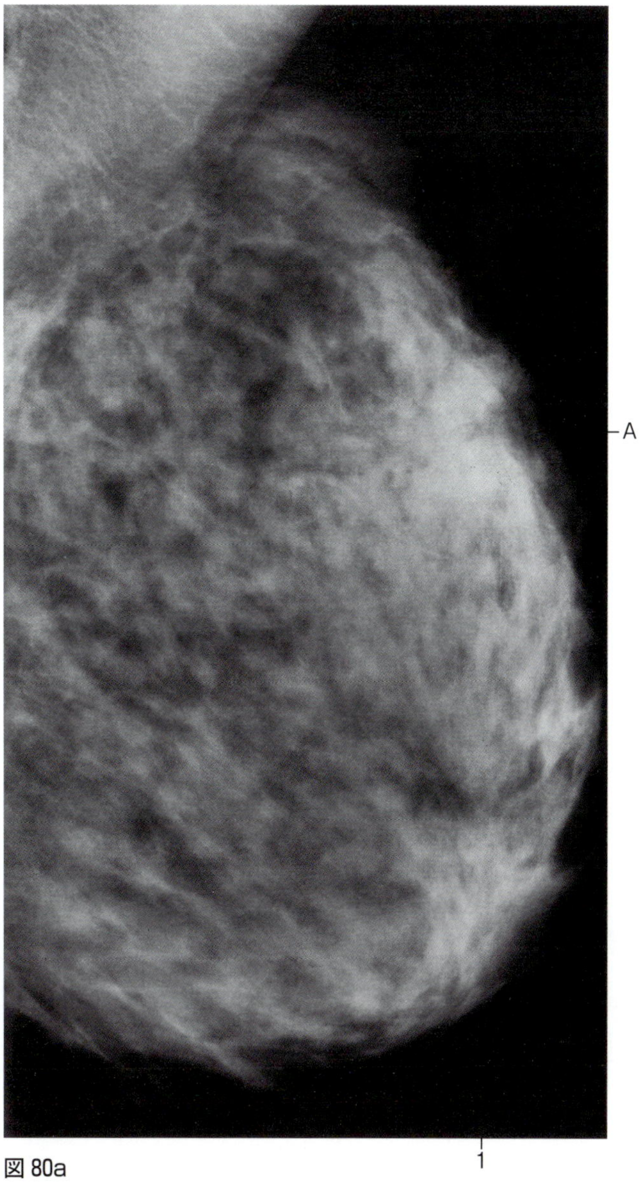

図80a

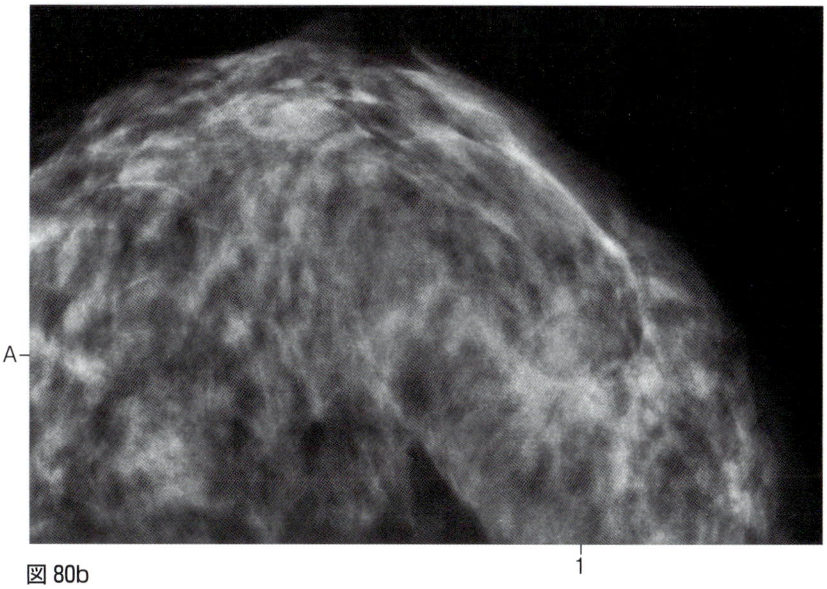

図80b

図80c，d(次ページ)

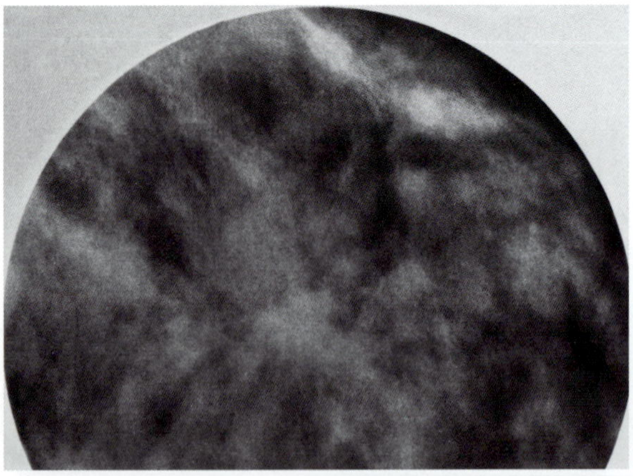

図 80c

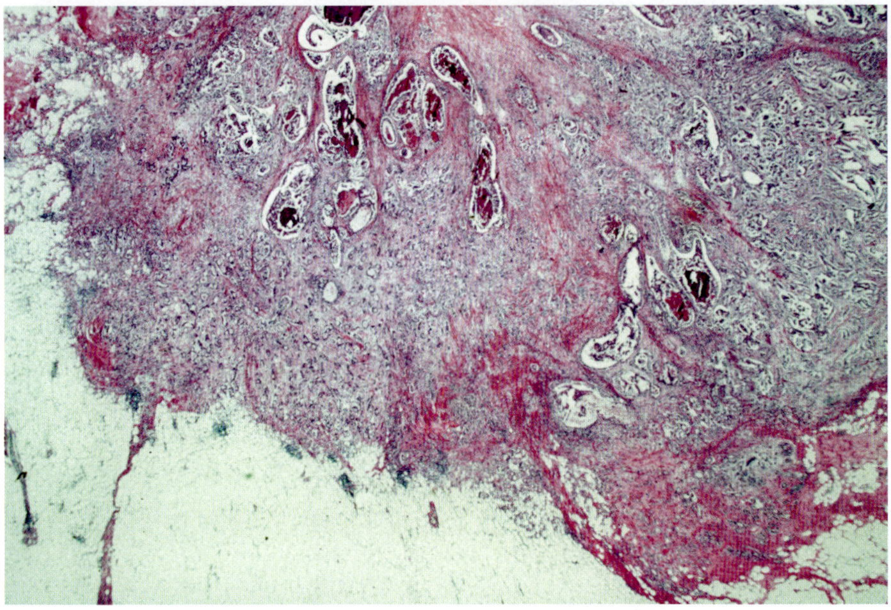

図 80d

81

46歳女性．無症状．初回スクリーニング検査．

身体所見

乳房に腫瘤は触知されない．

マンモグラフィ所見

図81a：左乳房，内外斜位方向(MLO)撮影．乳房の上半分の乳頭から8 cmの部位に星芒状構造がみられる．

図81b：左乳房，病変の小焦点拡大撮影．

分析

乳癌に典型的にみられる中心部の充実性腫瘤の代わりに，大きな楕円形の透亮像が病変の中心部付近に認められる．放射状構造は，浸潤性乳癌の所見とは異なり，放射線不透過性と放射線透過性の線状構造が交互にみられて形成されている．随伴する石灰化は非常に淡い．

結論

放射状瘢痕の典型的なマンモグラフィ像．

組織診断

放射状瘢痕(硬化性乳管過形成)．悪性所見はみられない．

判定：カテゴリー3(図81a)

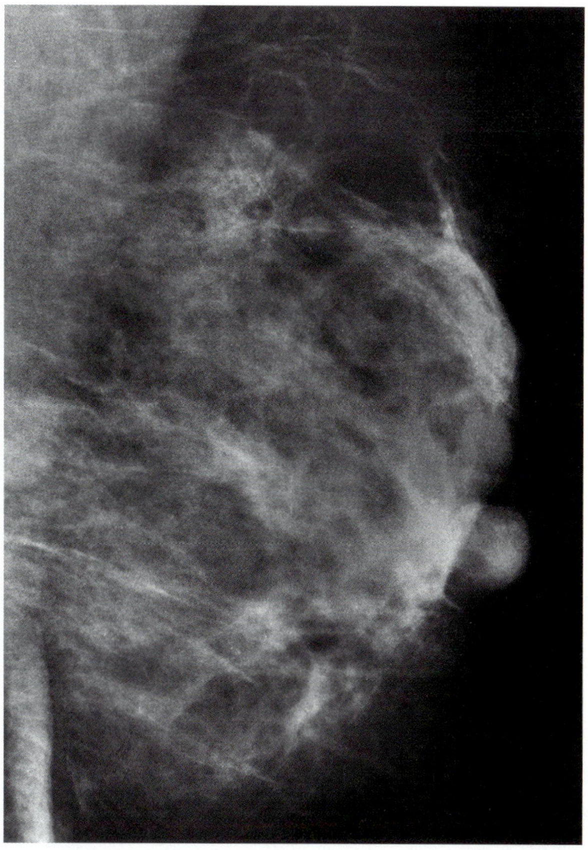

図81a

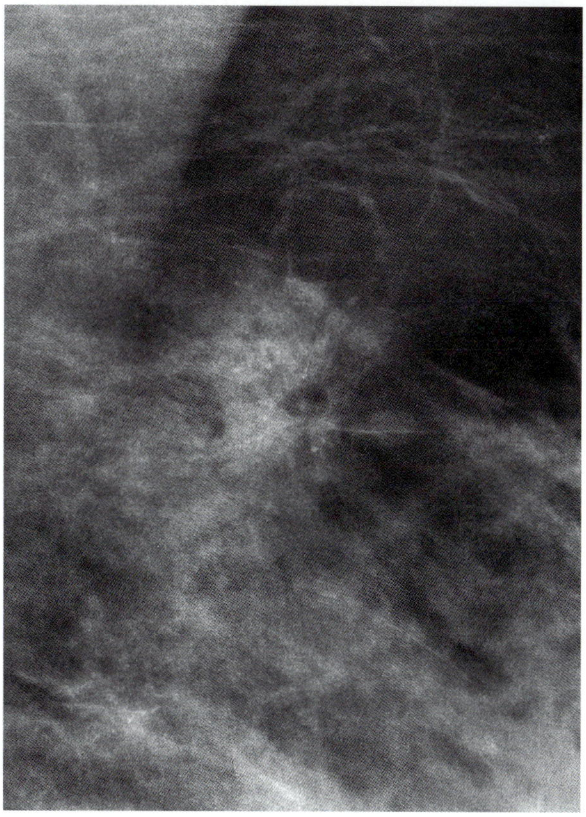

図81b

82

42歳女性．無症状．初回スクリーニング検査．

身体所見

乳房に腫瘤は触知されない．

マンモグラフィ所見

図82a, b：左右乳房，内外斜位方向(MLO)撮影．右乳房のA1の部位に，小さな非特異的な非対称性陰影がみられる．

図82c：右乳房，頭尾方向(CC)撮影．A1の部位に放射状構造を伴う非対称性陰影が認められる．

図82d：右乳房，CCの小焦点拡大撮影．

分析

放射状構造は中心部の腫瘤を欠き，放射線不透過性の線状陰影からなる．石灰化は伴っていない．

結論

小さな星芒状の悪性腫瘍と放射状瘢痕を画像検査のみで確実に鑑別することはできない．

組織診断

図82f：軽度の上皮細胞の増殖を伴う放射状瘢痕(硬化性乳管過形成)(H&E染色，40×)．悪性所見はない．

コメント

この病変は検出も乳癌との鑑別も難しい．頭側からの斜めマスキングにより検出しやすくなる(**図82e**)．

判定：カテゴリー4(図82a～c)

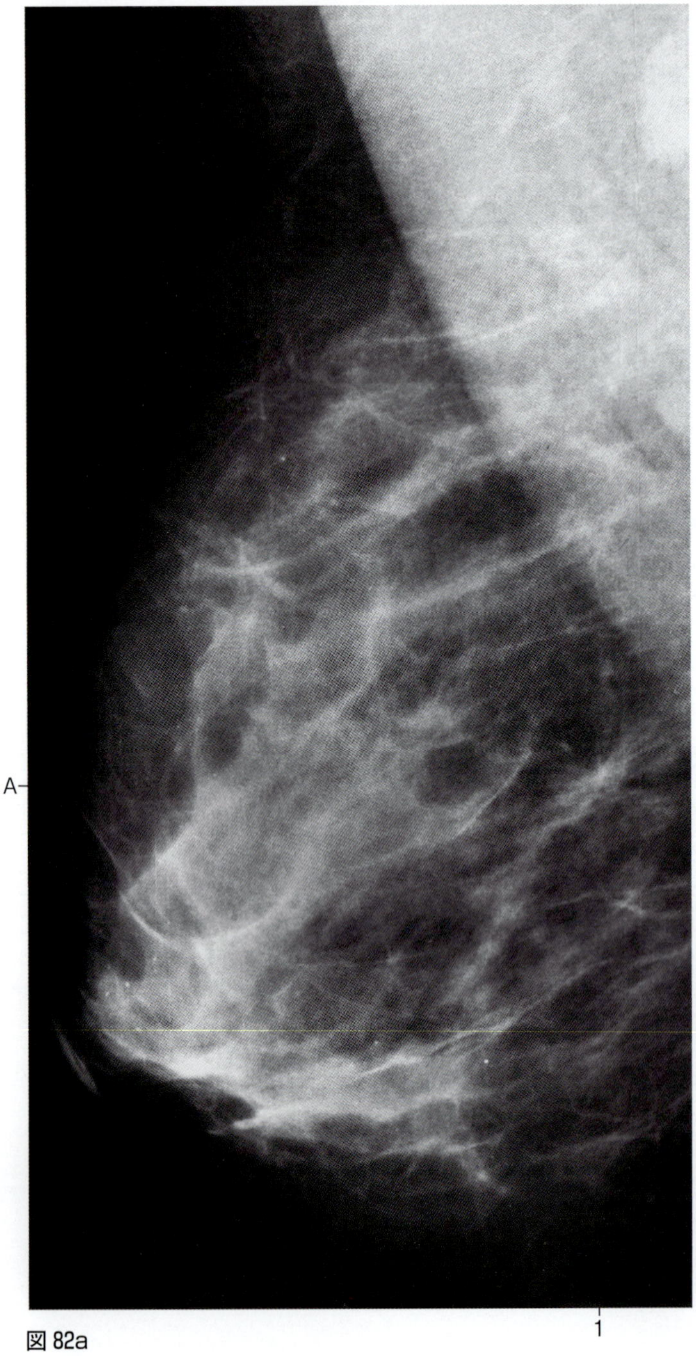

図82a

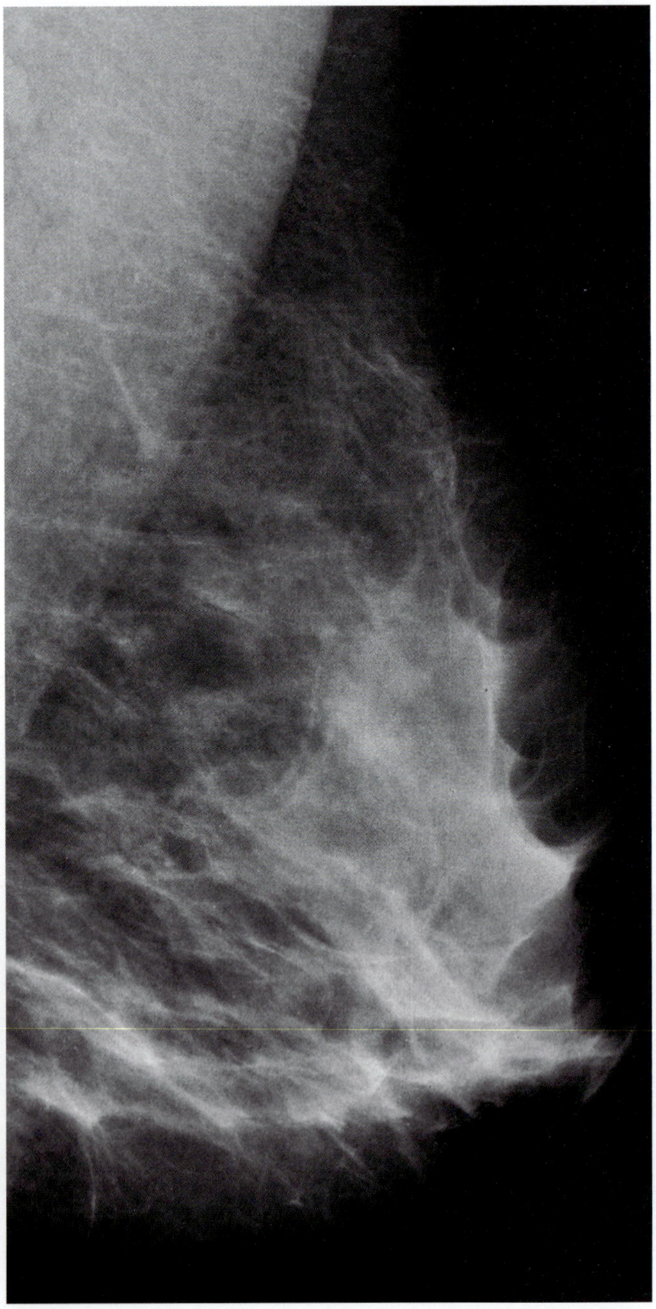

図82b

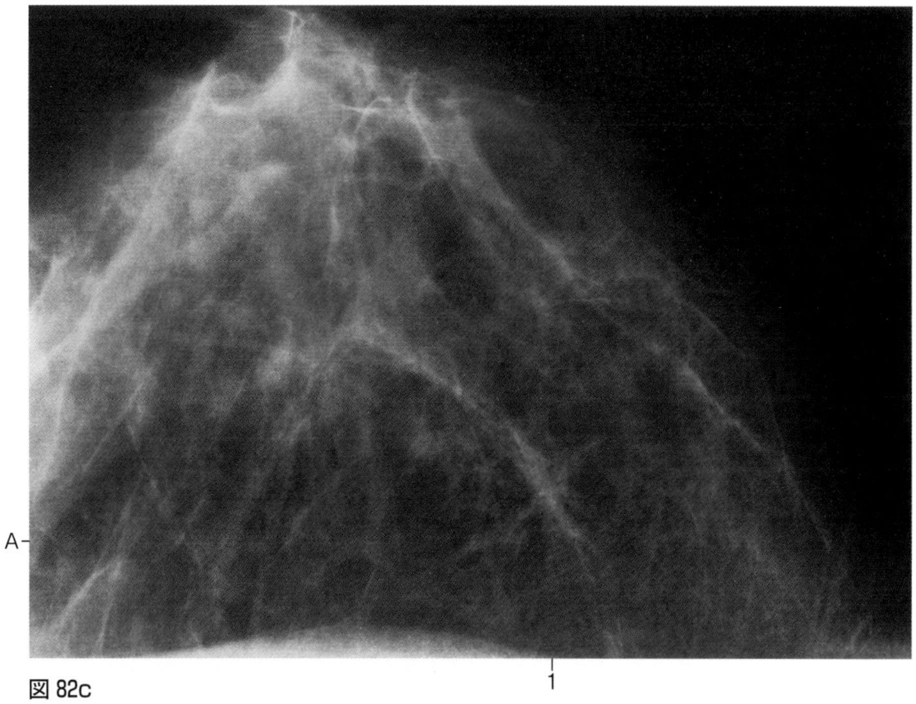

図 82c

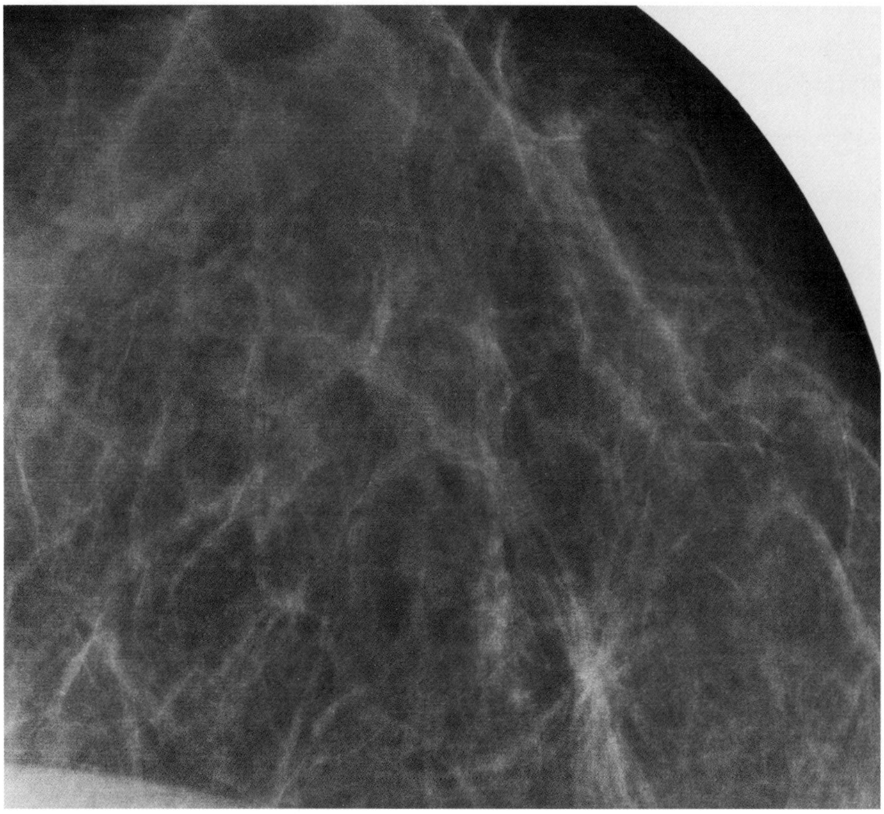
図 82d

図 82e, f(次ページ)

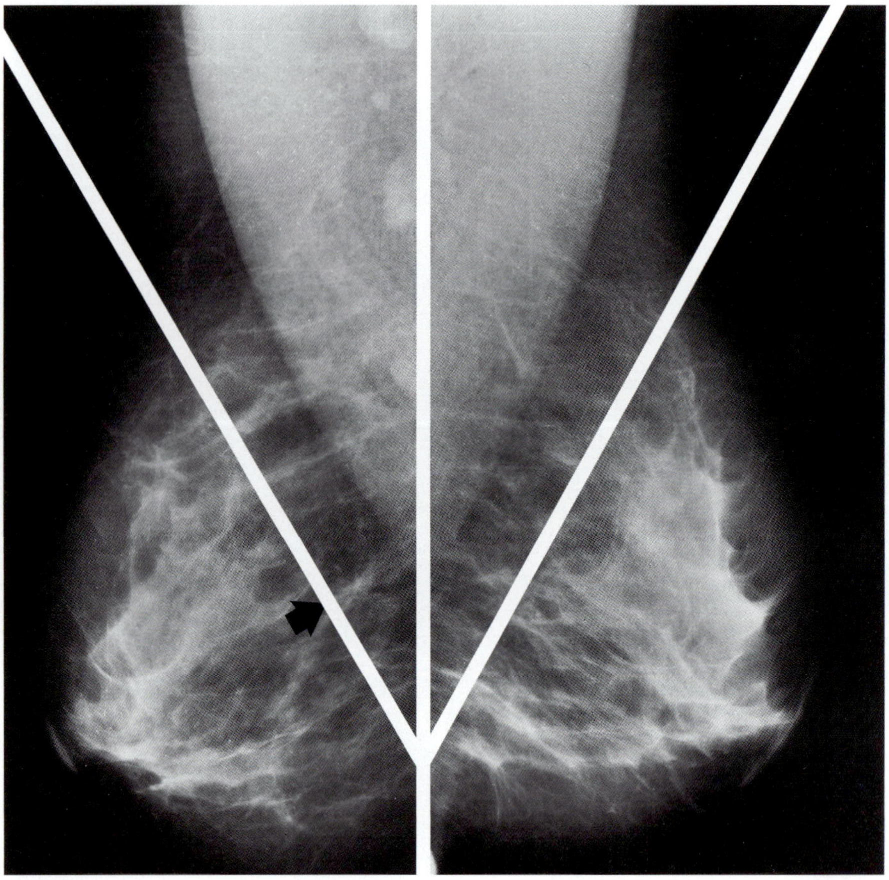

図 82e

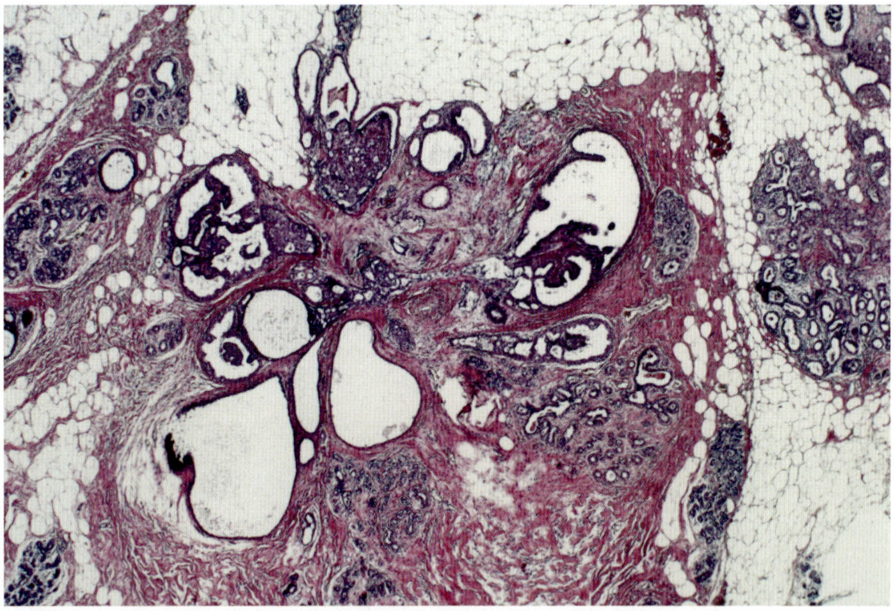

図 82f

83

この86歳の女性は右乳房に大きな腫瘤を触れて来院した．乳頭-乳輪複合体と腫瘤の表面の皮膚は引きつれていた．

マンモグラフィ所見

図 83a, b：右乳房(a)と左乳房(b)，内外斜位方向(MLO)撮影の拡大図．右乳房は大きな触知可能な腫瘤により縮んでいるため，左に比べ小さい．構築の乱れを示す広範な領域が右乳房の大部分を占めている．粗い良性型の石灰化が両側乳房に認められる(これらは腫瘤全体が石灰化した線維腺腫である)．

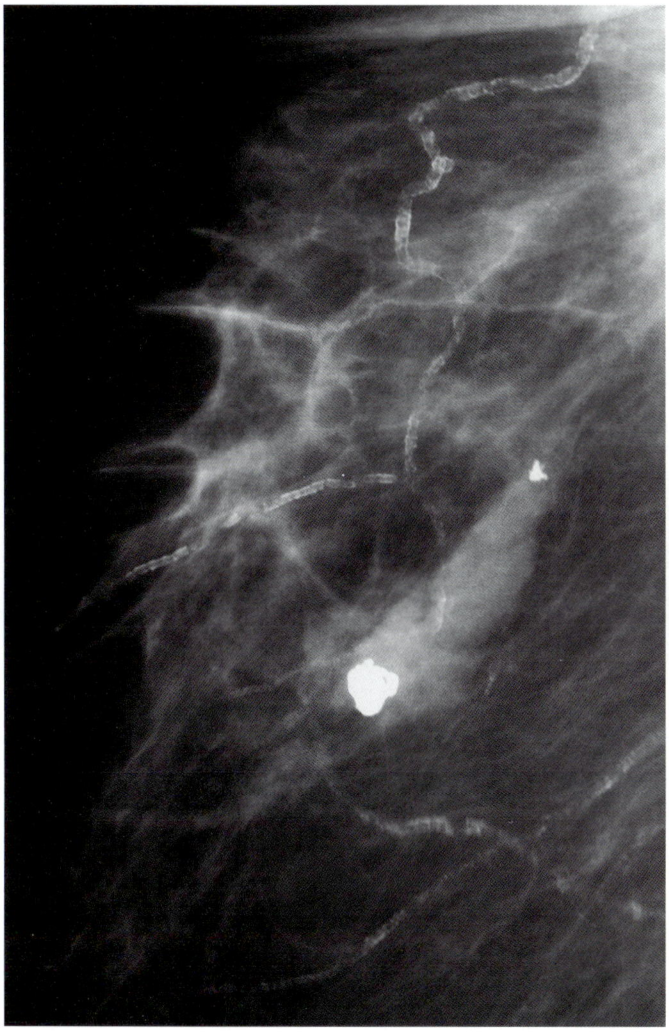

図 83a

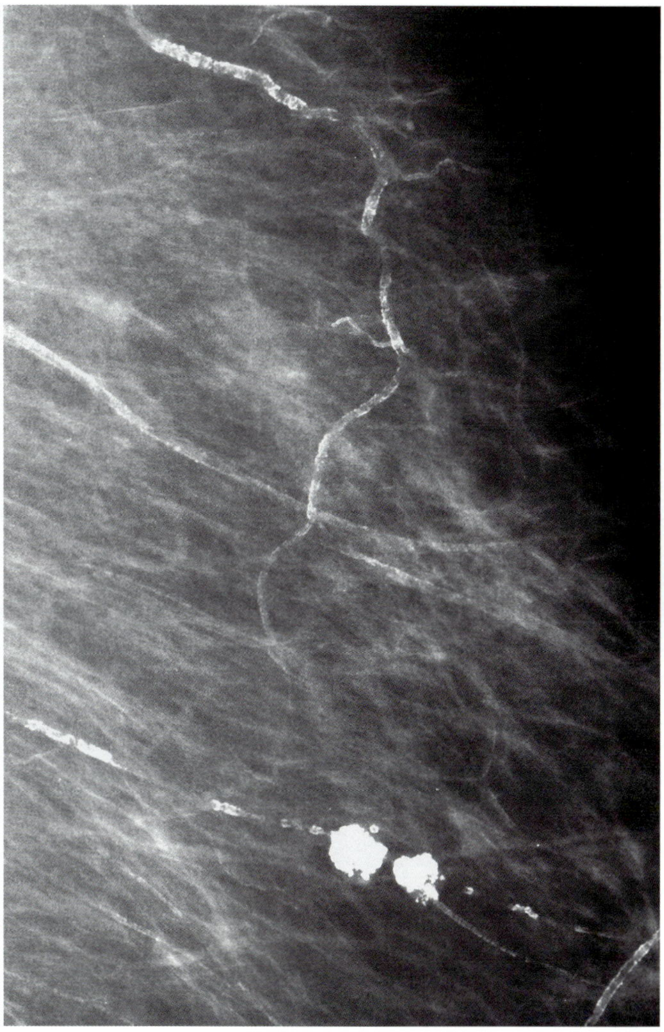

図 83b

図 83c～f(次ページ)

図 83c, d：右乳房(c)と左乳房(d)，頭尾方向(CC)撮影．大きな構築の乱れにより右乳房の見え方は大きく変化している．この構築の乱れには明らかな腫瘤も微小石灰化も伴っていない．

図 83e, f：構築の乱れを伴う右乳房の上半分の拡大図(e)．携帯型超音波装置による画像(f)；不整形の低エコー病変が数個認められる．

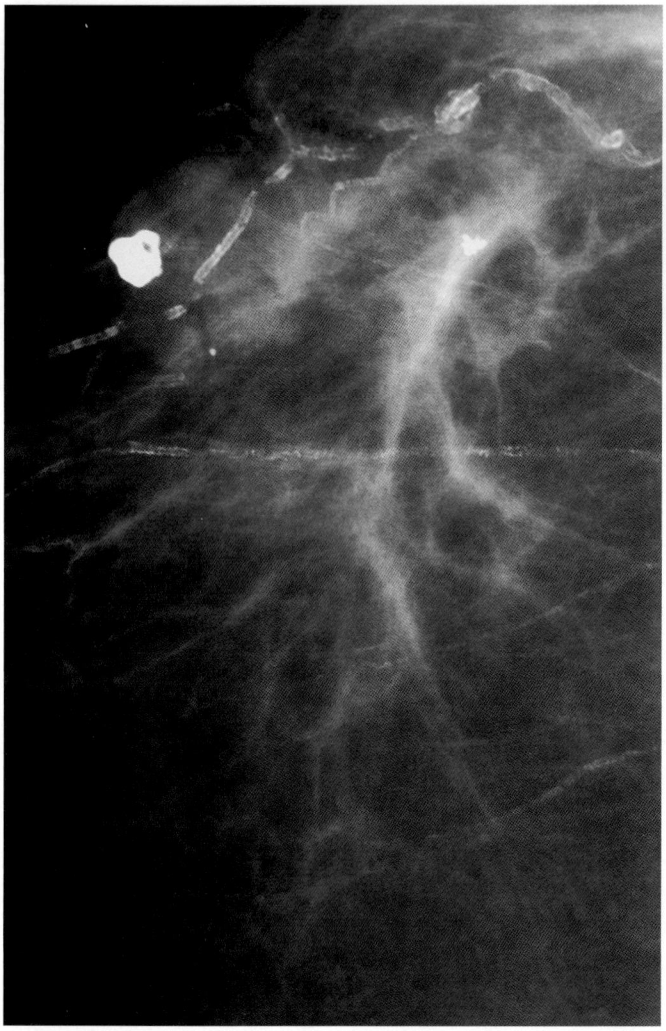

図 83c

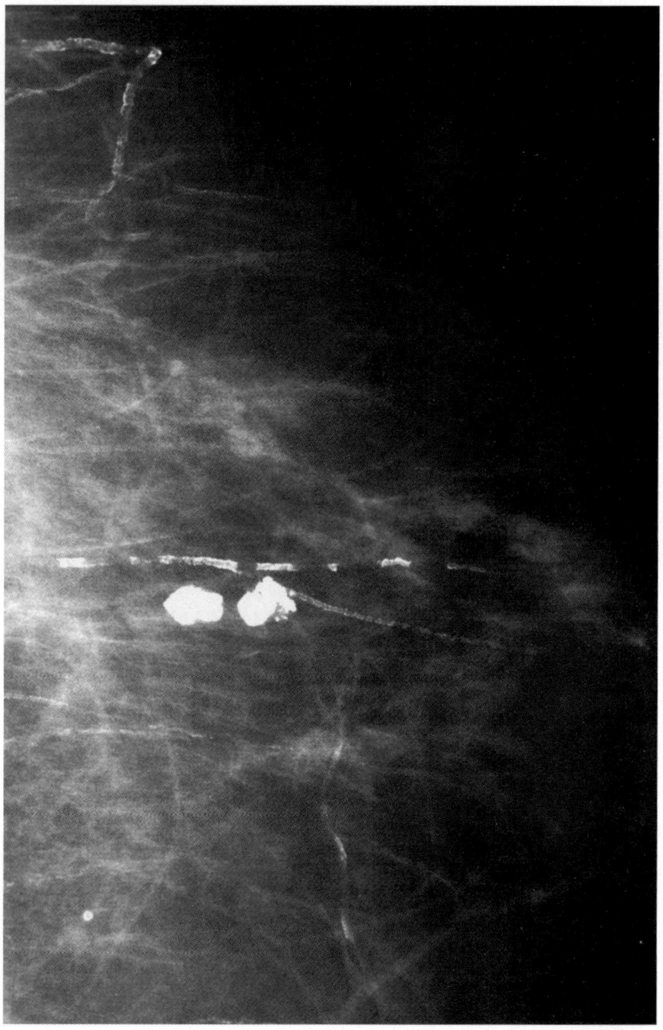

図 83d

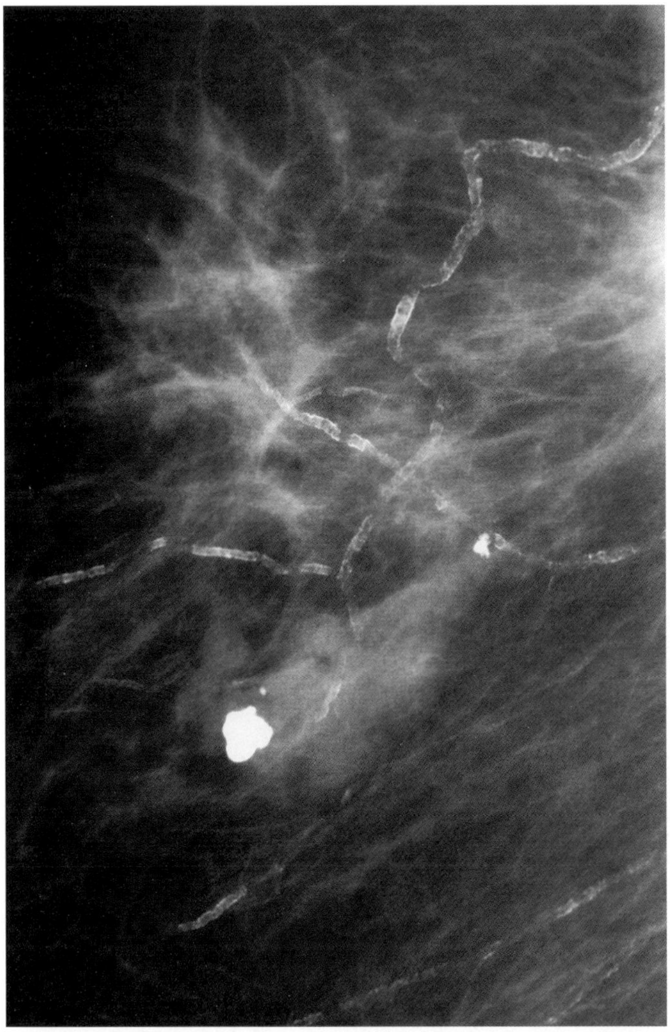

図 83e

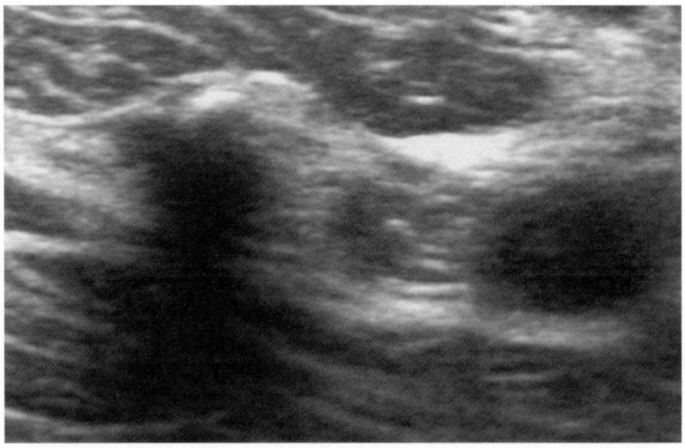

図 83f

図 83g～k（次ページ）

結論

身体所見とマンモグラフィ・超音波検査から，右乳房の構築の乱れは古典的な浸潤性小葉癌に相当する．

図 83g：超音波ガイド下の 14 G 針による針生検．

組織診断

図 83h, i：組織像（H&E 染色）；浸潤性小葉癌，古典型．

図 83j, k：大切片標本低倍率組織像（j）；この浸潤性小葉癌はエストロゲン受容体陽性である（k）．

判定：カテゴリー 4（図 83a〜e）

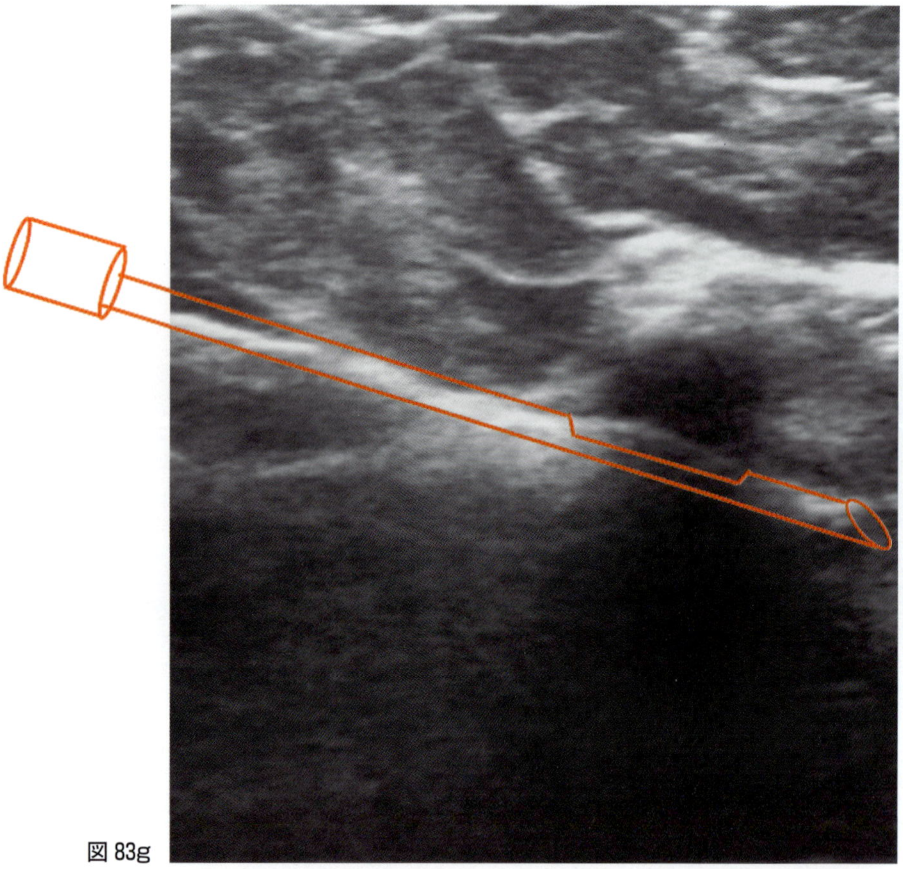

図 83g

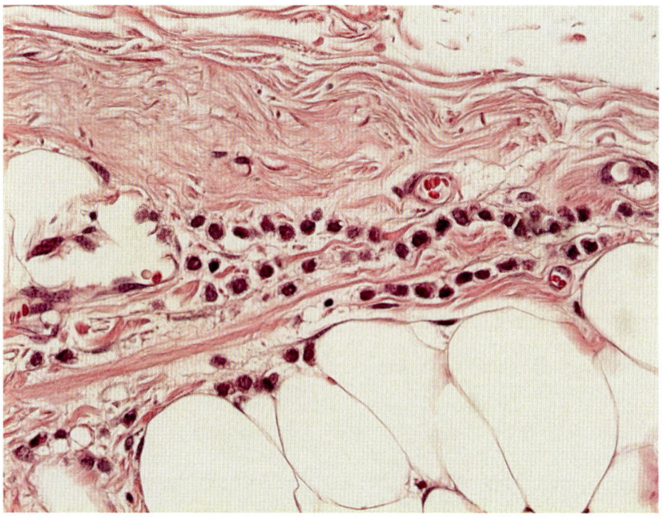

図 83h

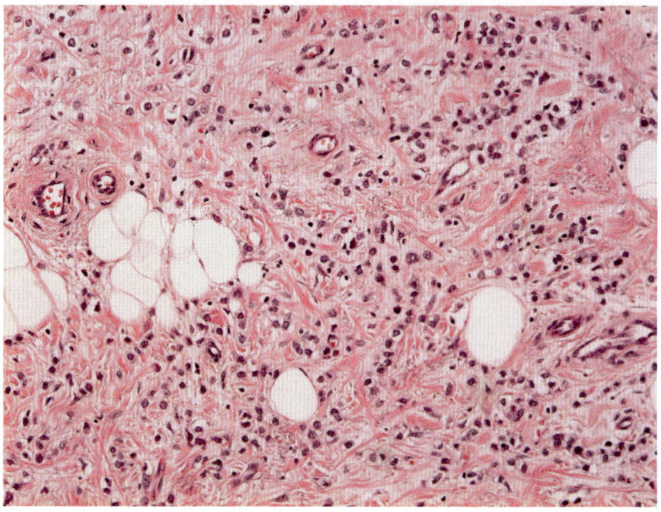

図 83i

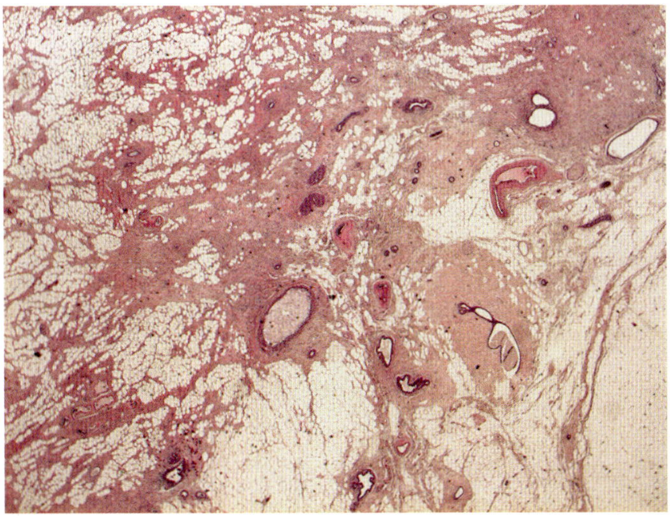
図 83j

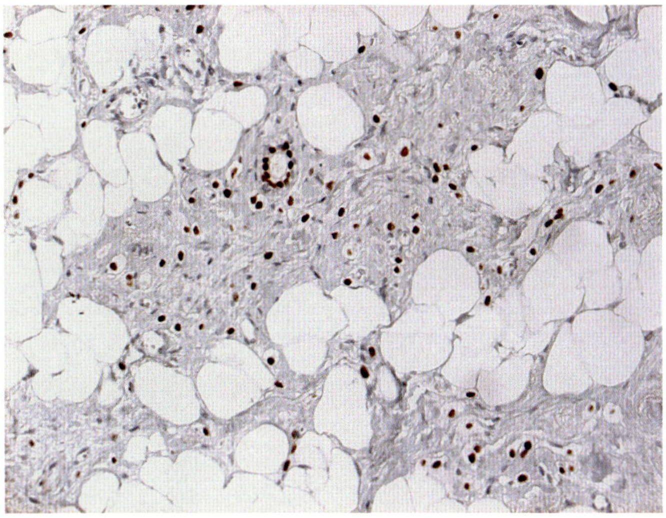
図 83k

84

81歳女性．無症状．初回マンモグラフィ検査．

身体所見

右乳房の上外側四半部に肥厚が触れた．皮膚の変化や乳頭分泌はみられなかった．

マンモグラフィ所見

図84a, b：右乳房の内外斜位方向（MLO）撮影（**a**）と頭尾方向（CC）撮影（**b**）の拡大図．上外側四半部にわずかな構築の乱れを伴う非対称性陰影がみられる（長方形内の領域）．

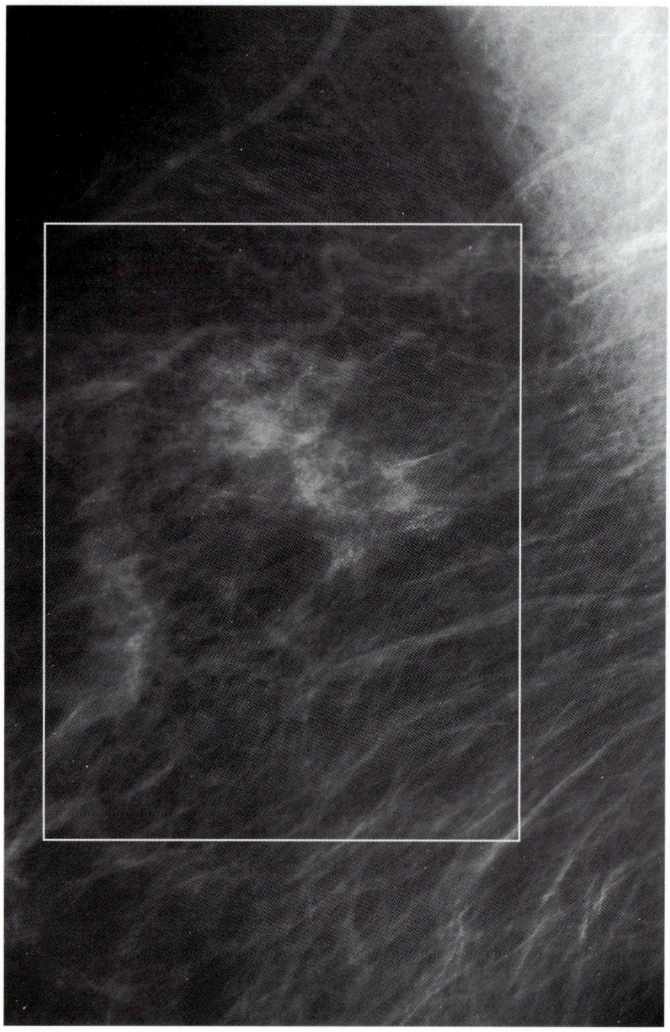

図84a

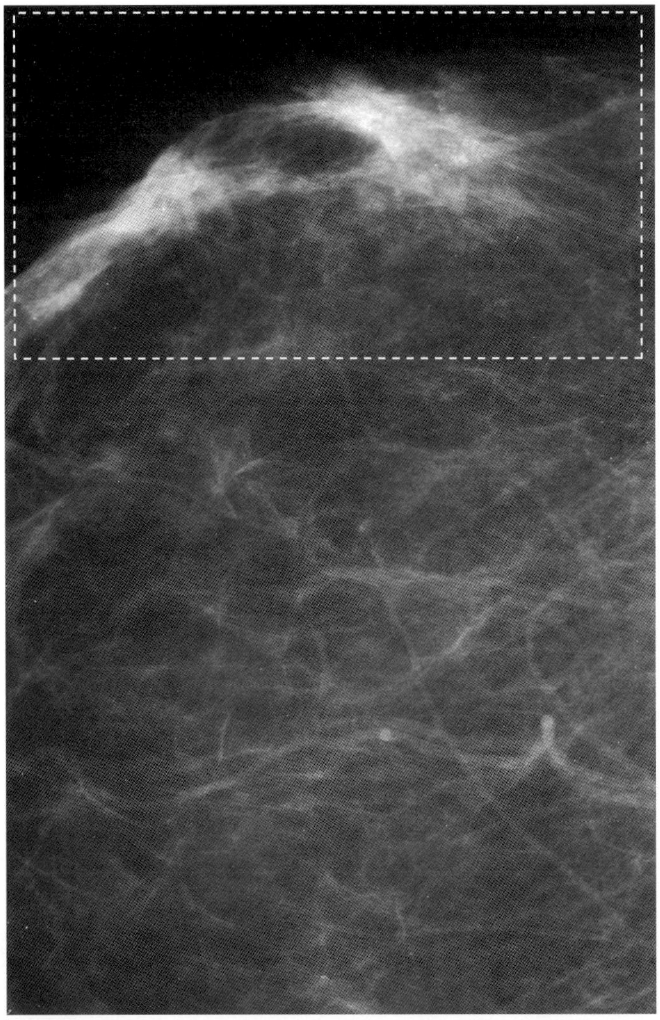
図 84b

図 84c〜h(次ページ)

図 84c, d：非対称性陰影の外内方向(LM)(**c**)と CC(**d**)の小焦点拡大撮影．粉末状で砕石様の石灰化がその陰影内に無数に認められる．

図 84e〜g：大径針による針生検標本の X 線写真で石灰化が認められる．組織病理では grade 1 および 2 の非浸潤癌がみられた．

図 84h〜j：構築の乱れと微小石灰化を示す手術標本の X 線写真(**h**)，対応する部位の肉厚大切片標本〔ルーペ(3D)像〕組織像(**i**)と薄切大切片標本組織像(**j**)がよく相関している．

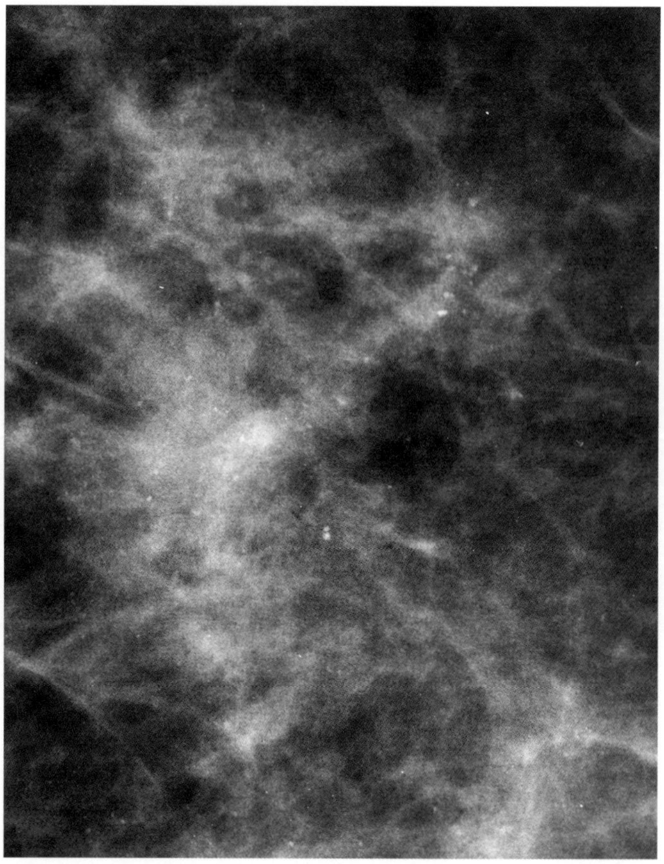

図 84c

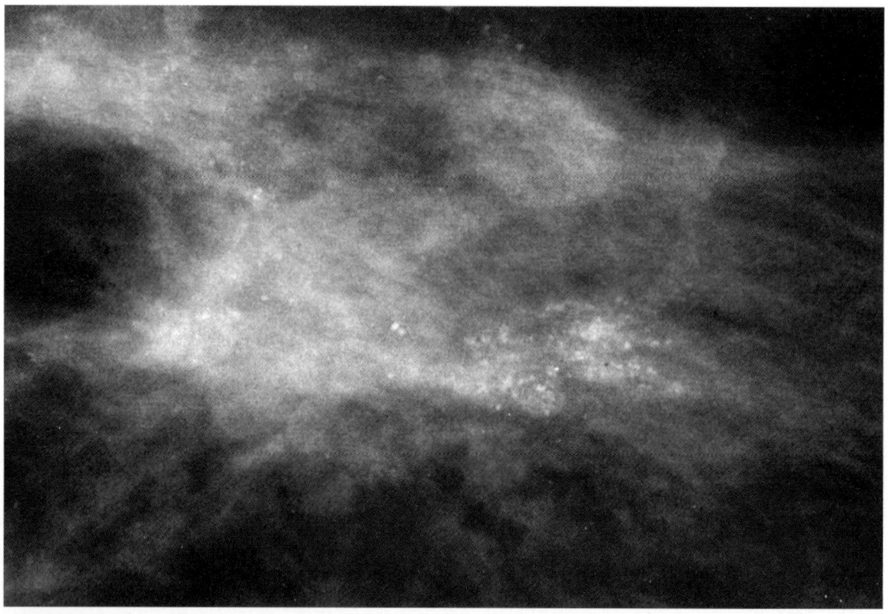

図 84d

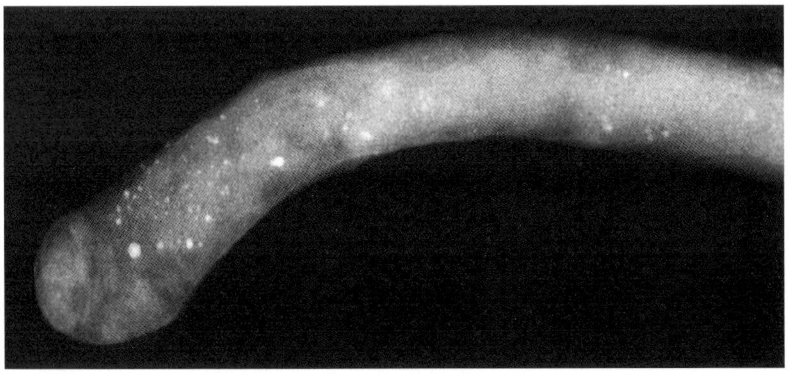

図 84e

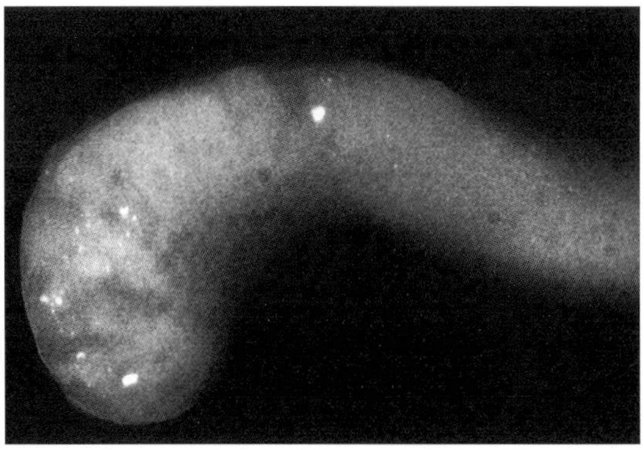

図 84f

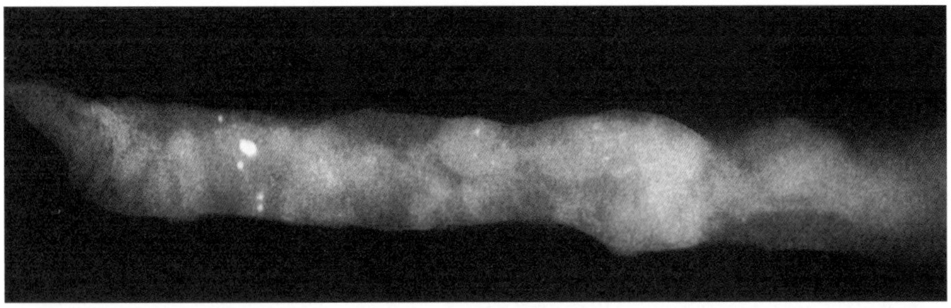

図 84g

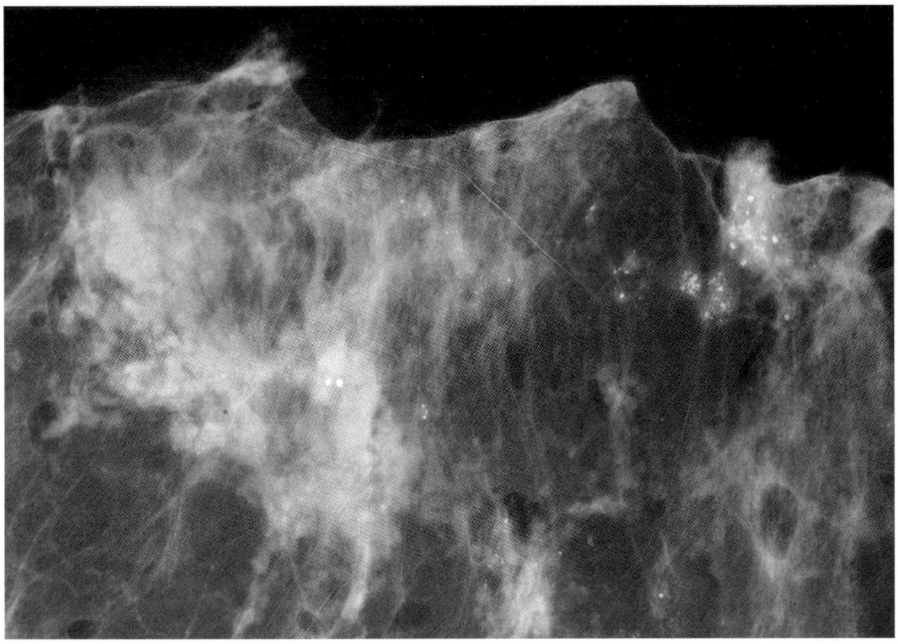

図 84h

図 84i～m(次ページ)

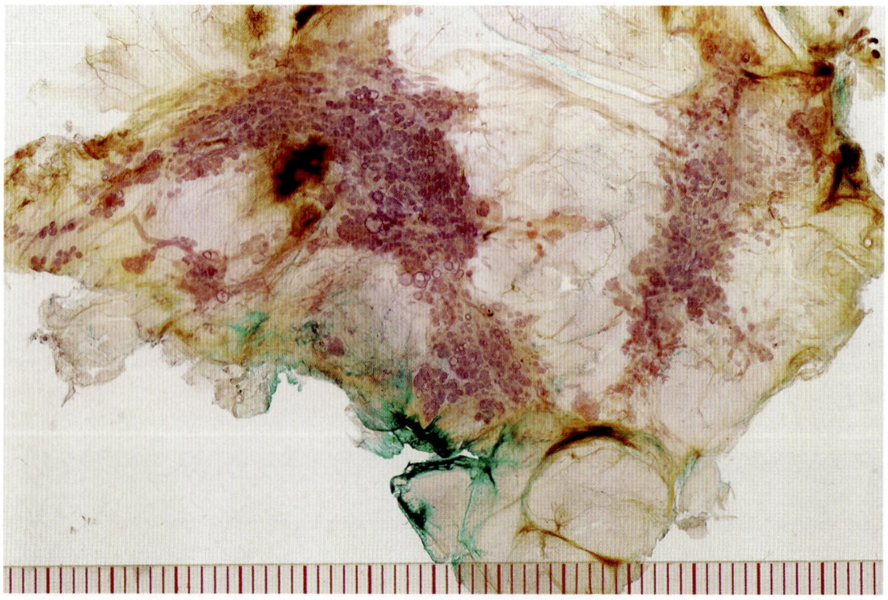

図 84i

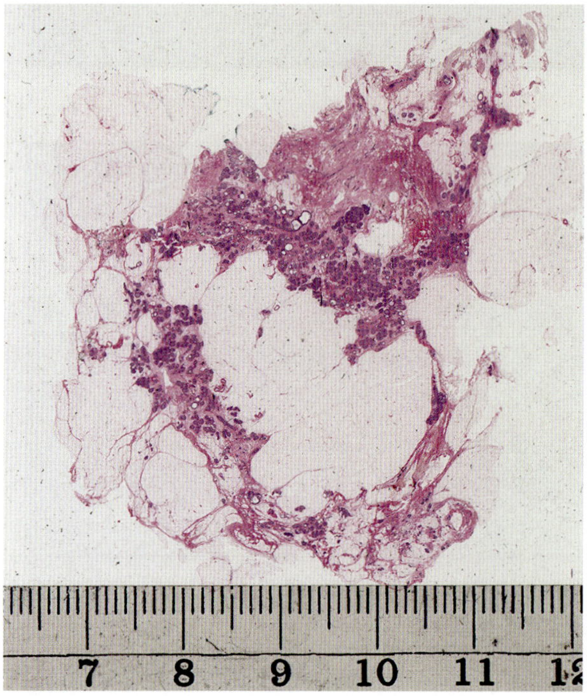

図 84j

図 84k〜o：拡張蛇行した乳管からなる構築の乱れを示す標本 X 線写真(k). 対応する部位の肉厚大切片標本〔ルーペ(3D)像〕組織像(l〜n)では，癌細胞に満たされた乳管様の構造がみられる．標本 X 線写真(o)では石灰化の集簇が認められる．

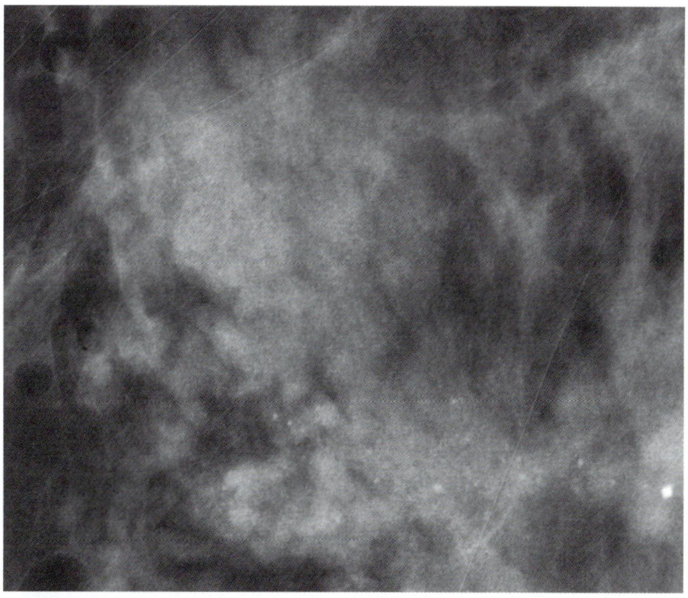

図 84k

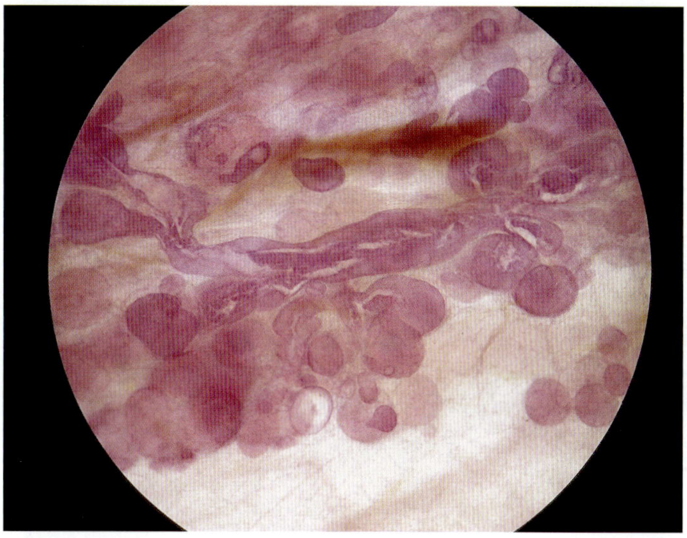

図 84 l

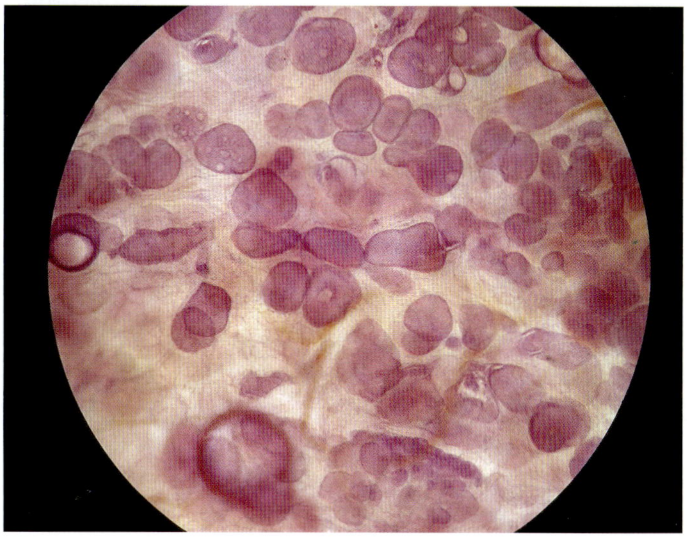

図 84m

図 84n〜q(次ページ)

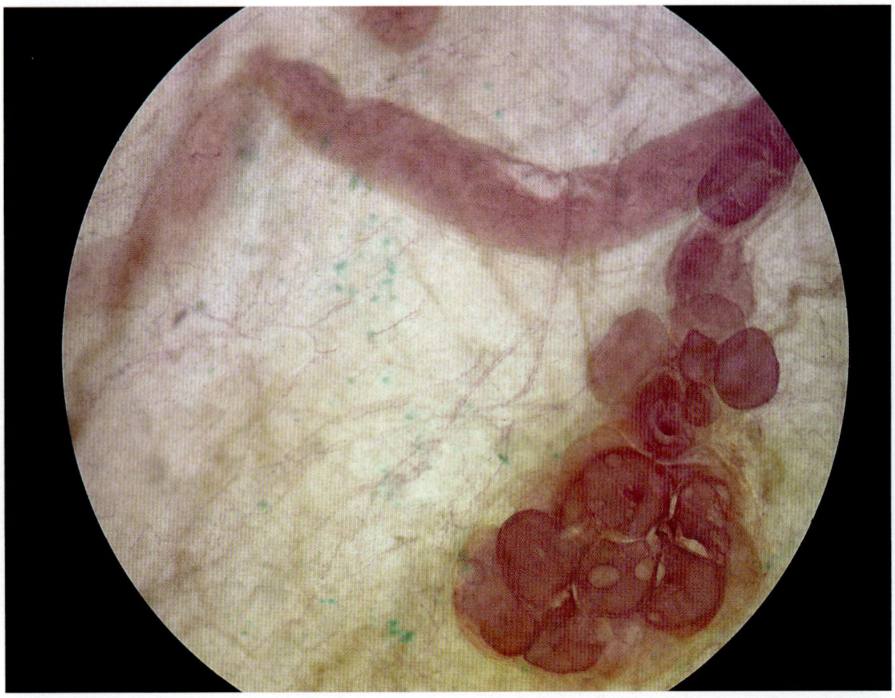

図 84n

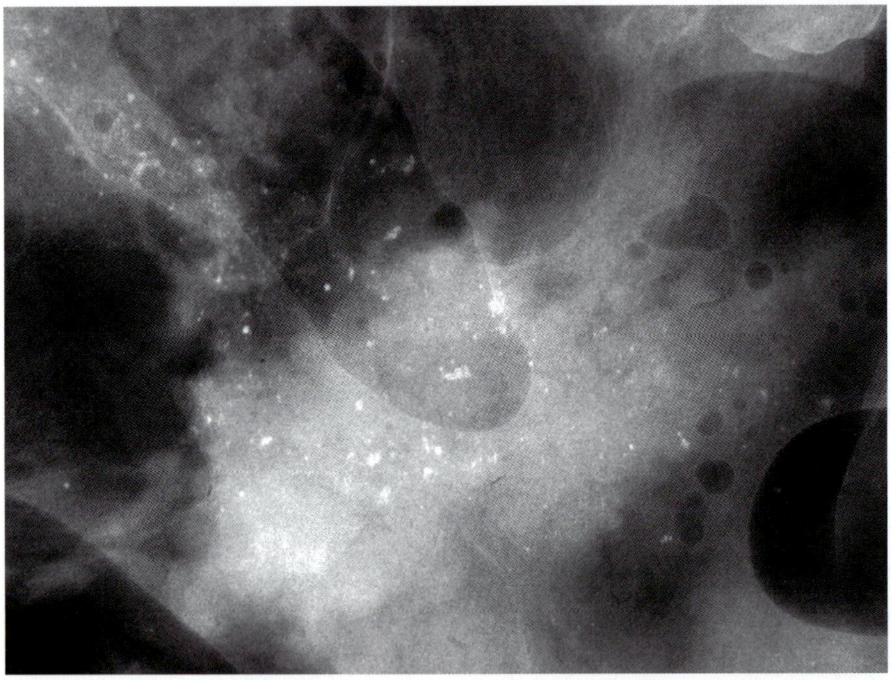

図 84o

図 84p：新生乳管形成に特徴的な，癌細胞が密に詰まった乳管様構造の低倍率組織像.
図 84q：認識可能な微小石灰化の集簇 2 個を含む標本の X 線写真拡大図.

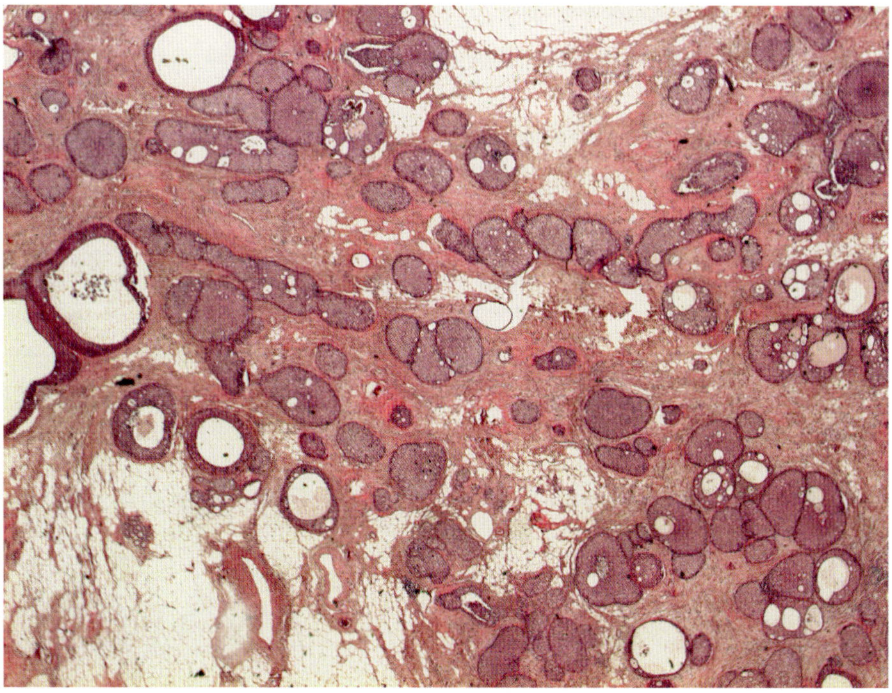

図 84p

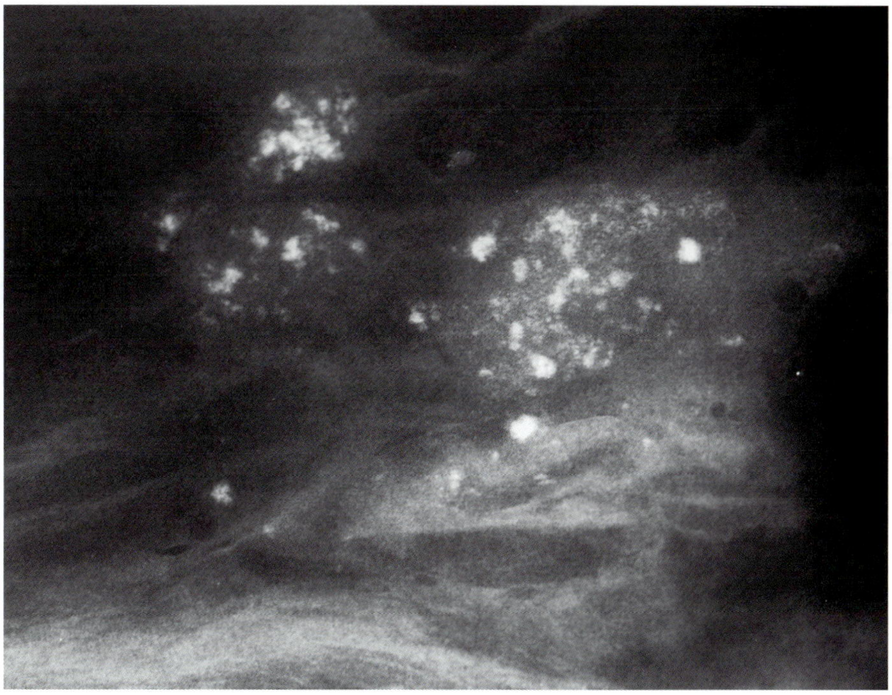

図 84q

図 84r～t(次ページ)

図 84r：対応する部位の組織像では，数個の微小石灰化が高度に拡張した終末乳管小葉単位（TDLU）の腺房内に認められる．

図 84s, t：組織像（H&E 染色）．癌細胞は不定形（**s**）や砂粒体様（**t**）の石灰化を伴っており，それらはマンモグラムでみられる微小石灰化に相当する．

最終組織診断

grade 2 の非浸潤性充実篩状癌で，62×45 mm の領域にわたってみられる．浸潤所見は認められなかった．

判定：カテゴリー 3（図 84a, b）

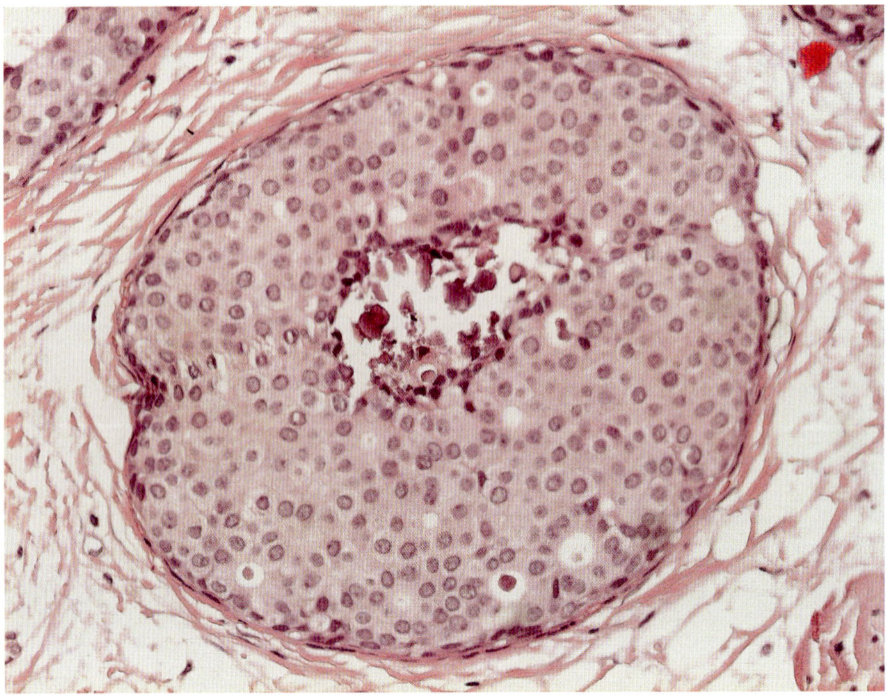

図 84r

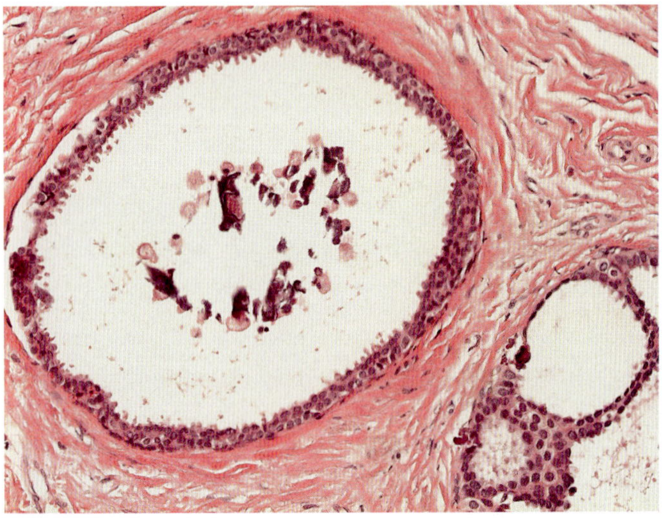

図 84s

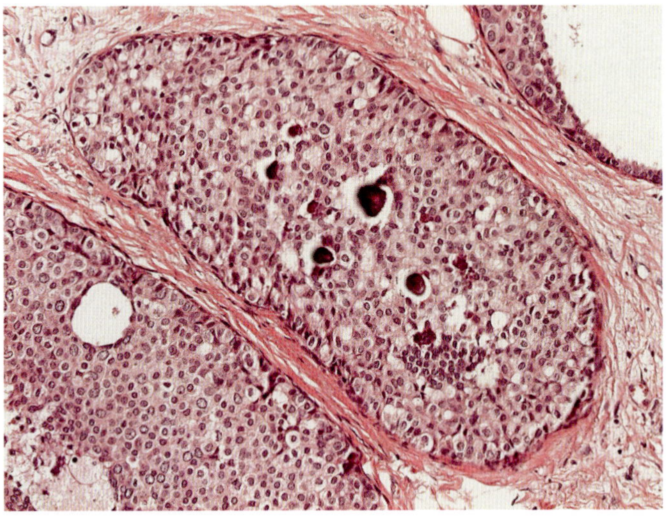

図 84t

85

この無症状の女性の連続する2回のスクリーニングマンモグラフィが示されている．64歳時に撮影した最初のマンモグラムは，振り返って比較してみると右乳房の上外側四半部に非特異的な非対称性陰影が認められるが，正常と解釈された．66歳時にも依然として無症状であったが，上外側四半部の陰影が増大しているということで，精査のため再検査が行われた．

図85a, b：初回検査，右乳房，内外斜位方向(MLO)撮影(**a**)および頭尾方向(CC)撮影(**b**)の拡大図．

図85c, d：16か月後，右乳房，MLO撮影(**c**)およびCC撮影(**d**)の拡大図．上外側四半部に構築の乱れを伴う非特異的な非対称性陰影がみられる．

分析

マンモグラムでみられる非対称性陰影は正常乳腺実質の残存によることが最も多い．これは“特異的な非対称性陰影”とよばれているが，その理由は4つの基本となる構築構造が2つ以上認められるからである．構築構造が認められないとき，その陰影は“非特異的な非対称性陰影”と考えられる．良性の診断として可能性があるのは放射状瘢痕である．悪性の診断として可能性があるのは浸潤性小葉癌か“新生乳管形成”である．放射状瘢痕のマンモグラフィ所見(この章の最初の記述を参照)がみられない場合は，悪性の2つの可能性のみが残る．

図85e：大切片標本の低倍率組織像．マンモグラムでみられる非対称性陰影は，悪性細胞によって拡張した多数の乳管様構造からなる．

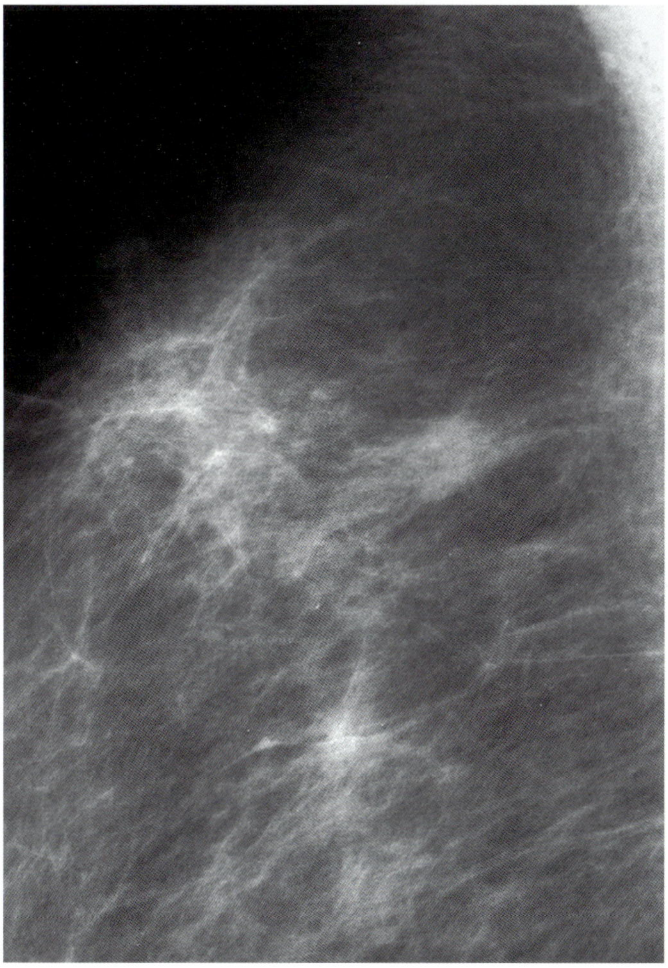

図85a

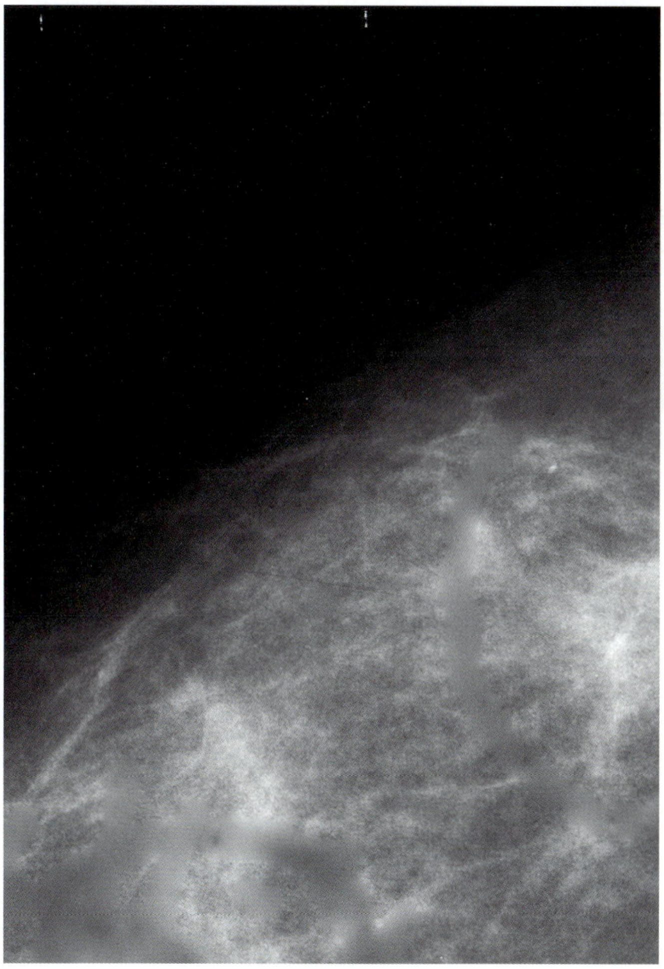

図85b

図85c～g(次ページ)

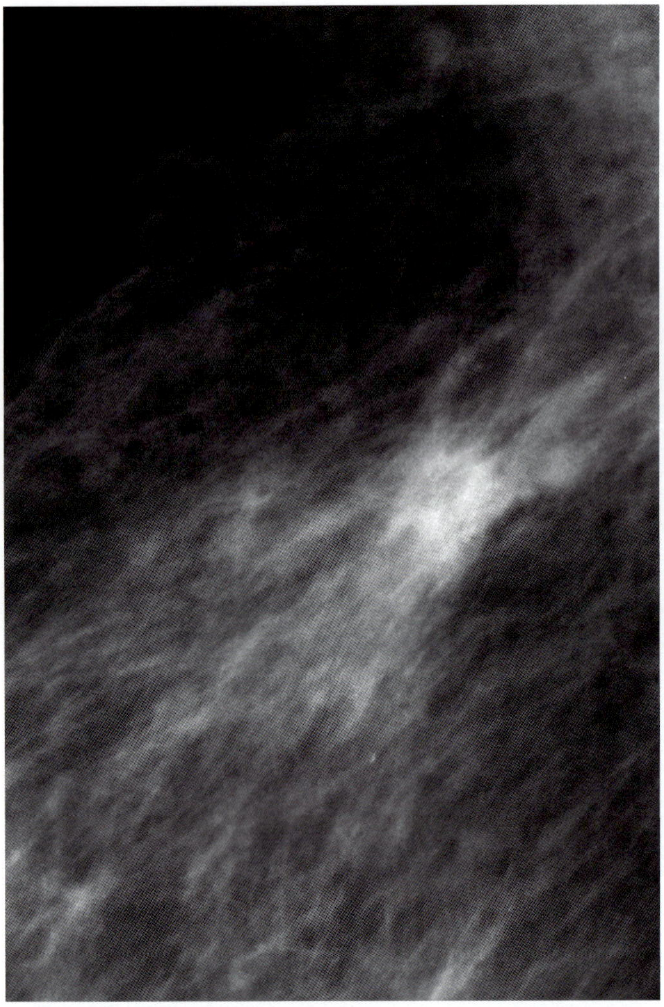

図 85c

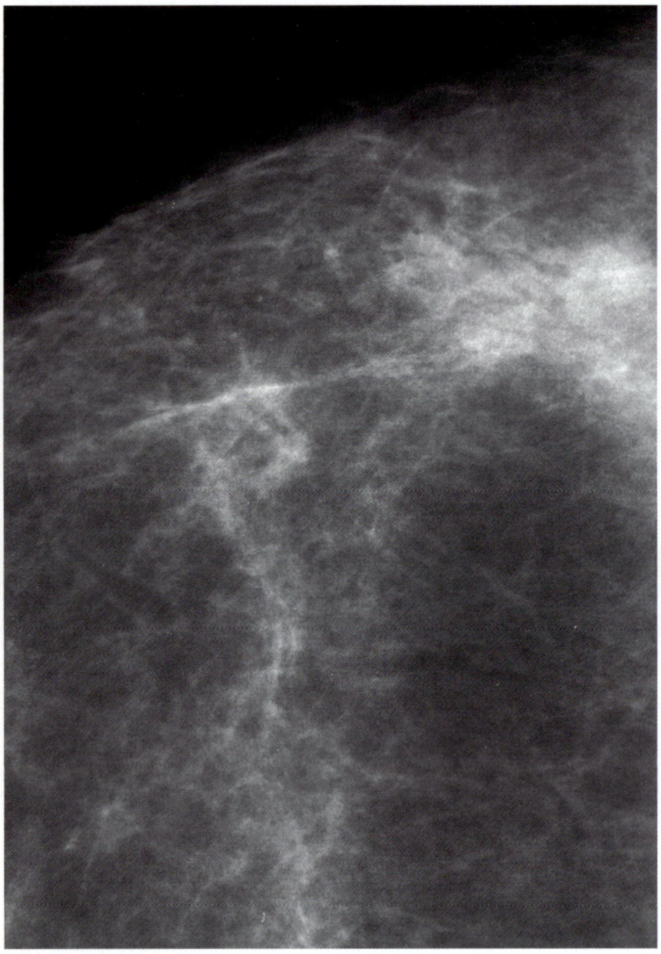

図 85d

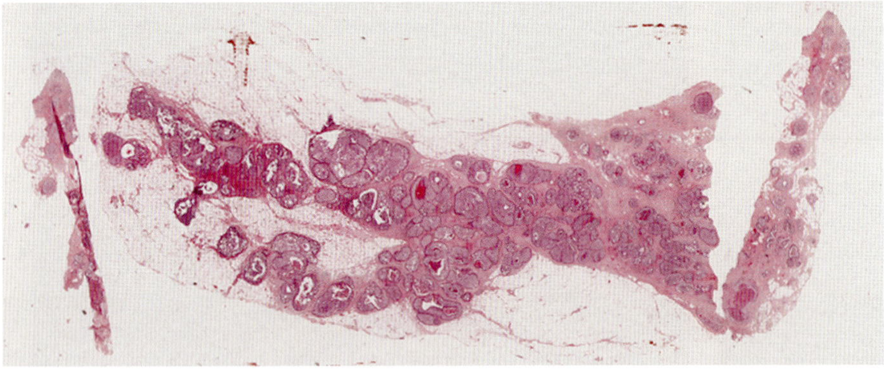

図 85e

図 85f, g：さらに倍率を上げた組織像．癌細胞で満たされた乳管様構造が密に集簇し，線維形成反応により取り囲まれており，新生乳管形成に典型的な像である．

結論

マンモグラムで構築の乱れを伴う，または伴わない非対称性陰影がみられた場合は，さらなる精査が必要である[11]．

判定：カテゴリー 3（図 85a〜d）

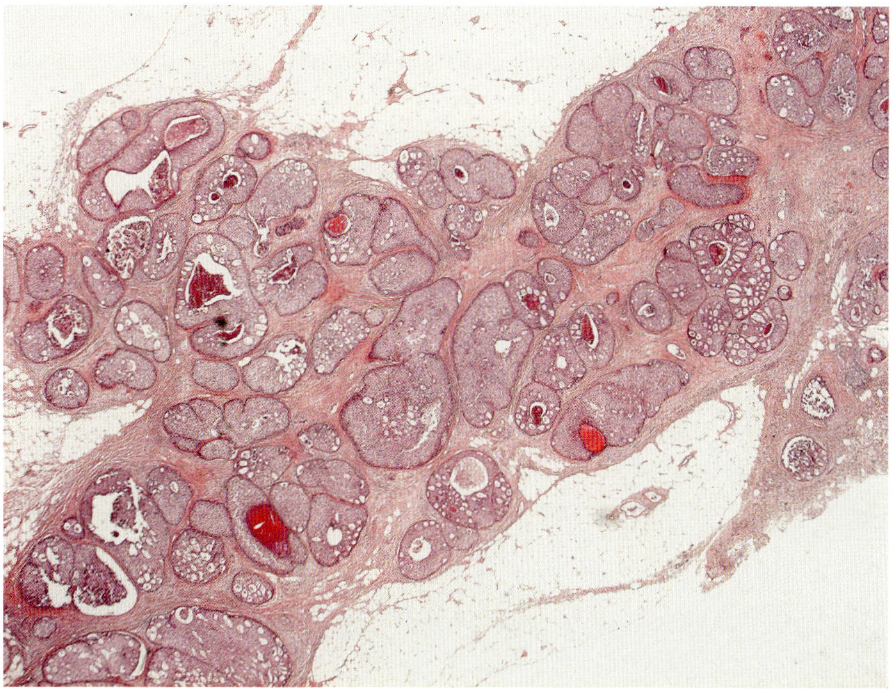

図 85f

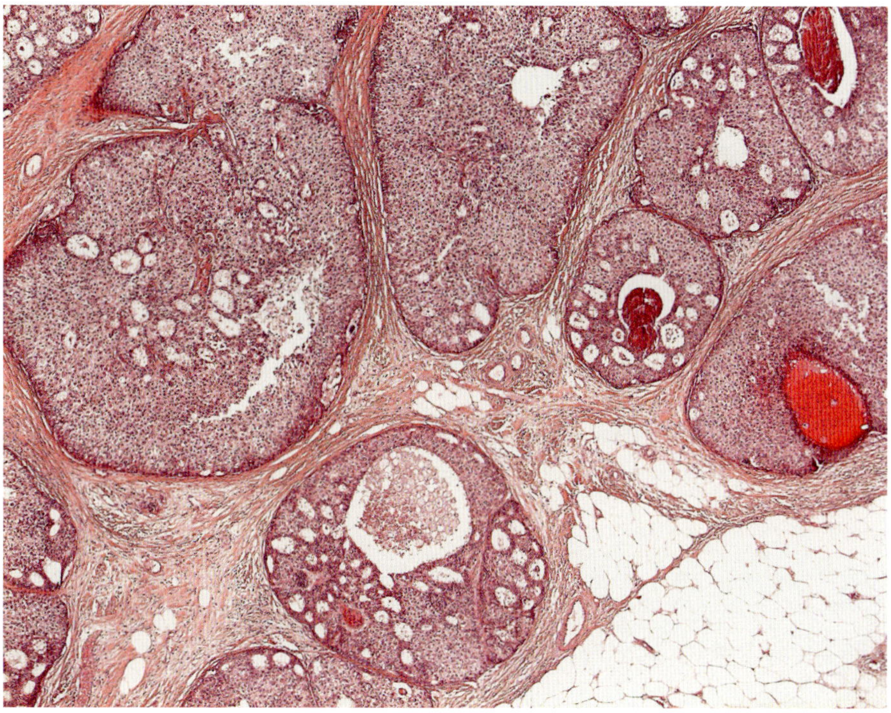

図 85g

VI　マンモグラム上の石灰化

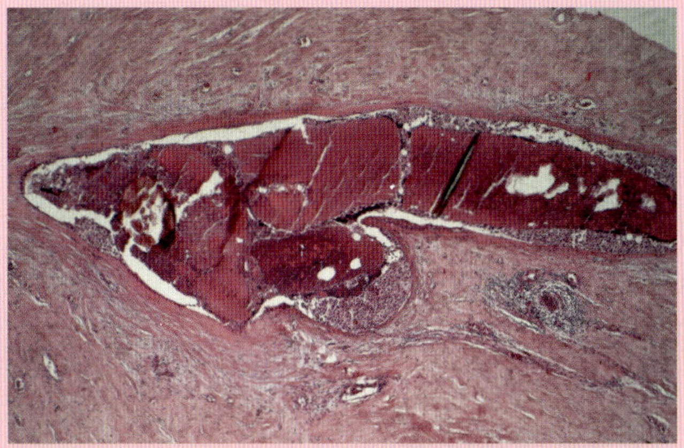

鋳型の石灰化を伴った grade 3 の非浸潤性乳管癌

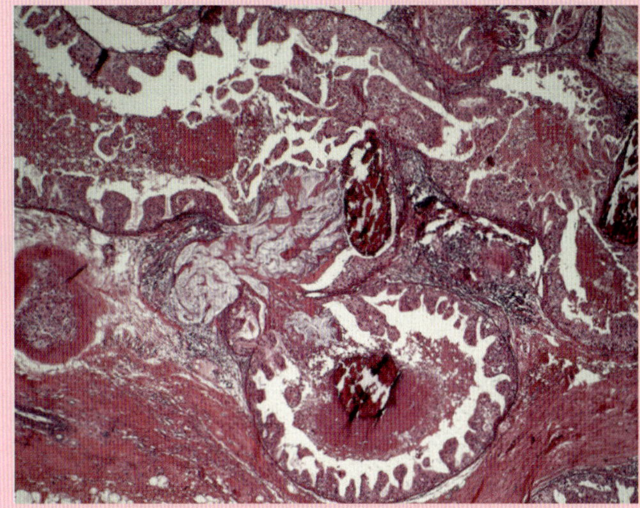

水切り石様の石灰化を伴った非浸潤性微小乳頭癌

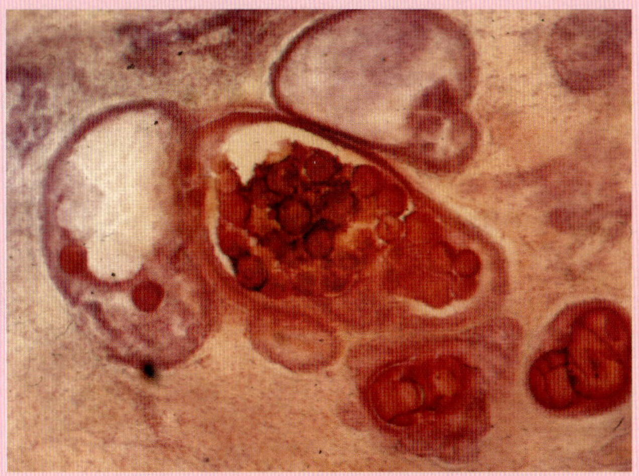

砂粒体様の石灰化を伴った，嚢胞状に拡張した腺房

マンモグラム上の石灰化を分析する際の最終目標は，それを生み出すに至った病理過程を決定することである．分析は石灰化の起源の部位を正確に同定することから始まる．もし石灰化が乳管上皮を含まない構造（間質，皮膚，血管，瘢痕組織）に生じているのであれば，それらは悪性型ではなく，**その他の型**の石灰化に分類される．それらは通常，容易に認識でき，その鑑別診断が問題になることは少ない．乳管を取り囲む石灰化，または動脈の壁，汗腺，油性囊胞(oil cyst)などに生じる石灰化は，すべてこの型に属する．

残りの石灰化は腺組織，すなわち上皮細胞によって覆われた解剖学的腔〔**終末乳管小葉単位**(terminal ductal-lobular unit：TDLU)または**乳管**〕の中に形成される．マンモグラムにてこの石灰化の**分布**を解析することは，それらがTDLU内にあるのか乳管内にあるのかを決定するうえで有用である．

線状で，断片化し，枝分かれした石灰化は拡張した乳管内に存在する．拡張は，液体貯留〔分泌疾患型石灰化(secretory disease-type calcifications)/形質細胞性乳腺炎型(plasma cell mastitis-type)〕や悪性細胞の増殖（断片化または点状の鋳型の石灰化）により生じることがある．乳管内に生じた石灰化の鑑別診断は，比較的容易である．

単発性・多発性集簇は，病的過程がTDLU内に生じていることを意味している．この場合，TDLUは，液体貯留〔線維囊胞性変化(fibrocystic change)〕や，壊死〔grade 2の非浸潤癌(*in situ* carcinoma)に典型的〕または粘液（典型的にはgrade 1の非浸潤癌細胞によりつくられる）を伴った悪性細胞により拡張している．TDLU内に生じた石灰化の鑑別診断はマンモグラムのみの解析では困難なことがある．鑑別診断にはステレオガイド下の大径針による針生検がしばしば必須となる．

いったん石灰化の部位が決められたならば，石灰化が生じた原因となる過程を深く理解して個々の石灰化の**形態・大きさ・濃度**を分析することが，良性型の石灰化を悪性型と鑑別するのに有用であろう．小焦点拡大マンモグラフィは，より高分解能の画像が得られるため，この分析に欠かせないことが多い．

乳管または終末乳管小葉単位（TDLU）内の悪性型の石灰化

微小石灰化はTDLU内や乳管内の上皮細胞の増殖や非浸潤癌の副産物としてしばしば形成される．悪性型の石灰化のマンモグラフィ所見は，周囲の細胞増殖の悪性度や石灰化の部位（TDLU内か乳管内か）に大きく依存する．その分布は，生じた部位，すなわち乳管（線状，小葉内に散在性）かTDLU（単発性または多発性集簇）を反映するであろう．非浸潤癌は不均一なため，悪性型の微小石灰化が**形態・大きさ・濃度**の点で非常にばらつきが大きい理由が説明できる．これらはこの章で詳しく説明する．

形態(morphology)[訳者注)]

悪性型の石灰化の所見は非常にさまざまであるが，4つの基本形に分類することができる．括弧内にAmerican College of Radiology Breast Imaging-Reporting and Data System(BI-RADS®)の対応する用語を記載する[1]．

- **鋳型の石灰化**(casting-type calcifications)：高悪性度の非浸潤癌が乳管とその分枝を高度に満たした場合，腔の中心部は壊死した細胞の残渣を含むようになる．この壊死の中に不定形の石灰化が形成される[2]．

  1) 悪性細胞の成長パターンが主に充実型の場合，マンモグラフィ所見は**断片化した鋳型**(fragmented casting-type)(BI-RADS：微細な線状の分枝状石灰化)になる（図25）．この石灰化はマンモグラム上，不整な輪郭をもち，線状で，しばしば枝分かれして認められる．個々の鋳型の最大幅は乳管の腔により決定される．小焦点拡大撮影により，石灰化の断片が濃度・長さ・輪郭においてさまざまであることがわかる（症例90, 92, 96, 99〜101, 103〜105, 108, 109）．断片化した鋳型の石灰化の鑑別診断は，分泌型(secretory-type)/形質細胞性乳腺炎型(plasma cell mastitis-type)の石灰化のみである．鋳型の石灰化は片側性で乳腺の1個の腺葉に限局するが，良性の分泌疾患型の石灰化は両側性で広範囲に広がっている．

  2) 悪性細胞の成長パターンが主に微小乳頭状である場合には，**点状の鋳型**(dotted casting-type)の石灰化がマンモグラフィで認められる．増殖し続ける微小乳頭状進展の辺縁では，最終的には乳管腔が破壊・充填され，徐々に石灰化していく．その石灰化の所見は疾患特異的である（症例102）．

- **乳管内に生じた水切り石様の石灰化**(skipping stone-like calcifications)：悪性細胞の成長パターンが微小乳頭状(micropapillary)/篩状(cribriform)で，癌細胞が高蛋白の液体をつくり，篩状癌(cribriform cancer)の球状の腫瘍内の腔を満たしたり微小乳頭状に成長する癌を含む乳管を拡張させたりしている場合には，大きな球状の石灰化が液体内に形成される場合がある．この平らで輪郭が滑らかな石灰化が水切り石を連想させる．この石灰化はかなり均一に腺葉内に分布して，乳腺の1個の腺葉を満たす．この乳癌の亜型では石灰化の形態の分析があまり役にたたず正しい診断に至らない．片側乳腺の1腺葉内に水切り石様の石灰化が分布しているのをみた場合には，乳癌のこのような亜型を疑うべきである（症例106）．

- **砕石様/多形性の石灰化**(crushed stone-like/pleomorphic calcifications)〔BI-RADS：多形性(pleomorphic)，不均一(heterogeneous)〕[1,3]：認識できる個々の粒子は，砕いた石やグラニュー糖の結晶に似ている．それらの**形態・大きさ・濃度**は不揃いで，単発性（図26）・多発性の集簇となって非常に密に集まっている．悪性細胞と合併した壊死によりTDLU内の腺房は拡張している．不定形の石灰化はこの壊死の内部に形成される．このように拡張したTDLU内に存在することから，石灰化が相互に緊密に集簇して分布する理由が説明できる．悪性細胞は

訳者注：日本医学放射線学会/日本放射線技術学会による『マンモグラフィガイドライン 第3版』（医学書院, 2010）では石灰化の形について形態(morphology)という用語を用いているため，それに準ずる（原書では「form」）．

小葉内に発生するため,“非浸潤性乳管癌(ductal carcinoma *in situ*：DCIS)”という用語は誤った名称である．これらの石灰化は典型的には grade 2 の非浸潤癌でみられる(症例 86〜88, 94)．マンモグラム上,集簇性の,認識可能な,不整な石灰化は以下の 3 つの乳腺良性過形成変化,すなわち線維嚢胞性変化(fibrocystic change),線維腺腫(fibroadenoma),乳頭腫(papilloma)で認められる．これらは TDLU 内に限局する grade 2 の非浸潤癌に対する鑑別診断の対極をなす．ステレオガイド下の経皮的針生検により正しい診断を得ることができる．

- **粉末状/綿球様の石灰化(powdery/cotton ball-like calcifications)**〔BI-RADS：不定形(amorphous),不明瞭(indistinct)〕：砂粒体様の石灰化は,TDLU の腺房内に増殖した grade 1 の非浸潤癌の細胞により分泌された粘液内に形成されることがある．マンモグラム上,個々の石灰粒子はきわめて小さいため一つひとつを認識することはできないが,それらの多くが重なった像が粉末状/綿球様の石灰化の多数の集簇として認められる(症例 95, 97, 98, 107, 120)．この種の石灰化に対する BI-RADS の用語は“不定形(amorphous)”であるが,“不定形”という用語は TDLU 内(grade 2 の非浸潤癌)または乳管内(grade 3 の非浸潤癌)に生じた癌細胞の自然死に伴う石灰化を記述するのに病理学者が長く使ってきたため,不幸な選択といえる．さらにこれらの石灰化は実際は結晶状の球体であって不定形ではない．完全に異なる疾患過程を示す大きく異なった石灰化の型を記述するのに同じ用語(不定形)を用いるのは,放射線科医と病理医のコミュニケーションを混乱させる危険性がある．マンモグラム上の粉末状/綿球様の石灰化の集簇は grade 1 の非浸潤癌や硬化性腺症(sclerosing adenosis)でもみられることがある．乳腺の悪性過程(grade 1 非浸潤癌)と良性の過形成変化(硬化性腺症)はともに TDLU 内に生じ,よく似た砂粒体様石灰化を伴うため,この 2 つの病態を画像的に鑑別することはできない．マンモグラムでみられる粉末状石灰化の多発性の集簇が grade 1 の非浸潤癌を示す可能性はおよそ 50%である(症例 97, 98, 107)．

大きさ(size)

これらの石灰化は,TDLU や乳管の管腔内に発生するため,その径によって大きさが制限される．それゆえ微小石灰化とよばれる．

濃度(density)

濃度の分析では,個々の石灰化粒子の濃度を互いに比較すべきである(粒子間の濃度分析)．砕石様/多形性の石灰化と鋳型の石灰化は,隣接した粒子間において濃度がきわめて多彩である．

個数(number)

実際の石灰化の個数は研究者によっては診断的意義をもつとしているが,石灰化の分布,形態,大きさ,濃度のほうがはるかに重要である．特に拡大マンモグラフィの導入により,検出できる石灰化の個数はマンモグラフィの撮影技術に大きく影響されることがわかってきた．砕石様/多形性の石灰化の数は集簇ごとに非常にさまざまで,点状の鋳型の石灰化粒子の数は無数であり,粉末状/綿球様の石灰化は多すぎて数えられない．鋳型の石灰化は grade 3 の非浸潤癌に非常に特徴的であるため,このような石灰化を 1, 2 個みつけるだけでも診断がつけられることを知っておくことは重要である(症例 101, 105)．

乳管内に限局した石灰化

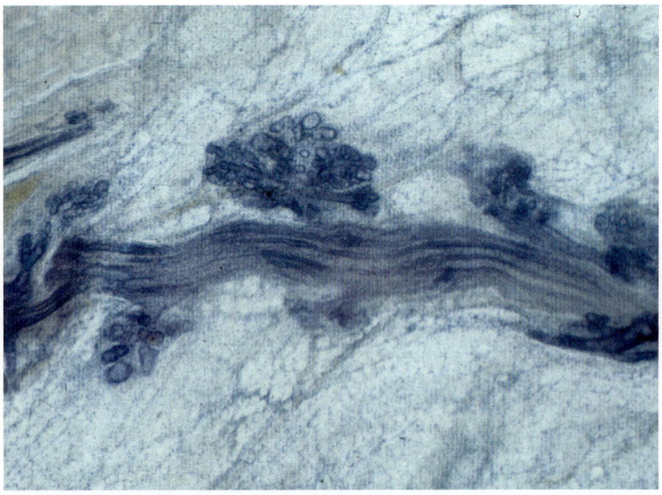

図 23　ヒダのある正常乳管と隣接する TDLU の組織ルーペ(3D)像

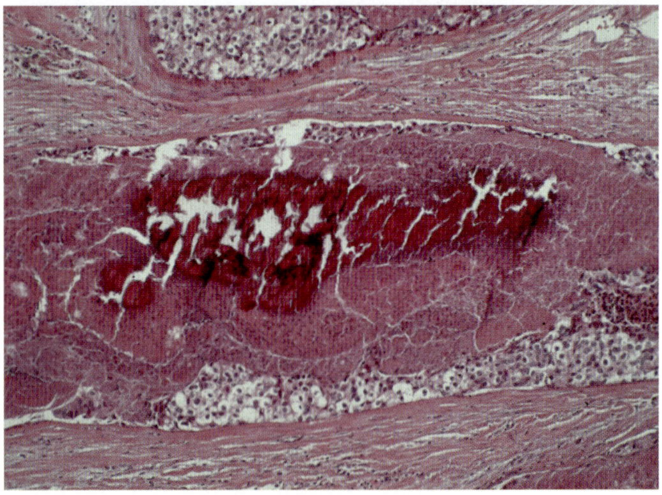

図 24　grade 3 の非浸潤癌により拡張した乳管の大切片標本組織像

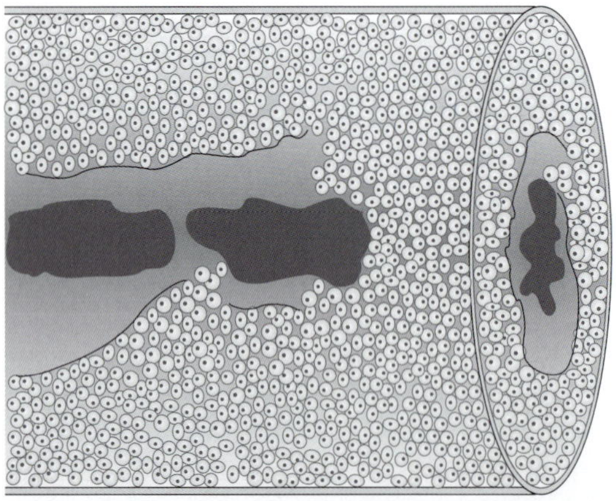

図 25　充実性の細胞増殖, 中心壊死, 不定形の鋳型の石灰化により高度に拡張した乳管の模式図

終末乳管小葉単位(TDLU)内に限局した石灰化

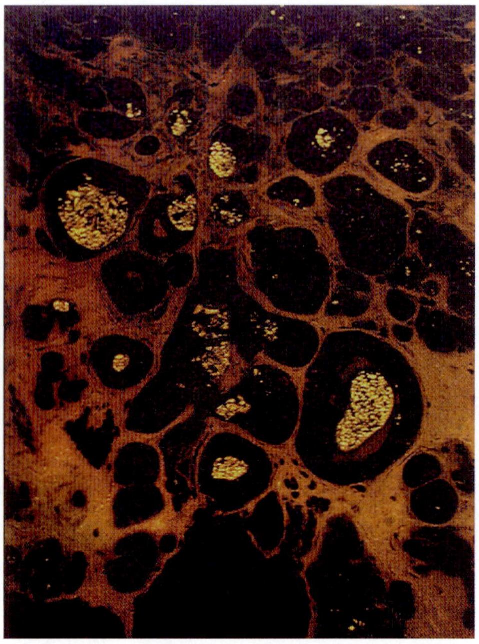

図 26　TDLU 内の砕石様の石灰化. 個々の粒子の大きさ, 形態, 濃度はさまざまで, 一塊となって集簇している.

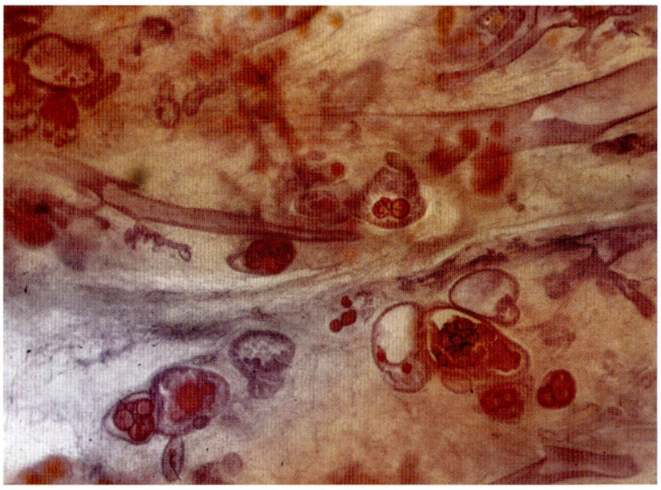

図 27　砂粒体様の石灰化を伴う線維嚢胞性変化

石灰化の分析の実際

（症例 86〜109）

86

48歳女性．無症状．連続した2回のスクリーニング検査．

マンモグラフィ所見

初回のスクリーニング検査．

図 86a：右乳房，内外斜位方向（MLO）撮影の拡大図．マンモグラムは正常．

2回めのスクリーニング検査．24か月後．腫瘤は触知されない．

図 86b：右乳房，MLO撮影の拡大図．今回は微小石灰化の集簇が乳房の上半分にみえるようになってきている（矢印）．腫瘤は伴っていない．

図 86c，d：右乳房，MLO（**c**）と頭尾方向（CC）（**d**）の小焦点拡大撮影．

石灰化の分析

新たに生じた砕石様/多形性の小さな石灰化は，形態，大きさ，濃度がさまざまで，1か所に密に集簇している．これは，マンモグラフィ上，典型的な悪性型の石灰化で，1個のTDLU内に生じた砕石様/多形性の石灰化である．

図 86e，f：手術標本X線写真，拡大図．

組織診断

TDLU内に限局した壊死を伴った非浸潤癌．組織学的にも浸潤はみられない．

経過観察

女性は19年後も存命であった．

判定：カテゴリー 4（図 86a，b）

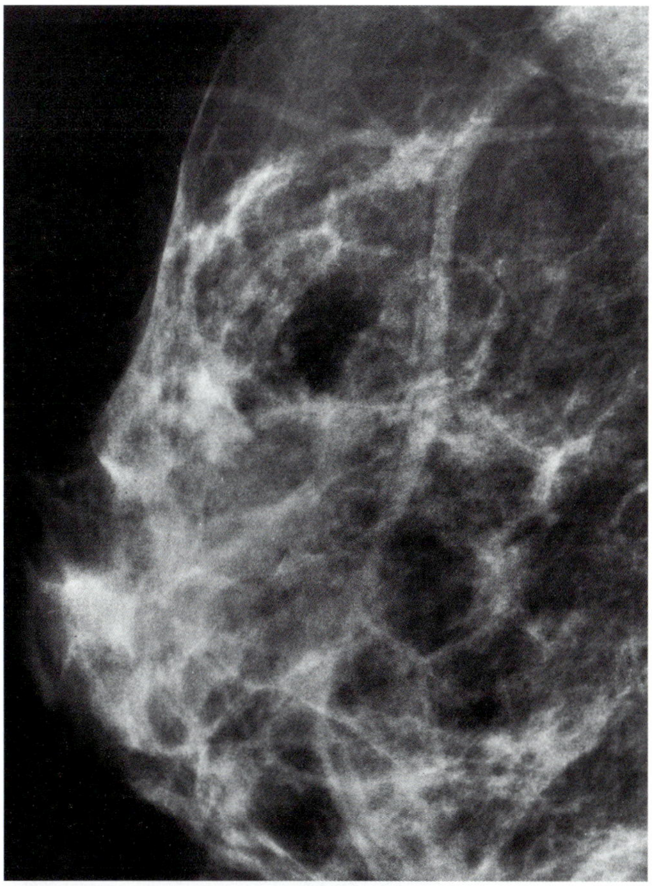

図 86a

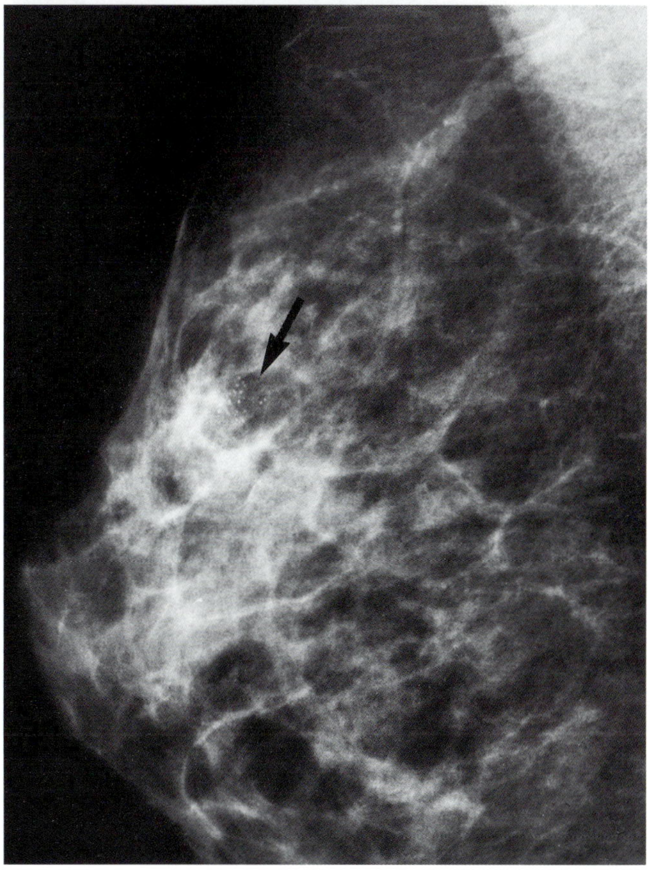

図 86b

図 86c〜f（次ページ）

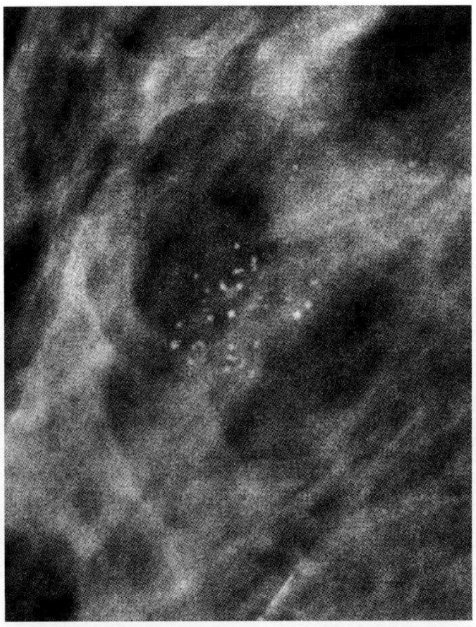

図 86c

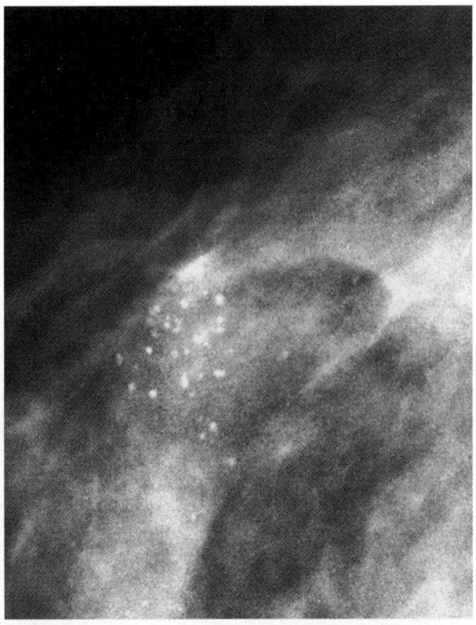

図 86d

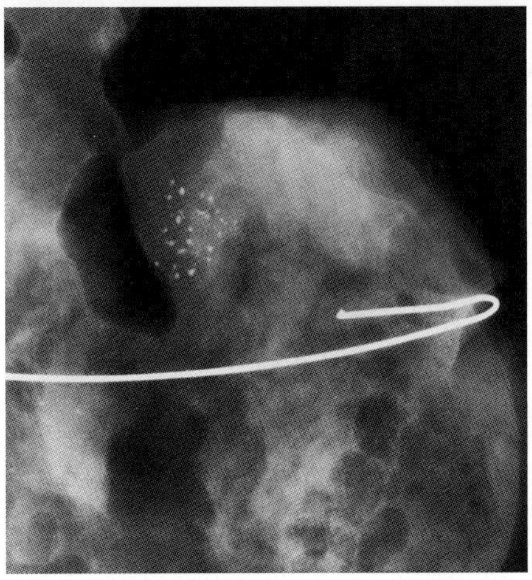

図 86e

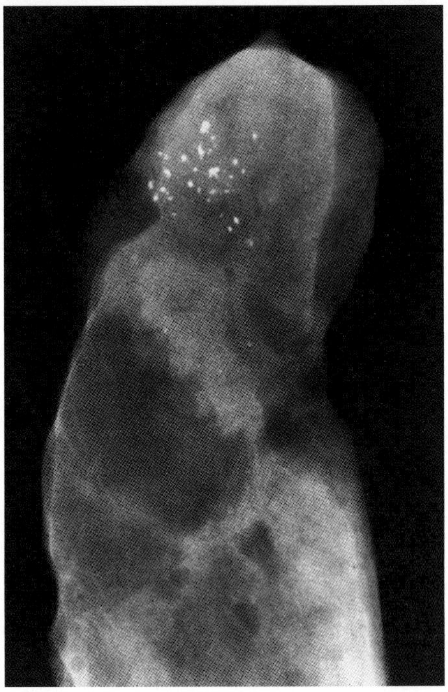

図 86f

87

50歳女性．無症状．初回スクリーニング検査．

身体所見

乳房に腫瘤は触知されない．

マンモグラフィ所見

図87a：左乳房，内外斜位方向（MLO）撮影．微小石灰化の集簇が2か所，乳房の上半分にみられる（矢印）．さらに，乳房中央部に単発性の4 mmの卵殻様石灰化が認められ，これはマンモグラフィ上，良性型である．

図87b, c：MLO撮影の拡大図（**b**）と標本X線写真（**c**）．

石灰化の集簇の分析

分布：集簇性，石灰化は乳房の狭い範囲に互いに密に隣接してみられる．

形態：砕石様/多形性，細長いものもある；非常に不整

濃度：さまざま

結論

マンモグラフィ上，悪性型である．砕石様/多形性の微小石灰化．

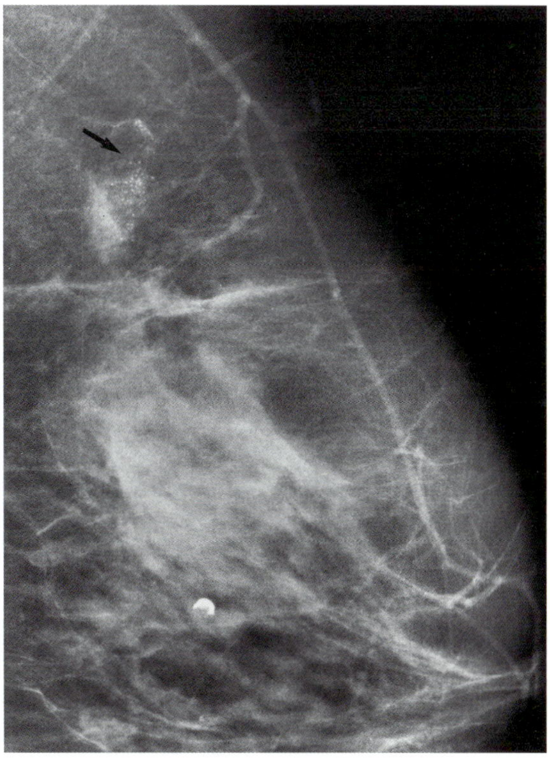

図87a

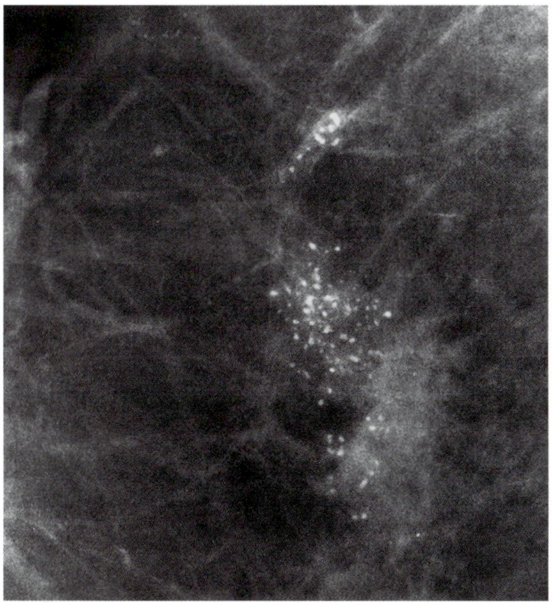

図87b

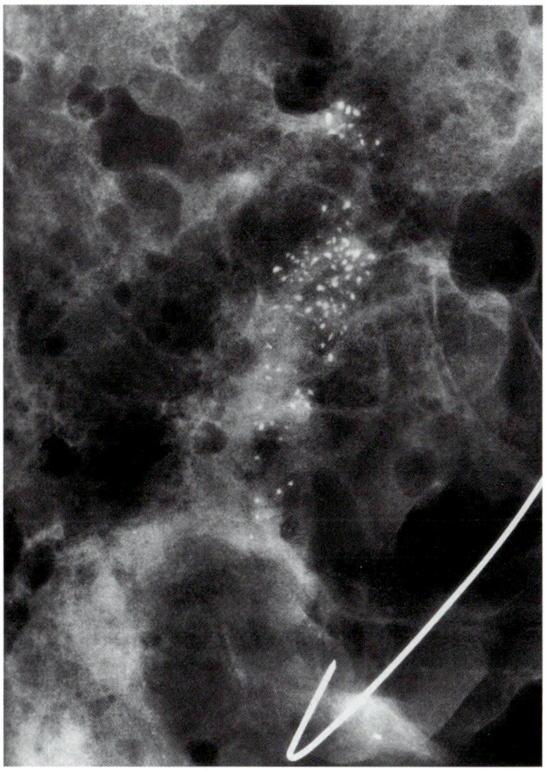

図87c

図87d～f（次ページ）

組織診断

TDLU 内の非浸潤癌；拡張した腺房内に充実性の細胞増殖，管腔内壊死，不定形の石灰化がみられる．

図 87d：いくつかの TDLU に進展した grade 2 の非浸潤癌の低倍率組織像（H&E 染色，40×）．

図 87e：悪性細胞で埋まった 1 個の TDLU 内の腺房．マンモグラム上の 1 つの集簇に相当する（H&E 染色，100×）．

図 87f：grade 2 の非浸潤癌の細胞の詳細を示す 1 個の腺房の高倍率組織像（H&E 染色，200×）．

経過観察

女性は 15 年後，心筋梗塞により死亡した．死亡時に乳癌の所見はみられなかった．

判定：カテゴリー 5（図 87a）

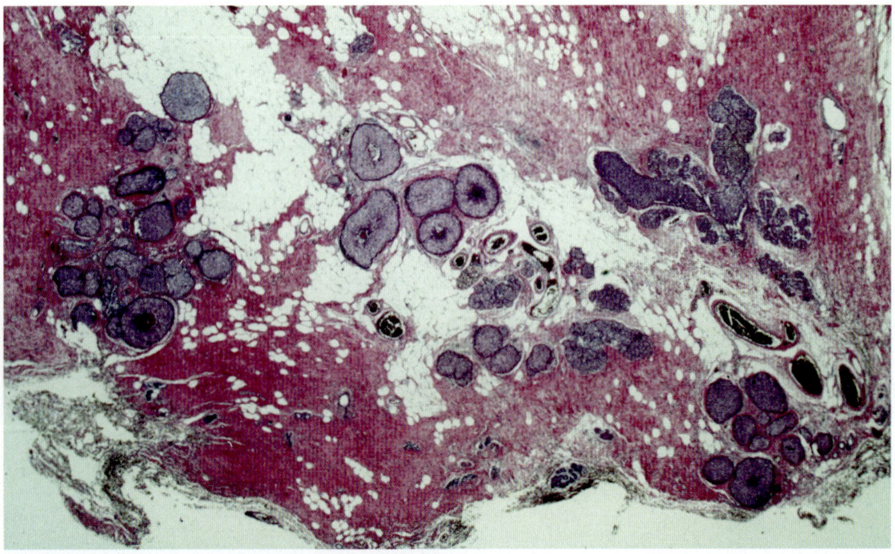

図 87d

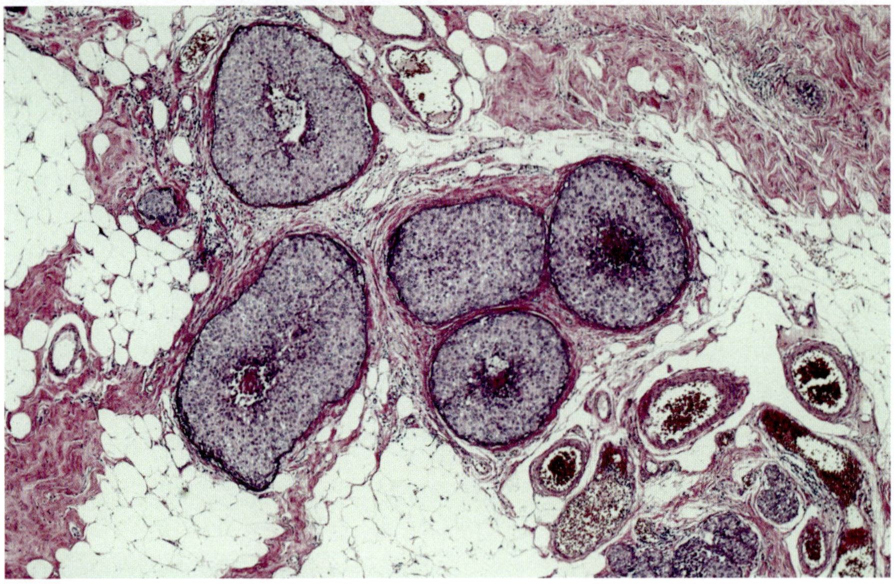

図 87e

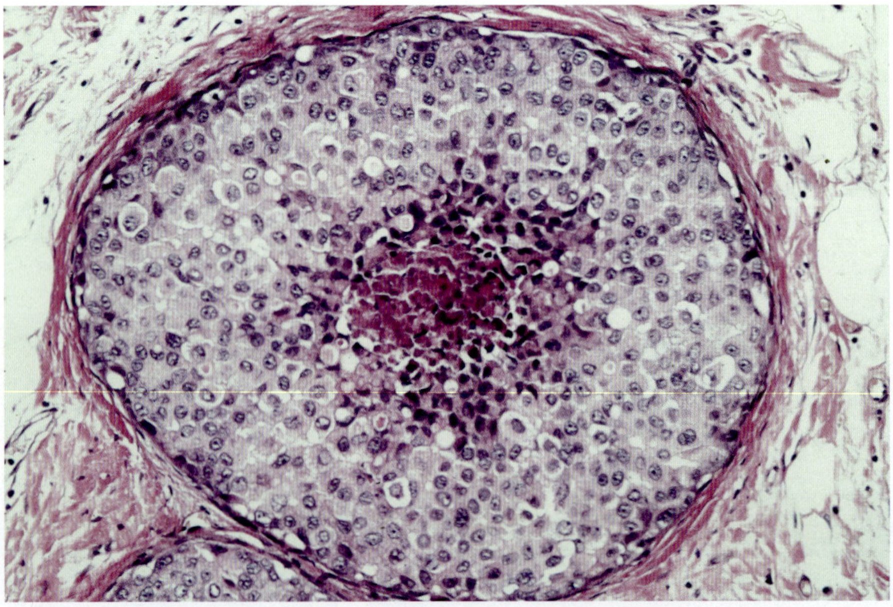

図 87f

88

この 68 歳の女性は左乳房の外側部に肥厚を触れた.

マンモグラフィ所見

図 88a, b：左乳房, 頭尾方向(CC)のスポット圧迫撮影の拡大図(a)と小焦点拡大撮影(b). 種々の形態, 大きさ, 濃度を示す無数の石灰化がみられる. 石灰化の中には, 鋳型(長く, 断片化し, 一部は分枝状)と水切り石様(かなり大きく, 高濃度で, 一部は楕円形)の石灰化が混在し, 境界不明瞭な陰影により囲まれている.

結論

非特異的な境界不明瞭な陰影に囲まれた, マンモグラフィ上, 悪性型の石灰化.

組織診断

浸潤性乳管癌, 非浸潤性成分を広範囲に伴う.

図 88c：微小乳頭状非浸潤癌の成分の低倍率組織像(H&E 染色, 40×).

図 88d, e：grade 2 の微小乳頭状非浸潤癌の高倍率組織像. 乳管は癌細胞が産生した液体により拡張している. この液体内に水切り石様の石灰化がランダムにみられ, マンモグラム上で大きな石灰化を呈する(H&E 染色, 200× と 300×).

図 88f：液体で満たされた管腔を一部に認める grade 2 の微小乳頭状非浸潤性乳管癌の細胞の拡大像(H&E 染色, 400×).

経過観察

女性は 19 年後の 87 歳時も存命であった. 乳癌の所見はみられなかった.

判定：カテゴリー 5(図 88a)

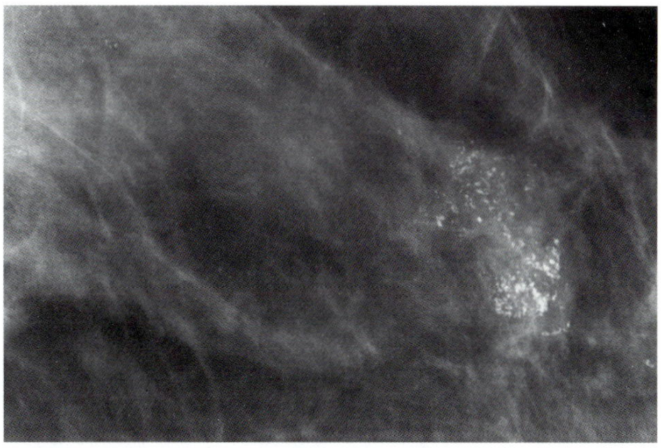

図 88a

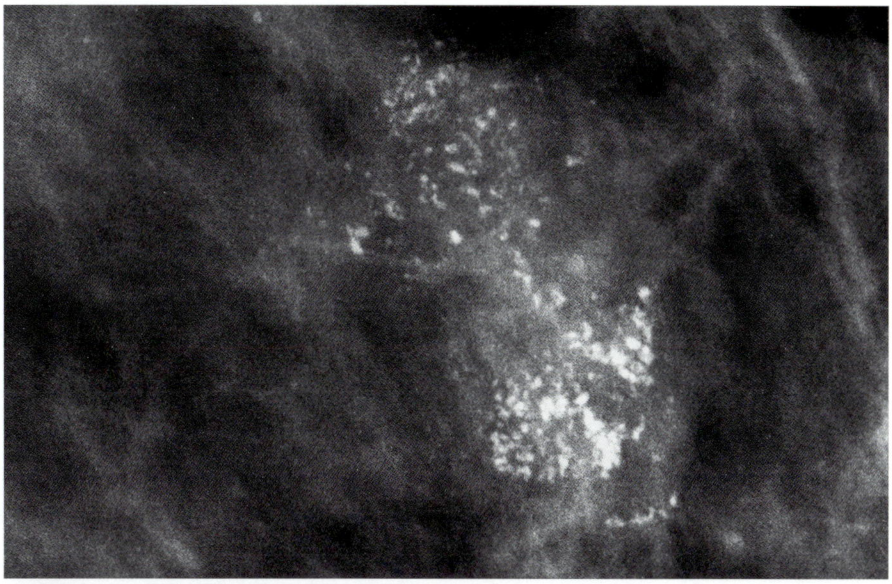

図 88b

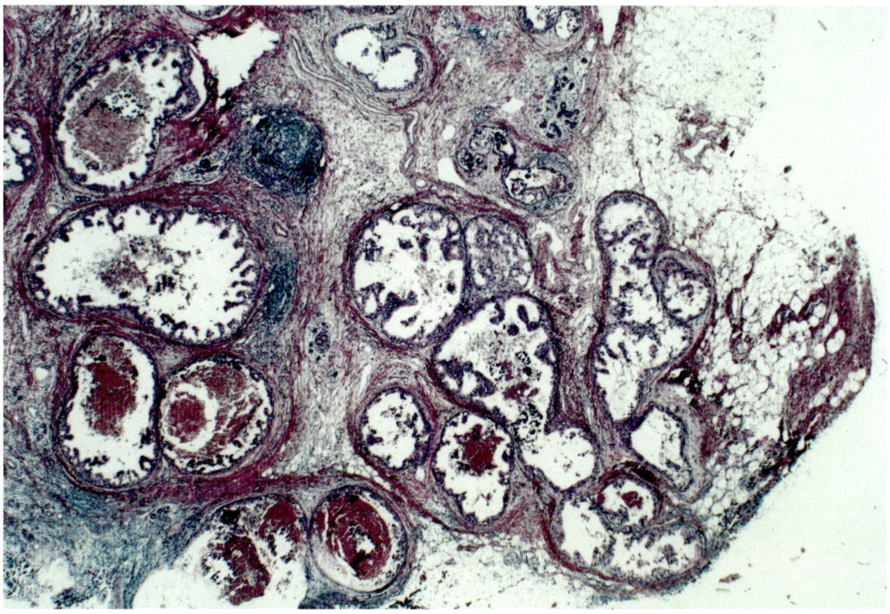

図 88c

図 88d～f(次ページ)

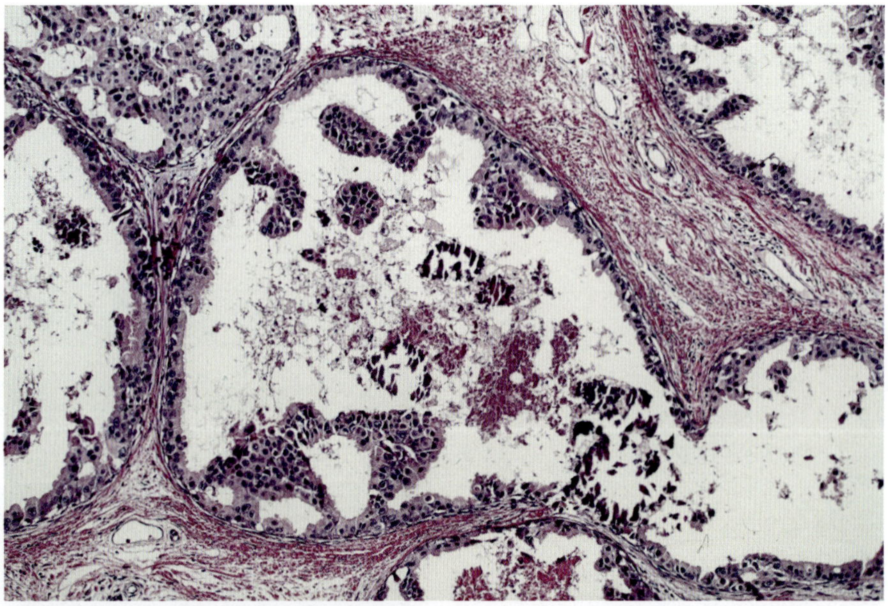
図 88d

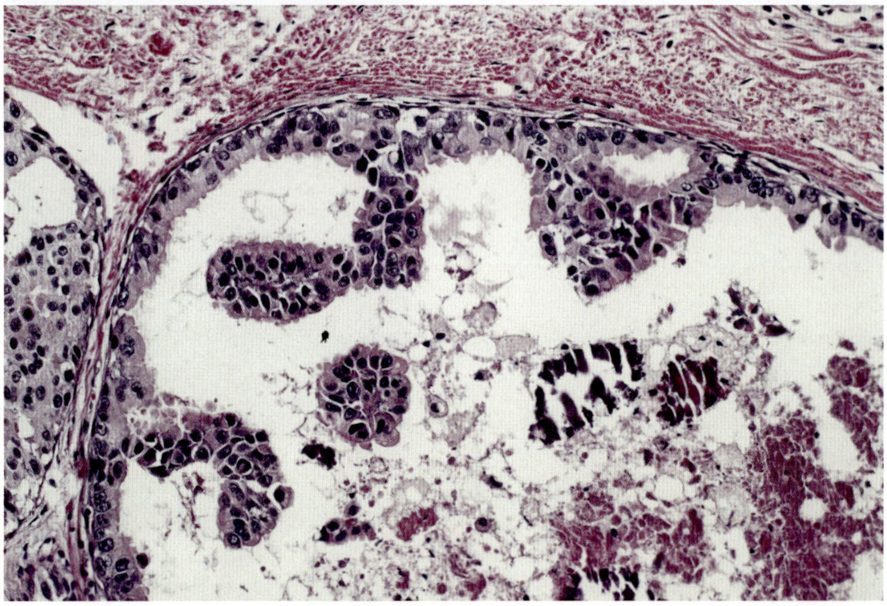
図 88e

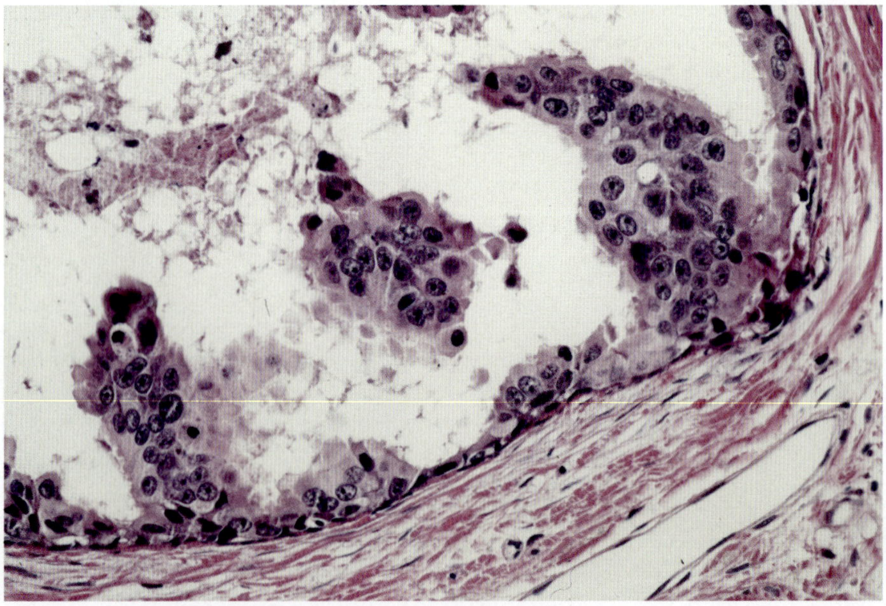
図 88f

89

マンモグラフィ所見

図 89a：右乳房，頭尾方向(CC)撮影の拡大図．

図 89b：小焦点拡大撮影．多数の断片化した鋳型の石灰化がみられ，乳房のかなりの部分を占める悪性病変の存在が示唆される．

組織診断

充実性の細胞増殖，中心壊死，不定形の石灰化を伴う grade 3 の非浸潤癌．組織学的に浸潤所見はない．

コメント

乳管様の構造を縁どる，まとまりがなくでたらめの配列を示す石灰化は，新生乳管形成の存在を示唆する[2]．

判定：カテゴリー 5(図 89a)

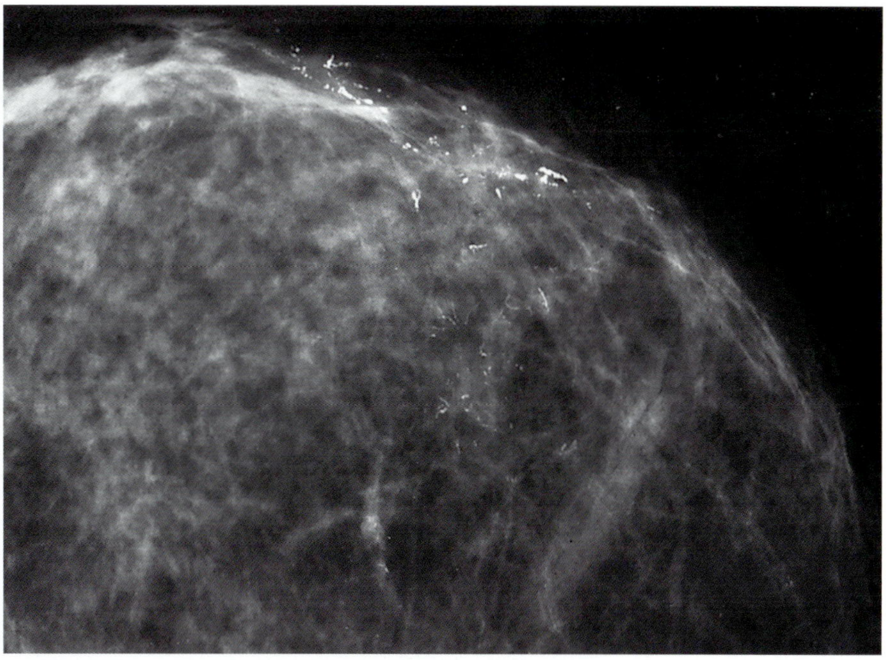

図 89a

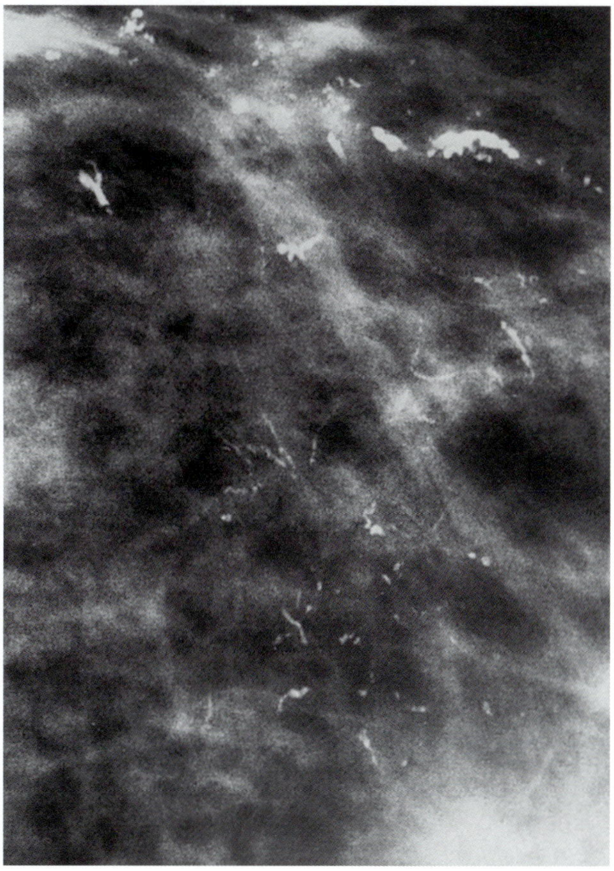

図 89b

90

この 27 歳の女性は左乳房にしこりを触れた.

マンモグラフィ所見

図 90a：左乳房の内外斜位方向(MLO)撮影の拡大図.

図 90b：左乳房の腫瘤を触れた部位の拡大図. 分枝状で断片化した鋳型の石灰化が多数, 構築の乱れを伴って認められる. これらの所見は乳腺の悪性腫瘍に特徴的である.

組織診断

リンパ節転移を伴う浸潤癌.

図 90c：非浸潤性成分も含む浸潤性乳管癌の低倍率組織像(H&E 染色, 40×).

図 90d：分化の乏しい浸潤性乳管癌(H&E 染色, 200×).

図 90e：転移を含む腋窩リンパ節(H&E 染色, 40×).

経過観察

患者は 2 年後, 29 歳で転移性乳癌により死亡した.

コメント

この患者では鋳型の石灰化によって示される低分化型の乳管形成性浸潤癌に加え, 古典的な低分化型の浸潤性乳管癌がみられた. このような大きな腫瘍ができることは患者にとって致命的となる.

判定：カテゴリー 5(図 90a)

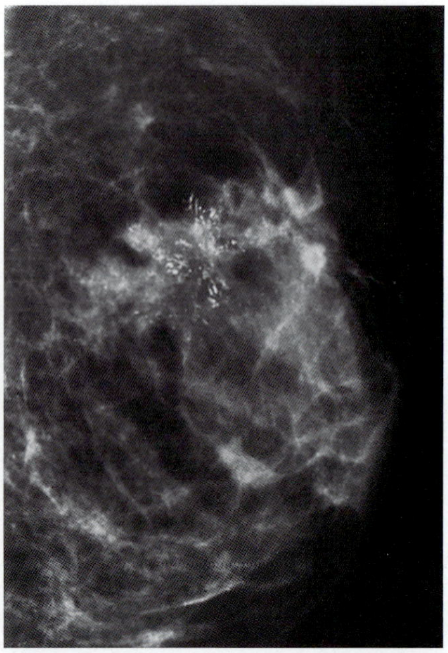

図 90a

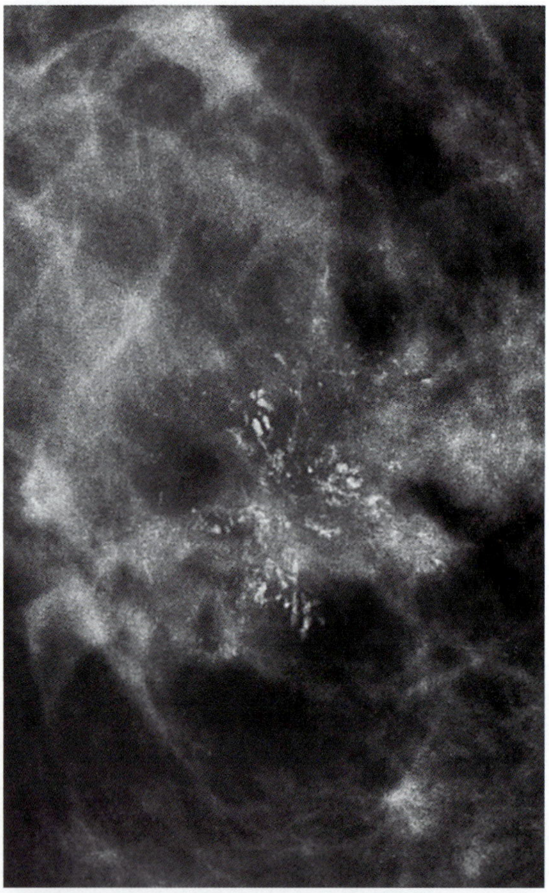

図 90b

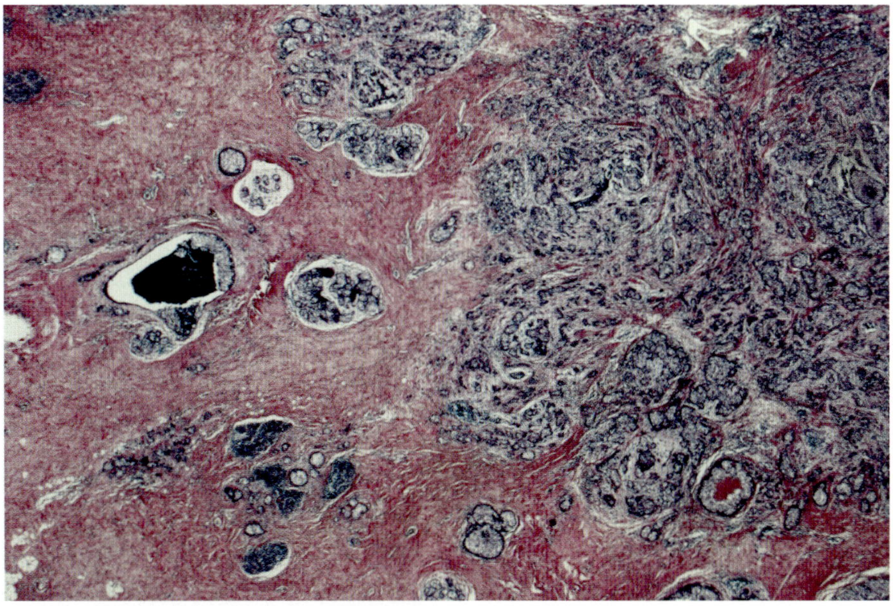
図 90c

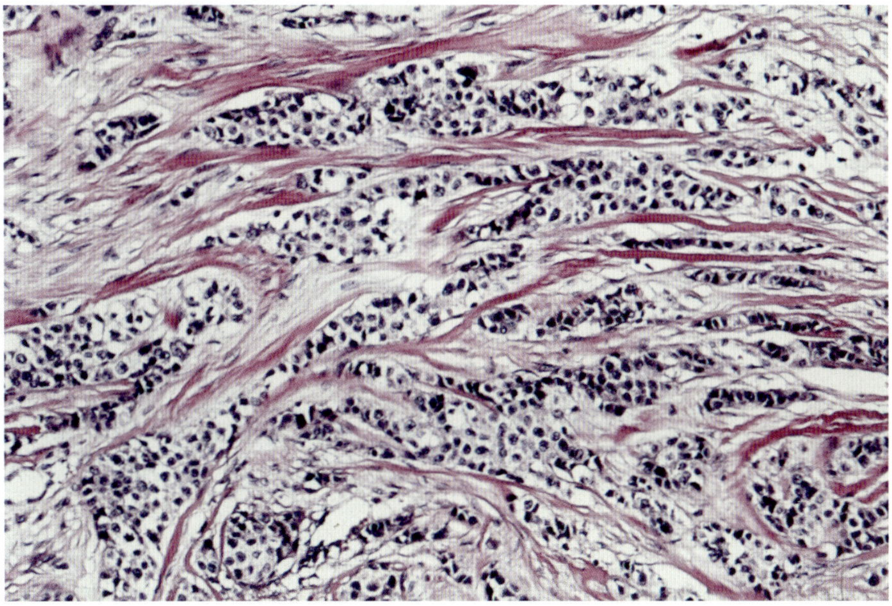
図 90d

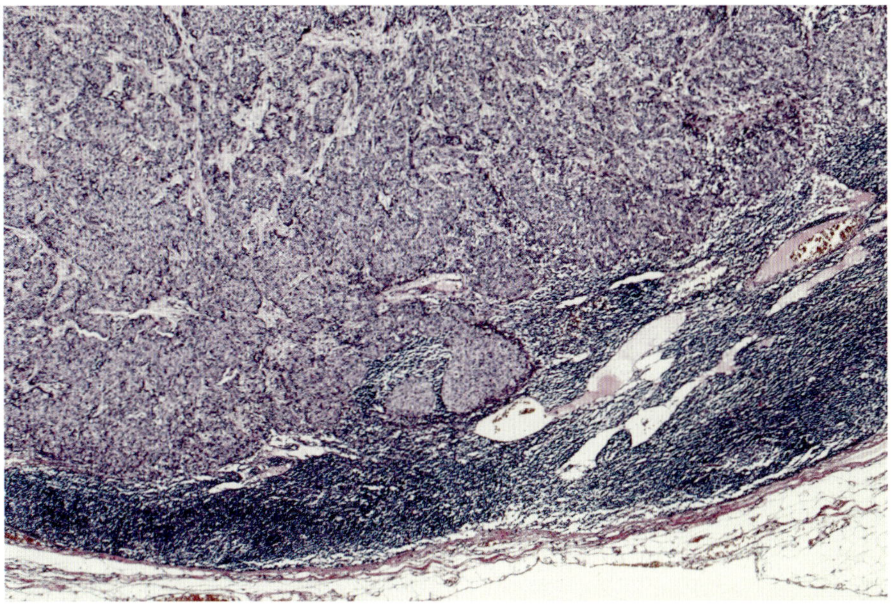
図 90e

91

62歳女性．無症状．ルーチンのスクリーニングマンモグラフィ．

マンモグラフィ所見

図91a, b：右乳房，頭尾方向(CC)撮影の拡大図(a)と小焦点拡大撮影(b)．種々の長さと濃度を示す，分枝状で断片化した鋳型の石灰化がみられる．境界不明瞭な陰影により，石灰化は囲まれている．この所見は浸潤あるいは線維形成反応のいずれかに相当している可能性がある．

結論

大きな境界不明瞭な陰影を伴う，断片化した鋳型の石灰化は，浸潤性の強い高悪性度の癌に特徴的である．

組織診断

中心壊死を伴うgradeの高い非浸潤性乳管癌を伴う，浸潤性乳管癌．

図91c：低倍率組織像で，中心壊死とマンモグラム上の鋳型の石灰化に相当する不定形の石灰化を伴う，癌が密に詰まった乳管様の構造が多数認められる(H&E染色，40×)．

コメント

マンモグラフィ所見と組織像はともに新生乳管形成に特徴的である[2]．

経過観察

女性は13年後，74歳で心筋梗塞により死亡した．乳癌の所見はみられなかった．

判定：カテゴリー5(図91a)

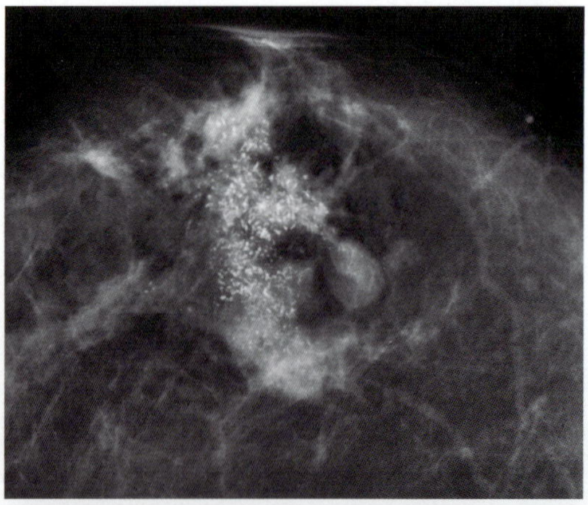

図91a

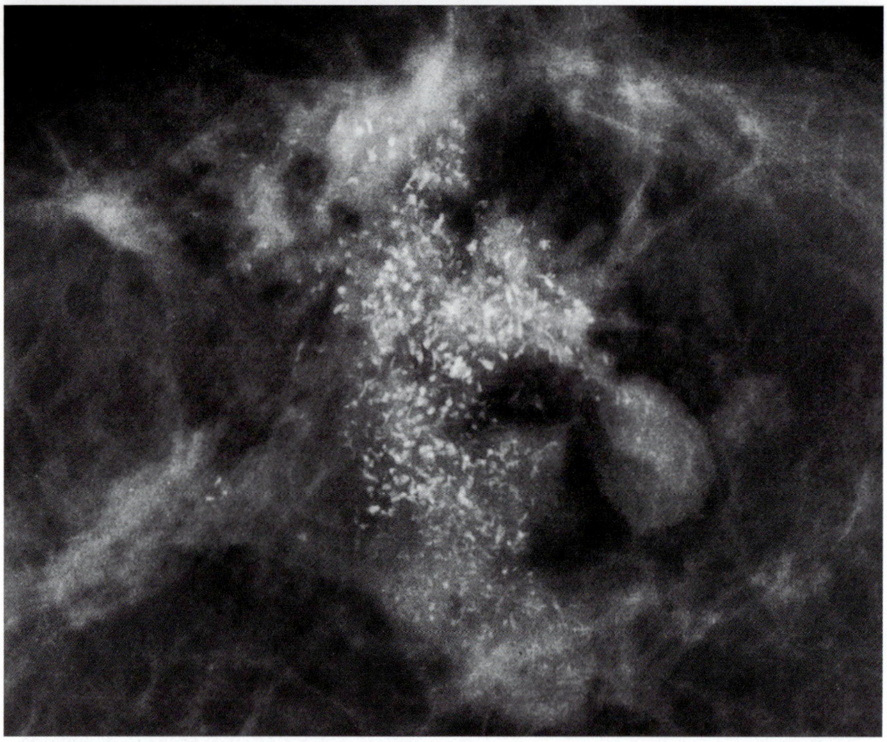

図91b

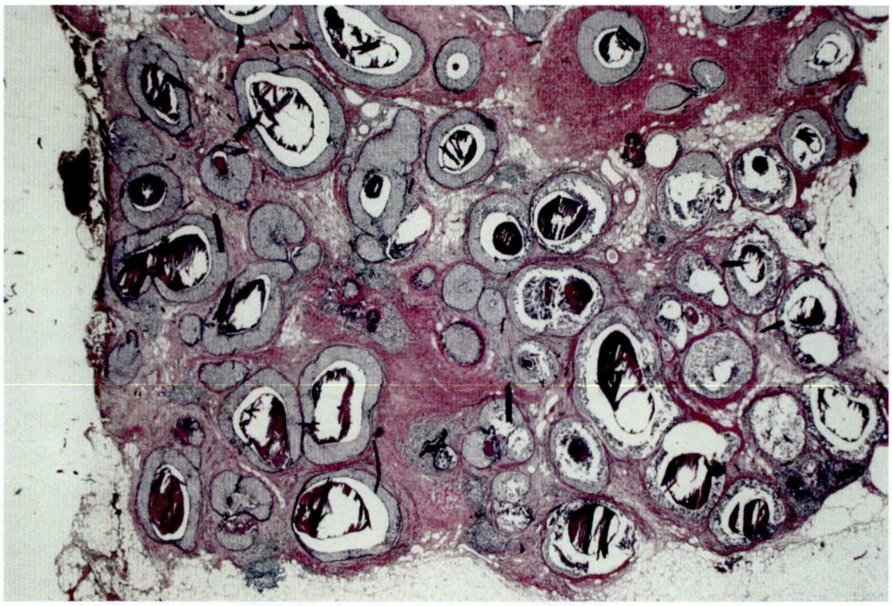

図91c

92

マンモグラフィ所見

図 92a〜d：マンモグラフィ上，悪性型である断片化した鋳型の石灰化を示す 4 症例の小焦点拡大マンモグラフィ．石灰化は，濃度，幅，長さがさまざまで，輪郭は不整である．石灰化は密に詰まっており，あらゆる方向を向いて，新生乳管形成に特徴的な無秩序なパターンを示している．

判定：すべてカテゴリー 5(図 92a〜d)

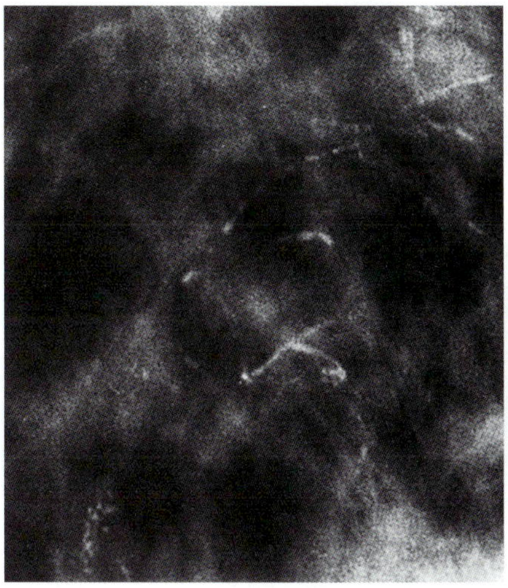

図 92a

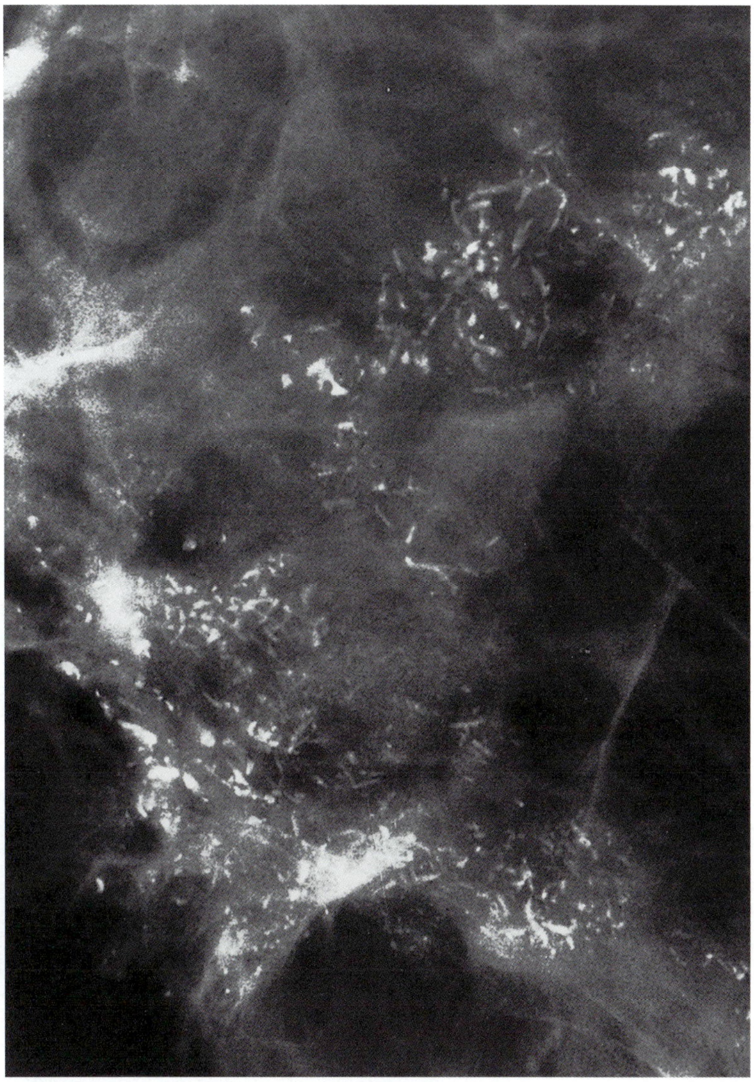

図 92b

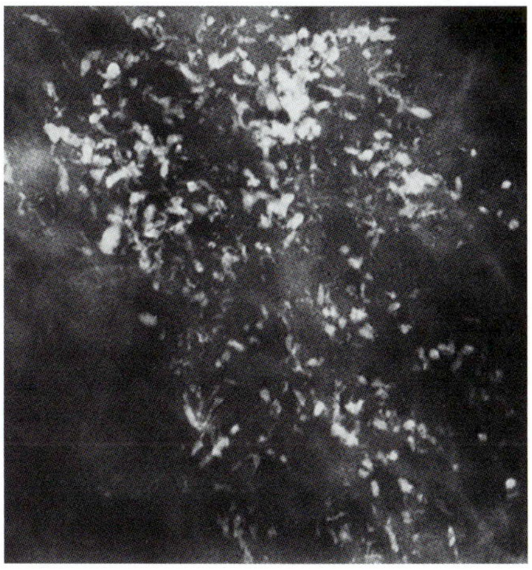

図 92c

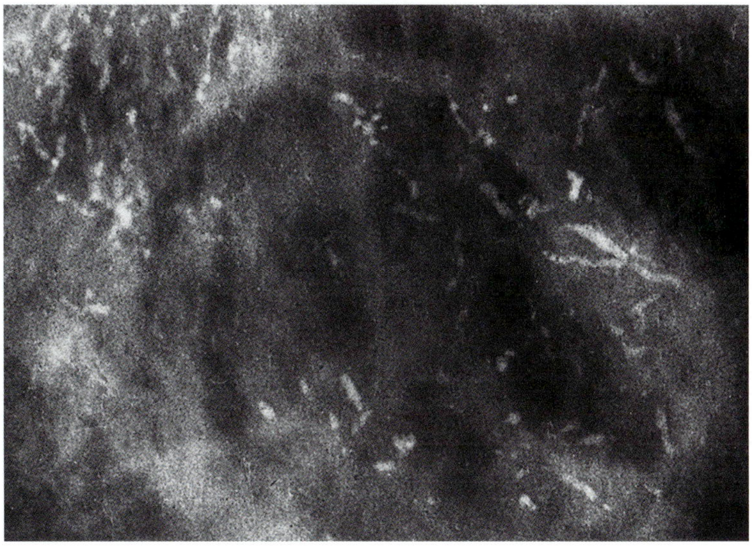

図 92d

93

40歳女性．無症状．初回スクリーニング検査．

身体所見

乳腺に腫瘤は触知されない．

マンモグラフィ所見

図 93a, b：左乳房，内外斜位方向（MLO）撮影（**a**）と頭尾方向（CC）撮影（**b**）の拡大図．下外側四半部に，石灰化の小さな集簇がみられるが，腫瘤は伴っていない．

図 93c：石灰化のある部位の MLO の小焦点拡大撮影．

分析

これもまた，断片化した点状の鋳型の石灰化の例である．石灰化は，乳管やその枝の一部に形成される．乳管腔には grade 3 の非浸潤癌の細胞，中心壊死，種々の長さ・濃度・輪郭を呈する不定形の石灰化の断片が認められる．

図 93d：手術標本の X 線写真拡大図

組織診断

浸潤性および非浸潤性の乳管癌．リンパ節転移はみられない．

図 93e：非浸潤性成分の領域に合併した大きさ 3 mm の浸潤性成分の概観（H&E 染色，40×）．

図 93f：浸潤癌の高倍率組織像（H&E 染色，220×）

図 93g, h：広範囲に及ぶ grade 3 の非浸潤性乳管癌の細胞の拡大像（H&E 染色，600×）

図 93i：高悪性度の非浸潤性乳管癌が広がる乳頭後部の概観（H&E 染色，12.5×）．

図 93j：乳頭後部の非浸潤性乳管癌の高倍率組織像（H&E 染色，600×）

経過観察

女性は 20 年後の 60 歳時も存命であった．

判定：カテゴリー 5（図 93a, b）

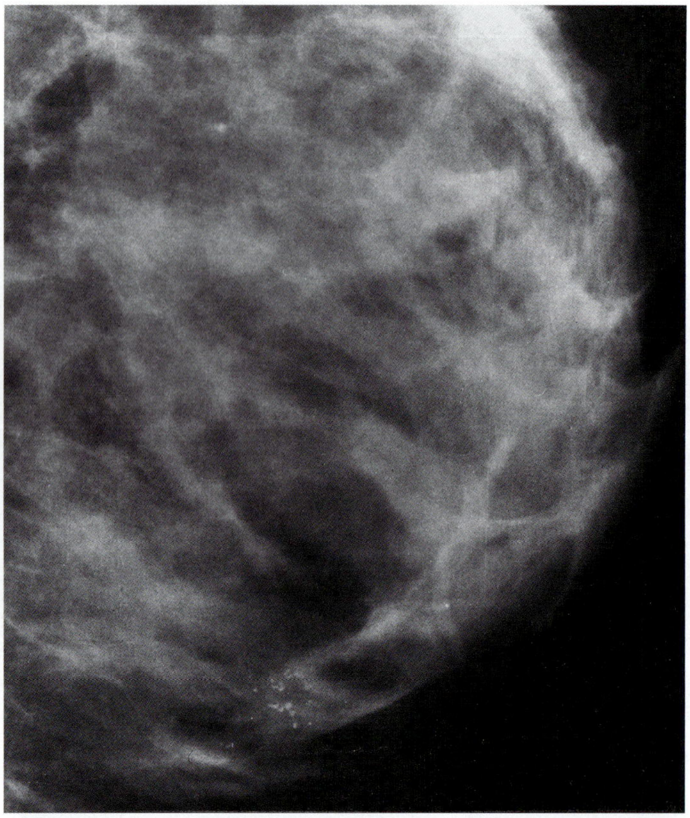

図 93a

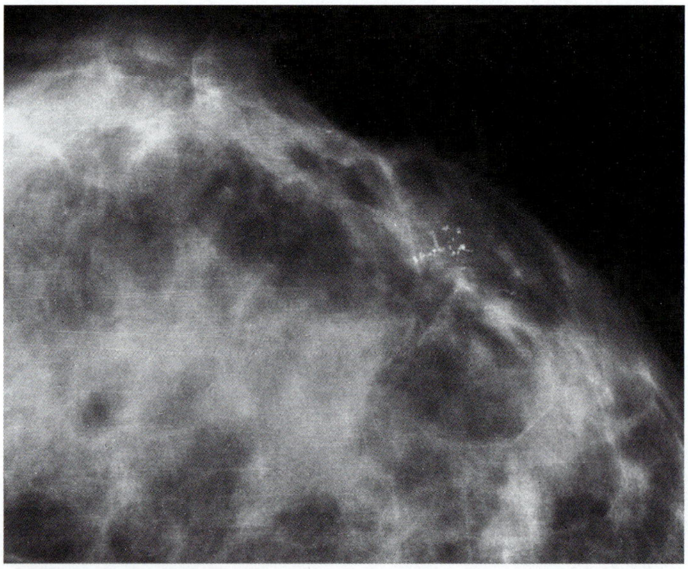

図 93b

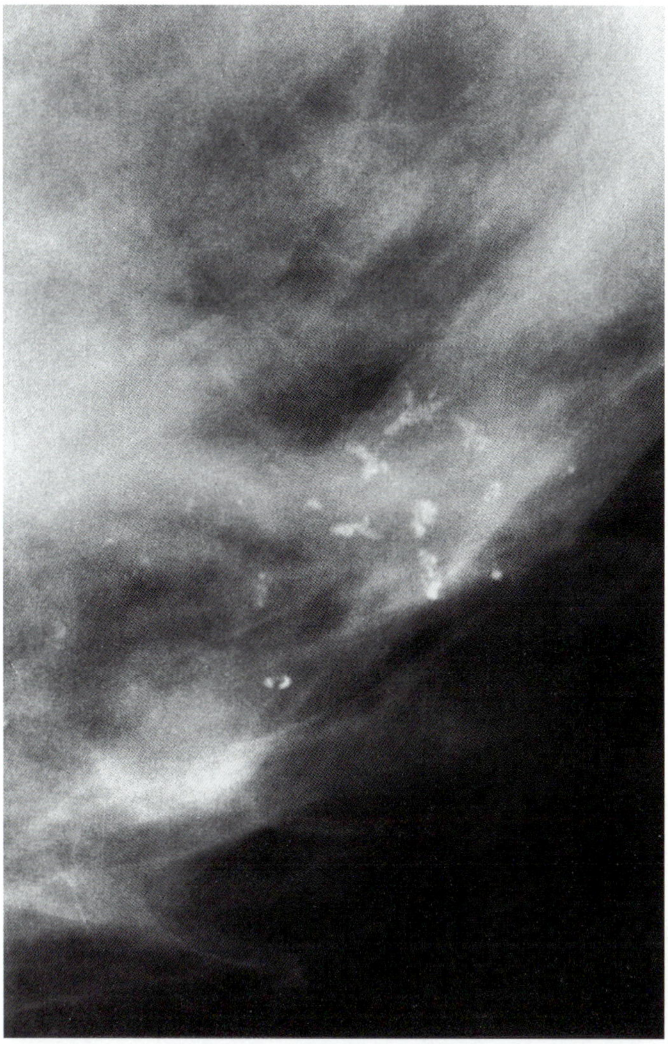

図 93c

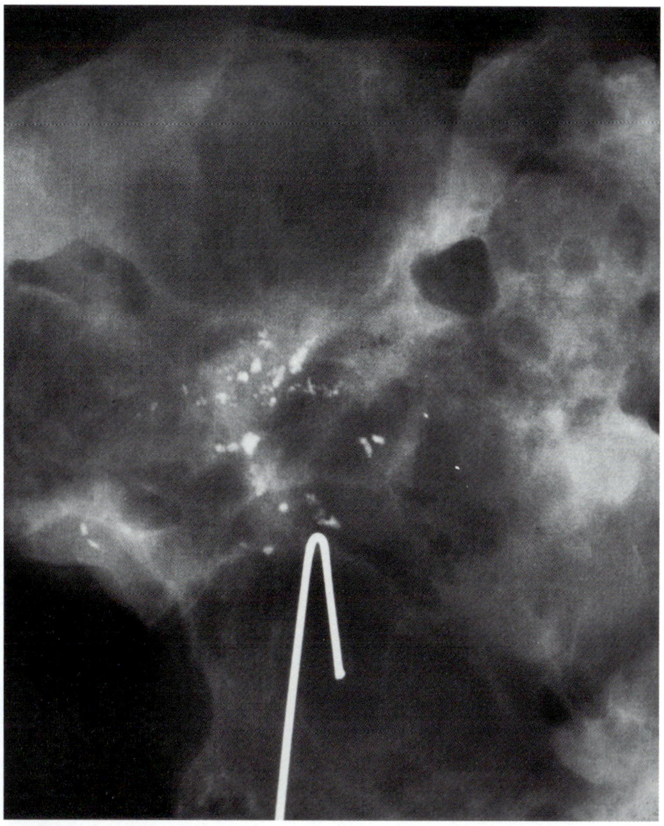

図 93d

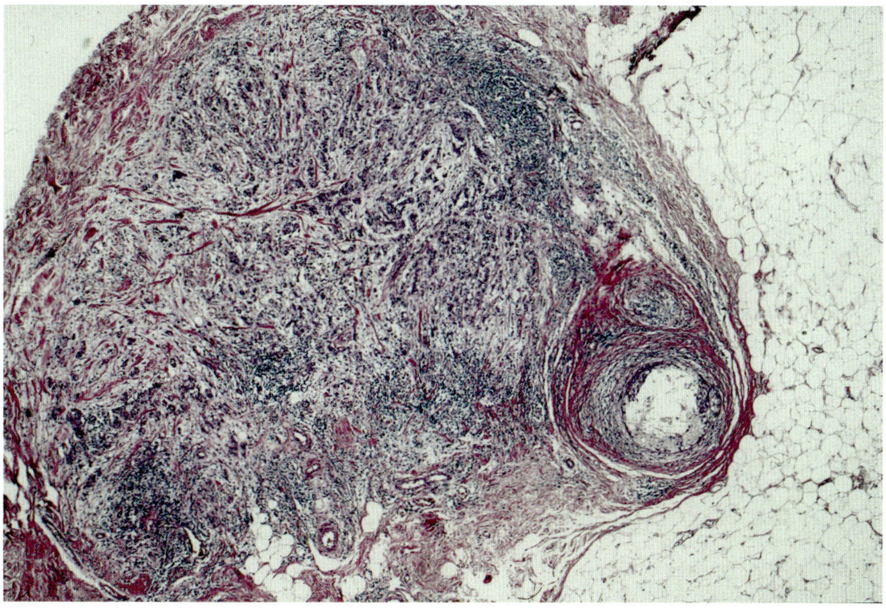

図 93e

図 93f～j（次ページ）

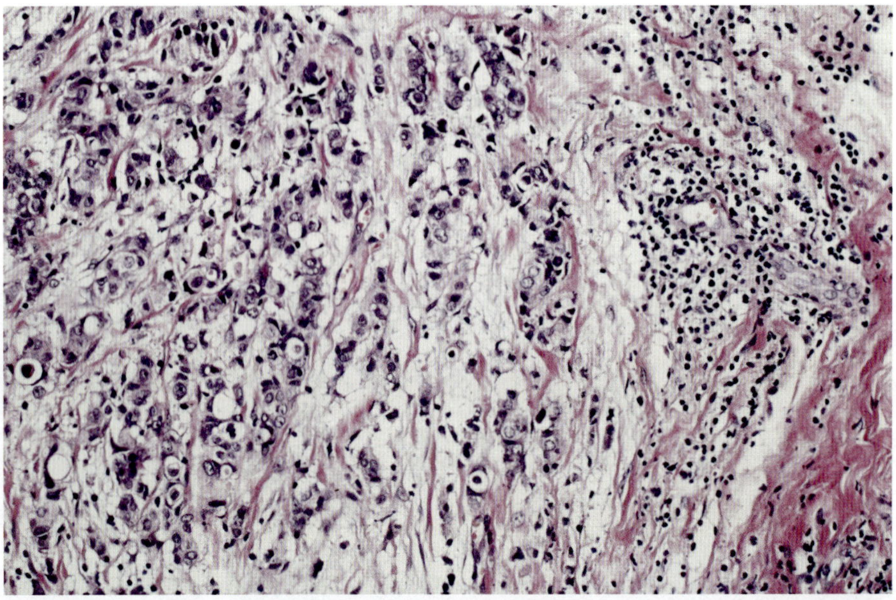
図 93f

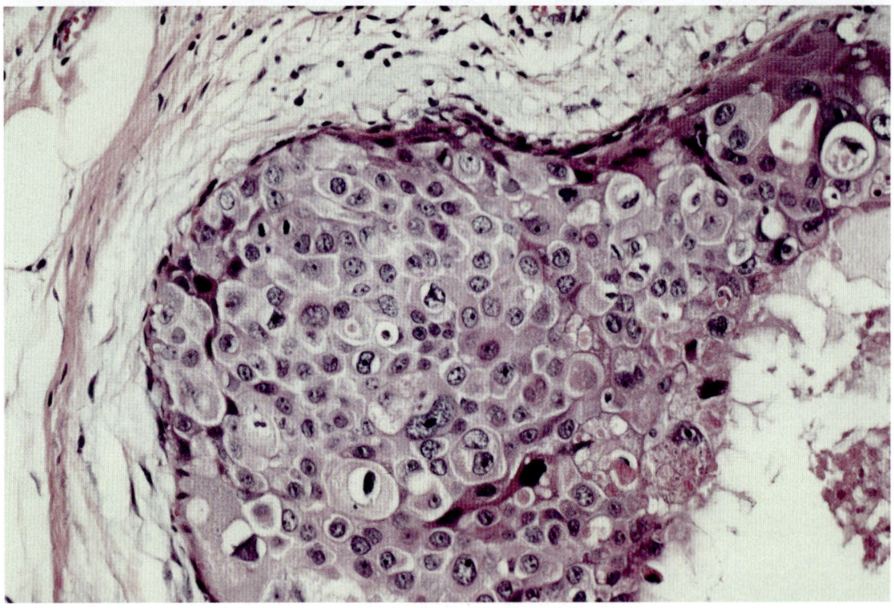
図 93g

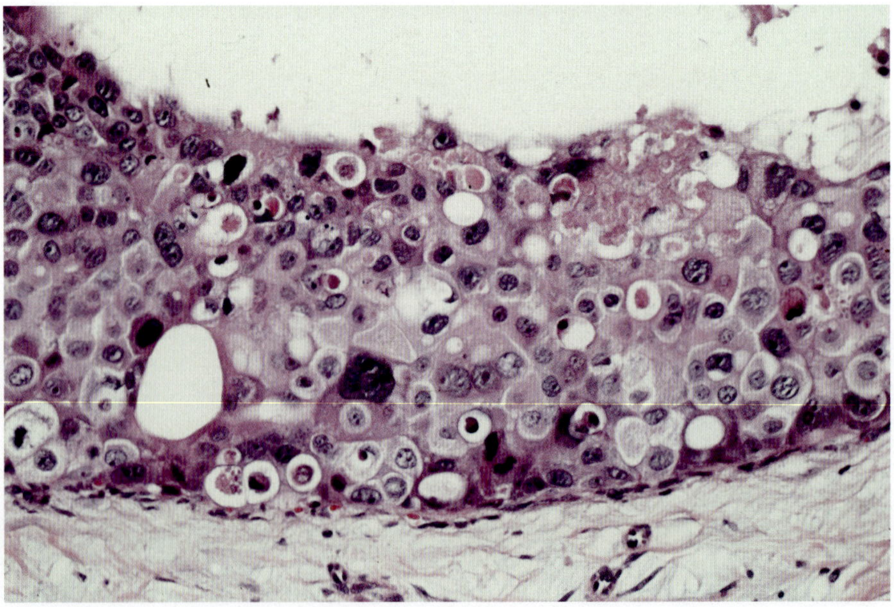
図 93h

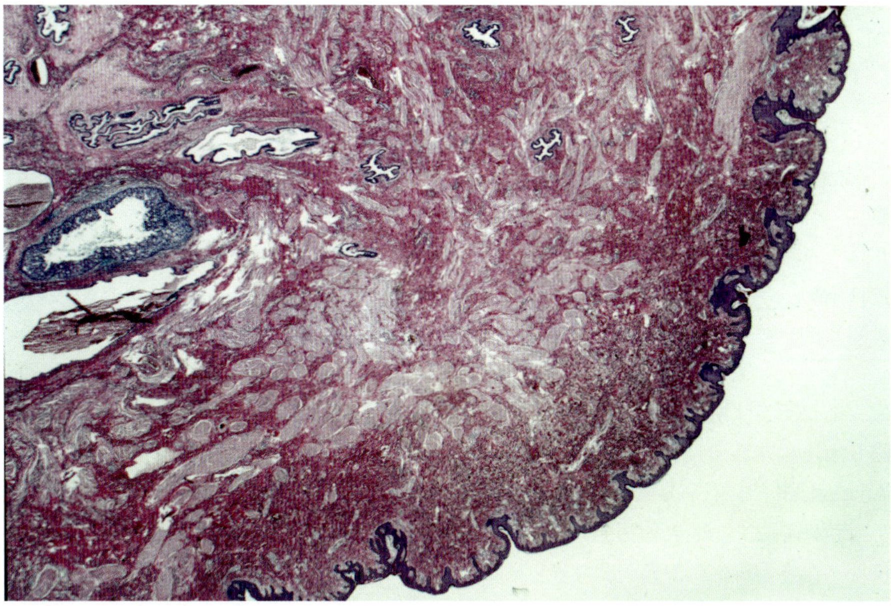

図 93i

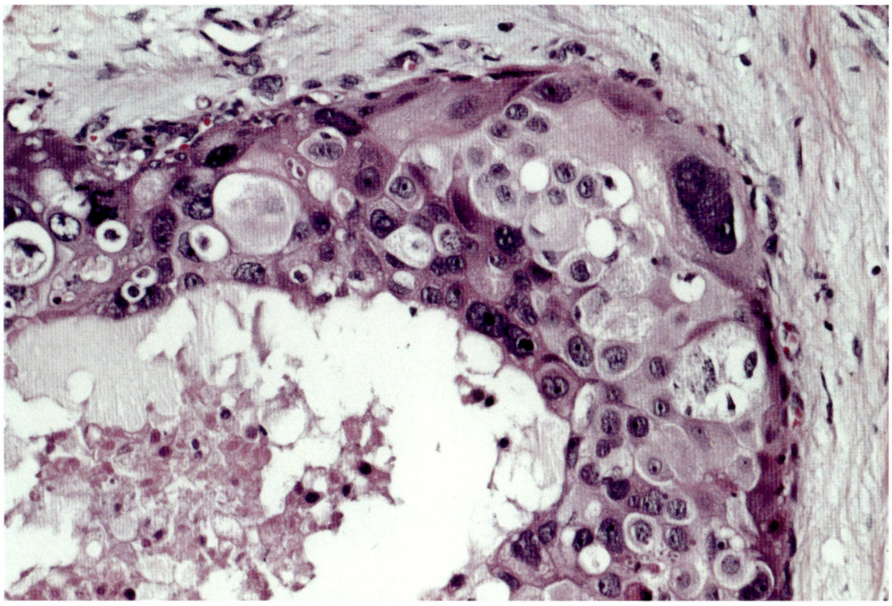

図 93j

94

75歳女性．無症状．初回スクリーニング検査．

身体所見

乳房に腫瘤は触知されない．

マンモグラフィ所見

図 94a, b：左乳房，内外斜位方向（MLO）撮影（**a**）と頭尾方向（CC）撮影（**b**）の拡大図．上外側四半部に，境界不明瞭な陰影によって囲まれた石灰化の集簇が2つみられる．

図 94c, d：MLO（**c**）とCC（**d**）の小焦点拡大撮影．

石灰化の分析

分布：集簇性

形態：砕石様/多形性，形はさまざま

濃度：きわめて多様，背景に溶け込むような濃度のものもみられる．

結論

マンモグラフィ上，境界不明瞭な陰影内にみられる悪性型の石灰化．集簇の分布から悪性変化がTDLU内に限られていることが示唆される．

組織診断

わずかな浸潤を示す非浸潤癌．

図 94e：TDLU内のgrade 2の非浸潤癌の低倍率組織像．不定形の石灰化はマンモグラムでみられた微小石灰化に相当する（H&E染色，20×）．

図 94f：悪性細胞の充実性増殖を示す1個の腺房の高倍率組織像（H&E染色，200×）．

経過観察

女性は12年後，87歳で肺炎により死亡した．死亡時に乳癌の所見はみられなかった．

判定：カテゴリー3（図94a, b）

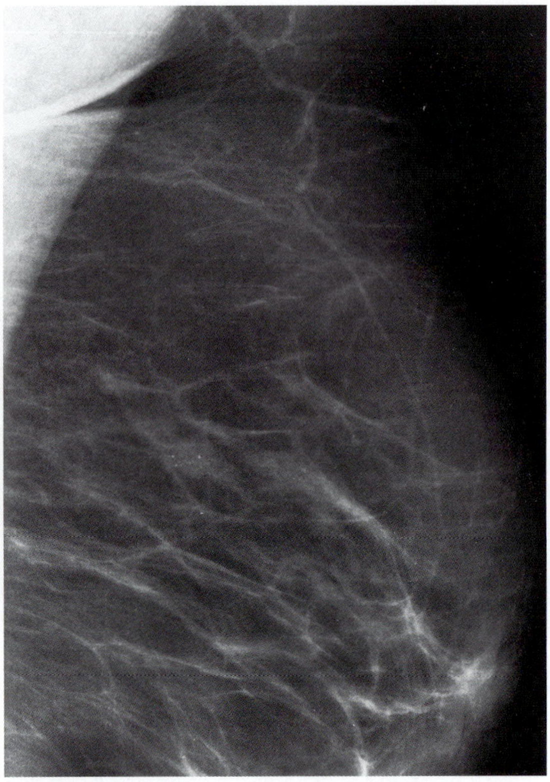

図 94a

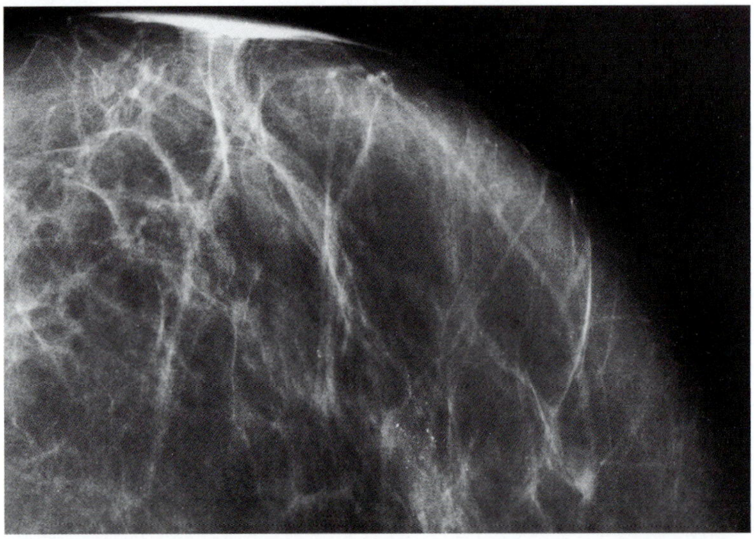

図 94b

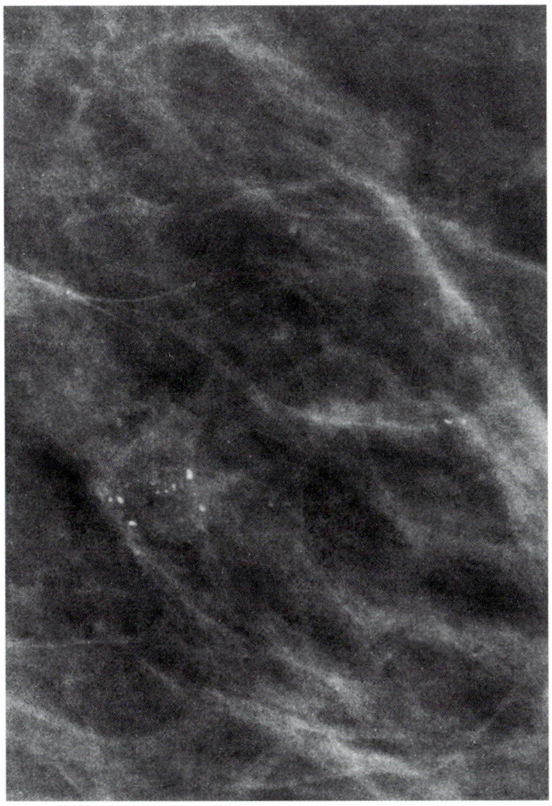

図 94c

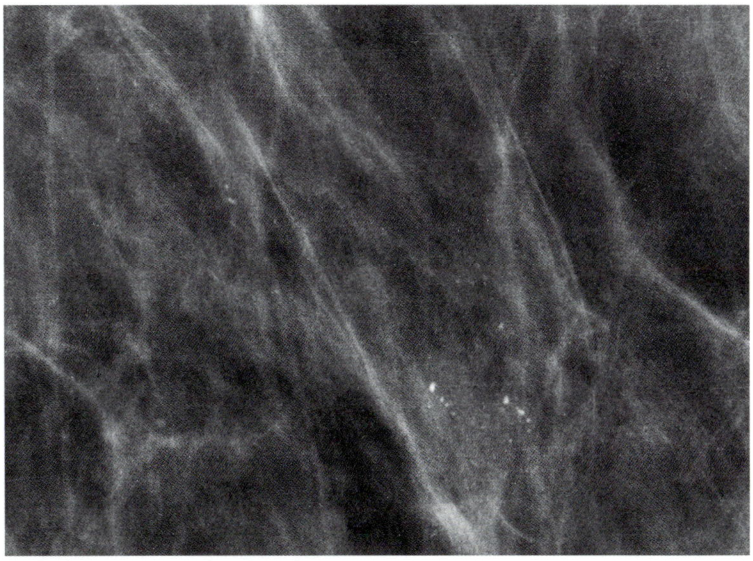

図 94d

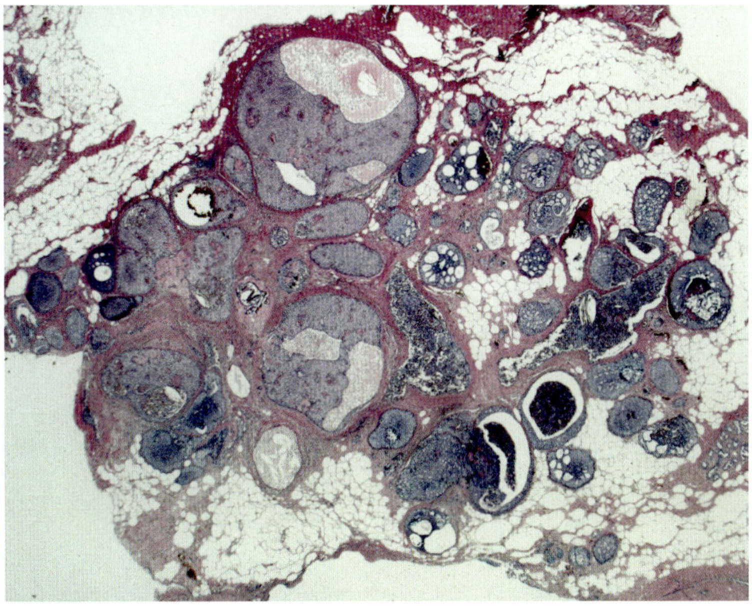

図 94e

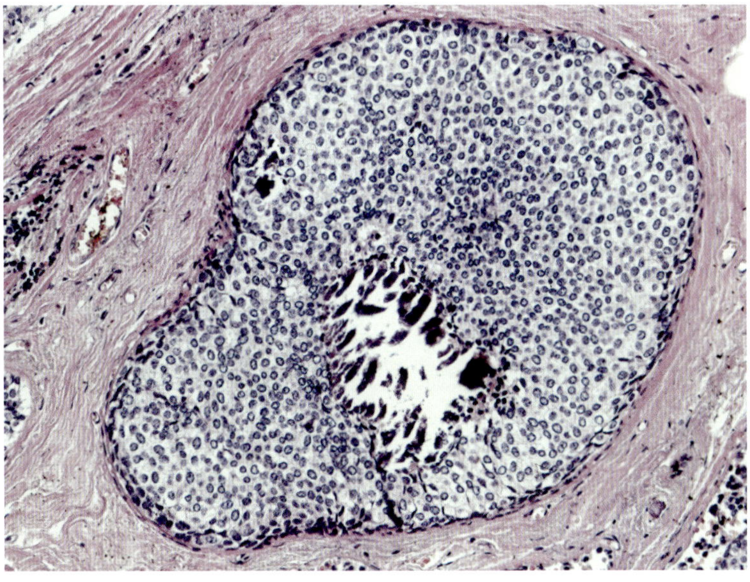

図 94f

95

この無症状の45歳女性は，スクリーニングマンモグラフィで左乳房の上外側四半部に多発性の石灰化の集簇を指摘され，精査のため再検査が行われた．

マンモグラフィと超音波検査

図 95a, b：左乳房，内外斜位方向(MLO)撮影の拡大図(a)と粉末状の石灰化の多発性集簇を含む領域の小焦点拡大撮影(b)．

図 95c, d：左乳房，頭尾方向(CC)撮影の拡大図(c)と長方形の部分の小焦点拡大撮影(d)．多数の粉末状/綿球様の石灰化がきわめて高濃度の線維化に隠れている．腫瘤はみられない．

図 95e：左乳房，CCの小焦点拡大撮影の追加の拡大図．

図 95f：携帯型超音波装置はマンモグラフィではよくわからない小さな単純性嚢胞の検出に役立つ．

図 95g：ブラケッティング・ワイヤ法を用いた術前の位置決めにより得られた標本のX線写真．

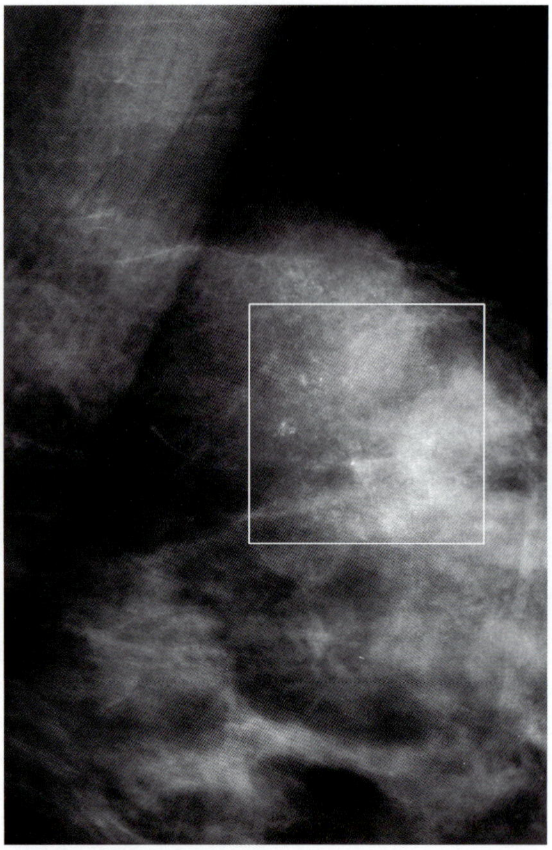

図 95a

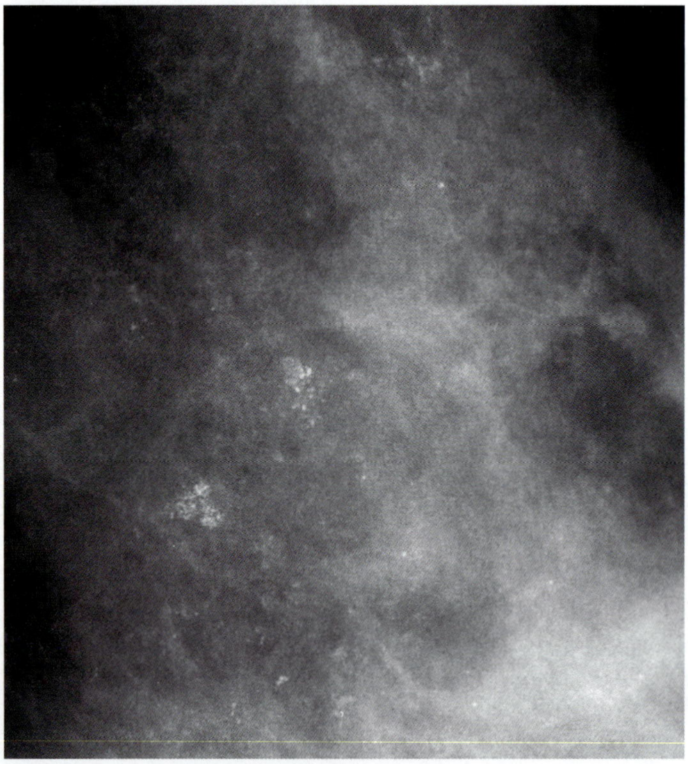

図 95b

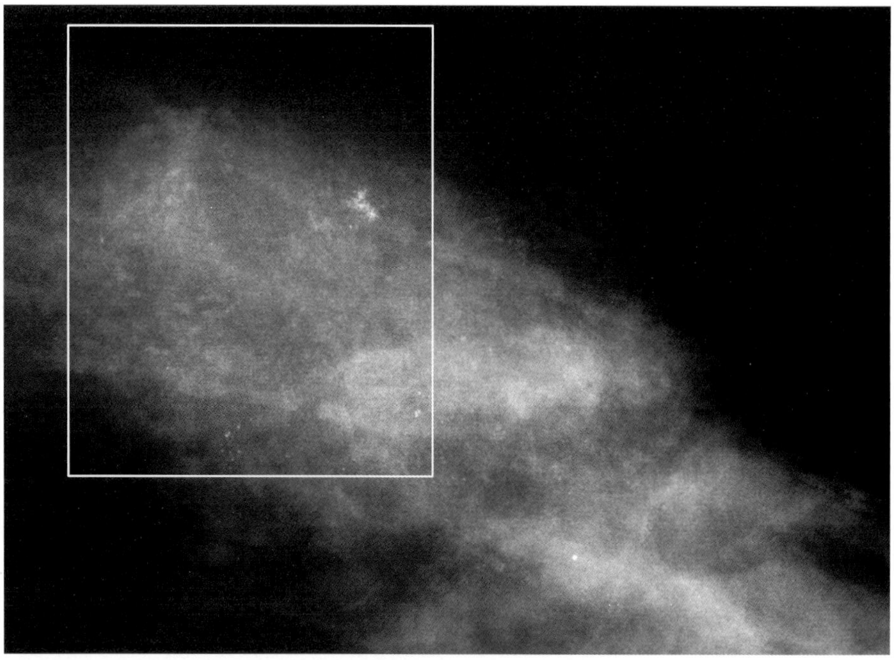

図 95c

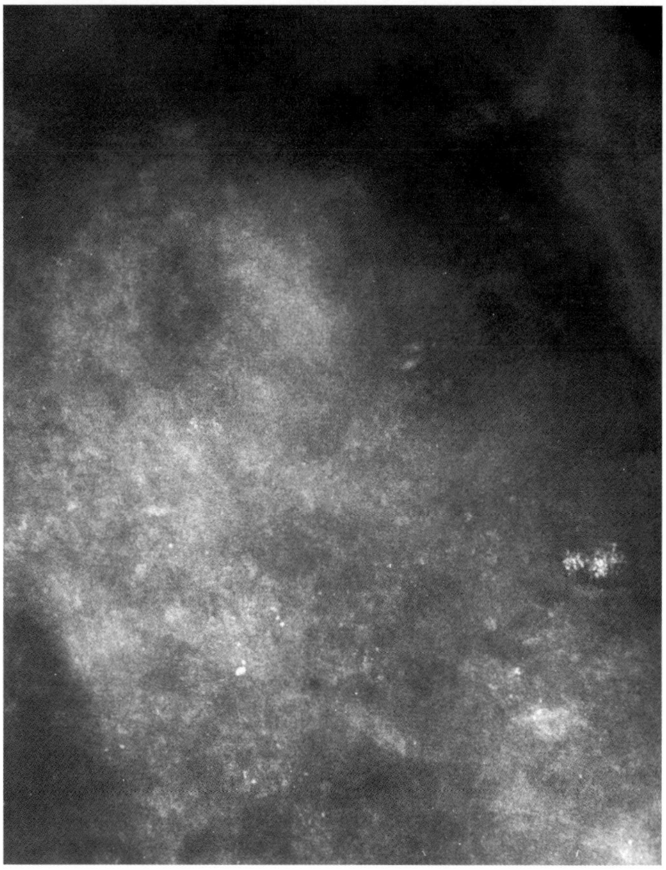

図 95d

図 95e〜i(次ページ)

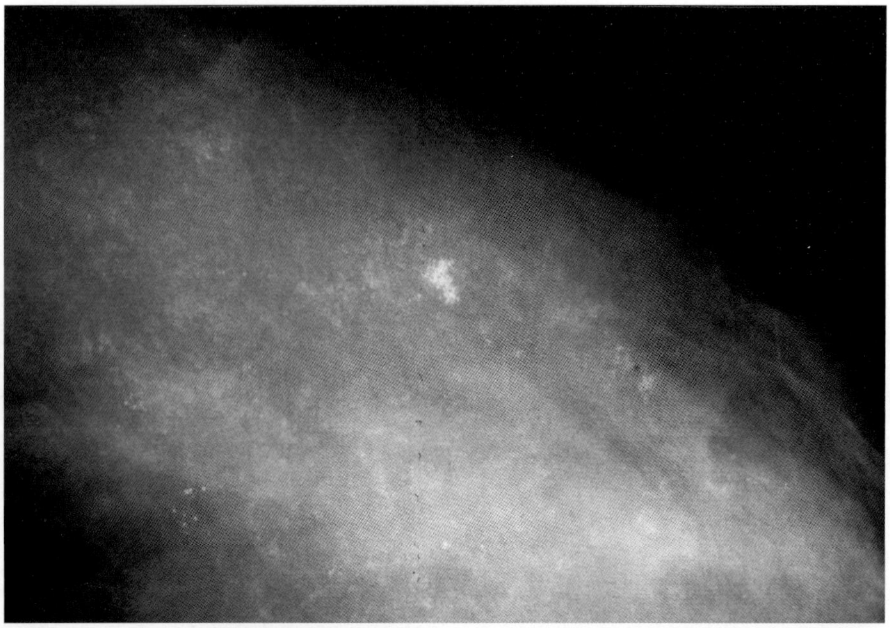

図 95e

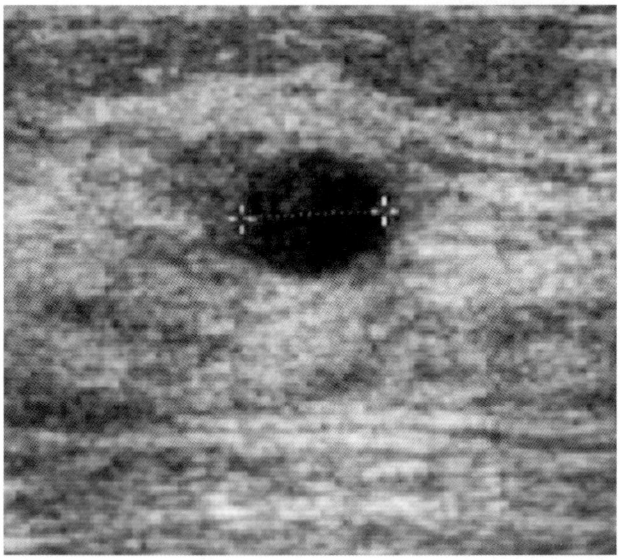

図 95f

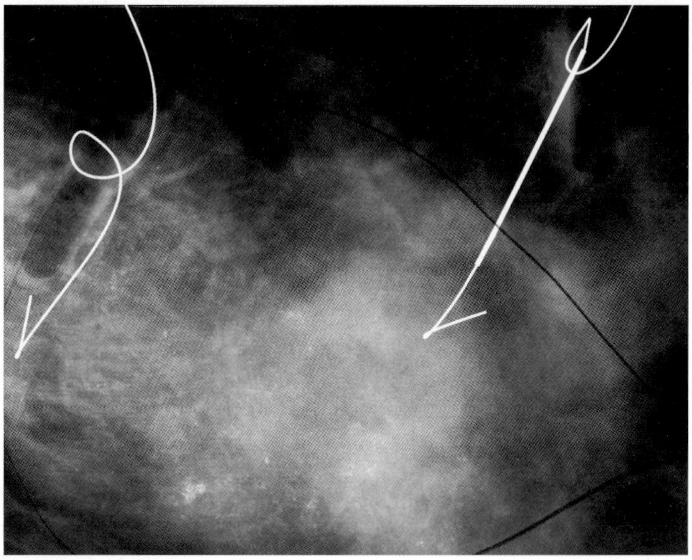

図 95g

図 95h～k：標本切片の X 線写真．粉末状/綿球様の石灰化の集簇が各スライスにわたって無数にみられる．さらに，認識可能な円形の高濃度石灰化を含む集簇も少数認められる．腫瘤はみられない．

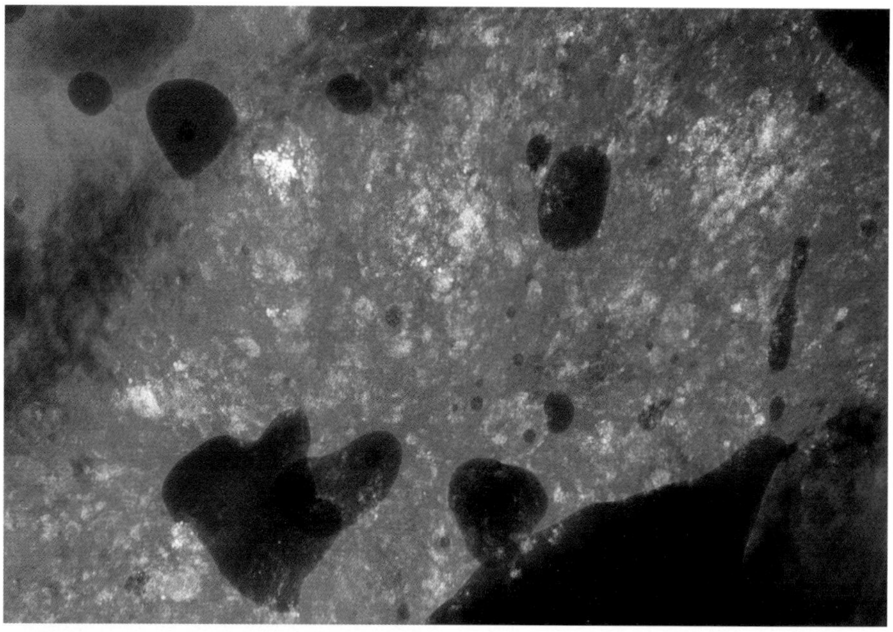

図 95h

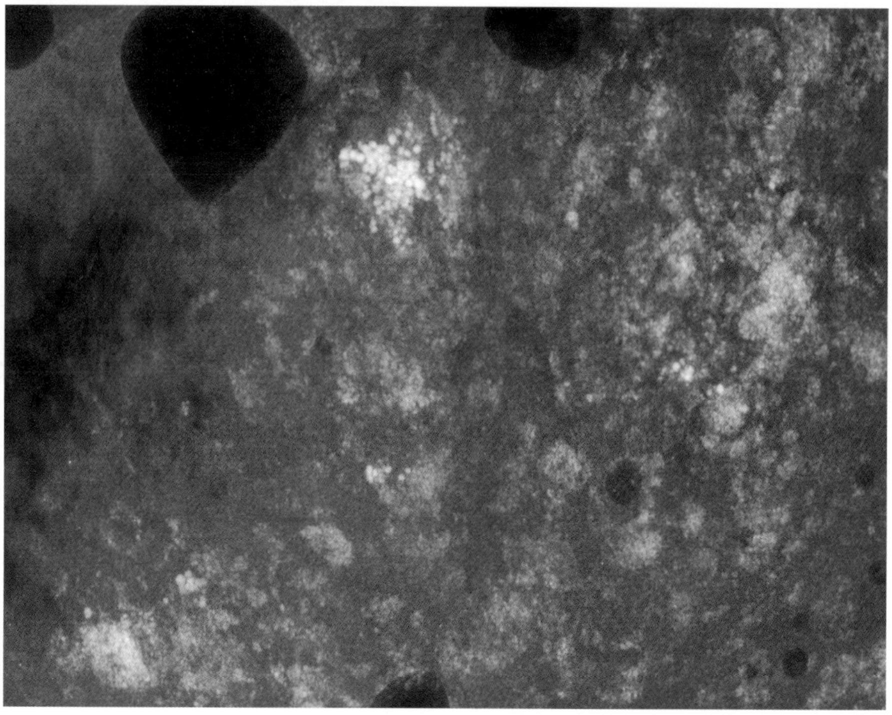

図 95i

図 95j～m（次ページ）

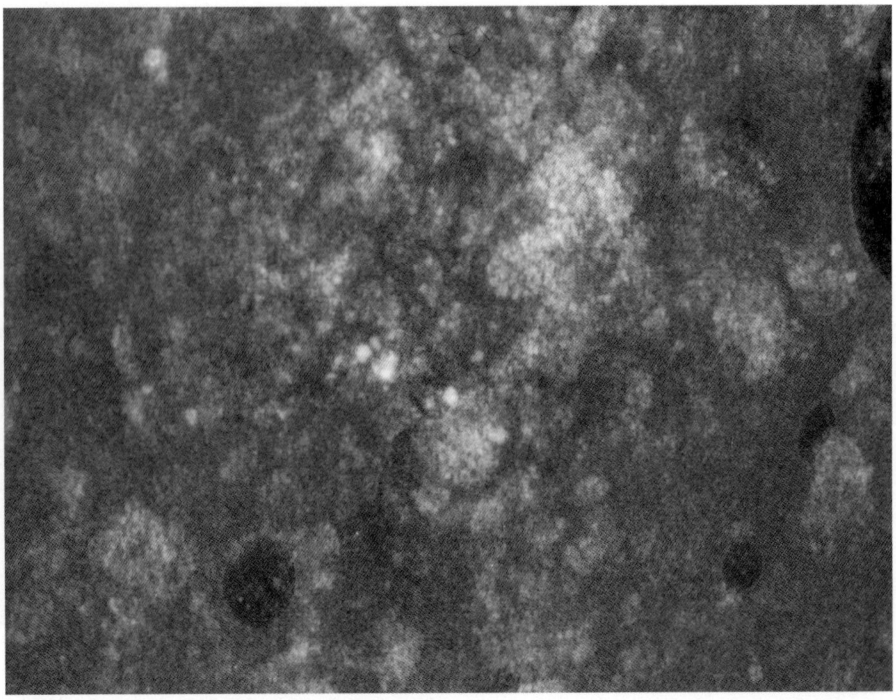

図 95j

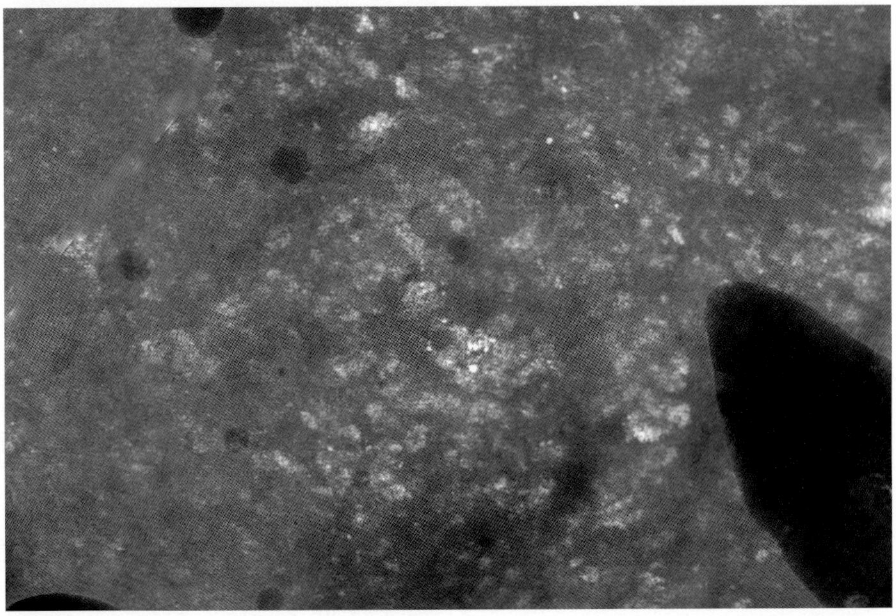

図 95k

組織診断

悪性所見のない硬化性腺症.

図 95l：大切片標本低倍率組織像．異常組織(2本の点線の間)は5 cmの領域を占める．

図 95m〜q：低倍率および中間倍率の組織像(H&E染色)．硬化性腺症により生じた砂粒体様の石灰化は小葉内に局在している．上皮細胞の異型はなく，悪性所見もみられなかった．

判定：カテゴリー4(図95a, c)

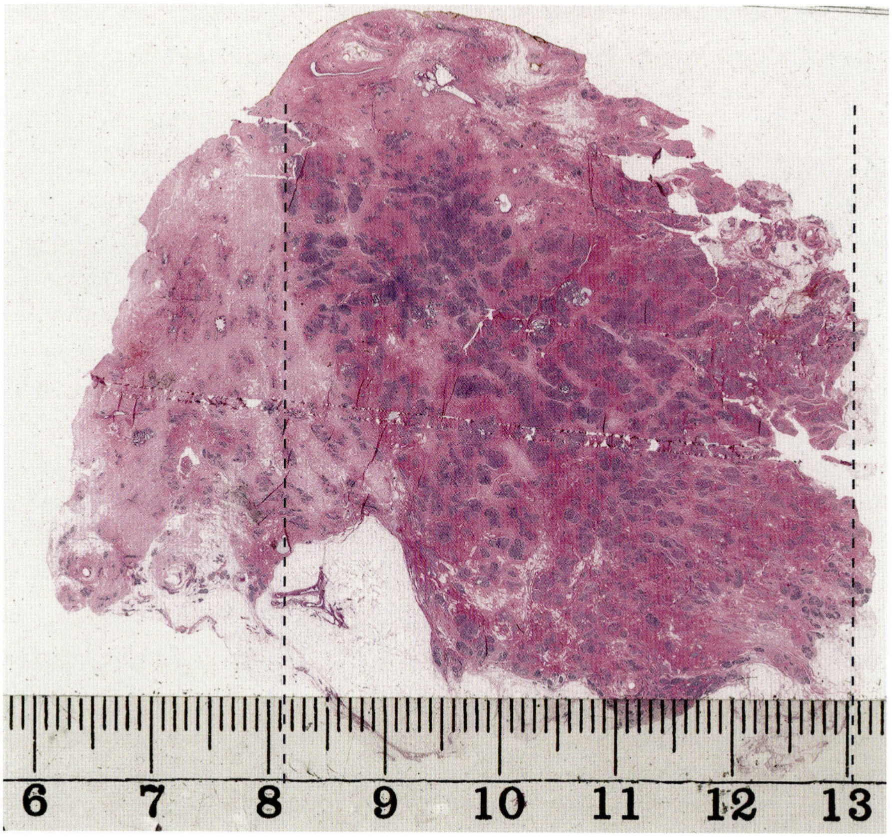

図 95l

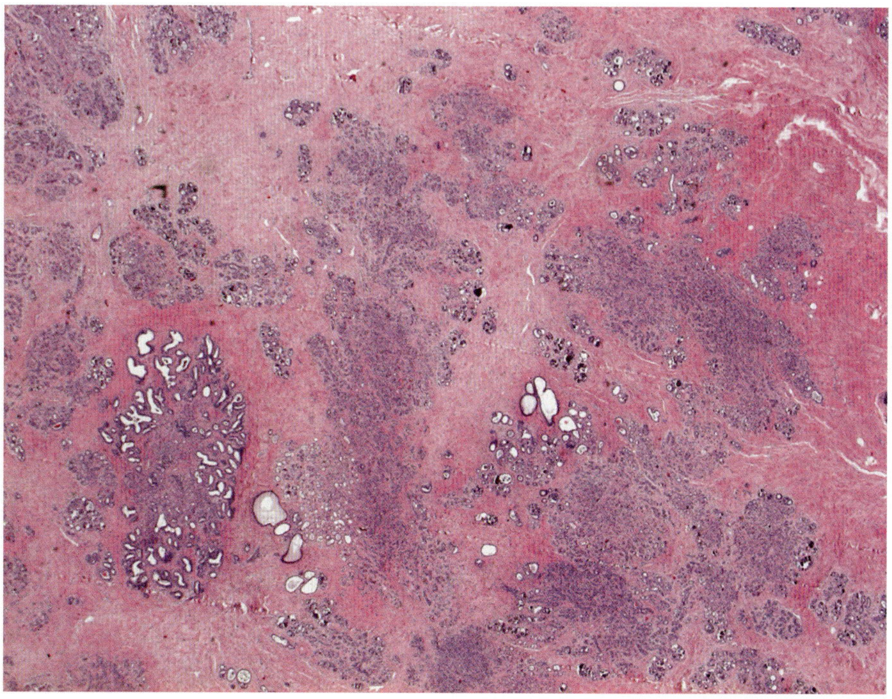

図 95m

図 95n〜q(次ページ)

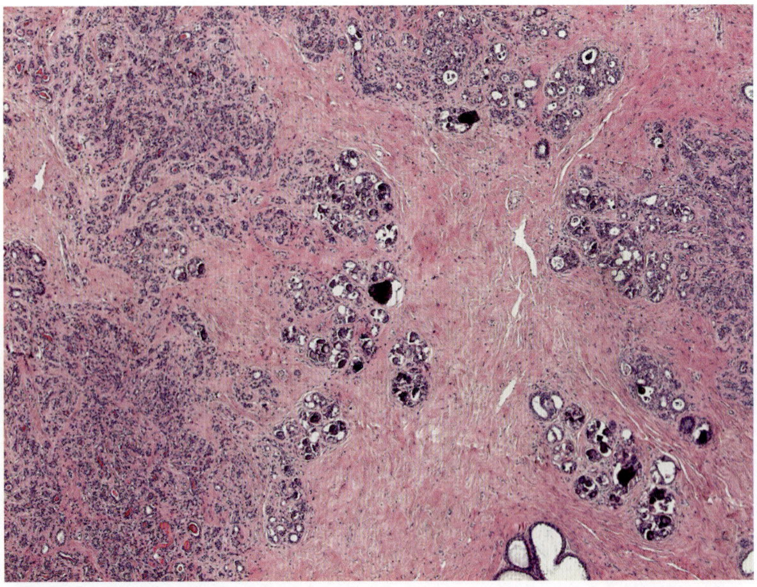

図 95n

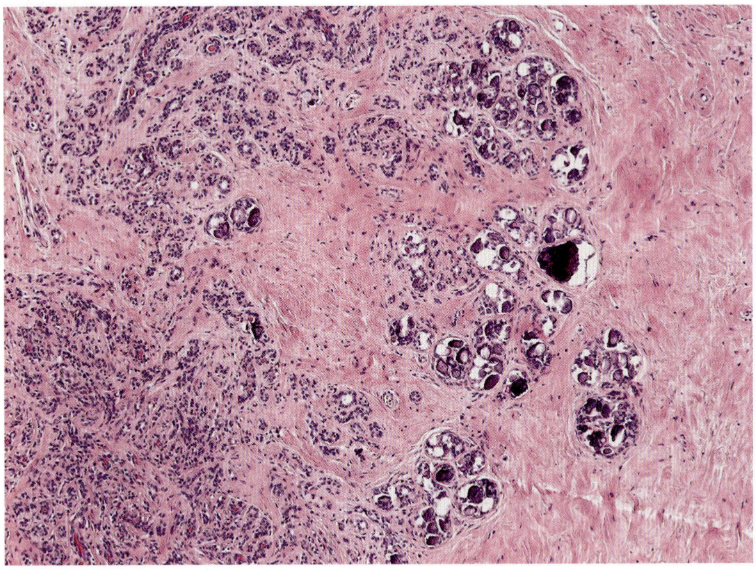

図 95o

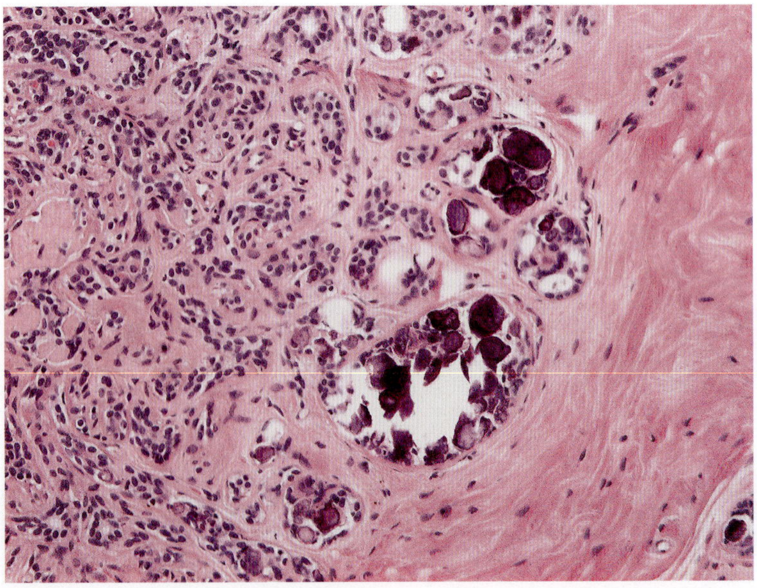

図 95p

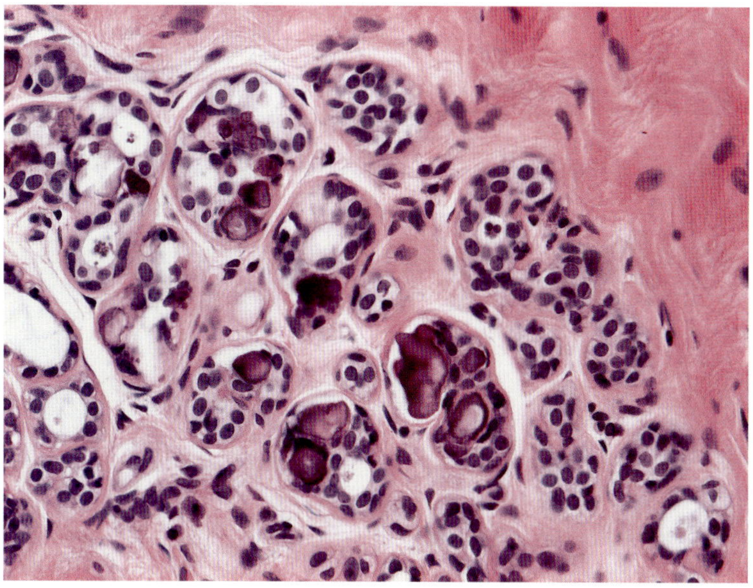

図 95q

96

61歳女性．無症状．初回スクリーニング検査．

身体所見
乳房に腫瘤は触知されない．

マンモグラフィ所見
図96a：右乳房，内外斜位方向（MLO）撮影．乳房の腋窩部（矢印）に石灰化の集簇がみられる．腫瘤は伴っていない．

図96b：右乳房，小焦点拡大撮影，MLO撮影．

石灰化の分析
分布：集簇性

形態：砕石様/多形性の石灰化と断片化した鋳型の石灰化の混合．

大きさ：種々の大きさの微小石灰化．細長い鋳型の石灰化も少数，明らかに認められる．

濃度：高濃度からかろうじてみえるものまでさまざま．

結論
マンモグラフィ上，悪性型の石灰化．鋳型の石灰化は高悪性度の非浸潤癌に特徴的である．

組織診断
明らかな浸潤性成分を伴わない非浸潤癌．

図96c：中心壊死と不定形の石灰化を伴うgrade 3の非浸潤癌で，周囲に線維形成反応とリンパ球浸潤を伴う（H&E染色，20×）．

図96d：1本の癌性乳管の高倍率拡大組織像（H&E染色，300×）．

経過観察
女性は20年後も乳癌の所見はなく存命であった．

判定：カテゴリー4（図96a）

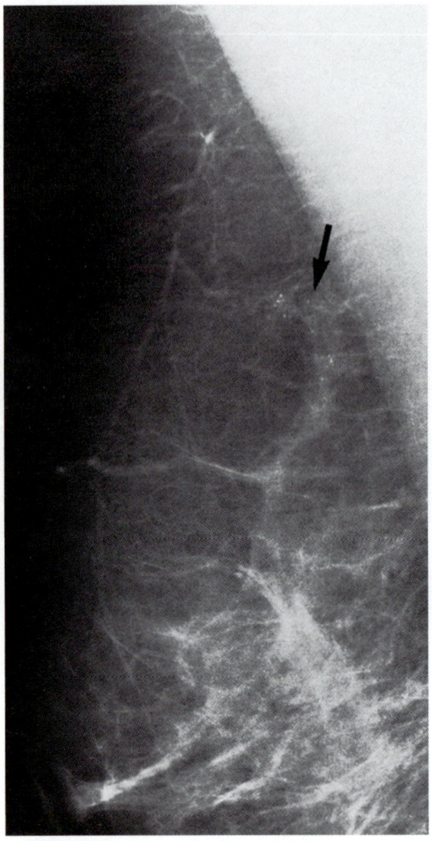

図96a

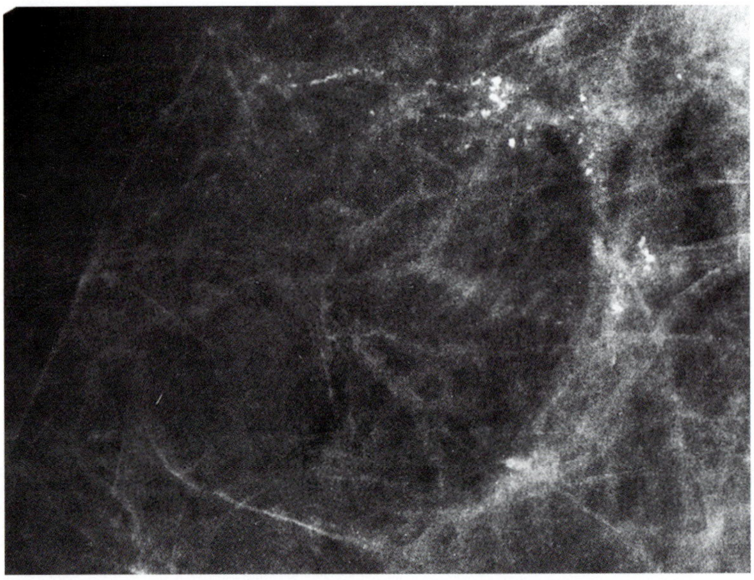

図96b

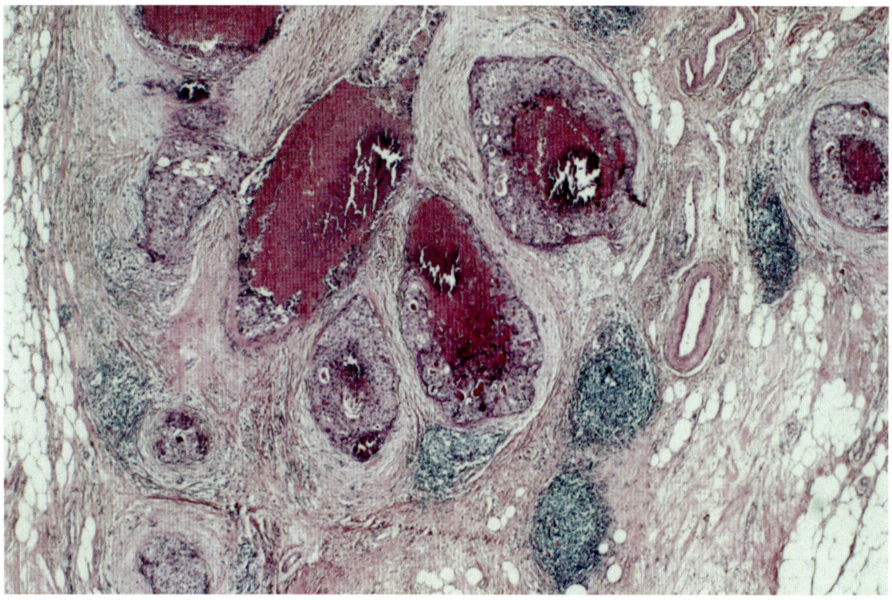

図 96c

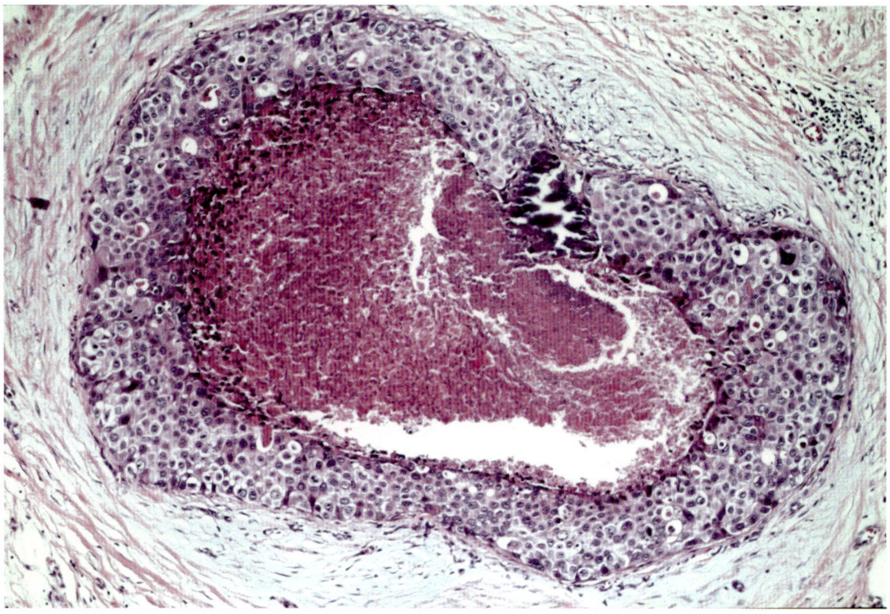

図 96d

97

この無症状の48歳女性は，右乳房下部に粉末状の石灰化の小さな集簇を指摘され，精査のため再検査が行われた．

マンモグラフィ所見

図97a, b：右乳房，内外斜位方向（MLO）撮影の拡大図（a）と粉末状の石灰化を示す領域の小焦点拡大撮影（b）．

図97c：粉末状の石灰化を示す領域の小焦点拡大撮影の追加像．

図97d：大径針による経皮的針生検標本のX線写真．生検標本には多数の石灰化が含まれている．

図97e〜g：大径針による経皮的針生検の組織像；1個の拡張したTDLUに，低悪性度の非浸潤癌とマンモグラムでみられた小石灰化に相当する砂粒体様の石灰化が含まれている．

図97h, i：手術標本の組織像；1個のTDLUが石灰化を伴わない（マンモグラフィでは検出できない）低悪性度の非浸潤癌により拡張している．多巣性のgrade 1の非浸潤癌．

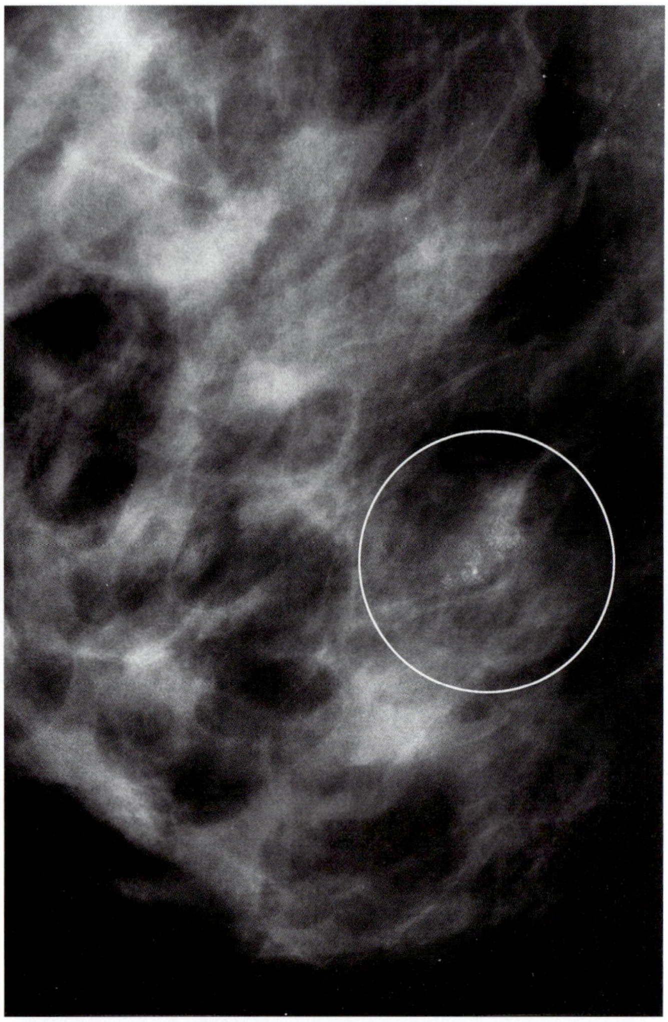

図97a

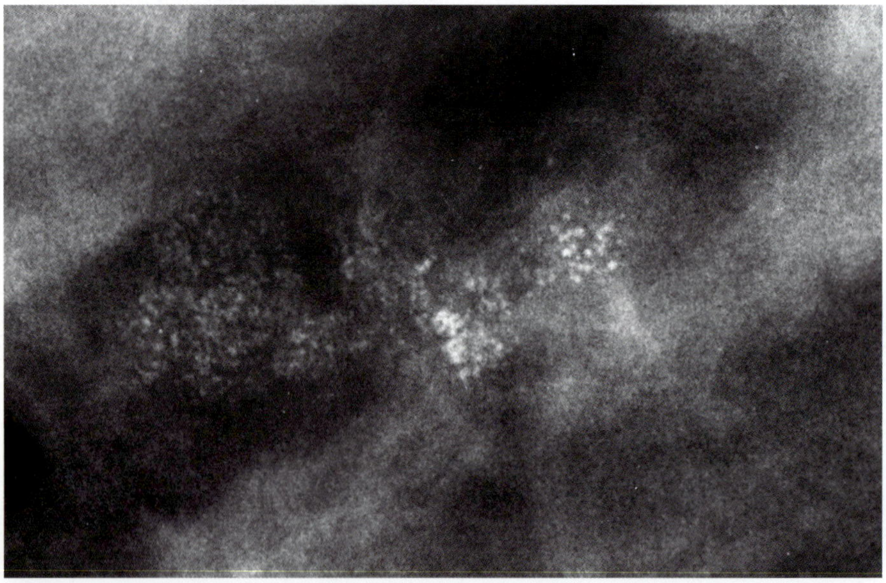

図97b

石灰化の分析

分布：集簇性
形態：粉末状/綿球様
濃度：きわめて淡い

結論

粉末状の石灰化を示す個々の症例においては組織学的診断が必須である．なぜならば，硬化性腺症と grade 1 の非浸潤癌は，両疾患に伴う石灰化が同一であるため，画像診断のみでは鑑別できないためである．

判定：カテゴリー 3(図 97a)

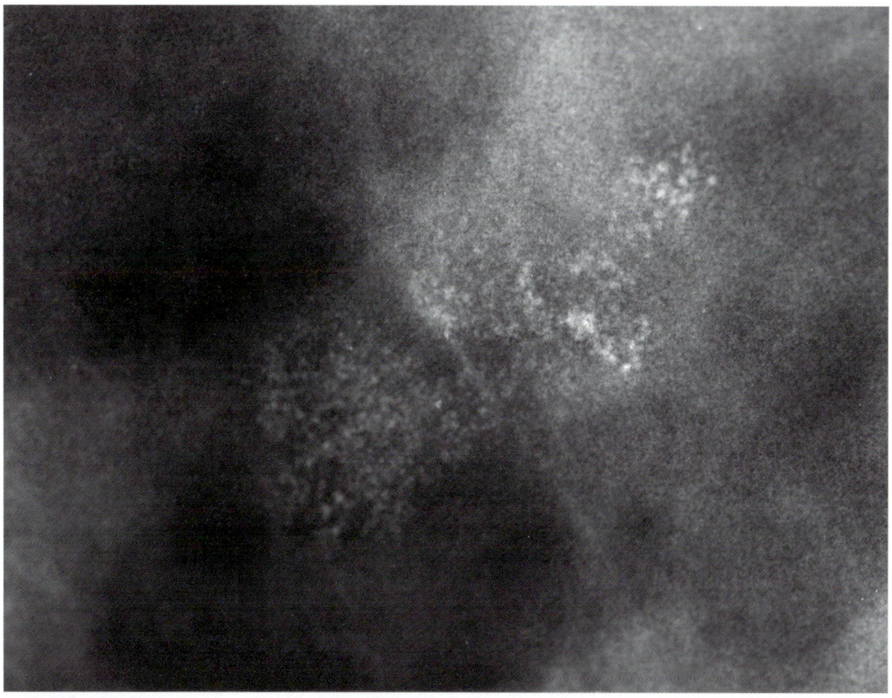

図 97c

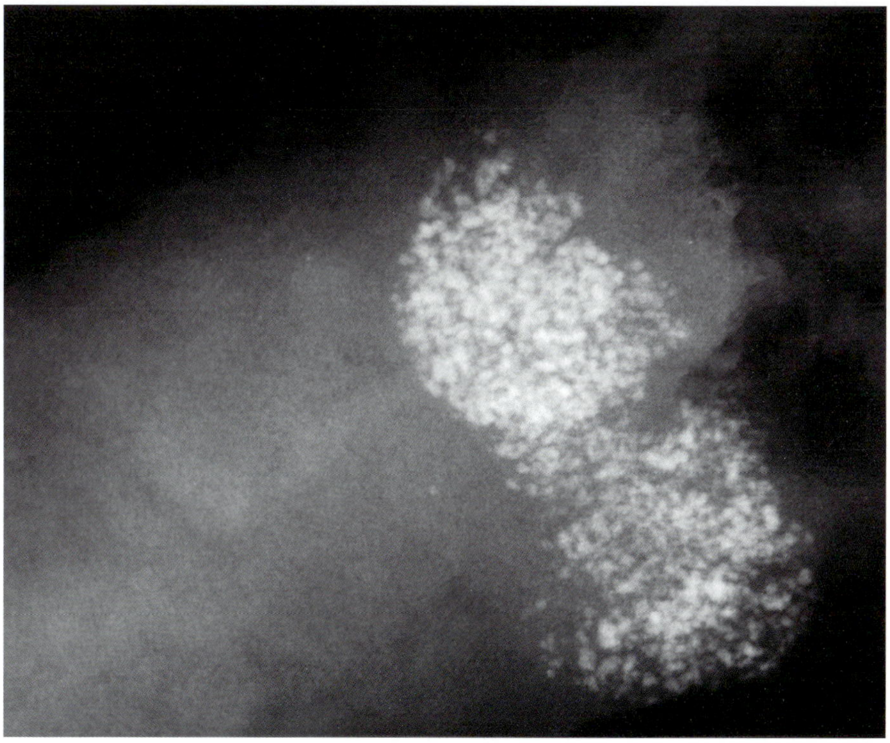

図 97d

図 97e〜i(次ページ)

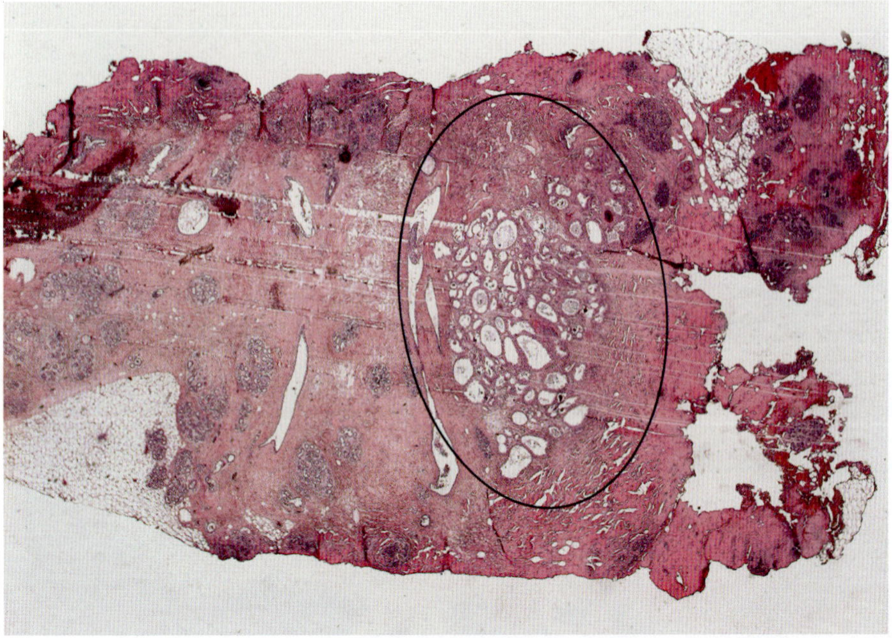

図 97e

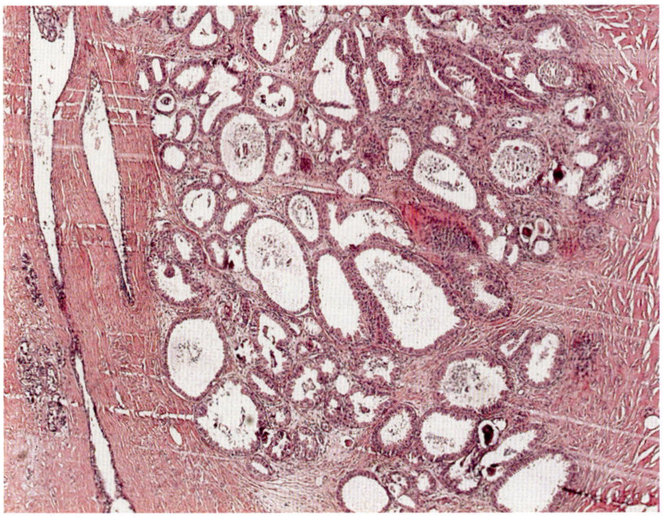

図 97f

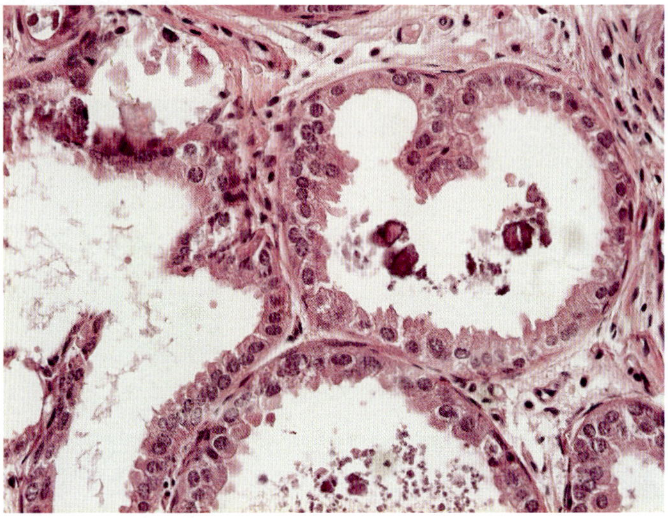

図 97g

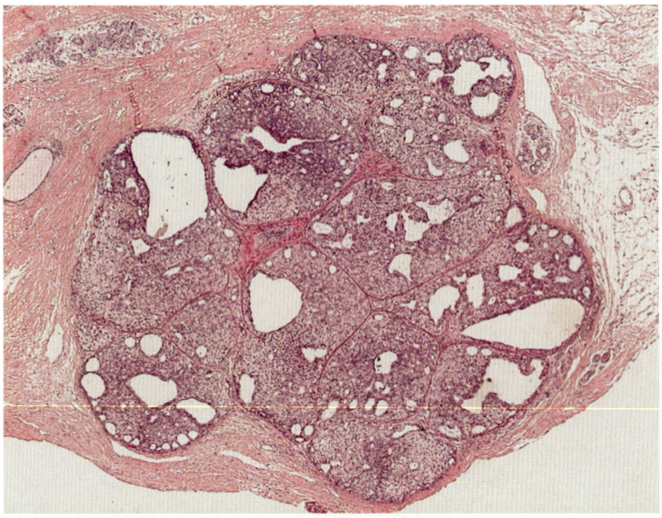

図 97h

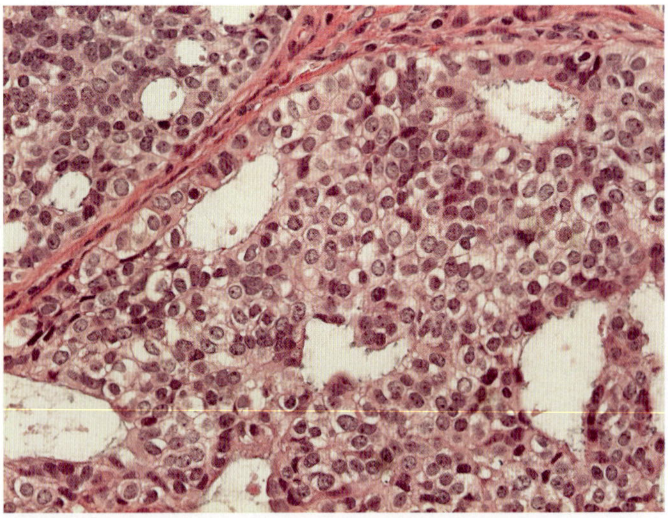

図 97i

98

この78歳女性は，50×60 mmの領域に及ぶgrade 1の非浸潤癌と，非浸潤性小葉癌を伴う9×6 mmの浸潤性小葉癌に対し，70歳時に左乳房の手術を受けた．8年後，右乳房のマンモグラムにて粉末状の石灰化を伴う楕円形，分葉状の腫瘤陰影が新たに認められた．

身体所見

乳房に腫瘤は触知されない．

マンモグラフィ所見

図98a, b：右乳房，内外斜位方向（MLO）撮影（a）と頭尾方向（CC）撮影（b）．囲んだ部分に粉末状の石灰化を伴う腫瘤陰影が新たにみられる．

図98c, d：外内方向（LM）（c）とCC（d）の小焦点拡大撮影．境界不明瞭で異常に分葉した腫瘤は，粉末状の石灰化の集簇を多数含んでいる．

結論

粉末状の石灰化を伴う境界不明瞭な分葉形の腫瘤は，高い確率で低悪性度の非浸潤癌を伴う乳腺の悪性腫瘍である．

図98e〜g：マンモトーム吸引式組織生検標本のX線写真

図98h：経皮的生検標本の組織学的検査では，浸潤性乳管癌とgrade 1の非浸潤癌が認められる．

図98i, j：手術標本X線写真

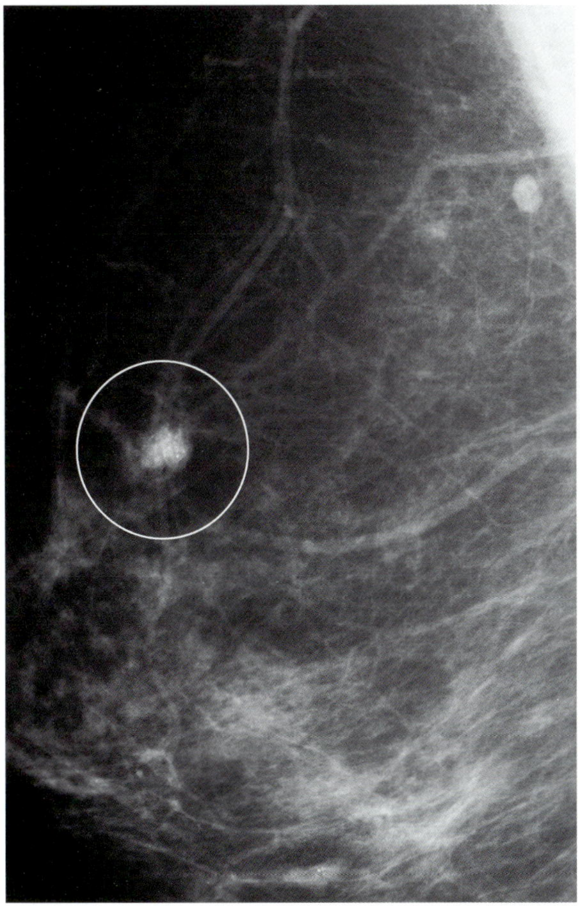

図98a

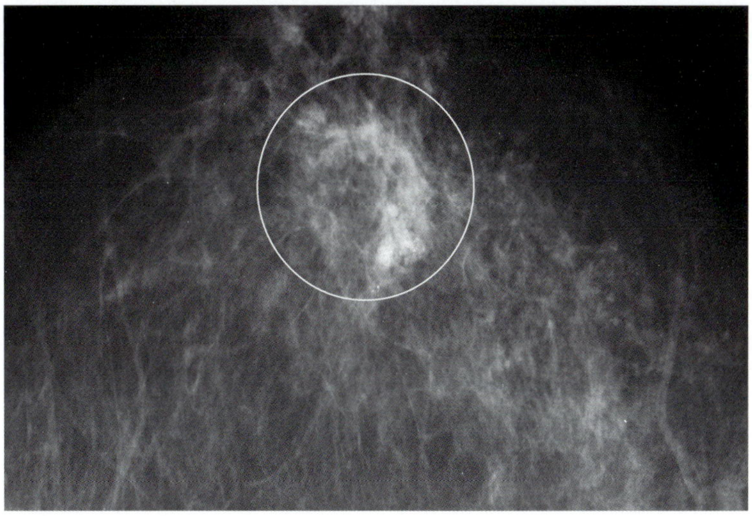

図98b

図98c〜j（次ページ）

図 98c

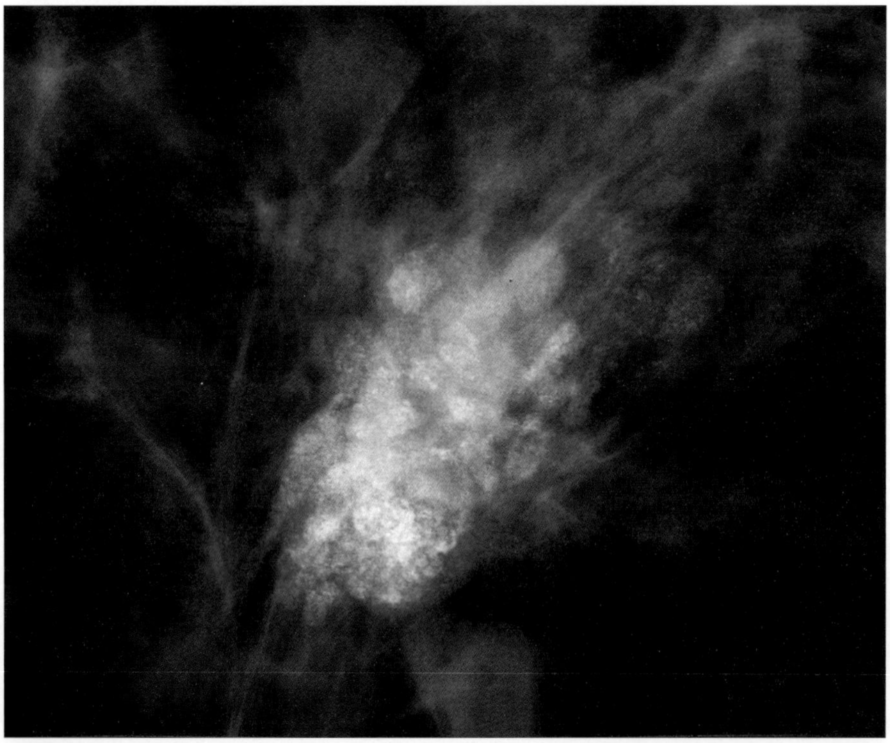

図 98d

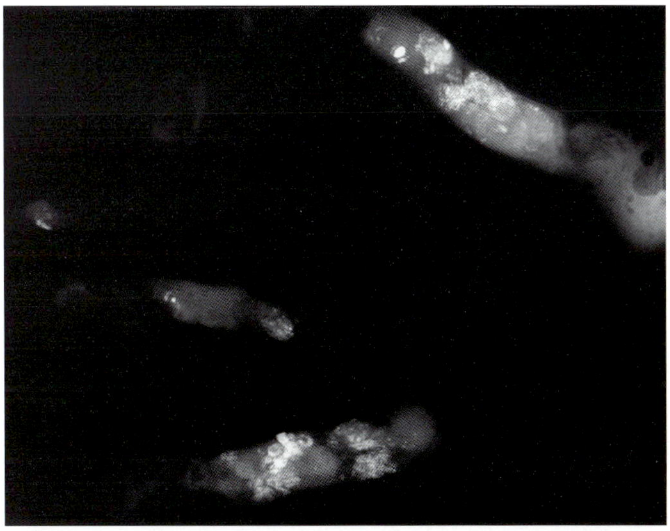

図 98e

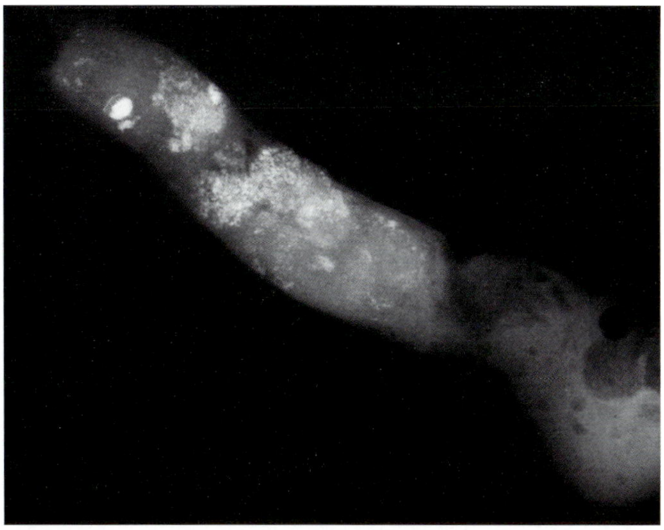

図 98f

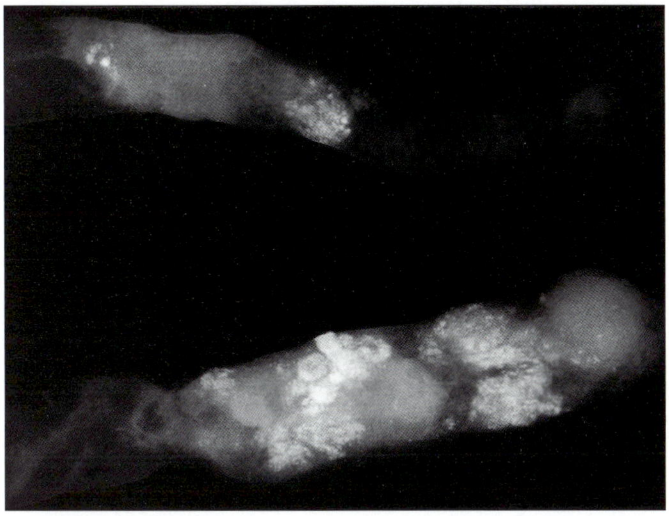

図 98g

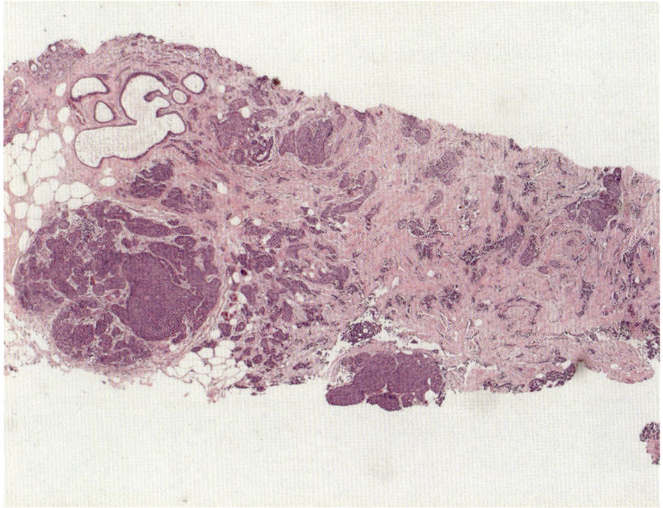

図 98h

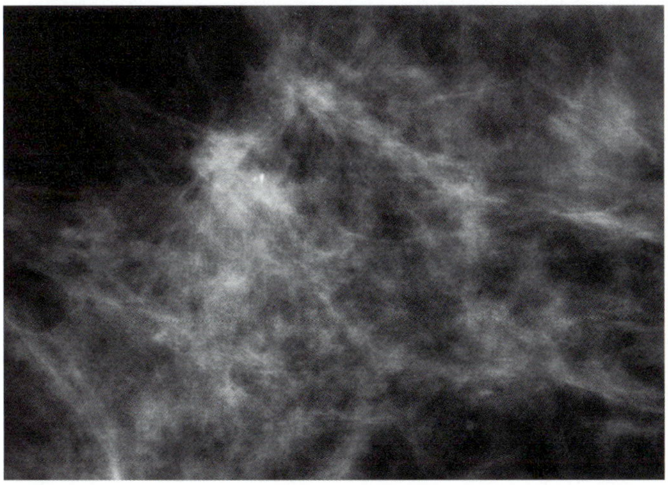

図 98i

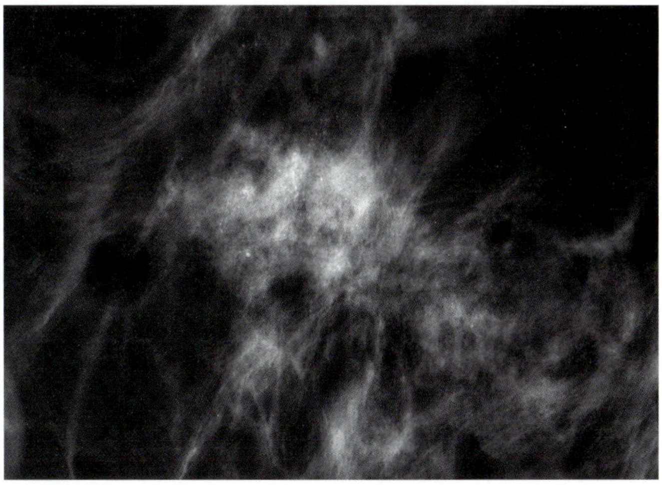

図 98j

図 98k～s（次ページ）

図 98k：外科的に摘出された組織の大切片標本組織像

組織診断

9×6 mm の中等度に分化した浸潤性乳管癌で, 50×60 mm の領域に広がる grade 1 の非浸潤癌(**図 98h**)と非浸潤性小葉癌を伴っている. 外科的に切除された 3 個のセンチネルリンパ節にはいずれも転移の所見はなかった.

図 98l, m：中等度に分化した浸潤癌の成分(**図 98k** で長方形の印をつけた領域内)の低倍率および中間倍率の組織像.

図 98n, o：合併する非浸潤癌(**図 98k** で楕円形の印をつけた領域内)の低倍率および高倍率の組織像.

図 98p, q：浸潤癌から 45 mm の部位にある非浸潤癌の低倍率および中間倍率の組織像.

図 98r, s：浸潤癌に近接した非浸潤癌の中にみられた砂粒体様の石灰化. これらはマンモグラム上の粉末状の石灰化に相当する.

判定：カテゴリー 4(図 98a, b)

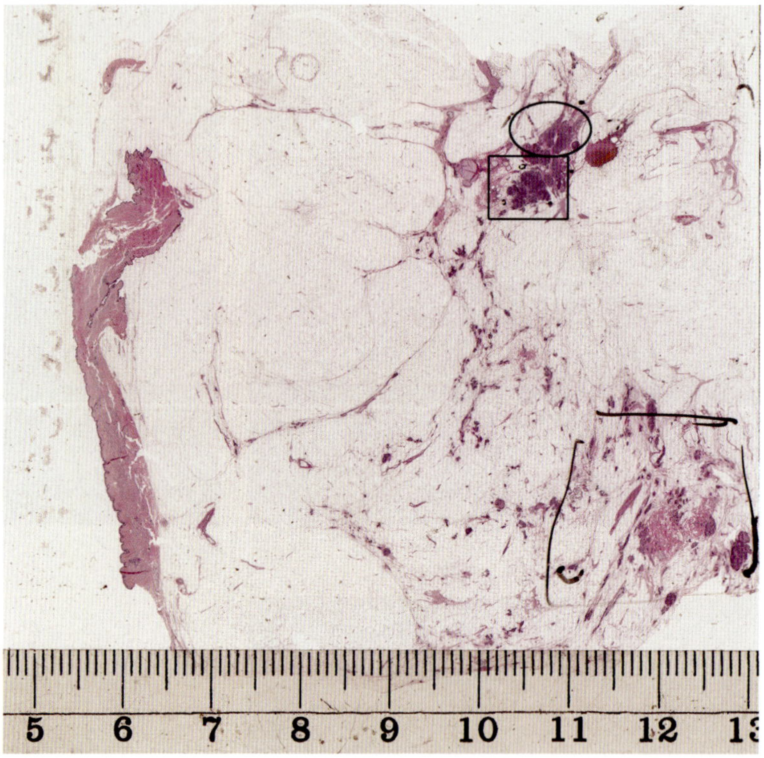

図 98k

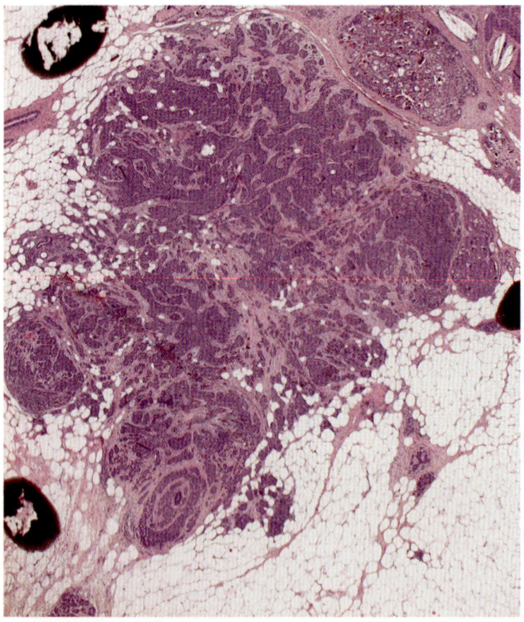

図 98 l

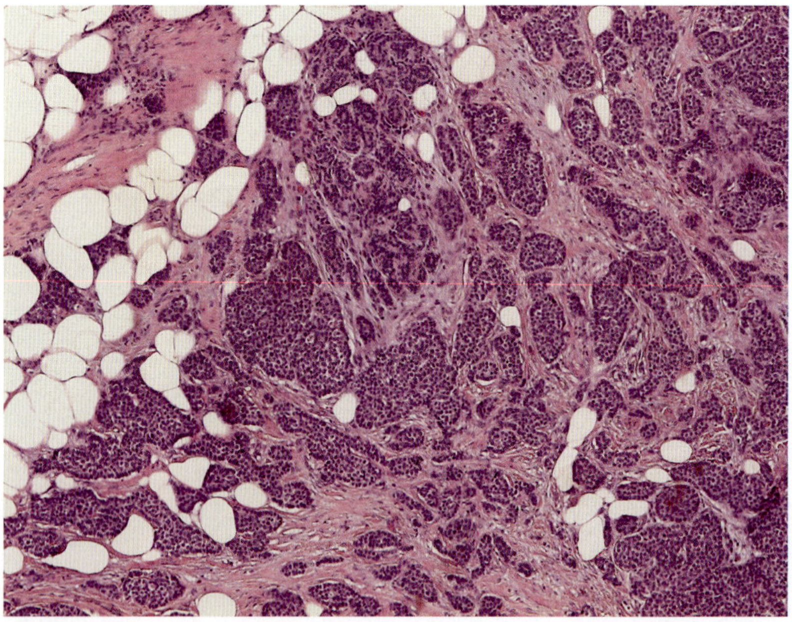

図 98m

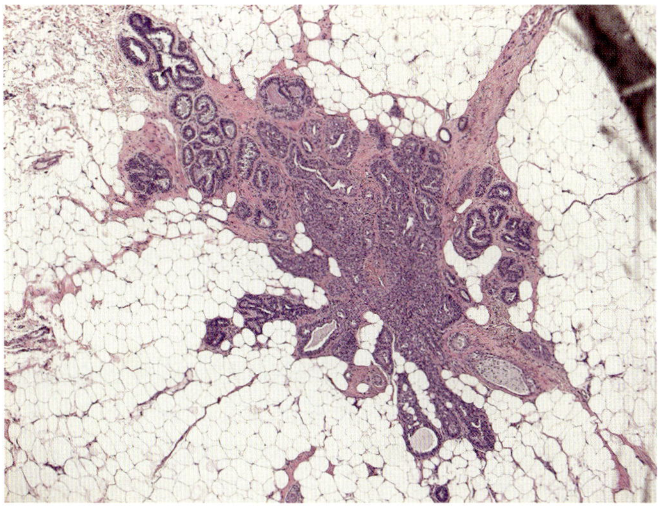

図 98n

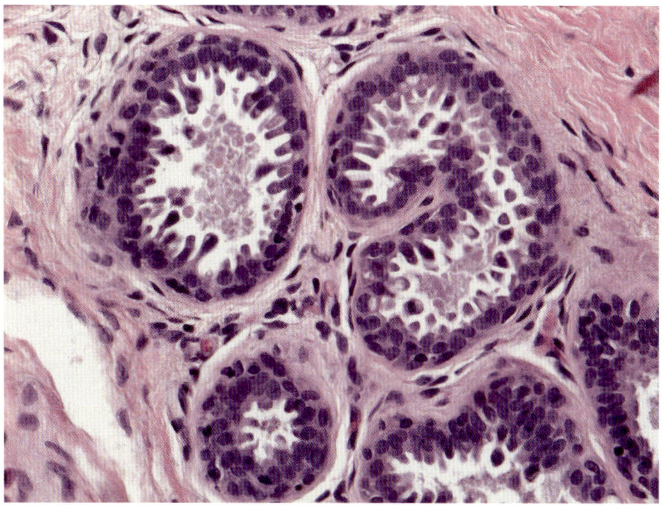

図 98o

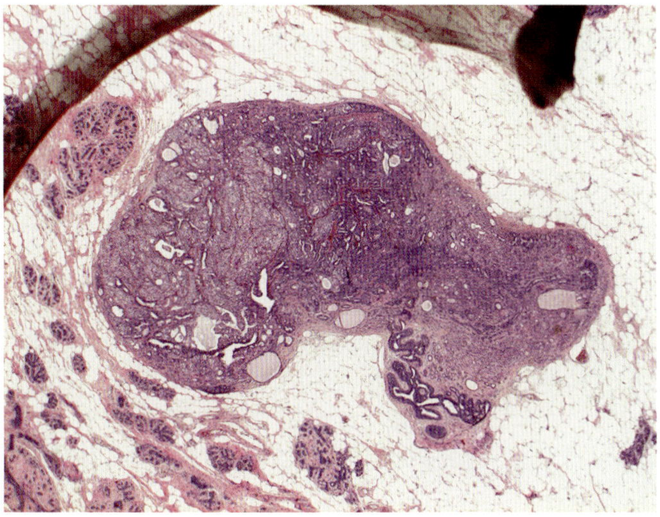

図 98p

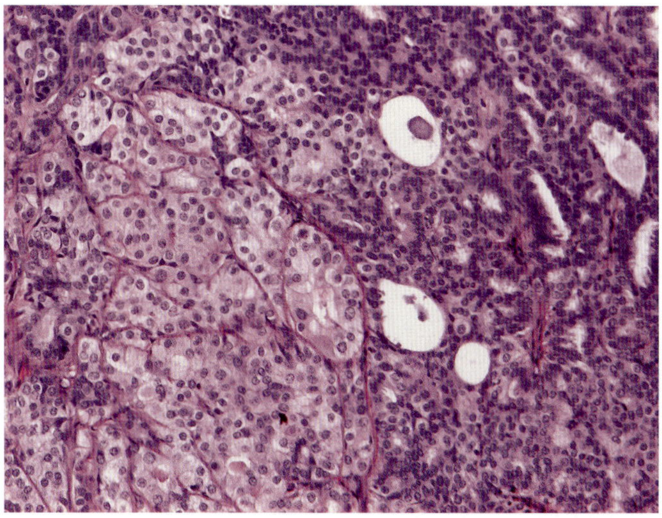

図 98q

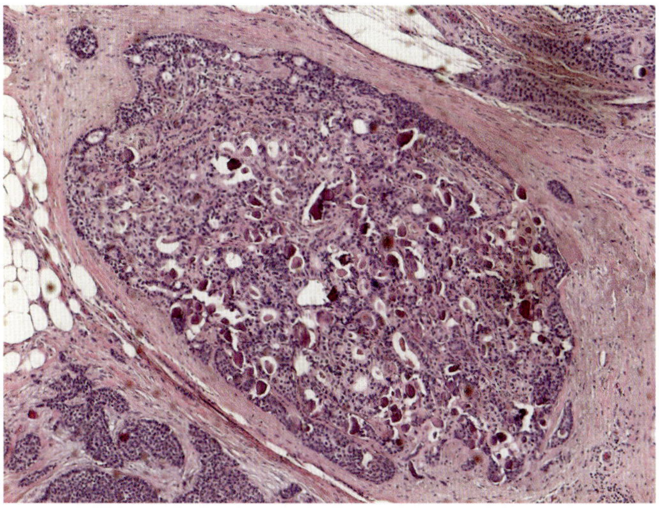

図 98r

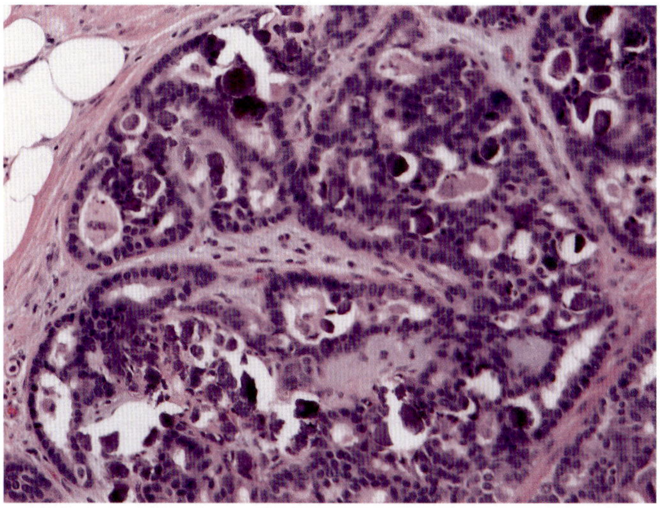

図 98s

99

74 歳女性．乳房の異常には気づいていない．初回スクリーニング検査．

マンモグラフィ所見

図 99a：左乳房，内外斜位方向(MLO)撮影の拡大図．上外側四半部に多数の石灰化を含む 5×5 cm の領域がみられ，非特異的な境界不明瞭な陰影を伴っている．

図 99b, c：MLO(**b**)と頭尾方向(CC)(**c**)の小焦点拡大撮影．石灰化のほとんどは断片化した鋳型で，マンモグラフィ上，悪性型である．

分析

この症例は，断片化した鋳型の石灰化を示すのに非常によい機会を与えてくれる．不規則な中心壊死に不均一に石灰化が生じることによりその形態が決定されている．管腔には石灰化の断片が連続的に含まれる；これらの石灰化の形態は不整で，その濃度は高濃度ではあるものの，粒ごとに異なる．石灰化が隣接する乳管分枝に伸びた場合には枝分かれを示すこともある．

組織診断

grade 3 の非浸潤性乳管癌を伴った，低分化型の浸潤性乳管癌．手術時にリンパ節転移はみられなかった．

注意点

石灰化を取り囲む陰影の原因として，浸潤部がある程度寄与していると考えられる．

経過観察

患者は 2 年 5 か月後，76 歳で転移性乳癌により死亡した．

コメント

これは新生乳管形成の典型例で，高悪性度の癌細胞，壊死，鋳型の石灰化により新しく形成された乳管様構造が満たされている．病変は(非浸潤癌というよりは)低分化型の“乳管形成性浸潤癌”とそれに合併する従来型の浸潤癌からなり，患者は侵襲性の高い大きな腫瘍のリスクを負うこととなった[2]．

判定：カテゴリー 5(図 99a)

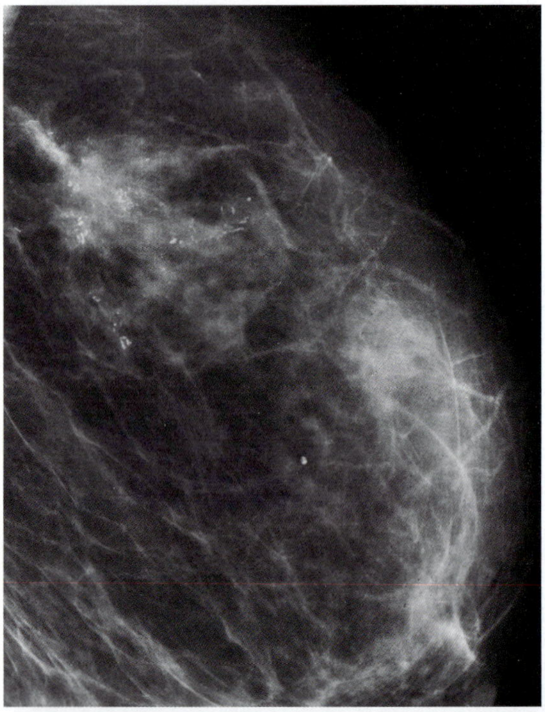

図 99a

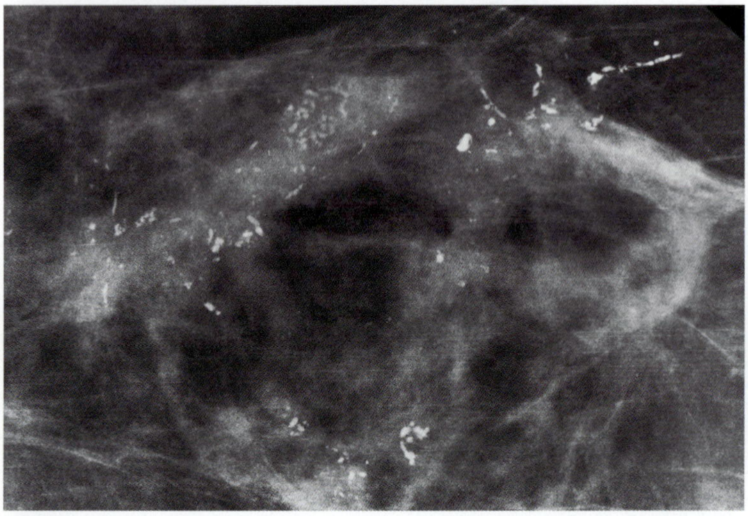

図 99b

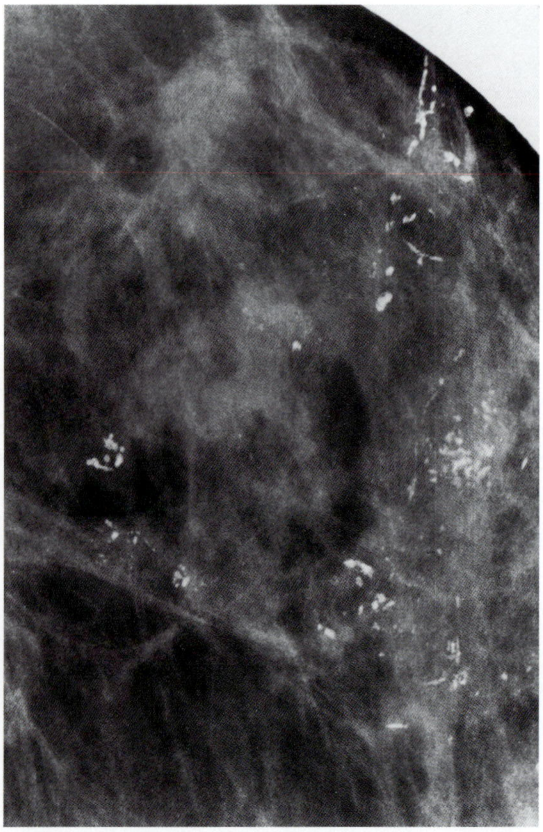

図 99c

100

73歳女性．無症状．初回スクリーニング検査．

マンモグラフィ所見

図 100a：左乳房，頭尾方向（CC）撮影．乳房中央部に石灰化の集簇がみられる（矢印）．

図 100b：微小石灰化の領域の CC の小焦点拡大撮影．

分析

典型的な乳管内の鋳型の石灰化．石灰化は形態，大きさ，濃度が不揃いで，乳管とその分枝の走行に沿っている．

結論

マンモグラフィ上，悪性型の石灰化．

組織診断

浸潤所見を示さない高悪性度の非浸潤癌．

図 100c：中心壊死と不定形の石灰化を伴う grade 3 の非浸潤癌．密に詰まった乳管様構造，その不規則な形態，広範囲にみられる線維形成性反応とリンパ球浸潤の存在により，これらが新たに形成された乳管，すなわち新生乳管形成の結果であることが示唆される（H&E 染色，×40）．

図 100d：1 個の乳管様構造の高倍率拡大組織像（H&E 染色，×100）．

経過観察

この女性は 8 か月後，74 歳で心筋梗塞により死亡した．死亡時に乳癌の所見はなかった．

判定：カテゴリー 5（図 100a）

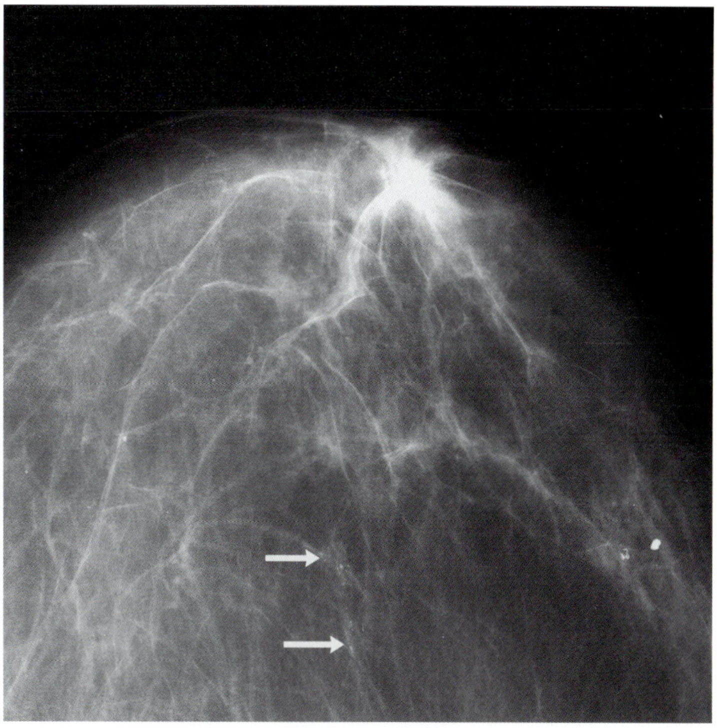

図 100a

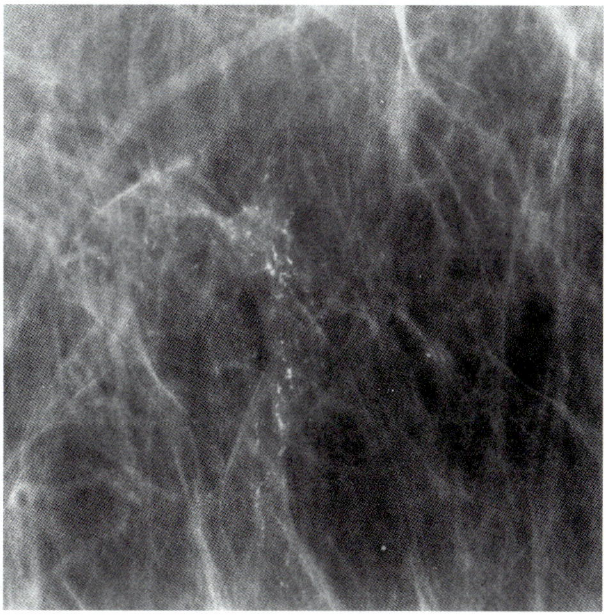

図 100b

図 100c, d（次ページ）

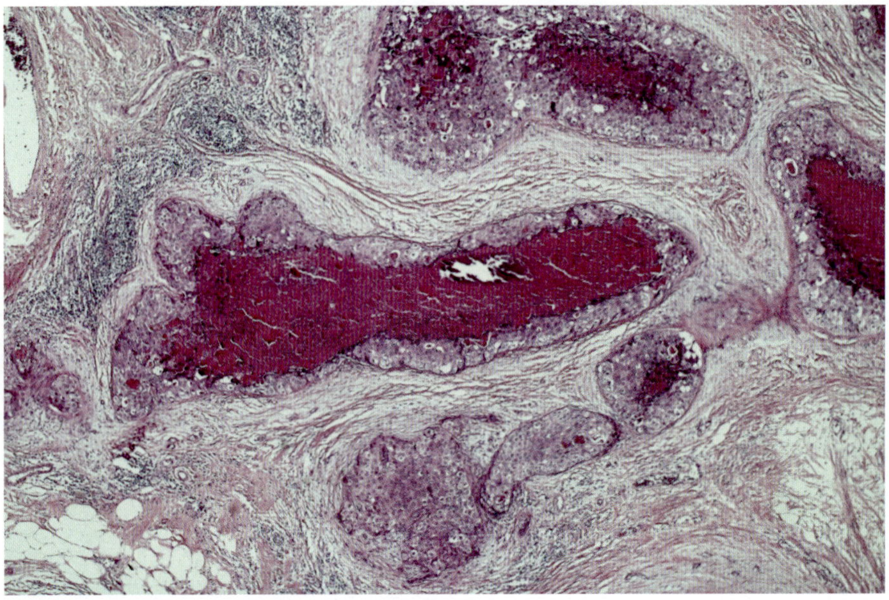

図 100c

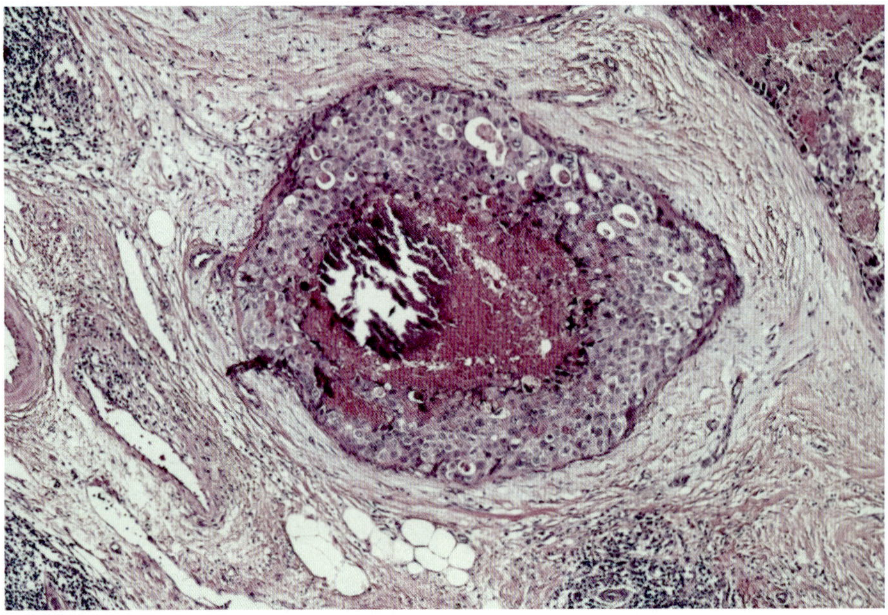

図 100d

101

64歳女性．無症状．ルーチンのスクリーニング検査．

マンモグラフィ所見

図 101a：右乳房，頭尾方向(CC)撮影．鋳型の石灰化が乳輪後部から広がっている(矢印)．

図 101b：CC のスポット圧迫小焦点拡大撮影．典型的な鋳型の石灰化は，一部枝分かれしており，マンモグラフィにおける信頼性の高い癌のサインである．

組織診断

高悪性度の非浸潤癌．

図 101c：わずかな石灰化を示す癌で埋められた乳管様構造を伴う領域の低倍率組織像(H&E 染色，20×)．

図 101d：高度異型と中心壊死を示す細胞の拡大像．石灰化はみられない(H&E 染色，200×)．

図 101e：中心壊死と石灰化が広範囲にみられ管腔のほぼ全体を満たす乳管の横断像．生きた癌細胞がごく少数認められる(H&E 染色，200×)．

コメント

乳管内に進展する高悪性度の非浸潤癌では，悪性細胞が急速に成長し壊死と石灰化を生じる．石灰化の過程が進むにつれて，個々の石灰化の断片はより高濃度になり滑らかな輪郭を呈し，最終的には分泌疾患型/形質細胞性乳腺炎型の石灰化でみられる石化した液体に似るようになる．後期に出現するこれらの石灰化には生きた癌細胞はほとんど存在しない．しかし，通常，これらの一見，良性型にみえる石灰化を取り囲むようにして，この疾患の本質を示すより淡い鋳型の石灰化がみられるであろう．小焦点拡大撮影は診断にとって重要である．術前の経皮的ステレオガイド下針生検では，生きた癌細胞を伴っているという理由から，より淡い石灰化を狙って行うべきである．

経過観察

女性は 18 年後の 82 歳時も存命であった．

判定：カテゴリー 4(図 101a)

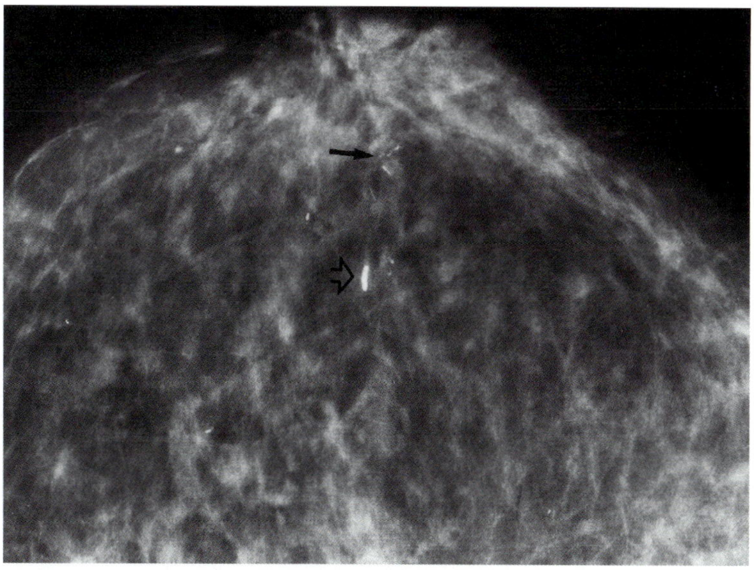

図 101a

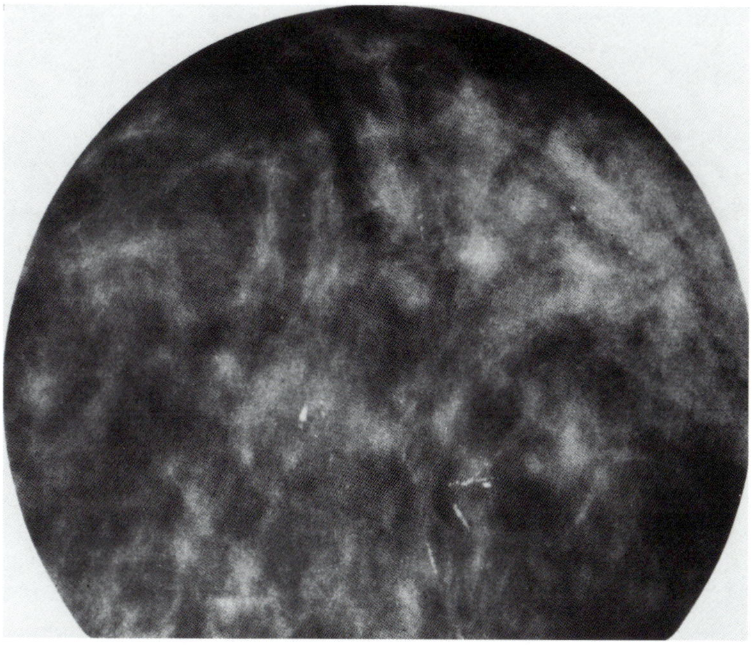

図 101b

図 101c～e(次ページ)

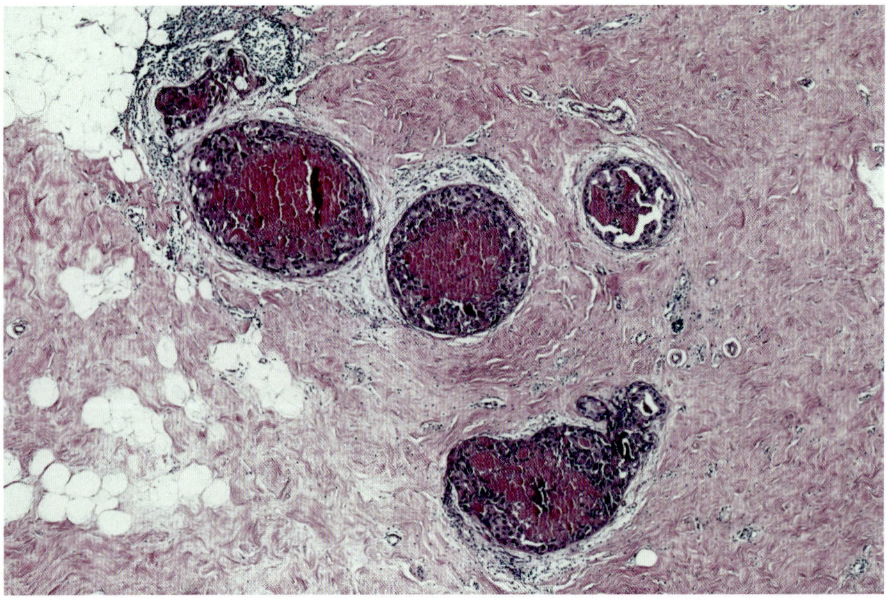

図 101c

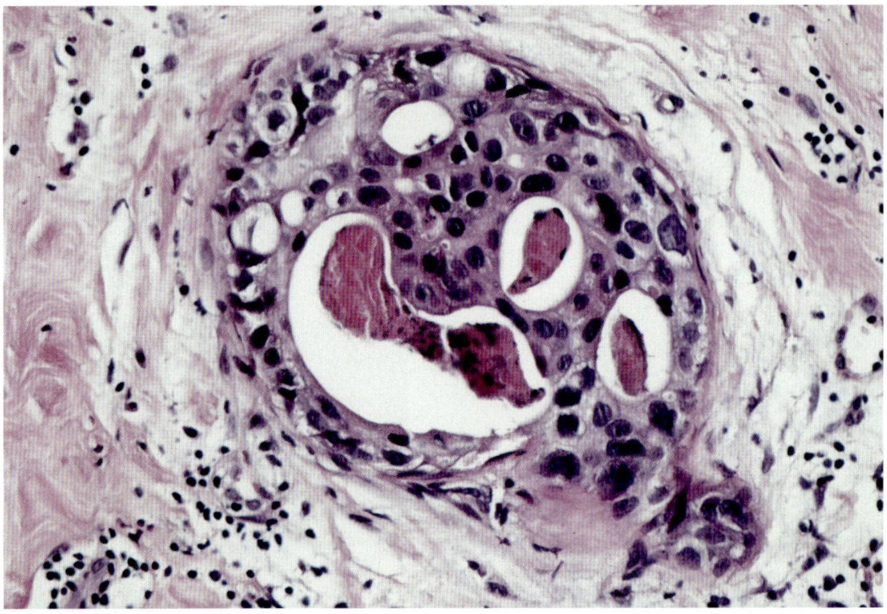

図 101d

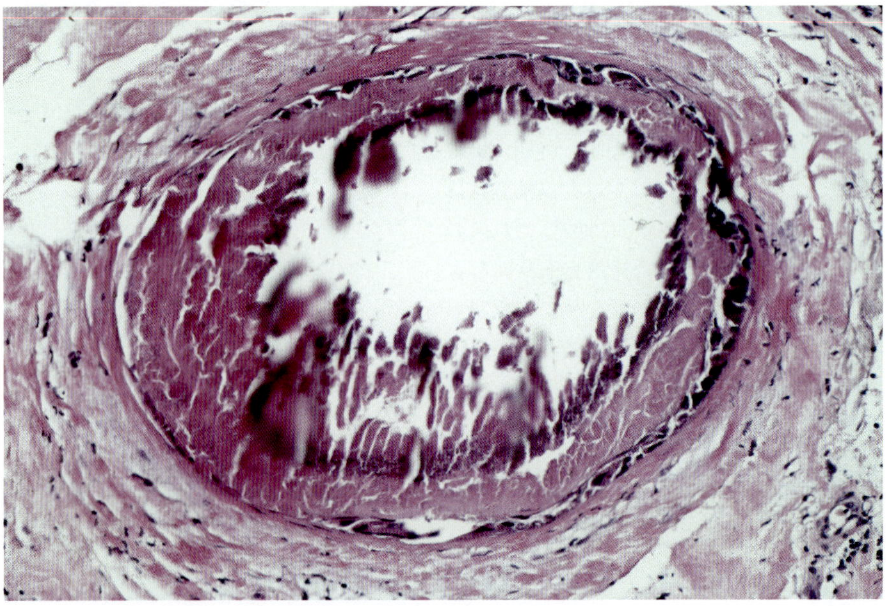

図 101e

102

28歳女性．右乳房の上外側四半部にしこりを触れた．

身体所見

はっきりと認識できる腫瘤はないが，右乳房の上外側四半部全体が硬く，右腋窩に大きなリンパ節を触れた．

マンモグラフィ所見

図102a～c：右乳房，内外斜位方向(MLO)撮影のスポット圧迫撮影(a)と小焦点拡大撮影(b, c)の拡大図．乳房の上半分全体にわたり，無数の石灰化が認められる．最も目立つ1本の乳管とその主な分枝は，乳頭に至るまですべて石灰化で満たされている．腫瘤は伴っていない．

図102d：手術標本の拡大X線写真

分析

大きな腺葉1個を埋め尽くし乳房の広い範囲にわたってみられる無数の鋳型の石灰化がみられる非典型的な画像．辺縁部と腋窩突起部(axillary tail)では断片化した鋳型の石灰化もみられるが，点状の鋳型の石灰化が優勢である．

結論

断片化した点状の鋳型の石灰化は，乳癌の最も悪性度の高い亜型に特徴的である．

組織診断

高悪性度の非浸潤癌が少なくとも径15 cmの領域にわたって分布し，低分化型の浸潤性乳管癌の小さな領域を伴っている．腋窩リンパ節への転移がみられた．

図102e：浸潤癌および非浸潤癌の外観(H&E染色，12.5×)．

図102f：細胞異型を伴う微小乳頭状 / 篩状の非浸潤癌の成分の拡大像(H&E染色，200×)．

図102g：中心壊死を伴うgrade 3の微小乳頭状非浸潤癌の拡大像(H&E染色，200×)．

経過観察

患者は3年7か月後，31歳で転移性乳癌により死亡した．

コメント

これは新生乳管形成の別の例である．既存の主乳管は典型的な点状の鋳型の石灰化を含んでいる．新たに形成された無秩序な乳管様構造がより辺縁にみられ，非浸潤癌よりも低分化型の“乳管形成性浸潤癌”からなることに注意せよ．この若い患者は非常に侵襲性の高い，致死的な腫瘍のリスクを負うこととなった．

判定：カテゴリー5(図102a)

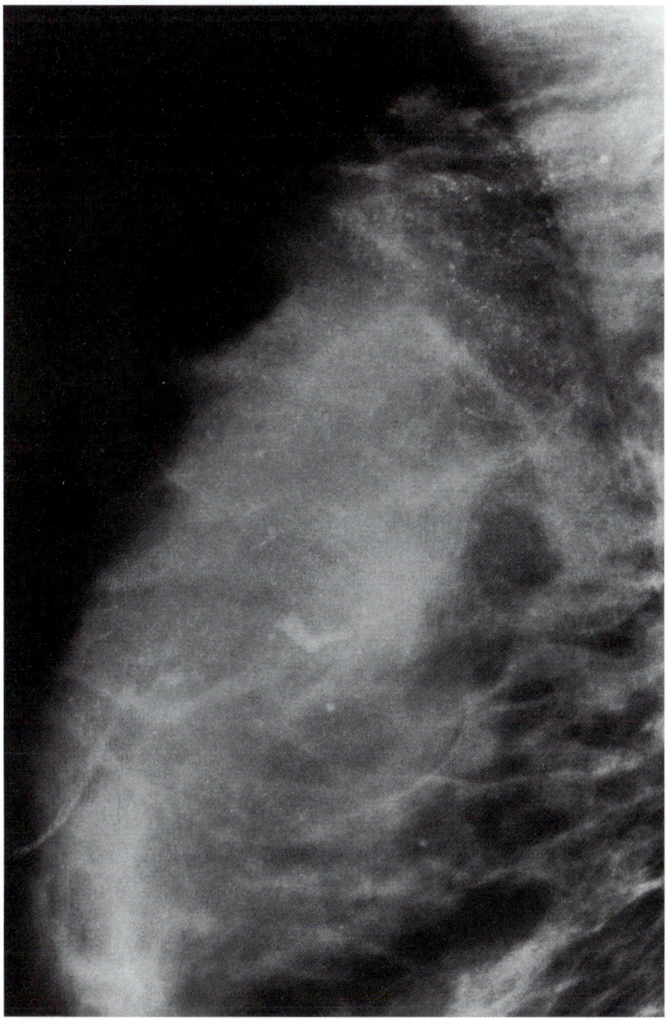

図102a

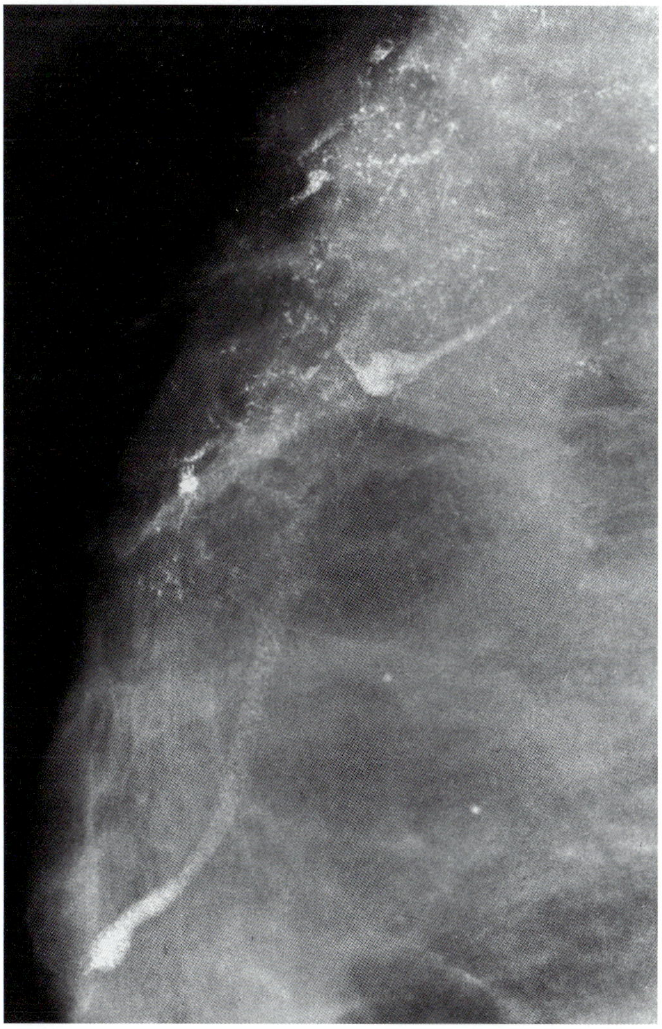

図102b

図102c～g(次ページ)

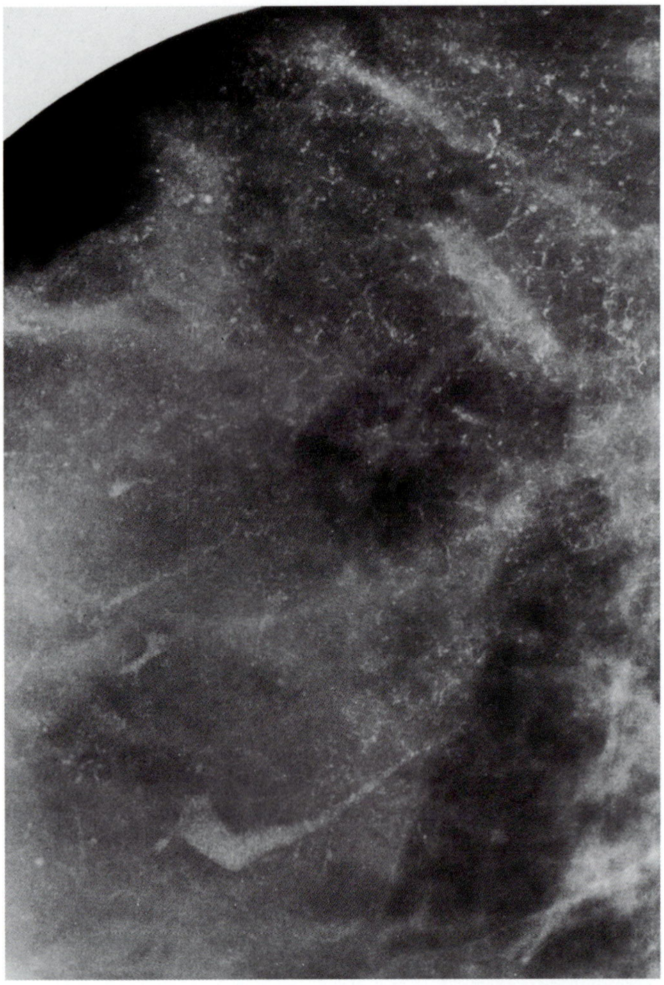

図 102c

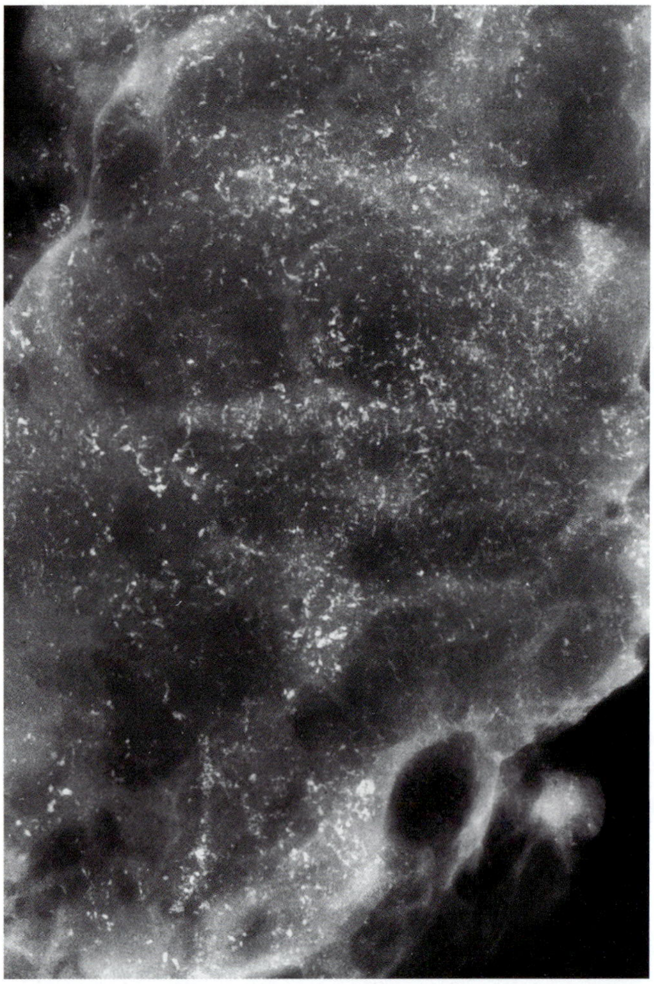

図 102d

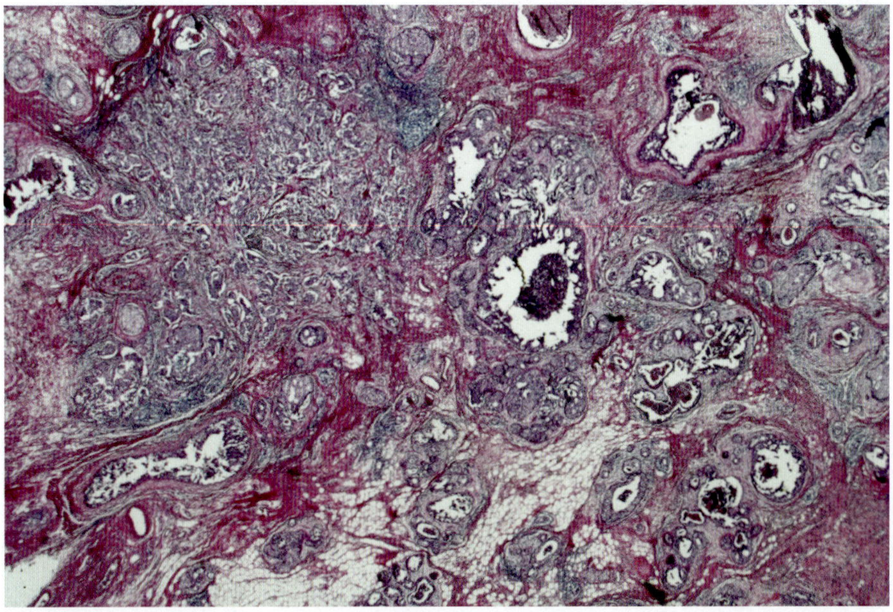

図 102e

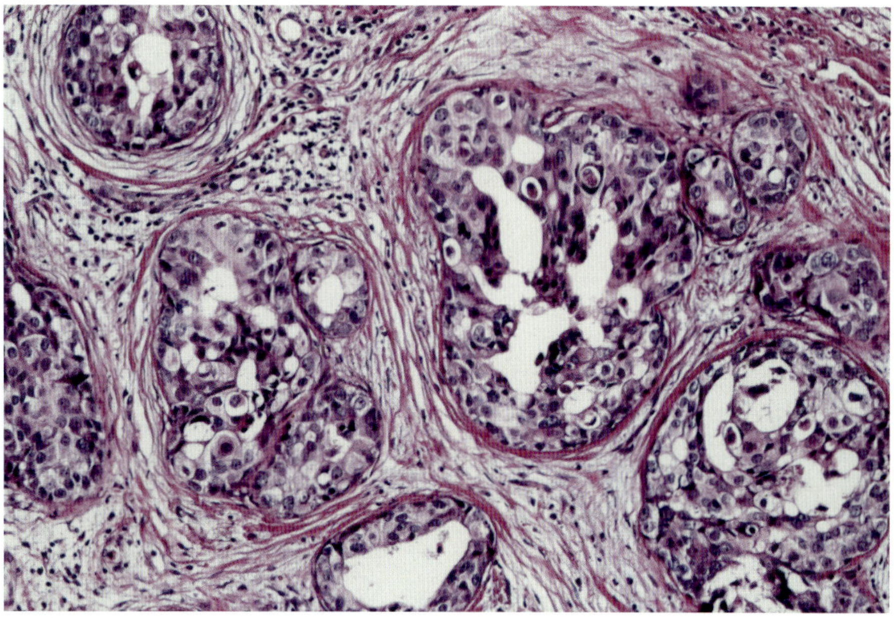

図 102f

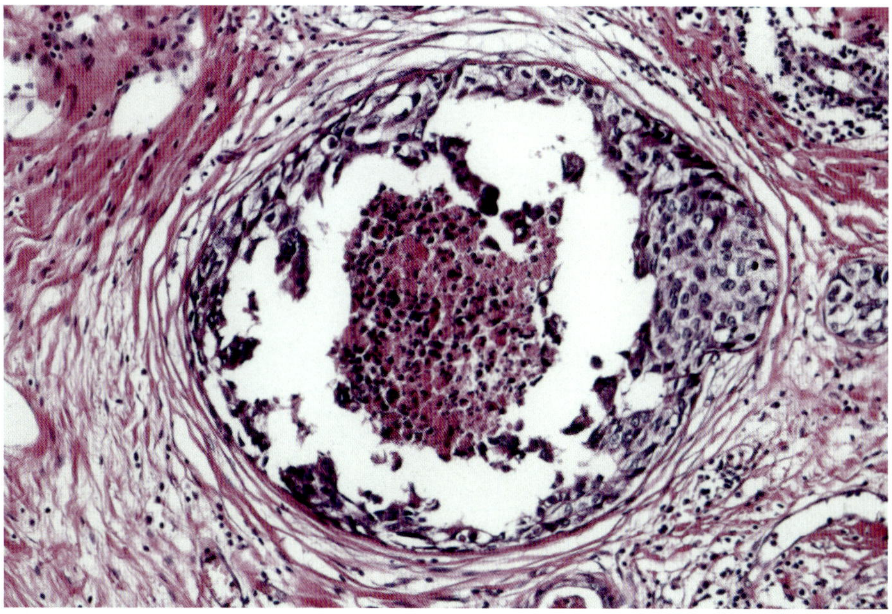

図 102g

103

62歳女性．無症状．初回スクリーニング検査．

身体所見

乳房に腫瘤は触知されない．

マンモグラフィ所見

図103a～c：左乳房，頭尾方向（CC）撮影（**a**）と，CC撮影（**b**）・内外斜位方向（MLO）撮影（**c**）の拡大図．乳頭から5 cmの部位に石灰化した楕円形腫瘤がみられる．

腫瘤の分析

形状：楕円形，分葉状

輪郭：部分的に明瞭（矢印）．乳腺実質構造により，腫瘤の境界が一部不明瞭になっている．

濃度：低濃度放射線不透過性

大きさ：15×10 mm

石灰化の分析

分布：腫瘤内

形態：不整，鋳型のものもみられる．

濃度：非常にさまざま

結論

楕円形の腫瘤内にみられる，マンモグラフィ上，悪性型の石灰化．

組織診断

線維腺腫内の高悪性度の非浸潤癌．

図103d：線維腺腫の概観（H&E染色，12.5×）．

図103e, f：H&E染色，200×（**e**），400×（**f**）．高倍率組織像では，線維腺腫内に多形性の核と不定形の石灰化を有する非浸潤癌がみられる．

経過観察

女性は13年後，75歳で急性心筋梗塞により死亡した．死亡時に乳癌の所見はみられなかった．

判定：カテゴリー5（図103a～c）

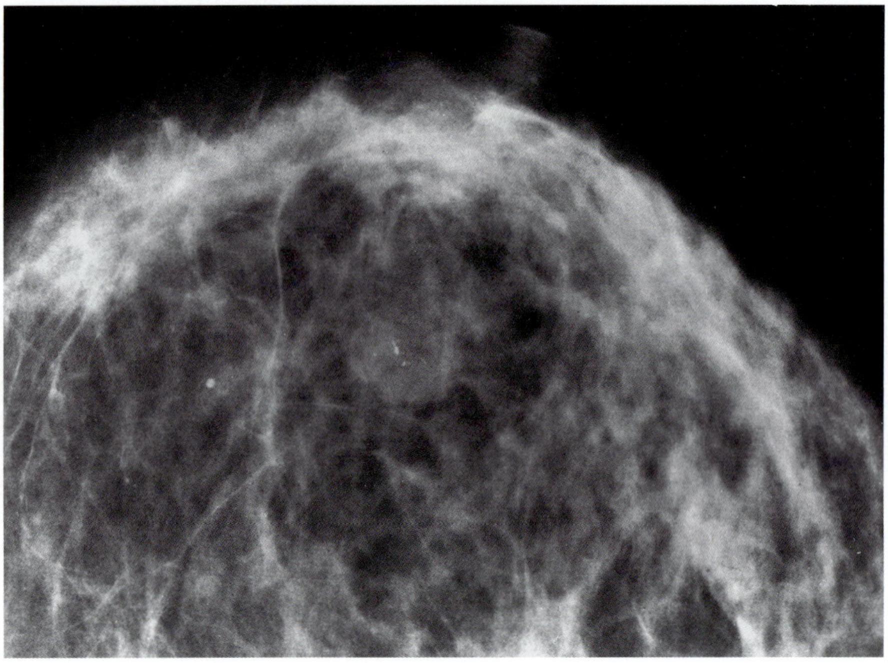

図103a

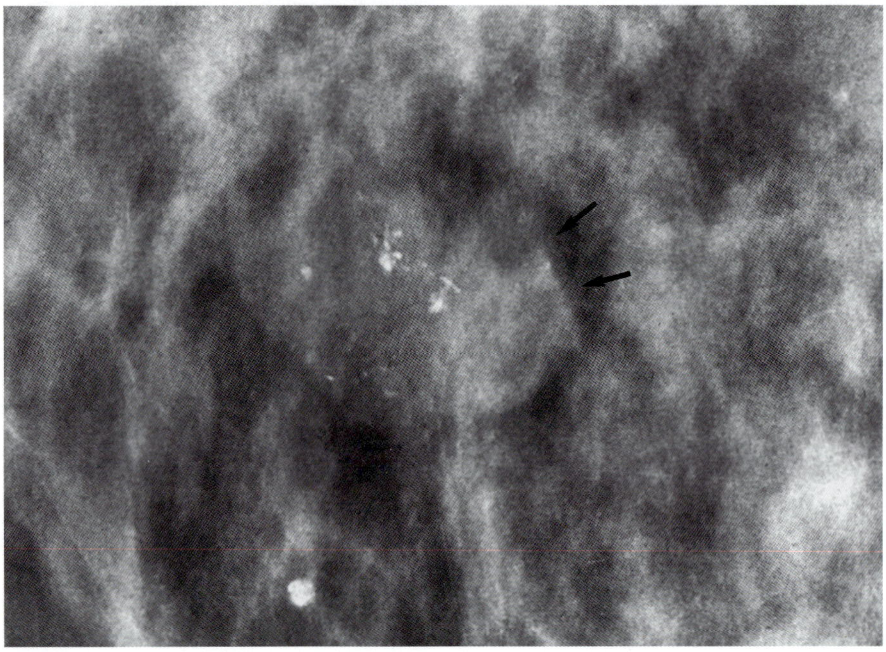

図103b

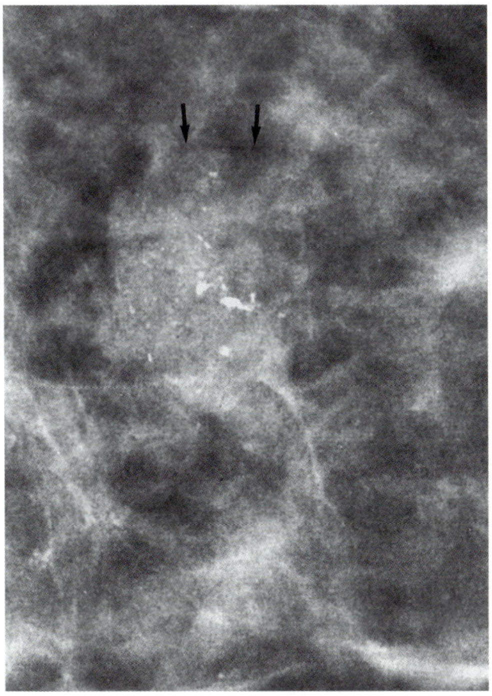

図 103c

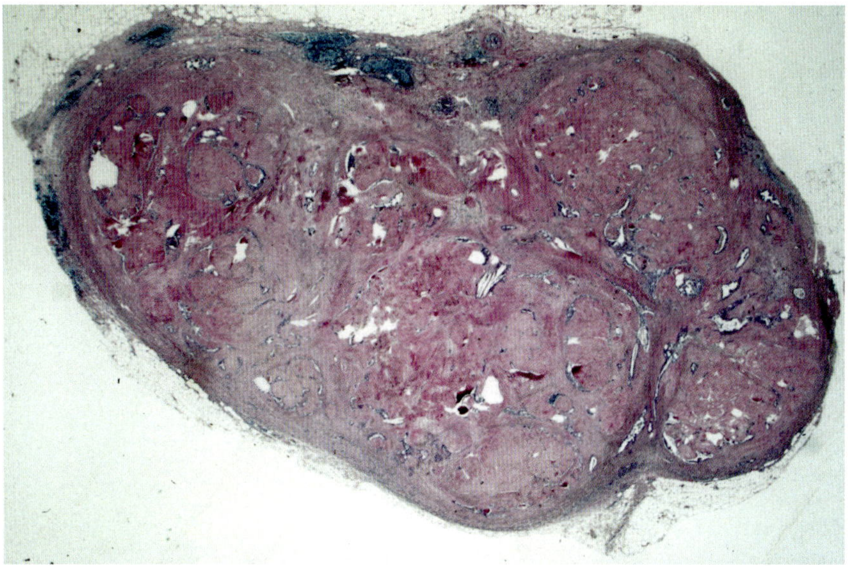

図 103d

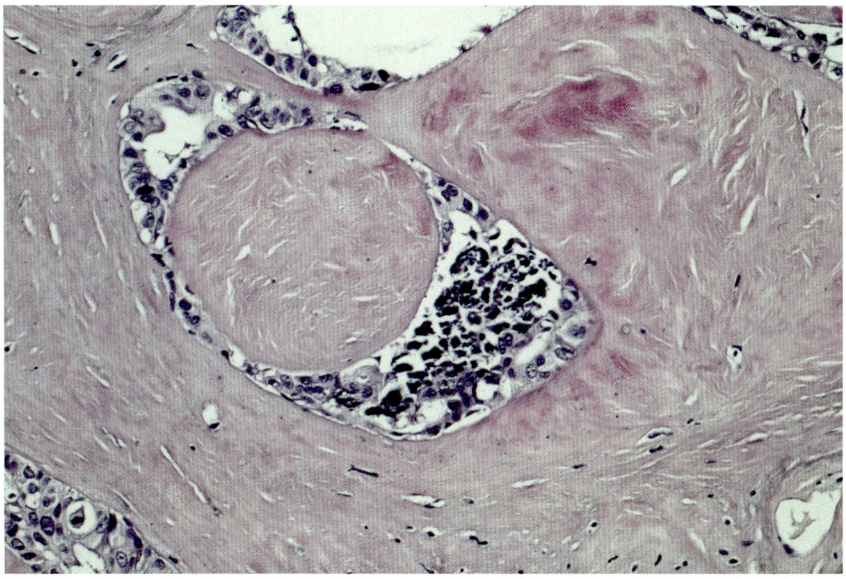

図 103e

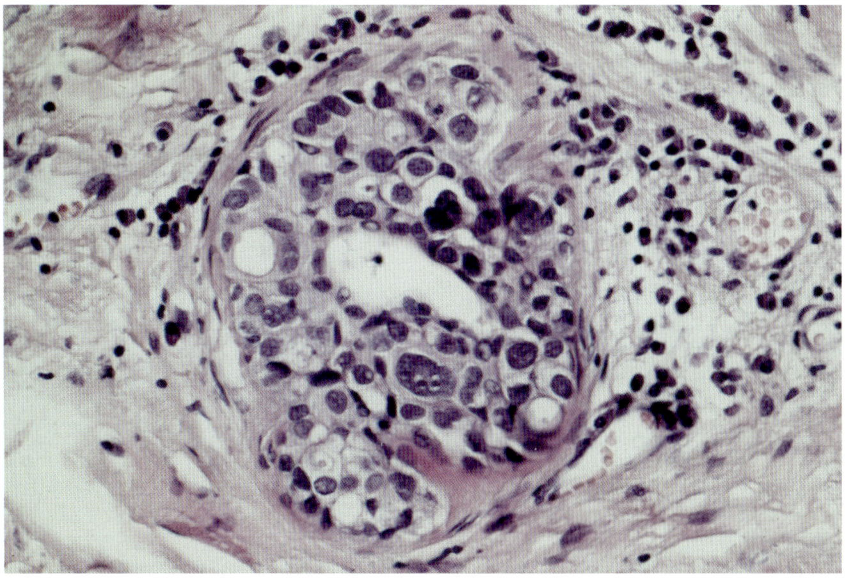

図 103f

104

46歳女性．無症状．初回スクリーニング検査．

マンモグラフィ所見

図104a：左乳房，内外斜位方向（MLO）の小焦点拡大撮影．多数の石灰化がみられるが，腫瘤は伴っていない．

分析

典型的な断片化した鋳型の石灰化．マンモグラフィ上，悪性型の特徴がみられる．高濃度の良性型の石灰化（矢印）が1個重なってみえる．

組織診断

わずかな浸潤を伴う高悪性度の非浸潤癌．腋窩リンパ節転移はみられない．

図104b：新生乳管の縦断面がみえている．高悪性度の癌，中心壊死，乳管周囲の広範な線維形成性反応，リンパ球浸潤で満たされた分枝が不規則に認められる（H&E染色，100×）．

図104c：中心壊死と不定形の微小石灰化を伴った乳管様構造の横断像（H&E染色，300×）．

図104d：この新たに形成された乳管様構造内に，高悪性度の核と高い分裂能を示す癌細胞が中心壊死を伴って認められる（H&E染色，300×）．

図104e：癌性の乳管様構造に近接した微小浸潤巣（H&E染色，200×）．

経過観察

女性は18年後の64歳時も存命であった．

判定：カテゴリー（5）（図104a；ただし小焦点拡大撮影）

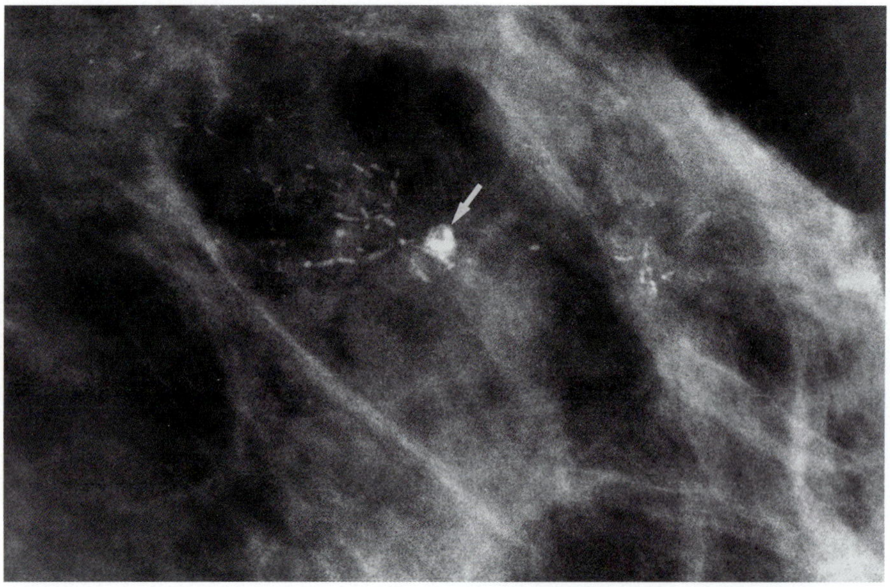

図104a

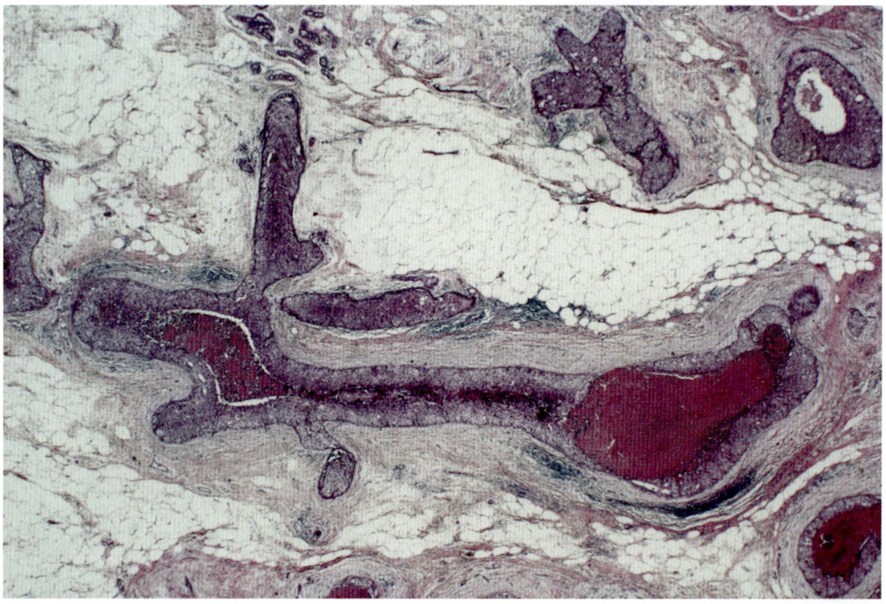

図104b

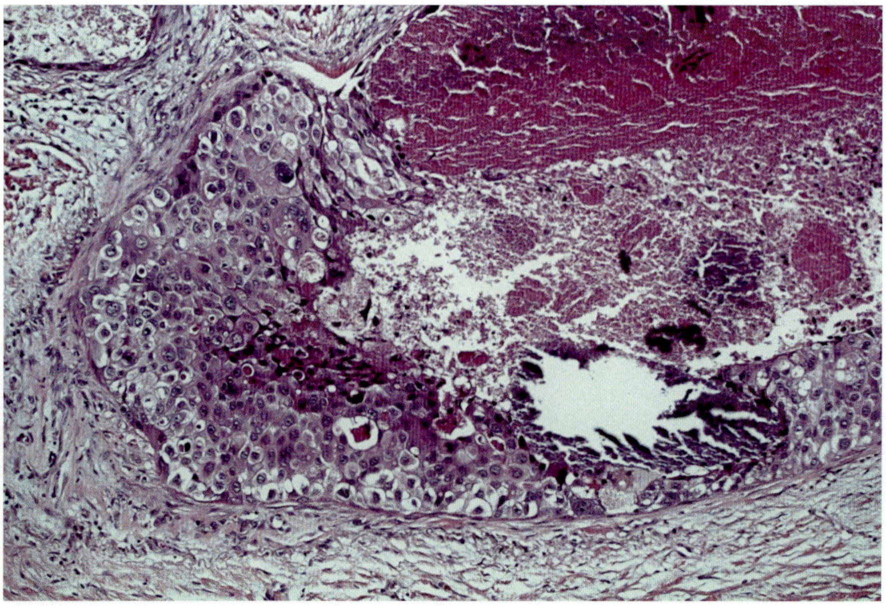

図104c

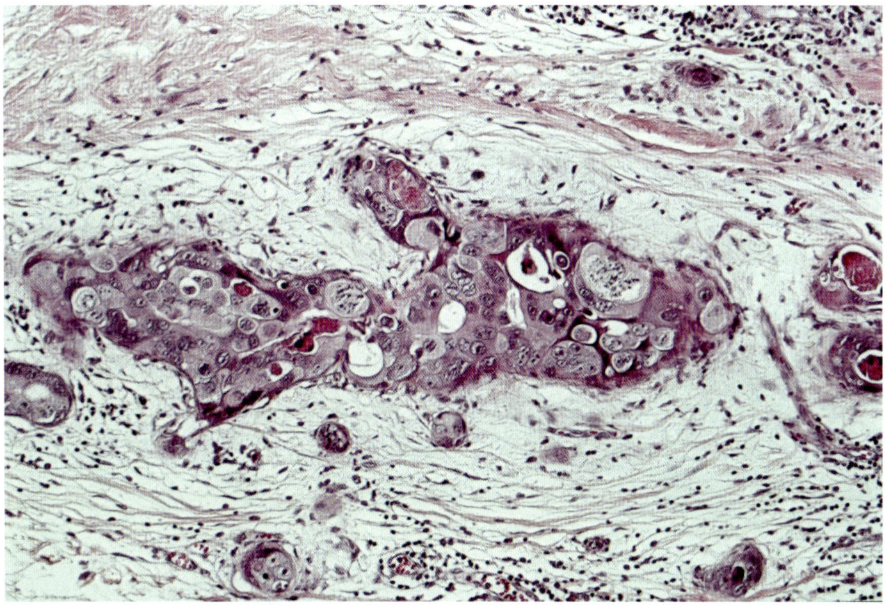

図 104d

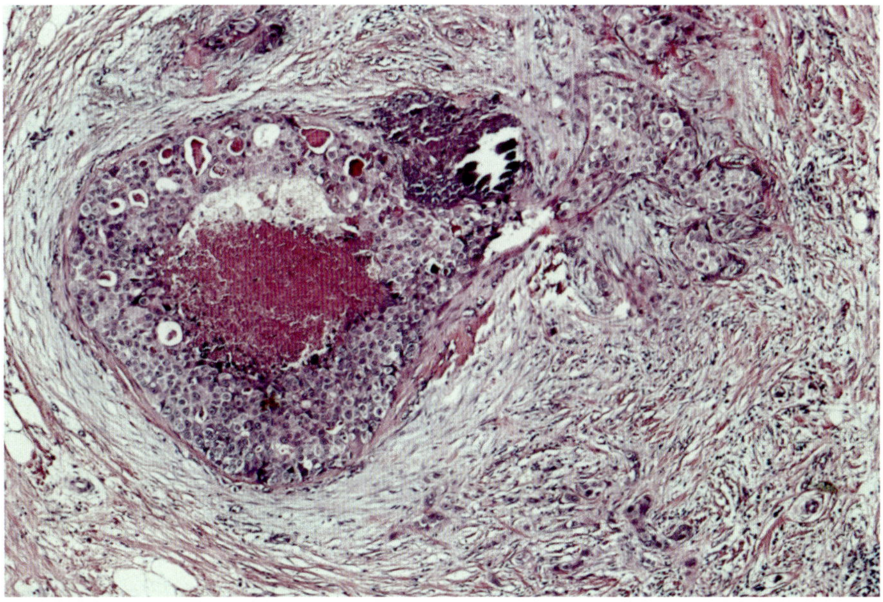

図 104e

105

80歳女性．2か月前から乳頭に湿疹性変化がみられる．

身体所見

図105a：乳頭の所見はPaget病に似ている．乳腺腫瘤は触知されない．

マンモグラフィ所見

図105b：左乳房，内外斜位方向（MLO）の小焦点拡大撮影．鋳型の石灰化1個（黒矢印）と，砕石様/多形性の石灰化の集簇（中抜き矢印）が認められる．腫瘤は伴っていない．さらに，画像の下方に，石灰化血腫に典型的な，輪郭が滑らかな良性型の石灰化が1個みられる．

分析

砕石様/多形性の石灰化と鋳型の石灰化は，ともに乳腺に悪性病変が存在することを示唆している．

結論

パンチ生検にてPaget病の存在が証明された場合は，乳腺内に潜在する癌の病巣を探さなければならない．大部分の症例では，悪性型の石灰化により悪性腫瘍の部位が明らかとなる．

組織診断

乳輪後部の石灰化を合併した高悪性度の非浸潤癌．乳頭のPaget病．

コメント

乳房Paget病は，1874年にJ. Pagetにより最初に報告された[4]，乳頭の湿疹性変化を伴う特殊な型の乳癌である．臨床像は乳頭の悪性の湿疹性病変が優勢となり，潜在する乳癌は通常，触知することができない．しかし，ほとんどの症例においてマンモグラフィにより描出することができる．

判定：カテゴリー（5）（図105b；ただし小焦点拡大撮影）

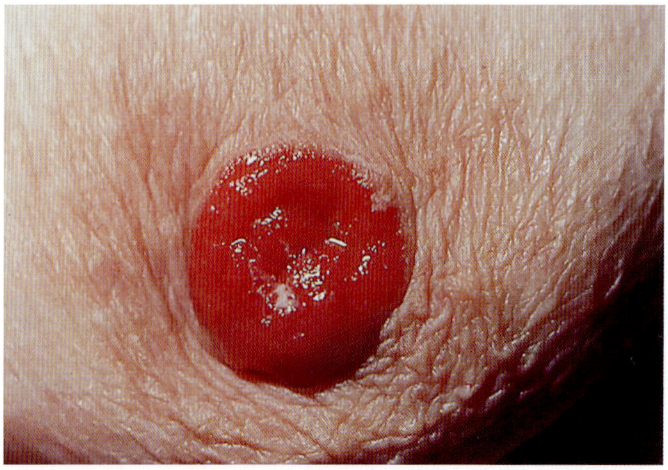

図105a

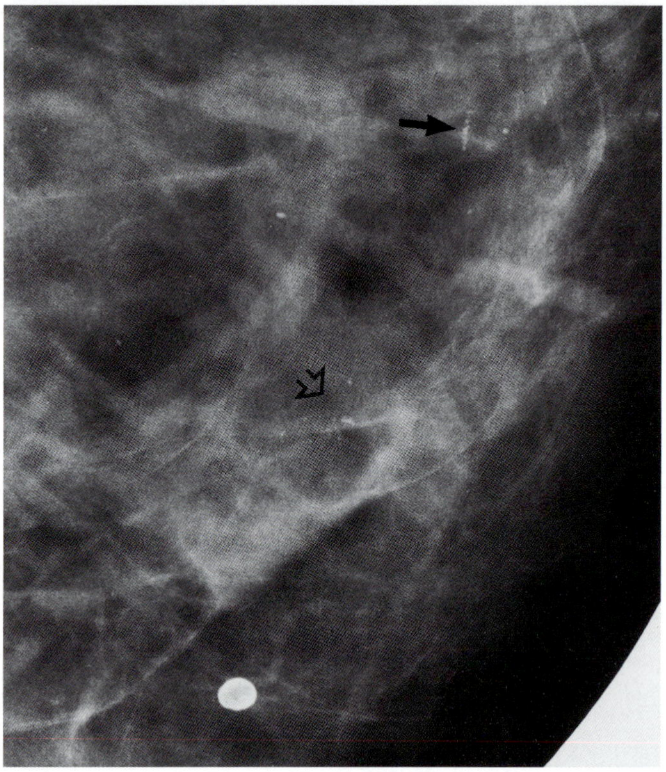

図105b

106

この62歳女性は，スクリーニングマンモグラフィで右乳房の外側部に新たに石灰化を指摘され，精査のため再検査が行われた．

身体所見

身体所見では異常はなかった．

マンモグラフィ所見

図 106a, b： 内外斜位方向(MLO)撮影(**a**)と小焦点拡大撮影(**b**)の拡大図．散在性の石灰化を含む多数の拡張した乳管が1個の腺葉にみられる．

図 106c, d： 右乳房の頭尾方向(CC)撮影(**c**)と小焦点拡大撮影(**d**)の拡大図で，拡張した乳管と散在する水切り石様の石灰化が示されている．

図 106e, f： 携帯型超音波装置による画像；拡張し液体で満たされた乳管の断層像が認められる．腫瘤はみられない．

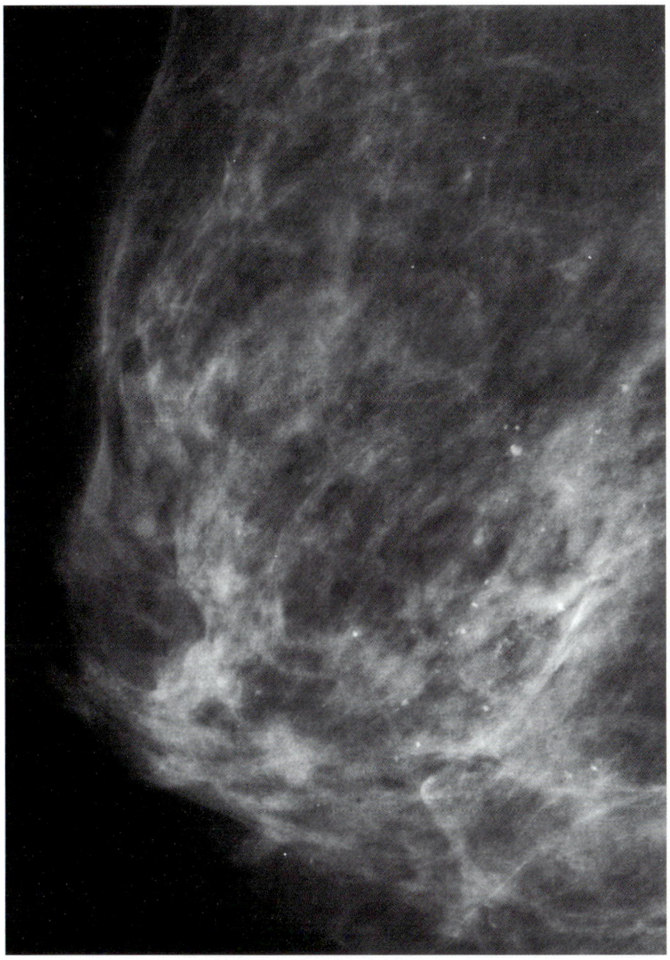

図 106a

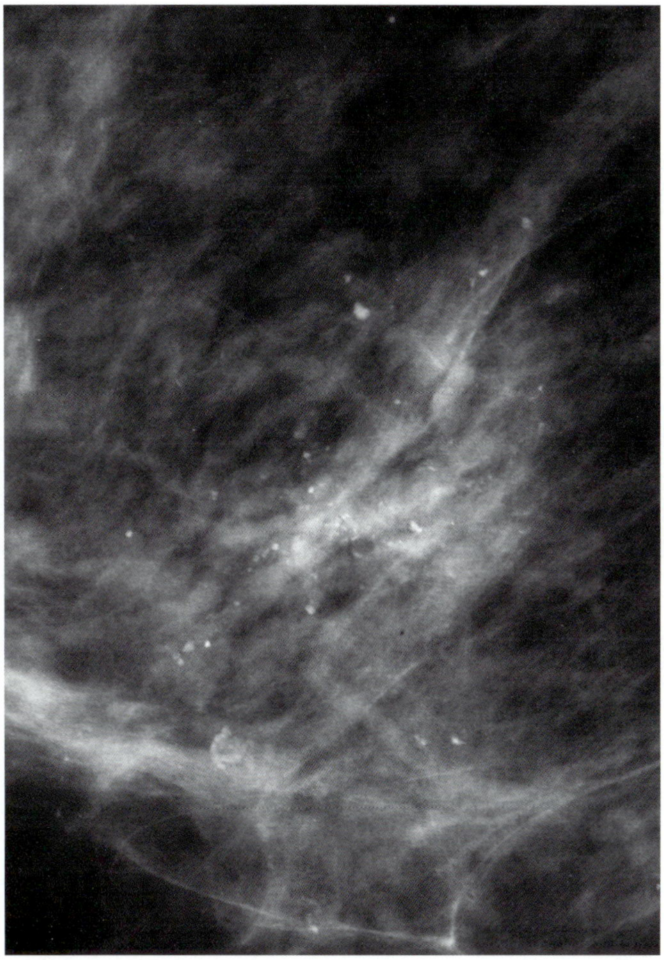

図 106b

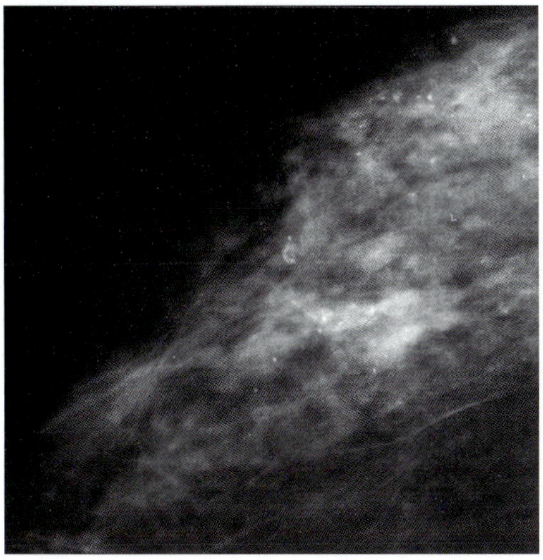

図 106c

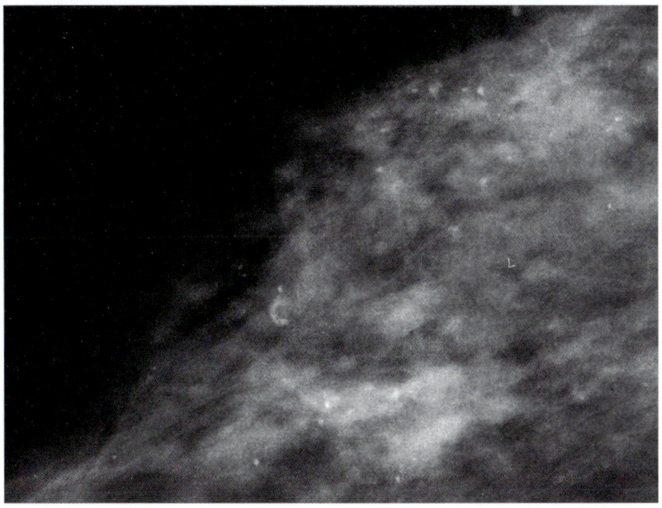

図 106d

図 106e～o(次ページ)

図 106g〜l：乳房の磁気共鳴画像法(MRI)で，右乳房外側部で1個の腺葉全体(70×20×30 mm)が造影剤による増強効果を示し，マンモグラムで拡張した乳管と水切り石様の石灰化がみられた領域に相当する．

石灰化の分析

分布：1腺葉内にびまん性に散在．拡張した乳管内に限局

形態：“水切り石様”の石灰化

濃度：さまざま

結論

1個の腺葉内に分布する水切り石様の石灰化から，乳管由来の液体産生性の非浸潤癌(微小乳頭状および/または篩状の細胞構築)が疑われる．これらは組織学的確認が必要となる悪性型の石灰化である．

図 106m：経皮的MRガイド下針生検で得た標本のX線写真．

図 106n, o：組織学的検査(H&E染色)；多数の乳管様構造内にみられる微小乳頭状の非浸潤癌．

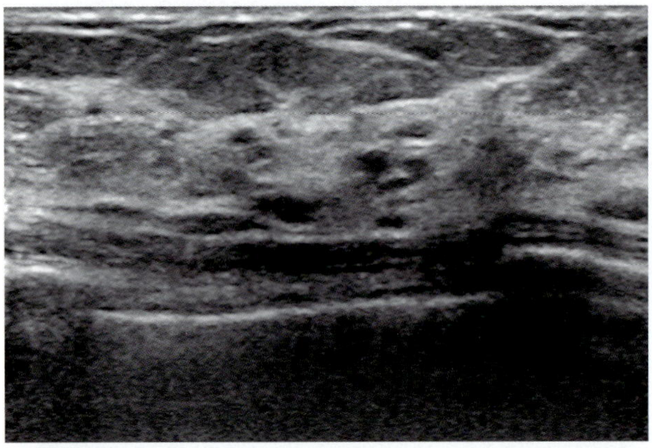

図 106e

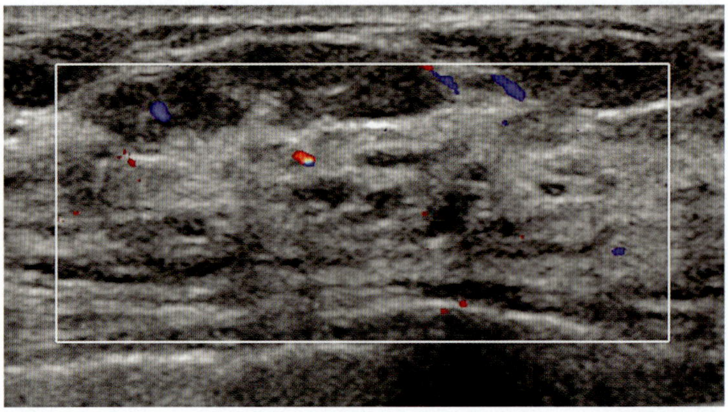

図 106f

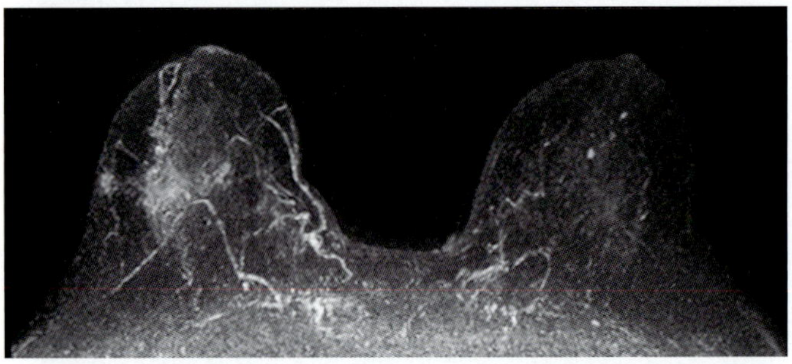

図 106g

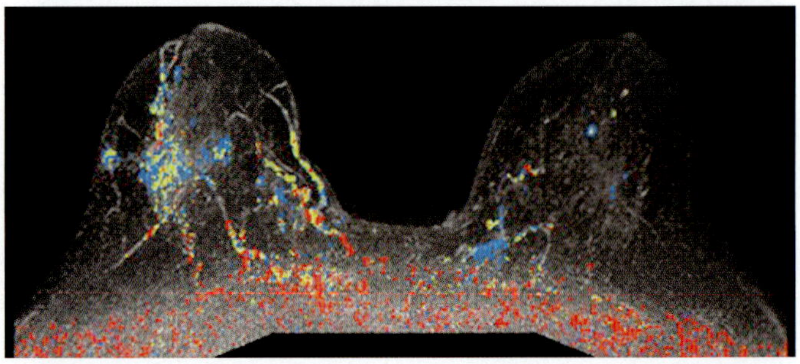

図 106h

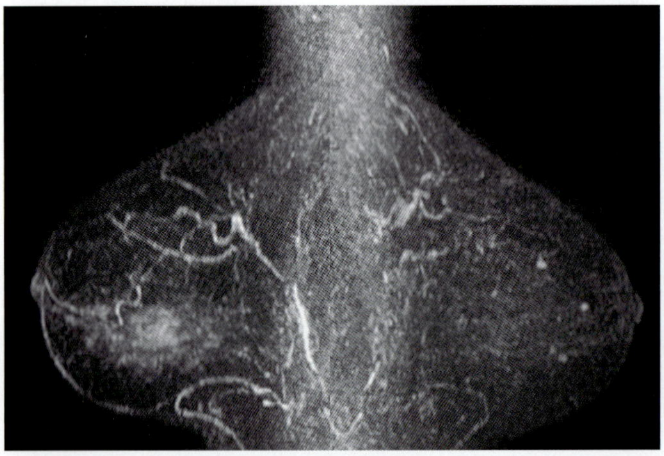

図 106i 図 106j

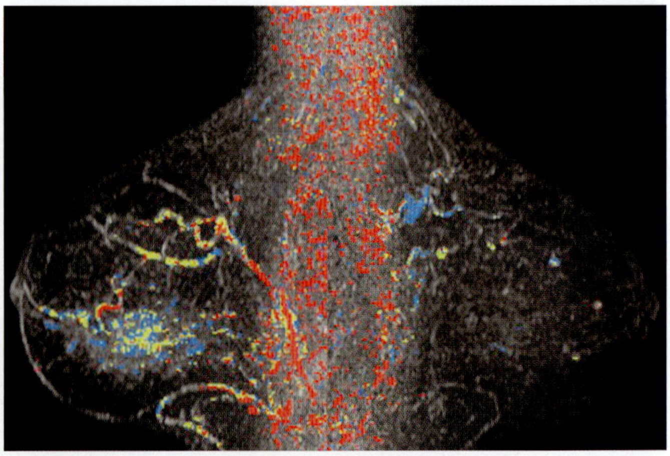

図 106k 図 106l

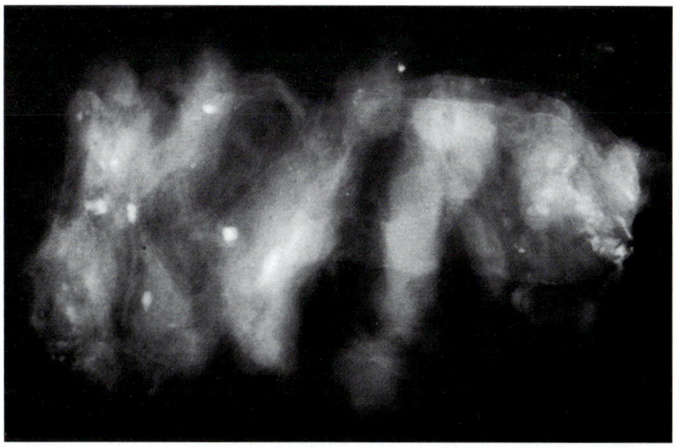

図 106m

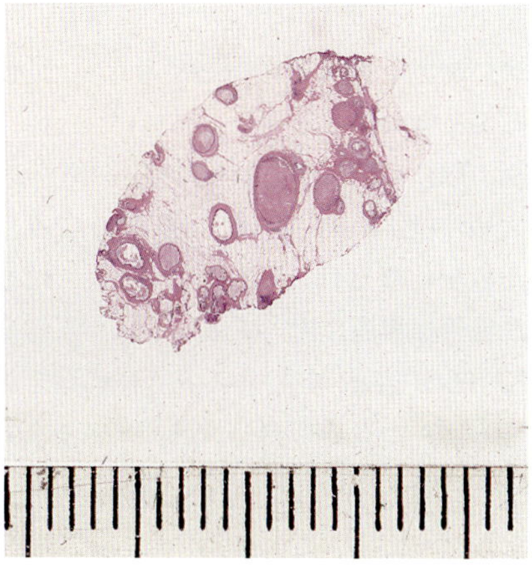

図 106n

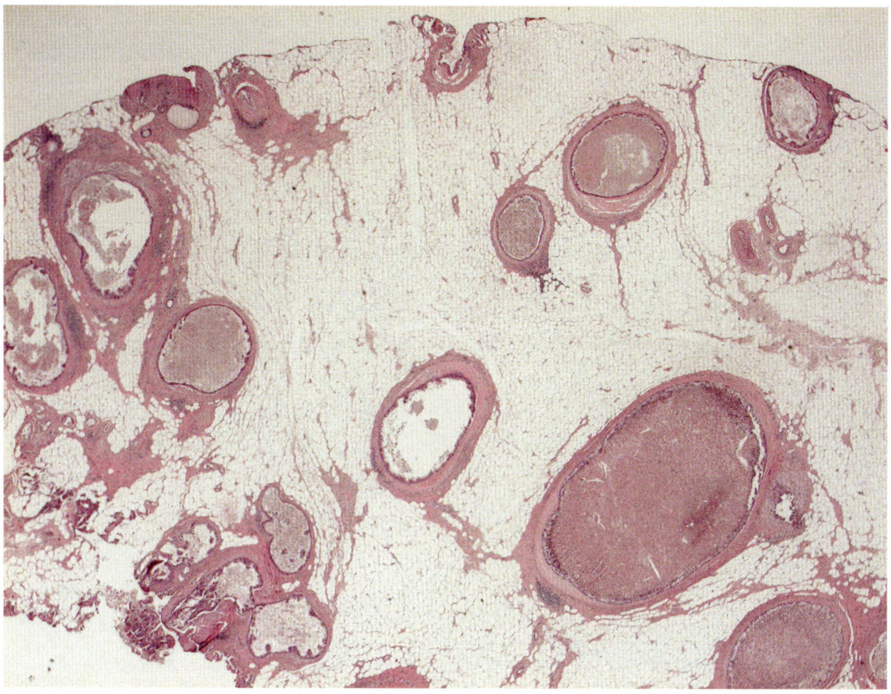

図 106o

図 106p～s(次ページ)

図 106p：手術標本切片の X 線写真．放射状に配列した乳管様構造がみられ，星芒状腫瘍に似ている．

図 106q：**図 106p** で示した標本切片の肉厚大切片標本組織(3D)像．**図 106p** でみられた放射状構造は，癌で充満し拡張・蛇行した乳管様構造に相当する．

図 106r：拡張・蛇行する乳管様構造を含む標本切片の X 線写真拡大像．大きな水切り石様の石灰化が乳管内に散在している．

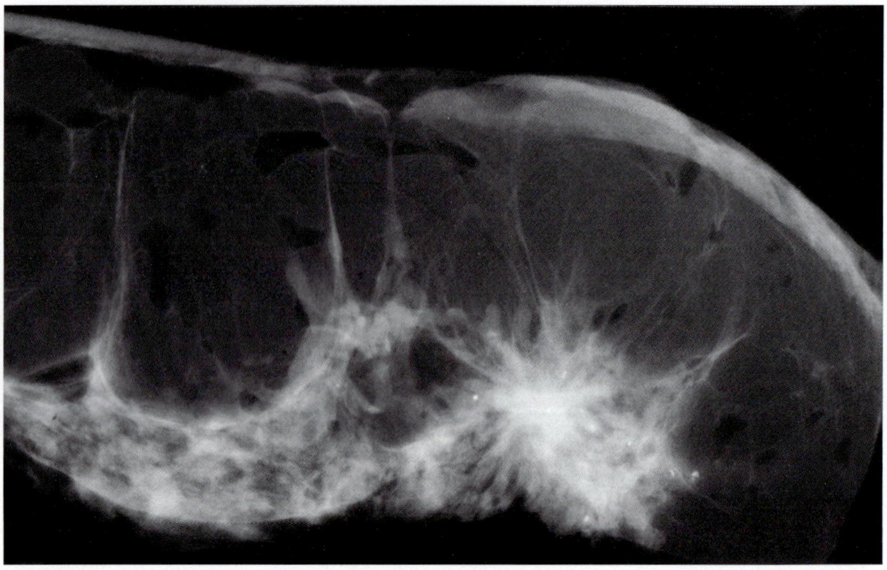

図 106p

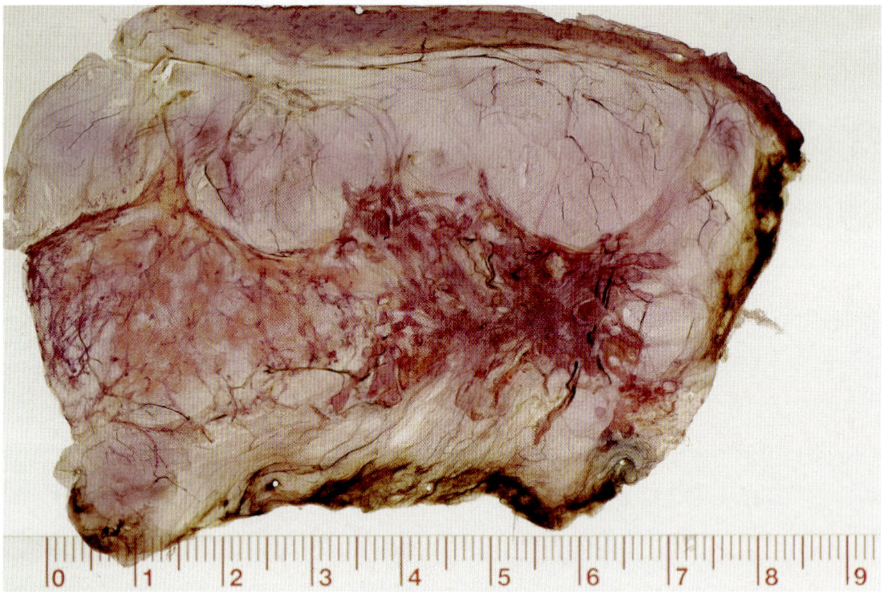

図 106q

組織診断

図106s：充満して拡張した乳管の組織ルーペ(3D)像．癌性の乳管の周囲に新生血管形成がみられる．

図106t：大切片標本組織像；液体で満たされた癌性の乳管とその分枝が1個の腺葉全体を占める．

図106u, v：微小乳頭状の非浸潤癌，乳管周囲の線維形成性反応，リンパ球浸潤を伴う2本の乳管様構造の低倍率組織像．微小乳頭状の癌細胞により産生された液体で乳管は拡張している．“水切り石様”の石灰化が矢印で示されている．

図106w, x：微小乳頭状の非浸潤癌の組織ルーペ(3D)像(**w**)と通常の組織像(**x**)．

乳房切除術後の最終組織診断

53×30 mmのgrade 3の微小乳頭状および篩状の非浸潤癌．浸潤はみられない．P 0/1(センチネルリンパ節に悪性所見なし)．

判定：カテゴリー4(図106a, c)

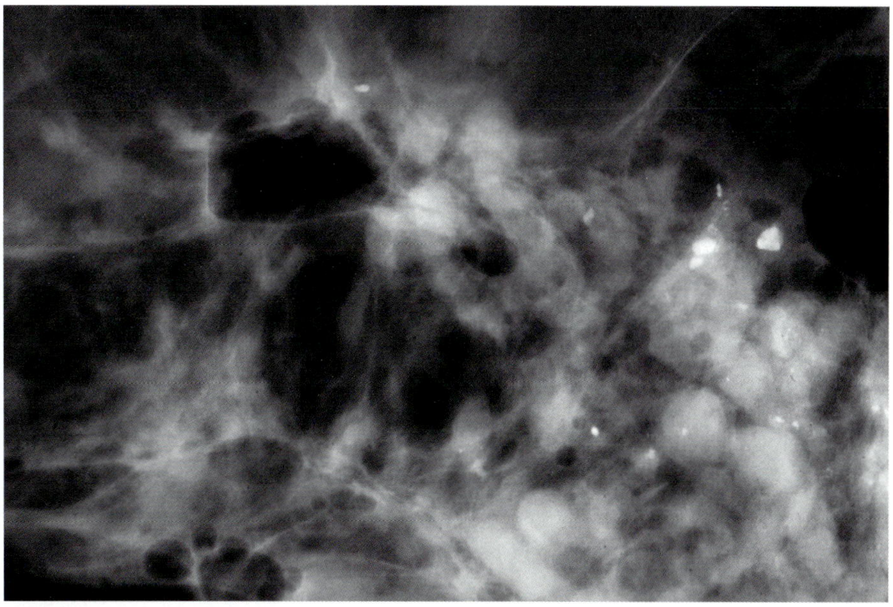

図106r

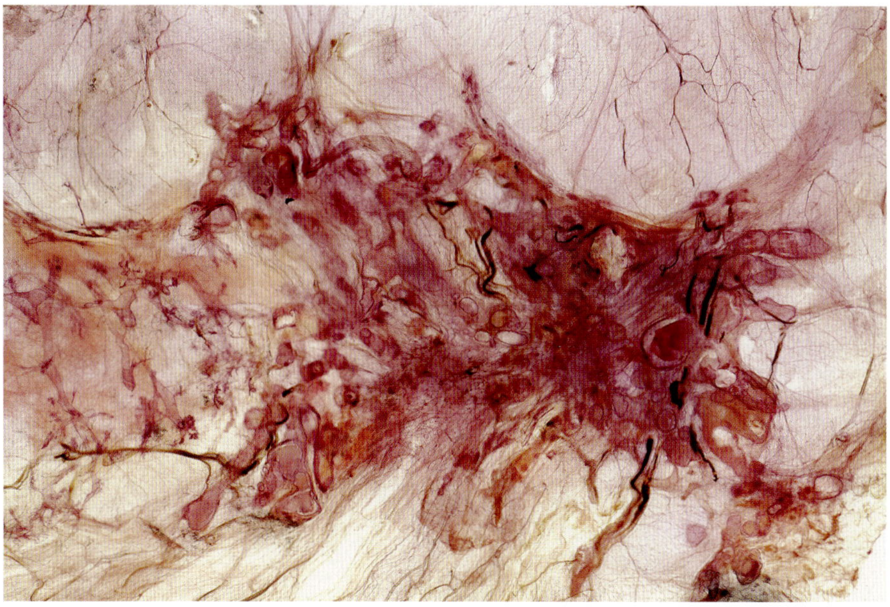

図106s

図106t〜x(次ページ)

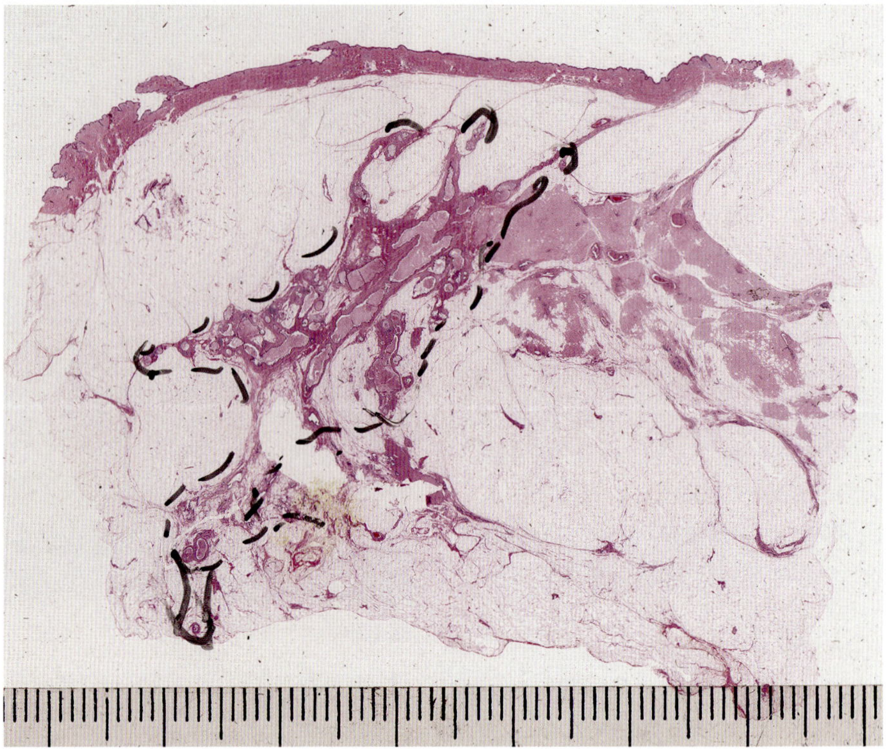

図 106t

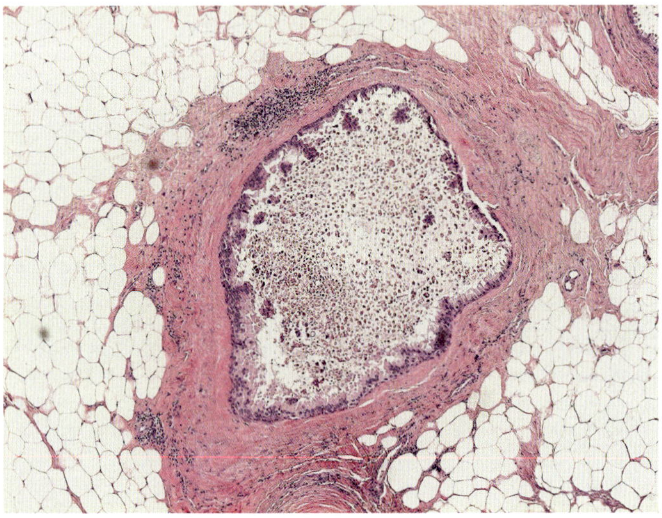

図 106u

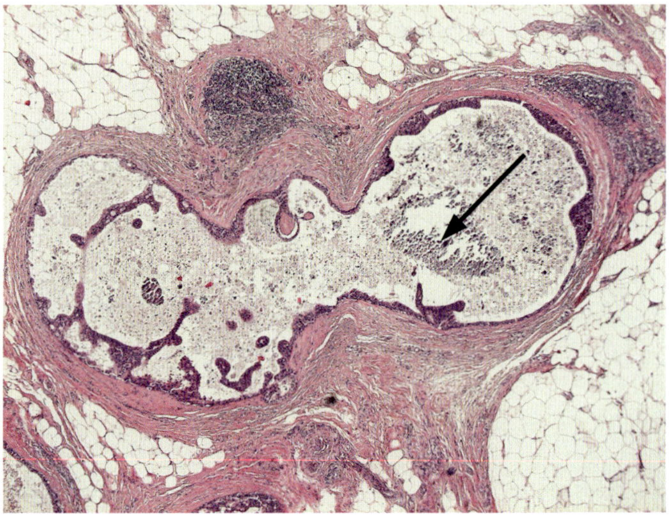

図 106v

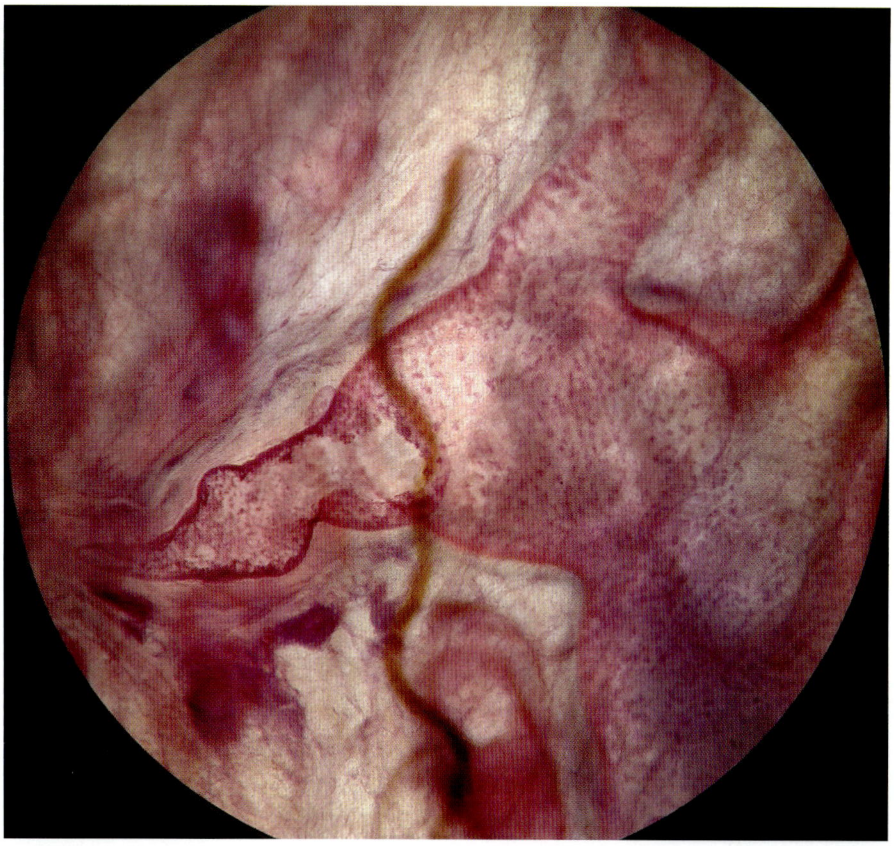

図 106w

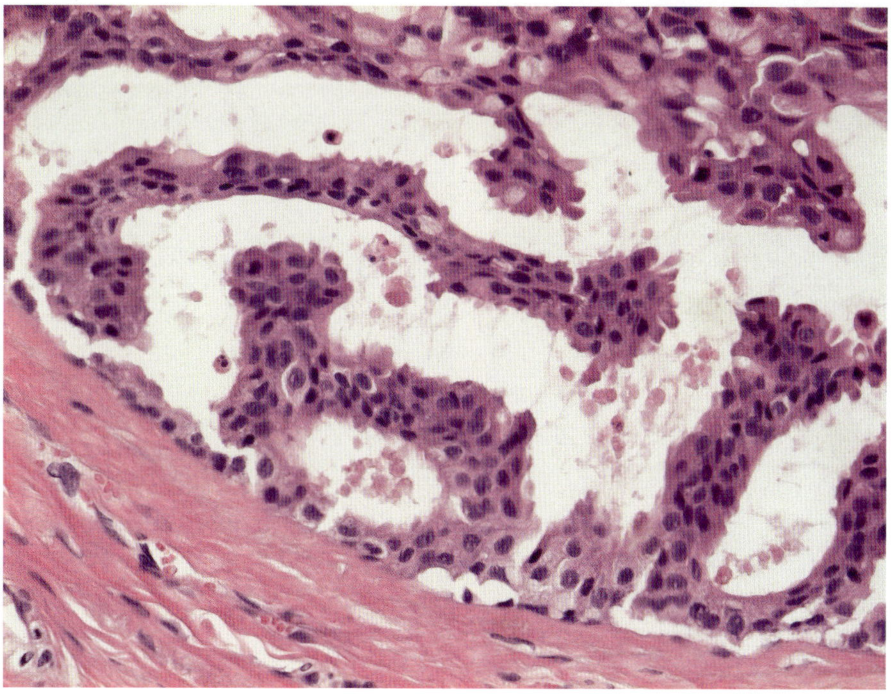

図 106x

107

この無症状の50歳女性は，スクリーニングマンモグラフィで右乳房の腋窩突起部(axillary tail)に多数の石灰化の集簇を指摘され，精査のため再検査が行われた．

身体所見

腫瘤は触知されない．

マンモグラフィ所見

図107a, b：右乳房，内外斜位方向(MLO)撮影の拡大図(a)と石灰化を示す腋窩突起部の拡大図(b)．粉末状の石灰化の集簇が多発性にみられるが，腫瘤は伴っていない．

図107c：外内水平方向(LM horizontal)の小焦点拡大撮影．石灰化は多数の集簇を形成している．粉末状/綿球様の石灰化の所見とは対照的に，個々の石灰化粒子のほとんどが認識可能である．腫瘤は伴っていない．

図107d：携帯型超音波装置による画像；腋窩突起部に不整形の低エコー領域がみられ，マンモグラムでみられた多発性の石灰化の集簇領域に相当する．

石灰化の分析

(拡大撮影で最もよくみえる)

分布：腋窩突起部の限られた領域に多発性に集簇．

形態：拡大していない撮影では粉末状/綿球様の石灰化であるが，小焦点拡大撮影では粉末状と砕石様の石灰化の混合である．

濃度：綿球様の石灰化は淡い；砕石様の石灰化粒子の濃度はさまざまである．

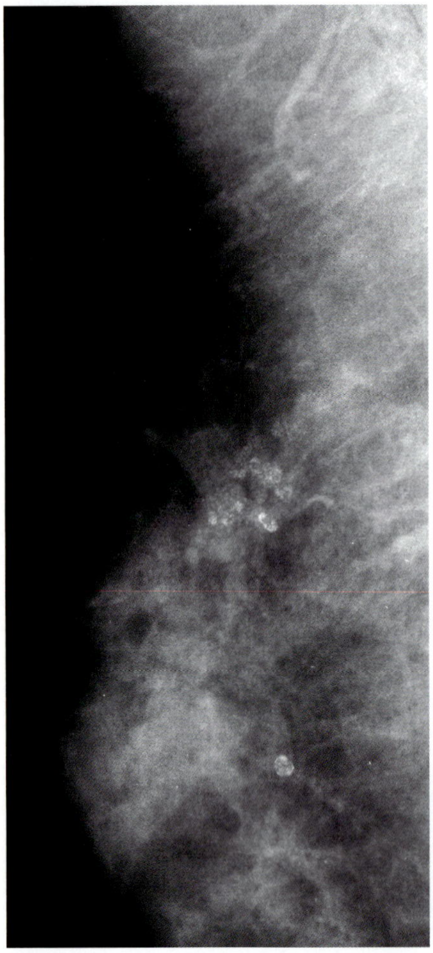

図107a

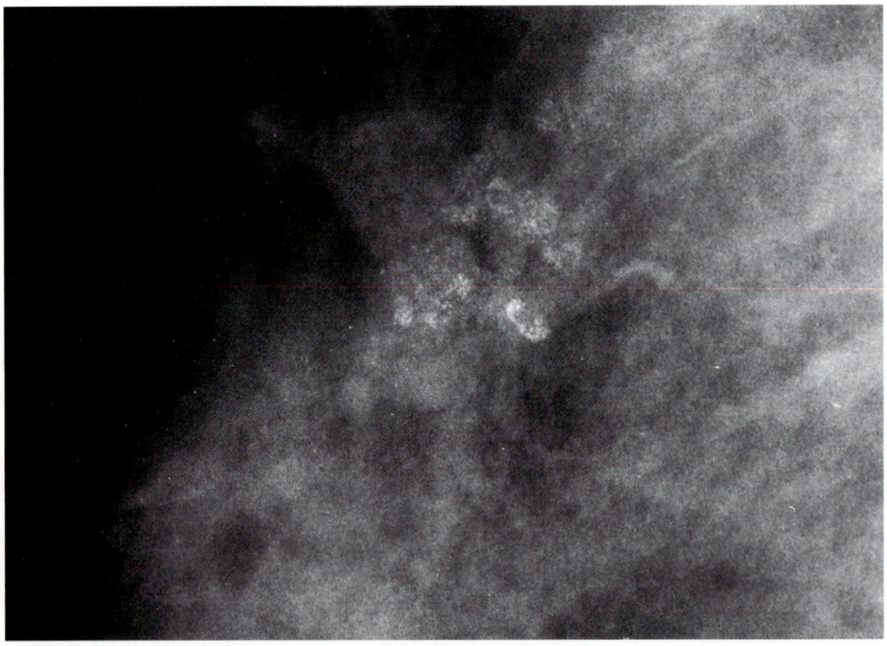

図107b

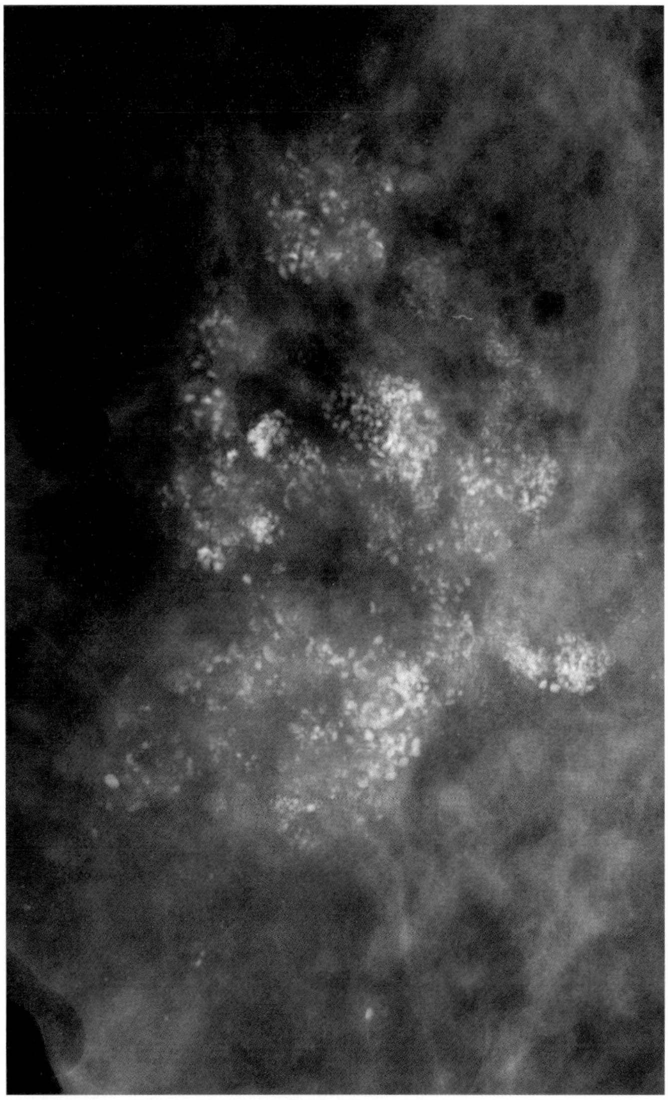

図 107c

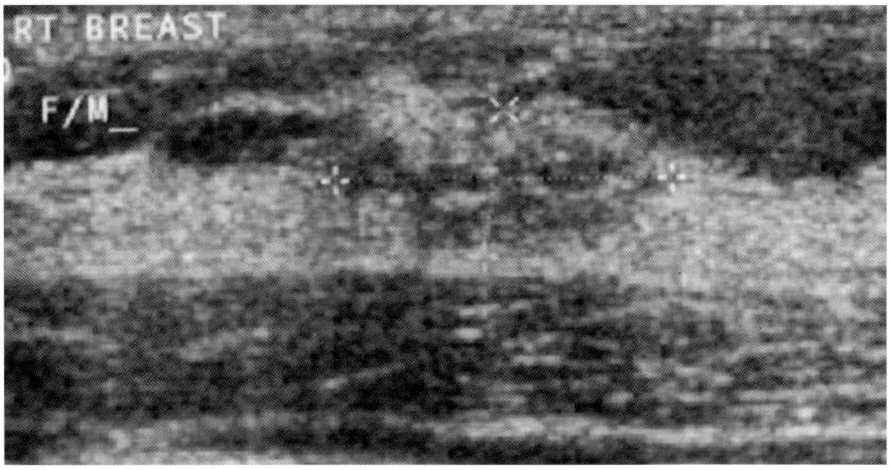

図 107d

図 107e～i(次ページ)

結論

砕石様/多形性および粉末状の石灰化が混ざっている状態から，多巣性の悪性過程が示唆される．石灰化を囲む組織を組織学的に診断することが必須である．大細径針による経皮的ステレオガイド下針生検でも診断することができるが，悪性の可能性が高いため外科的生検が勧められる．

図 107e：大細径針による超音波ガイド下経皮的針生検で得られた標本の X 線写真．2 個の標本に多数の石灰化が含まれている．

図 107f〜h：大細径針による経皮的針生検の組織像；線維嚢胞性変化，良性の乳管内乳頭腫および grade 1 の非浸潤癌がみられる．

図 107i：手術標本の X 線写真．マンモグラムでみられた多数の石灰化の集簇部が外科的に切除されている．

図 107j：標本の 1 スライスの組織ルーペ(3D)像．マンモグラムでみられた多数の石灰化の集簇に相当する領域が点線で囲まれている．

図 107k：**図 107j** で囲まれた部位に相当する領域の薄切大切片標本の低倍率組織像．

図 107l〜n：充満し拡張した腺房には癌細胞，液体，石灰化が含まれている．

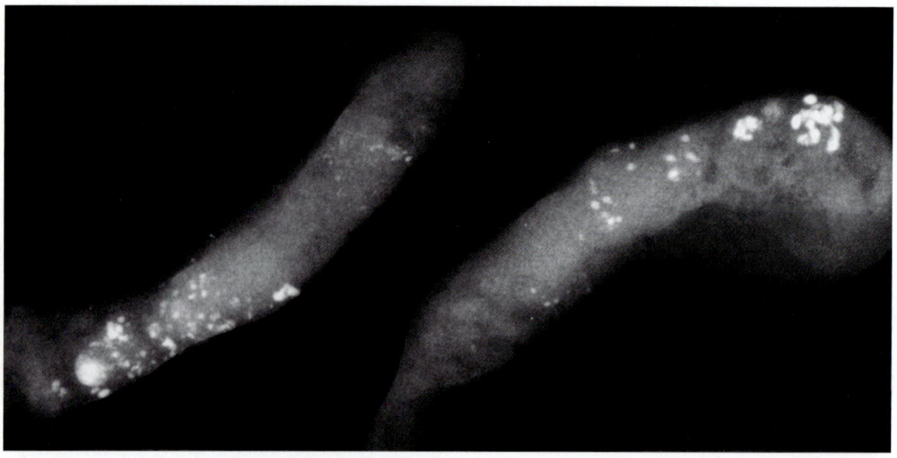

図 107e

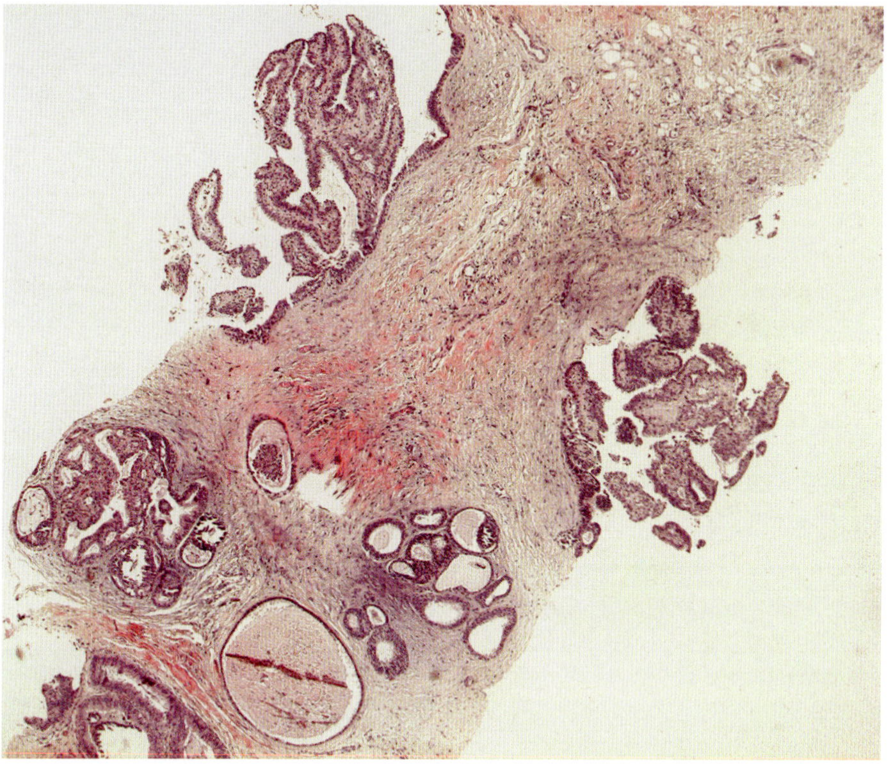

図 107f

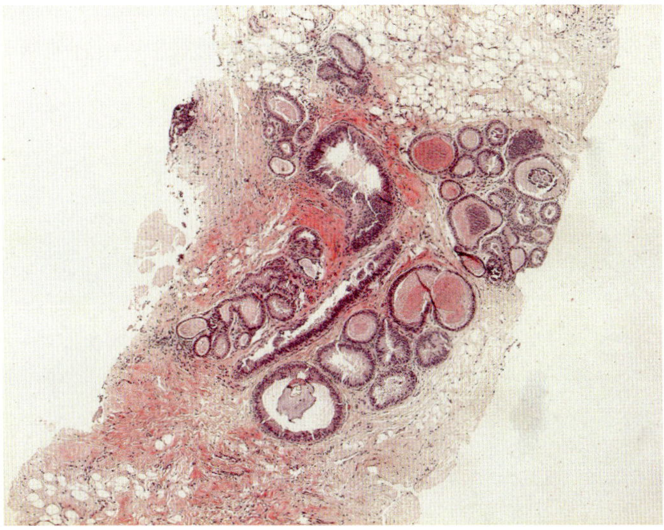

図 107g

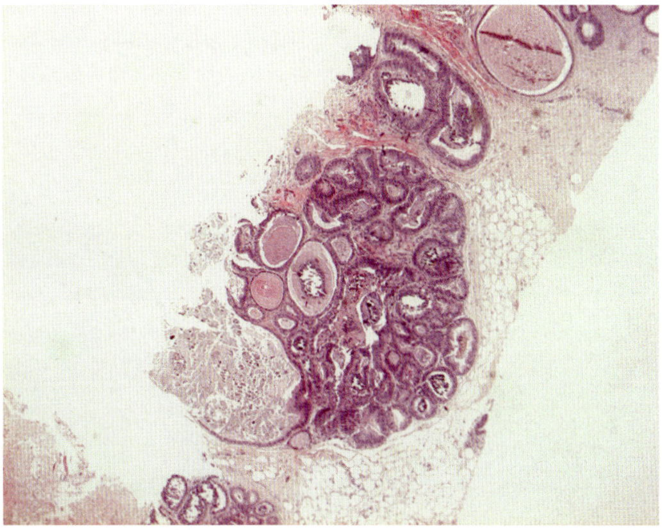

図 107h

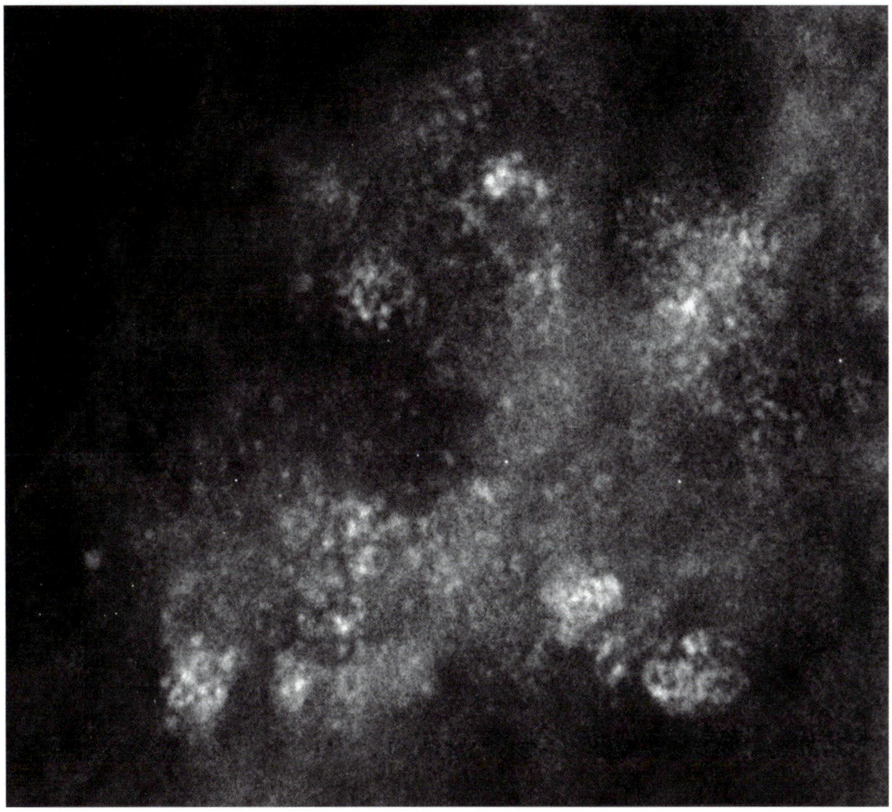

図 107i

図 107j～n(次ページ)

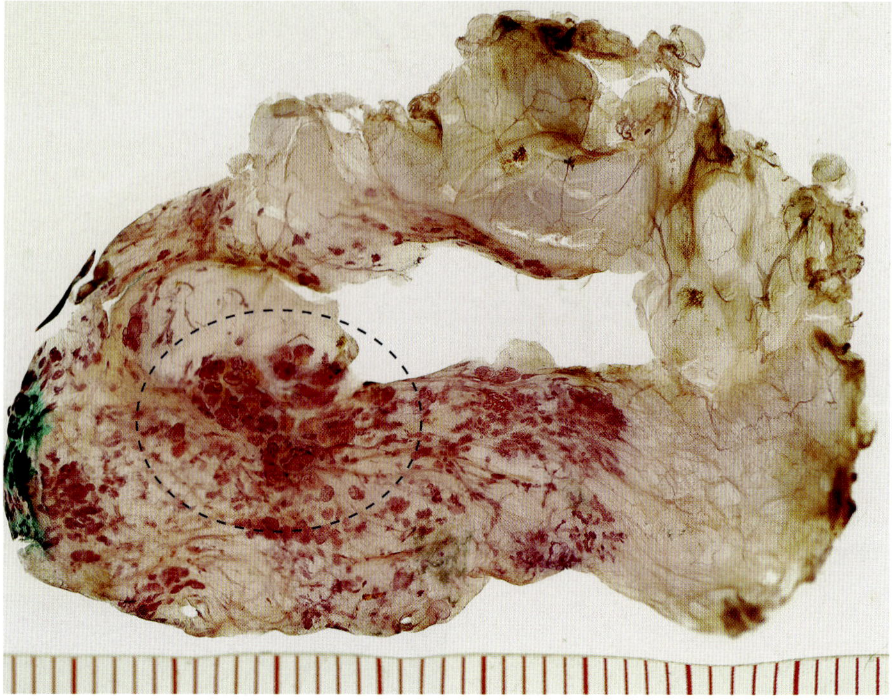

図 107j

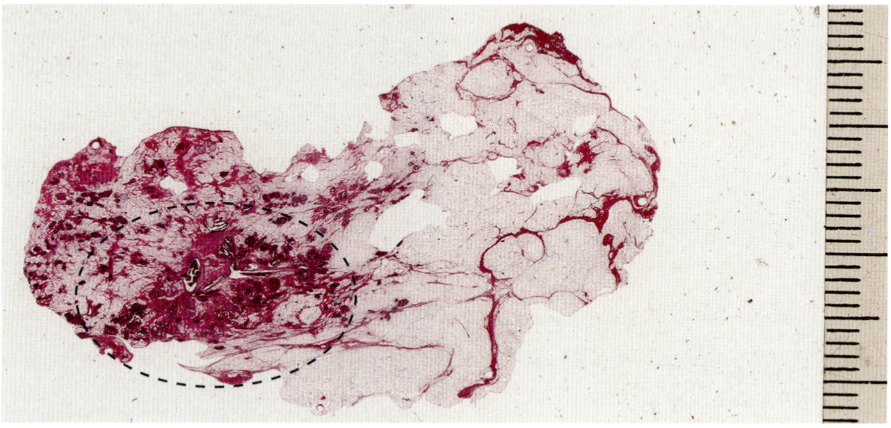

図 107k

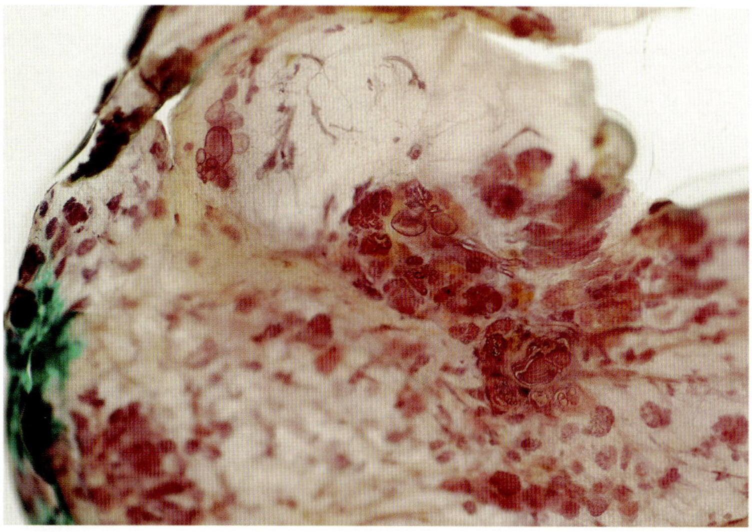

図 107 l

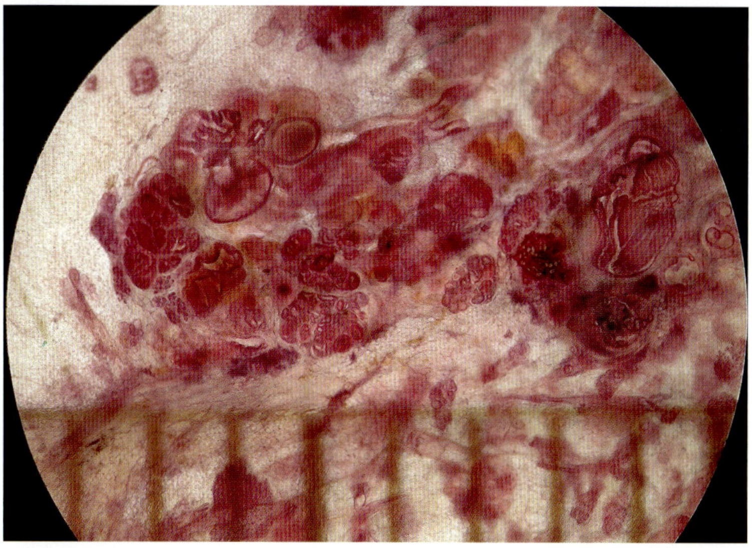

図 107m

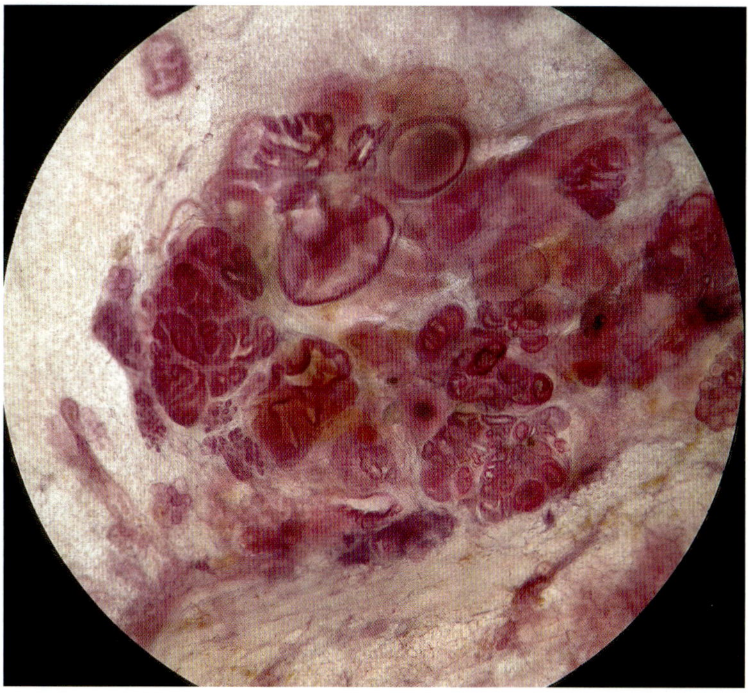

図 107n

図 107o～r（次ページ）

図 107o〜r：腺房内で増殖した癌細胞は蛋白成分に富む液体を産生し，その中に大きな石灰化粒子(矢印)が形成される．石灰化は球状，卵円形で，概して滑らかな輪郭を有する(“水切り石様の石灰化”)．それらはTDLU の個々の腺房で形成されるため非常に小さい．同じ機序で乳管内にも水切り石様の石灰化が形成されるが，その石灰化ははるかに大きい．これらの石灰化のマンモグラム上の所見が**図 107i** の標本 X 線写真でも認められる．

図 107s：石灰化の集簇(長方形の囲み)と大きな乳頭腫(矢印)の組織ルーペ(3D)像．

図 107t：癌に伴う石灰化に類似した微小石灰化を含む良性乳頭腫の薄切切片標本の低倍率組織像．**図 107s, t** の石灰化が**図 107o〜r** の石灰化に似ていることから，マンモグラフィ像を分析する際に困難が生じることがわかる．

組織診断

浸潤所見のない 25×20 mm の grade 1 および 2 の非浸潤癌．

判定：カテゴリー 4(図 107a, b)

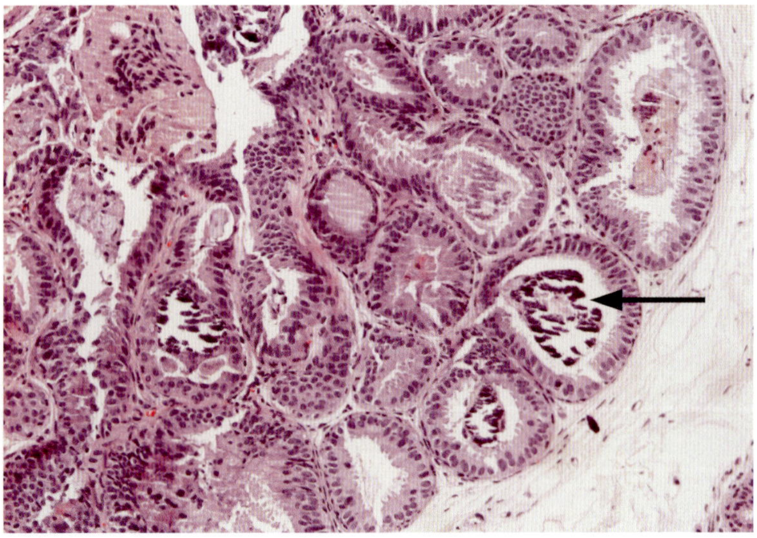

図 107o

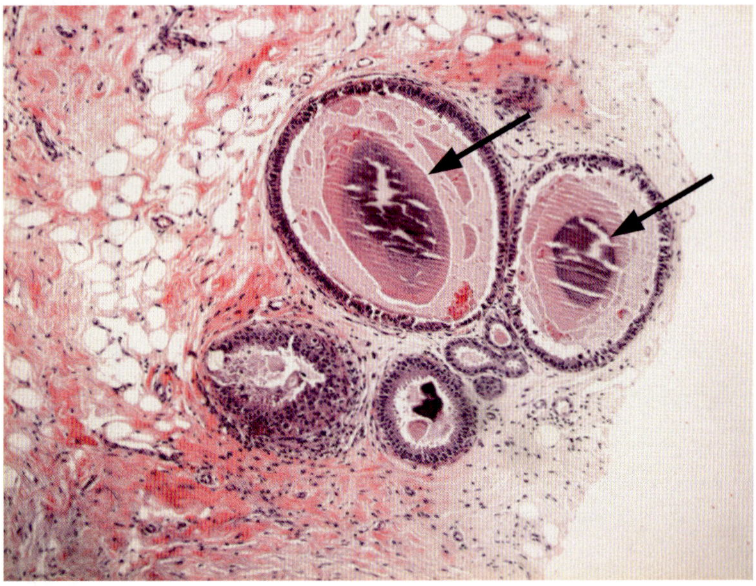

図 107p

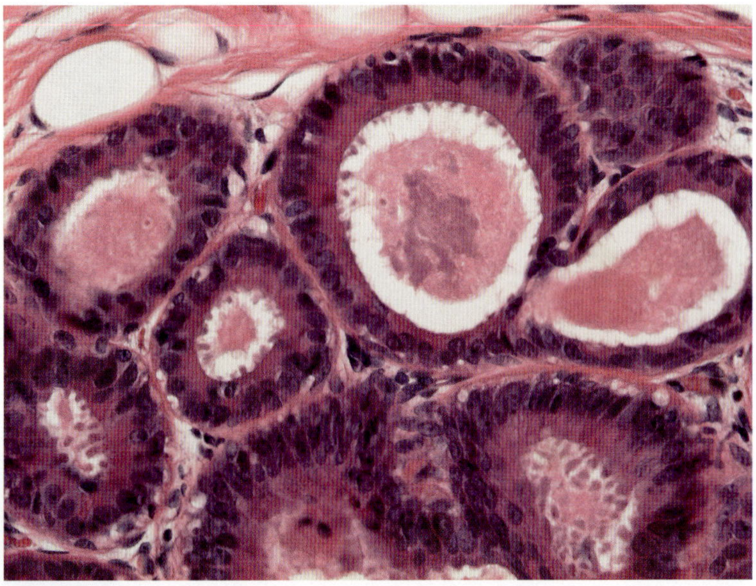

図 107q

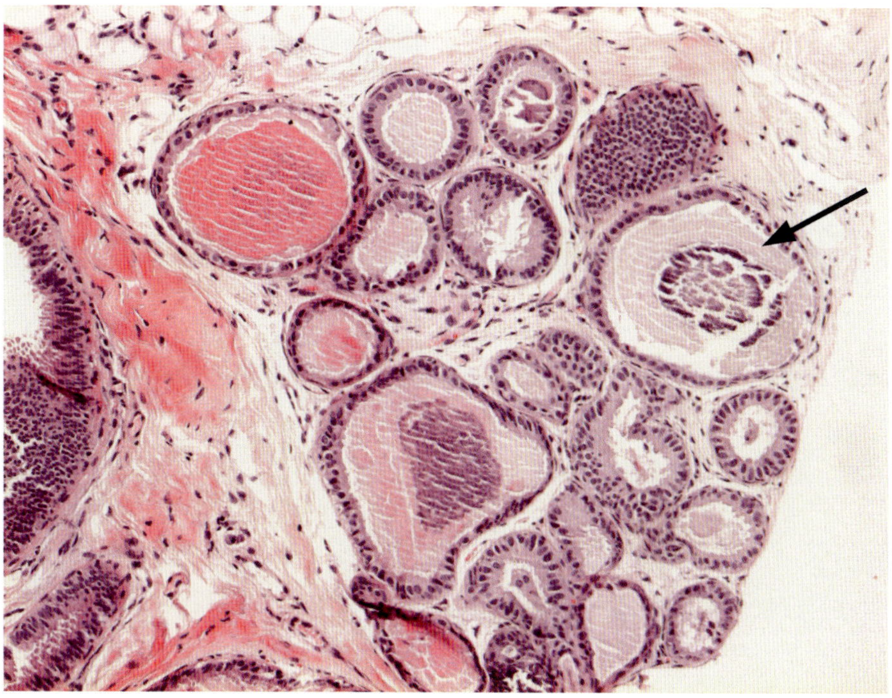

図 107r

図 107s, t(次ページ)

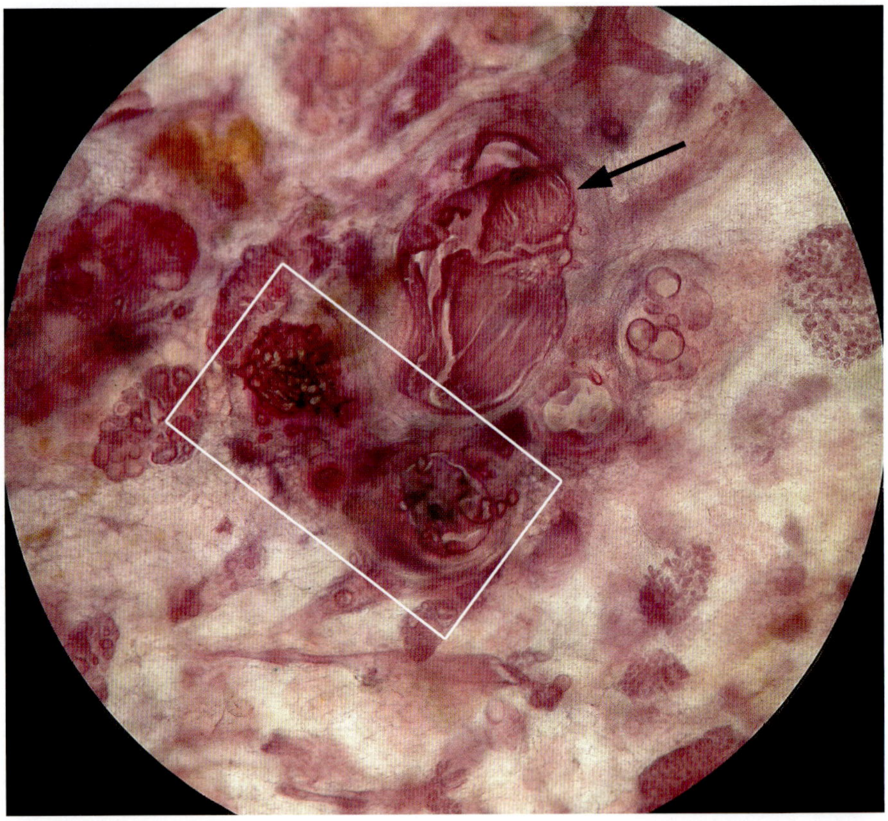

図 107s

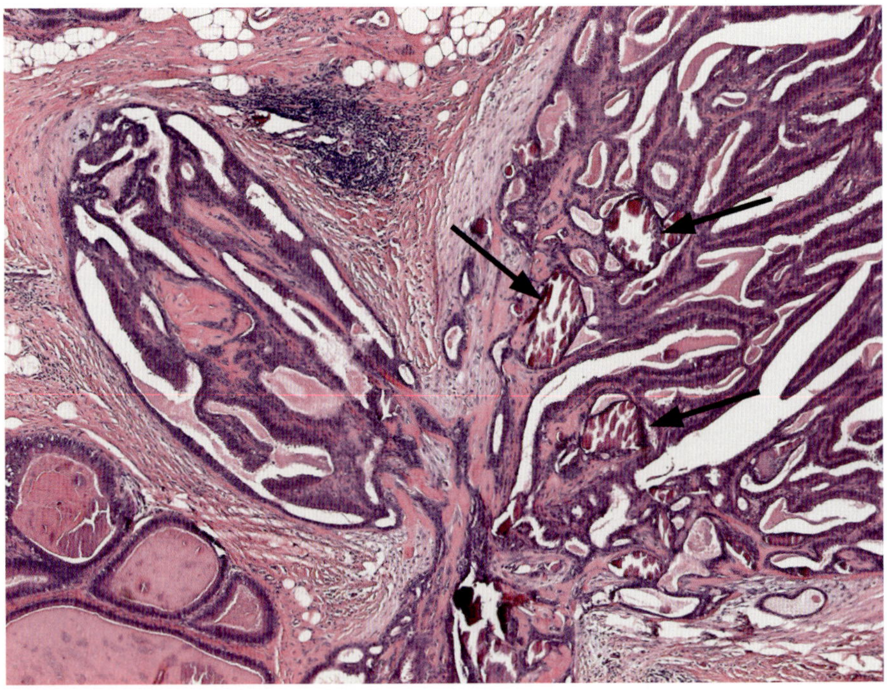

図 107t

108

43歳女性．最近，右乳房の上外側四半部にしこりを発見され，紹介された．腫瘤は臨床的に悪性が疑われる．

マンモグラフィ所見

図108a, b：右乳房，内外斜位方向（MLO）のスポット圧迫撮影（**a**）と小焦点拡大撮影（**b**）．石灰化の集簇が腫瘤に伴ってみられる．

石灰化の分析

分布：腫瘤内に大きな集簇をつくる．

形態：不整，砕石様/多形性の石灰化と鋳型の石灰化の混合

大きさ：ほとんどみえないものから長い鋳型までさまざま

濃度：非常にさまざま

結論

マンモグラフィ上，典型的な悪性型の石灰化，すなわち砕石様/多形性および鋳型の石灰化で，触知可能で境界不明瞭な腫瘤に伴っている．

組織診断

高悪性度の非浸潤癌を伴う低分化型の浸潤性乳管癌．腋窩リンパ節転移が認められた．

図108c：右に浸潤性腫瘍の一部と，左に非浸潤性成分が示されている低倍率組織像（H&E染色，40×）．

経過観察

患者は7年後，50歳で転移性乳癌により死亡した．

判定：カテゴリー5（図108a）

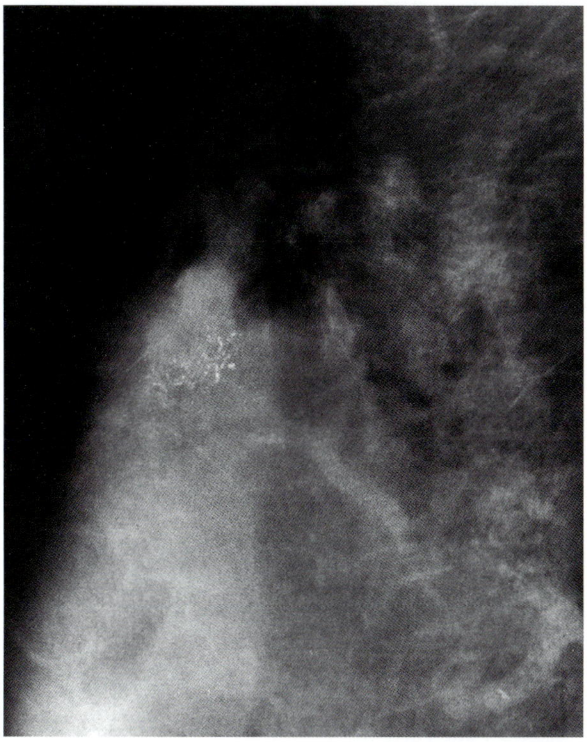

図108a

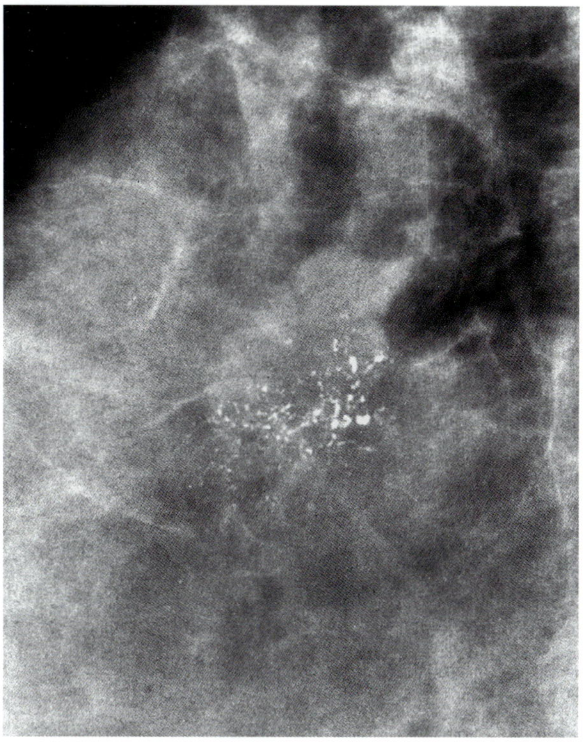

図108b

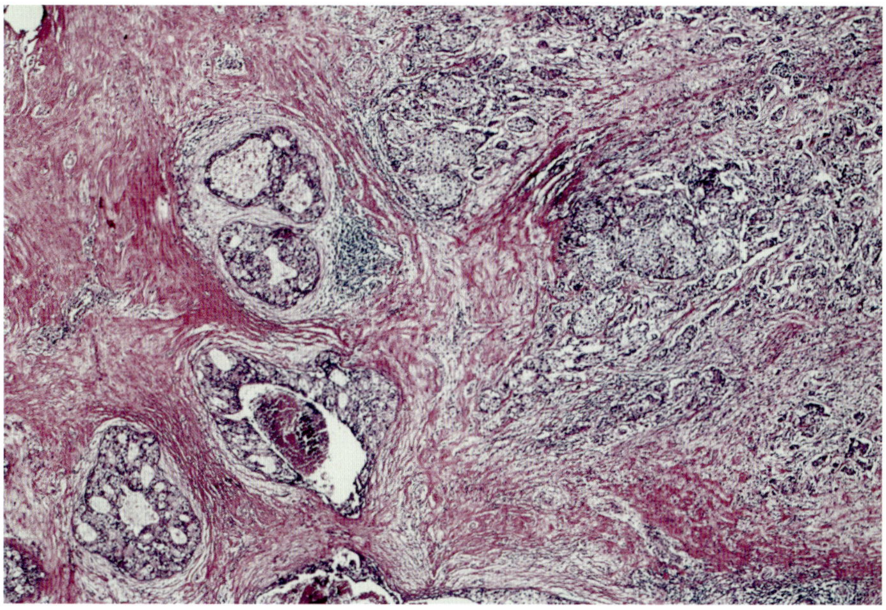

図108c

109

77歳女性．無症状．初回スクリーニング検査．

マンモグラフィ所見

図 109：頭尾方向(CC)撮影の拡大図．乳輪後部の小焦点拡大撮影．乳輪後部に粗い石灰化を伴う腫瘤がみられる；腫瘤の内側1 cmの部位に，腫瘤を伴わない小さな石灰化の集簇が認められる(矢印)．

腫瘤の分析

形状：楕円形，分葉状

輪郭：不明瞭

濃度：低濃度放射線不透過性

腫瘤内石灰化の分析

分布：腫瘤内および腫瘤に直に接した部分

形態：不整，粗い

大きさ：さまざま

濃度：高い

結論

低濃度の腫瘤内にできたマンモグラフィ上，良性型の石灰化．石灰化した線維腺腫が最も考えやすい．

腫瘤に隣接した石灰化の分析

分布：集簇性

形態：不整で，枝分かれしていて，細長く，断片化し，鋳型

濃度：同様の細長い石灰化の中でもさまざま

結論

高悪性度の乳管癌に典型的な，断片化した鋳型の石灰化．

組織診断

石灰化を伴う腫瘤は，部分的に石灰化した線維腺腫に相当している．断片化した鋳型の石灰化は，小さな浸潤性乳管癌を伴う高悪性度の非浸潤癌内に局在している．

判定：カテゴリー(5)(図 109；ただし小焦点拡大撮影)

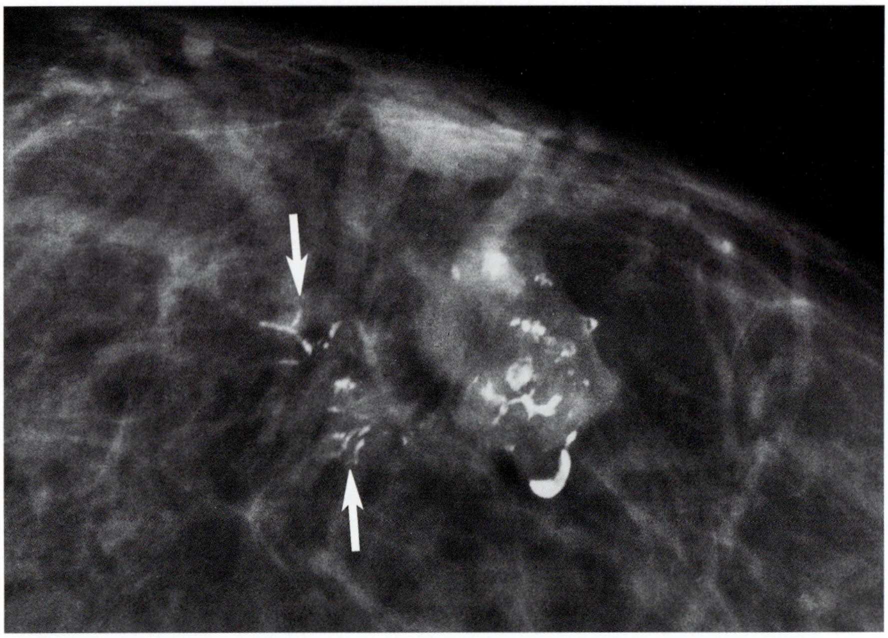

図 109

乳管または小葉内の良性型の石灰化

乳管またはその分枝に生じた良性型の石灰化

分泌疾患型(secretory disease-type)/形質細胞性乳腺炎型(plasma cell mastitis-type)の石灰化は乳管内の石灰化としてみられることが最も多い．終末乳管小葉単位(TDLU)で産生された蛋白成分に富んだ液体は乳管内にたまる．この濃厚な物質が石灰化することがあり，規則的な形態で，輪郭平滑，きわめて一様な濃度を示す乳管内の線状石灰化となる(症例 118)．これらの針様の石灰化は両側性にみられ，乳頭の方向に向き，正常乳管の分枝構造を反映する．マンモグラムで類似した線状(linear)/分枝状(branching)の石灰化を示す乳腺の悪性疾患は，断片化した鋳型の石灰化をもつ高悪性度の非浸潤癌のみである．悪性型の乳管内石灰化は片側性で，1 個の腺葉に限局し，個々の石灰化の密度は高く，さまざまな方向を向き，輪郭と濃度は不揃いである．

分泌疾患でみられる濃厚な蛋白性物質が乳管壁を通して濾過されると，線維化反応が生じ，液体と乳管を部分的に包み込む．さらに，結果として免疫反応が生じ，多数の形質細胞がみられるようになるため，形質細胞性乳腺炎型の石灰化と名づけられている．結果として生じた石灰化はマンモグラム上，リング状で，細長く，楕円形，分枝状，境界は明瞭で，中心に透亮像を伴い平滑な輪郭をしており，乳管周囲にあることを示している(症例 117, 125)．

乳頭腫(papilloma)と多発性乳頭腫(multiple papilloma)は単発性または多発性の乳管内の乳頭状発育を示し，中心に線維化した茎と微細な供給血管を持ち，捻転が生じた場合には硝子化と石灰化が起きる．石灰化のマンモグラフィ所見は以下のいずれかである

- 粗大な円形/楕円形の石灰化で，小さな凹凸を伴う(ラズベリーに類似)．小さな透亮域を含むことがあるが，均一な高濃度である(症例 127, 128, 130〜132)．
- 1 つの集簇内に不整な微小石灰化を呈し，TDLU 内に生じた grade 2 の非浸潤癌にみられる砕石様/多形性の石灰化に似る．

終末乳管小葉単位(TDLU)の小葉に生じた良性型の石灰化

画像所見を注意深く分析することにより，マンモグラムでみられる集簇した石灰化の鑑別診断，すなわち明らかに良性の症例と組織学的診断が必要な症例の鑑別を狭めることはできる．以下の診断基準に沿った分析が患者のマネージメントに役立つ．

- **石灰化の分布**：正常または嚢胞状に拡張した TDLU はそれぞれ**図 110a, 111a** および**図 110b, 111b** の組織ルーペ(3D)像に示されている．個々の TDLU は正常の場合も拡張している場合も，介在する結合組織によって互いに分離されている．

多数の石灰化粒子を含む個々の小葉が 1 つの集簇を形成する．こうして，1 個またはそれ以上の小葉に生じた石灰化(良性型または悪性型)が，マンモグラム上で単発性/多発性の集簇として認められる．

- **石灰化の形態**：最も多くみられる良性型の石灰化は，以下の乳腺過形成性変化(線維嚢胞性変化，硬化性腺症，閉塞性腺症)により変化を受けた小葉内に生じる．

線維嚢胞性変化(fibrocystic change)では，アポクリン化生により産生され貯留した液体によって TDLU が拡張する．この液体の中には，3 種類の異なる石灰化が生じることがある．

図 28a〜f 変化した TDLU 内にみられる種々の石灰化の模式図
a 正常小葉
b, c 線維嚢胞性変化にみられる水切り石様の石灰化
d 硬化性腺症にみられる砂粒体様の石灰化
e, f 線維嚢胞性変化にみられるティーカップ様の石灰化

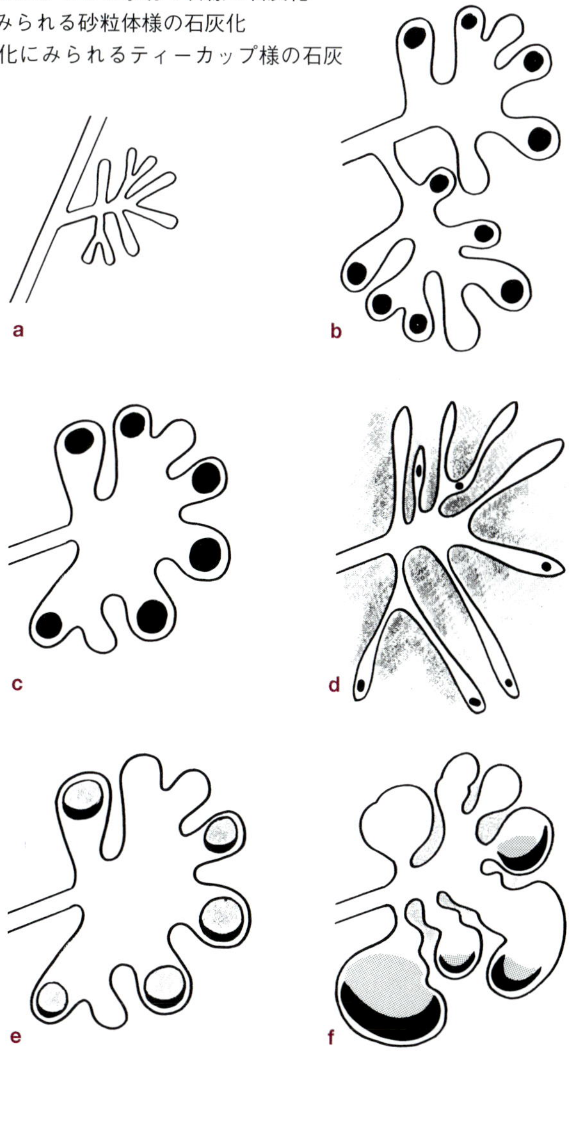

- **砂粒体様の石灰化(psammoma body-like calcifications)**は沈殿物を形成することがある．“石灰化乳(milk of calcium)”内の自由に動く粒子が小さな嚢胞状の腔の重力に従った部位にたまると，側方向撮影では三日月形または引き伸ばされた形の石灰化としてみられ，ティーカップを横からみた像に似ることがある．これらの石灰化は外内水平方向(LM horizontal)撮影で高濃度を示す(図28e, f)[5,6]．頭尾方向(CC)撮影では砂粒体様の石灰化の重なりが，円形で淡く不透明な汚れのような像にみえる．時に腔の内容物全体が凝固し，**均一で均等に分布し個々に認識可能で明瞭な輪郭をもつ球状の石灰化を示す**(症例112, 113)．
- **weddellite とよばれるシュウ酸カルシウム結晶**が，嚢胞状に拡張した腺房内に沈殿する場合がある[7]．これらはダイヤモンド形や槍の穂先状の石灰化として示される八面体なので，デジタルマンモグラムでより簡単に認識できる(症例115, 119, 121)．この複屈折性の結晶は偏光フィルターを用いた顕微鏡下で最もよく観察される．
- **大きな水切り石様(skipping stone-like)の石灰化粒子**は拡張したTDLU内にたまり，徐々に濃縮された蛋白性の嚢胞液の中に生じる．これらの石灰化は組織学的検査では誤って“不定形(amorphous)”と称されることがある．しかし，それらは壊死した細胞核に囲まれていないという点で，高悪性度の非浸潤癌に生ずる真の不定形の石灰化とは大きく異なっている．線維嚢胞性変化の嚢胞状に拡張した腺房に生じる“水切り石様”の石灰化の組成は，乳管内に生じる液体産生性の微小乳頭状非浸潤癌にみられる水切り石様の石灰化の組成と構造的に似ている．線維嚢胞性変化に伴うTDLU内にみられる良性型の水切り石様の石灰化(それらは集簇している)を，微小乳頭状非浸潤性乳管癌にみられる水切り石様の石灰化(それらは通常，1個の腺葉内に散在している)と鑑別することが望ましい．組織学的確認が常に必須ではあるものの，石灰化の分布をこのように詳細に分析することが有用であろう．一方，線維嚢胞性変化に生じる，明瞭で，しばしば銃弾形の集簇性の石灰化と，grade 2の非浸潤癌にみられる同様の形態で集簇する微小石灰化を区別するのは画像検査のみではできないこともあり，ステレオガイド下の大径針による経皮的針生検が必要となる．2つの異なる疾患で生じる石灰化の形態/濃度/大きさ/分布が類似しているため，鑑別診断が困難となる．

硬化性腺症(sclerosing adenosis)では，小葉内の結合組織の増生により押しつぶされた増殖・伸長した腺房の中に，無数の砂粒体様の石灰化がみられるようになる．個々の腺房の石灰化は，マンモグラムでは**典型的な粉末状/綿球様の石灰化(typical powdery/cotton ball-like calcifications)**の多発性集簇としてみられる(症例95, 120)(図28d)．これらは，形成機序がまったく異なるが，grade 1の非浸潤癌に伴う石灰化とマンモグラム上，鑑別不可能である．grade 1の非浸潤癌の癌細胞は，内部に砂粒体様の石灰化を形成しうる粘液を産生する．この石灰化は粘性の液体の中では沈殿できず，マンモグラム上，粉末状/綿球様の石灰化の多発性集簇としてみられる(症例97, 98, 107)．

コメント

マンモグラム上，多量の線維化とダイヤモンド形またはティーカップ様の石灰化が散在してみられるときは，その石灰化は線維嚢胞性変化に伴った液体の中に形成されたものである．特に石灰化が広い領域，または両側乳房にみられる場合には，直行する2方向の小焦点拡大撮影以外に加えるべき検査はない．石灰化が単発性/多発性の集簇を示し，その形態/濃度の解析からは鑑別診断が難しい場合には，大径針を用いた経皮的針生検が必要となるであろう．その組織学的検索により，微小石灰化の近くか他の部分に，上皮細胞の増殖が少なからず認められることがある．

110, 111

この2症例では，正常乳管とTDLU（図110a, 111a），およびそれらが線維嚢胞性変化で生じた液体により拡張し歪んでいる状態（図110b, 111b）が組織ルーペ（3D）像で示されている．この液体には前ページで述べた3つの異なる型の石灰化（p.240）が生じることがあり，マンモグラムを解析する際に鑑別診断を困難にさせる．

図110a, 111a：正常の乳管とTDLU.
図110b, 111b：嚢胞状に拡張した小葉が液体を含んだ嚢状の腔になり，内部に線維嚢胞性変化に特徴的な異なる型の石灰化が形成される．

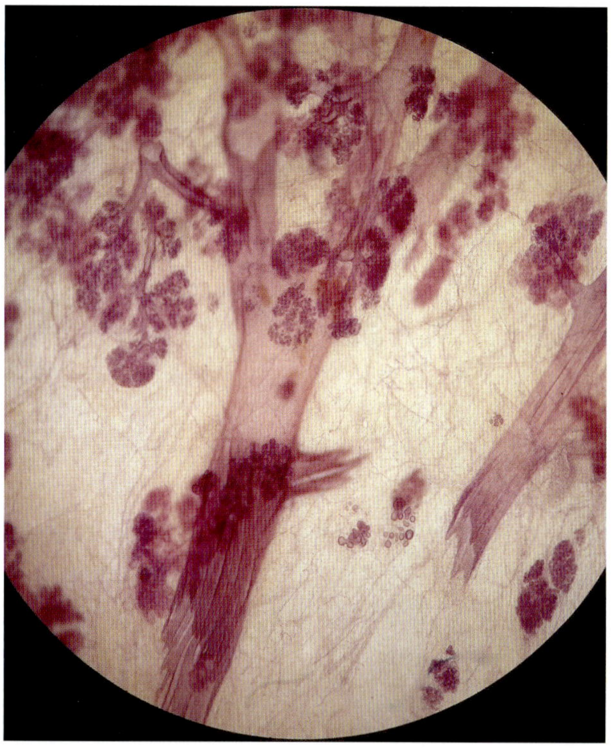
図110a

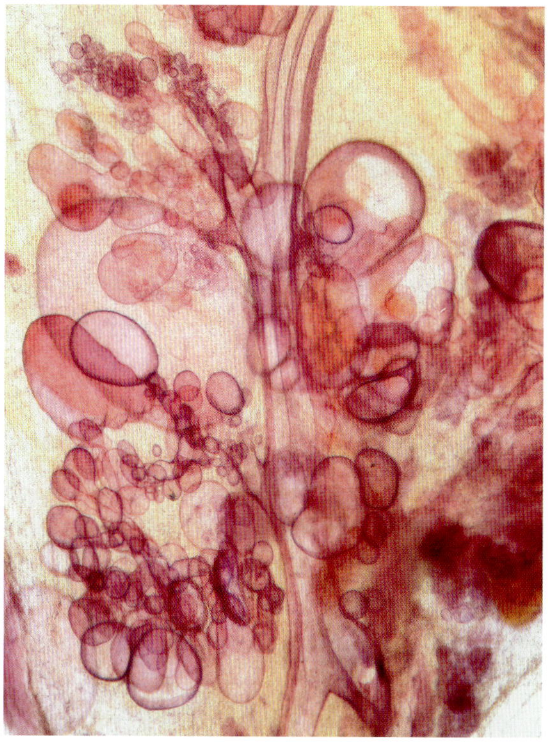
図110b

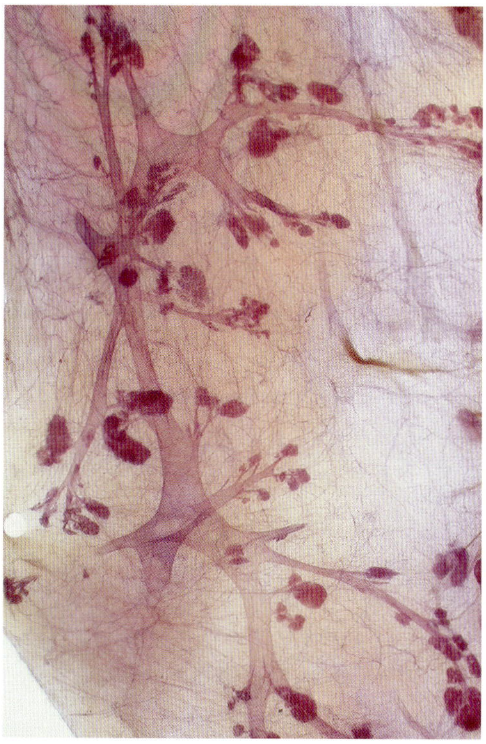
図111a

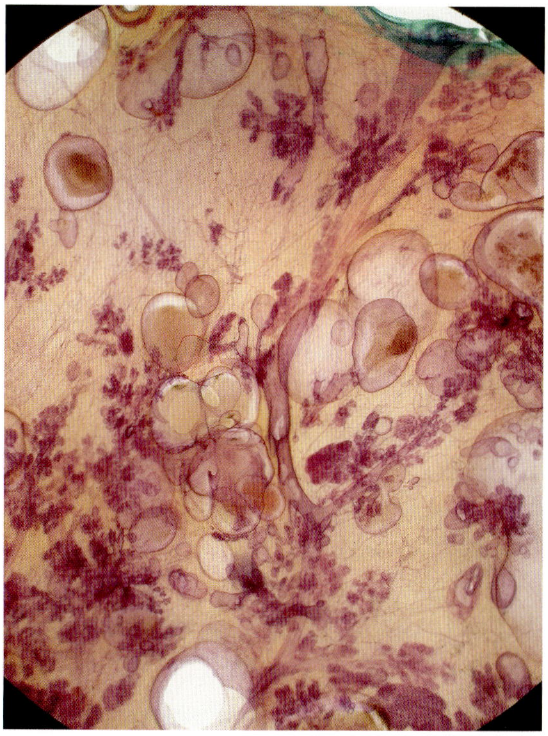
図111b

その他の型の石灰化

動脈の石灰化(arterial calcifications)

石灰化した動脈壁は特徴的な画像所見を示すため，動脈の石灰化は通常，容易に認識できる．石灰化がわずかな場合，断続的な石灰化が動脈由来であると認識することが困難な場合もある(症例 123)．

乳管周囲乳腺炎/形質細胞性乳腺炎(periductal mastitis/plasma cell mastitis)

乳管周囲乳腺炎から生じる石灰化は，典型的なマンモグラフィ所見を呈する．この状態は，乳管内の分泌液の溢出によるもので，乳管周囲の化学性乳腺炎を引き起こす．この無菌性の炎症反応では，拡張した乳管を取り囲んで形質細胞がみられることが特徴である．乳管周囲の線維化と乳管内や乳管周囲の石灰化は最終的な結果である(症例 117, 125)．

分布：多発性，大部分が両側性，散在性，乳頭の方向に配列し乳管の走行に沿う．

形態：リング状の石灰化が拡張した乳管を取り囲んでいる；石灰化が乳管周囲や乳管に沿っている場合，楕円形もしくは細長くみえる．線維化は，これらの空洞状の石灰化に伴って生じる(症例 117, 125)．

濃度：リング状および細長い石灰化はいずれも，乳管腔に相当するさまざまな濃度の中心透亮像を示す．石灰化自体は非常に濃度が高い．

退縮型の石灰化(involutional-type calcifications)

この高濃度で円形の点状石灰化は，侵された腺葉の内部に均一に散在するが，両側性のこともある．腺組織が萎縮すると，小葉間の支持線維組織が増殖し乳管壁に突出する場合があり，最終的には球状の石灰化をきたす小さな陥入を生じる(症例 116, 122, 141)．これらの石灰化はしばしばスクリーニングマンモグラムで認められる．この石灰化の由来を理解しマンモグラフィ所見をよく知ることで，このような症例をみた際に不必要な追加検査を避けることができる．

皮脂腺の石灰化(sebaceous gland calcifications)

これらを認識するのは容易で，惑わされてはいけない(症例 124)．皮脂腺の石灰化は，石灰化が皮脂腺の壁内にあるか(リング状，空洞を有する)，腺腔内にあるか(高濃度，点状)によって，2 つの特徴的なマンモグラフィ所見を示す．

分布：皮膚内にのみ生じ，しばしば無数となる．

卵殻様の石灰化(eggshell-like calcifications)

油性嚢胞(oil cyst)(症例 4, 129, 133～135, 139, 140)

乳房の外傷に引き続き，小さな，またはより大きな球形・卵形の空洞の中に血液がたまることがある．血液から出た酵素は壊死した脂肪組織を油(グリセリン)と脂肪酸に分解する．引き続き，線維性被膜が油で満ちた空洞を取り囲む．鹸化したカルシウムが最終的にこの被膜表面に形成され，油性嚢胞を囲む石灰化の薄い膜となる．放射線不透過性の石灰化と放射線透過性の油性内容物の組合せにより，マンモグラムで卵殻様の所見としてみえる．

形態：球形や楕円形

大きさ：さまざま，1 mm から数センチにまで及ぶ．

濃度：石灰化は非常に薄く，断続的で層状のものから高濃度で球形のものまでさまざまである．卵殻様の特徴的な所見により，マンモグラフィで誤診をすることはない．

卵殻様の石灰化を伴った嚢胞

卵殻様の石灰化を伴った嚢胞はまれにみられる所見であり，油性嚢胞とは異なり，中心部は放射線不透過性である．嚢胞腔を取り囲む卵殻様の石灰化は薄く，ほぼ常に良性型である(症例 136)．まれな例外として，乳輪後部の小さな卵殻様の石灰化があり，これが良性の嚢胞内乳頭腫(intracystic papilloma)や嚢胞内乳頭癌(intracystic papillary carcinoma)(症例 137)を取り囲む石灰化した血液を示していることがある．

卵殻様の石灰化を伴った線維腺腫

卵殻様の石灰化を伴った線維腺腫はまれである．この場合も中心部は放射線不透過性であるが，石灰化は粗く高濃度である．このマンモグラフィ所見は非常に特徴的であり，精査は不要である(症例 138)．

線維腺腫の石灰化の型

線維腺腫(fibroadenoma)は 4 つの異なる型の石灰化を示すことがあり，鑑別診断上，問題となることもある．

- 線維腺腫にみられる，小さいが認識でき，集簇した砕石様/多形性の石灰化は，grade 2 の非浸潤癌に生じる石灰化所見に似ることがある．コア針生検を用いることにより，それらが鑑別できる(症例 145～149)．
- 粗く不整であるが，明瞭な輪郭を有し，非常に高濃度の石灰化．このポップコーン様の所見は，粘液変性を生じた古い線維腺腫に特徴的である．線維腺腫の一部，または全体に石灰化が生じることがある(症例 142～144)．
- 線維腺腫の辺縁に生じる石灰化が，卵殻様所見を呈することがある(上記参照)(症例 138, 150)．
- 線維腺腫内に生じた悪性型の石灰化(症例 103)

血管腫(hemangioma)

血管腫では，形態や大きさが異なる小さな石灰化か，より大きく奇妙な形の石灰化がみられることがある(症例 23, 151)．

疣贅(wart)

疣贅もまれに石灰化することがある．石灰化した疣贅はマンモグラムでは惑わされることもあるが，視診では疣贅であることが明らかである(症例 152)．

石灰化の分析の実際

(症例 112〜152)

112

43 歳女性．右乳房に痛みがあり，乳房の数本の乳管から灰色がかった分泌物が出てきた．

マンモグラフィ所見

図 112：右乳房，頭尾方向(CC)小焦点拡大撮影．種々の大きさの石灰化が線維組織内に多数散在している．

注意：組織ルーペ(3D)像にて拡張した乳管が示されている．**図 110b** と**図 111b** を参照せよ．

石灰化の分析

分布：1 腺葉に散在

形態：球状で，分葉状のものもみられ，嚢胞性に拡張した TDLU の形をとる．最も大きい石灰化は隔壁を有する．

大きさ：さまざま

濃度：淡く，均一

結論

1 個の腺葉に散在し広範な線維化に囲まれ，輪郭が滑らかで隔壁を有した低濃度の石灰化は，**図 110b** と**図 111b** でみられる線維嚢胞性変化の組織ルーペ(3D)像に対応する．

判定：カテゴリー(2)(図 112；ただし小焦点拡大撮影)

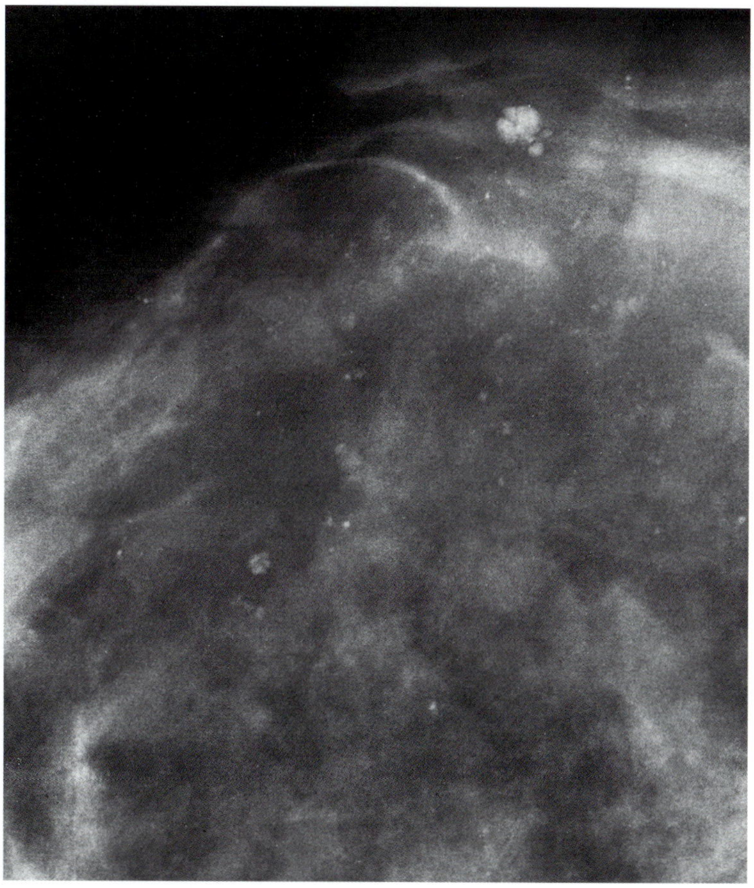

図 112

113

52歳女性．初回スクリーニング検査．右乳房の生検の既往歴あり．腫瘍は触知されない．

マンモグラフィ所見

図113a：右乳房，内外斜位方向（MLO）撮影．多数の石灰化を伴い，乳房の大部分を覆う広範囲の線維化がみられる．腫瘤はみられない．

図113b：MLOの小焦点拡大撮影．3種類の石灰化が認められる．

石灰化の分析

分析には拡大撮影が最も適している（図113b）．

- 線状の石灰化（黒矢印）は手術部に対応している．輪郭が滑らかで高濃度であり，良性型のようにみえ，おそらく石灰化した縫合部である．
- 点状の石灰化（中抜き矢印）は小さく円形で，明瞭な輪郭を有し，濃度は均一である．これらの石灰化は拡張した腺房に局在し，マンモグラフィ上，良性型である．
- 嚢胞状に拡張した小葉（曲がり矢印）の重力に従った尾側の部分に，数個の三日月形やティーカップ様の石灰化がみられる．

結論

線維嚢胞性変化のマンモグラフィ像では，真珠様およびティーカップ様の石灰化が散在する広範囲の線維化を認める．マンモグラフィでこれらの所見のみが認められる場合は，針生検や外科的介入の適応はない．

判定：カテゴリー2（図113a）

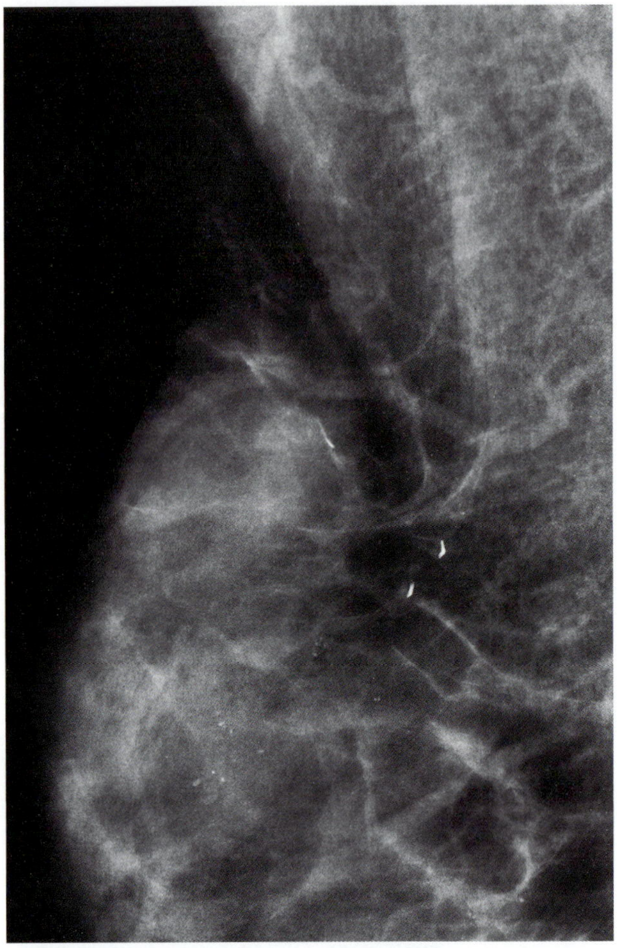

図113a

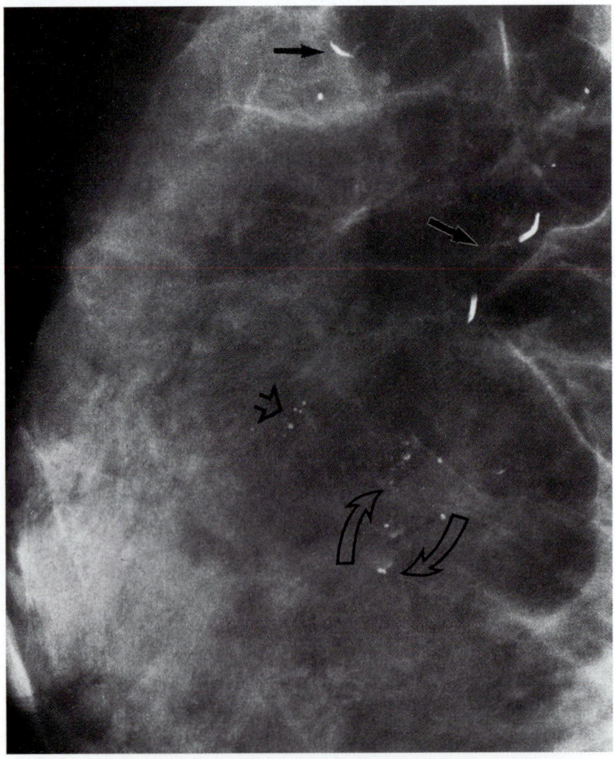

図113b

114

42歳女性．無症状．初回スクリーニング検査．

身体所見

乳房に腫瘤は触知されない．

マンモグラフィ所見

図114a：右乳房，外内方向（LM）撮影．乳房全体に多数の石灰化が散在している．腫瘤は伴っていない．

図114b：右乳房，LMの小焦点拡大撮影．

図114c：手術標本のX線写真

石灰化の分析

分布：乳房の大部分に散在

形態：三日月形，ティーカップ様

濃度：均一，かなり高濃度

結論

これは，線維嚢胞性変化にみられる良性型の石灰化の典型的なマンモグラフィ所見である．三日月形の石灰化（**図114b**）は，ティーカップを横からみた形に似る．これと同じ石灰化が，標本X線写真（垂直X線ビームで撮影される）では円形で不鮮明にみえ，上からみたティーカップ内の沈殿物のようにみえる．

組織診断

上皮細胞の増殖や異型を伴わない線維嚢胞性変化．

図114d：嚢胞性に拡張しカルシウム乳を含む腺房（H&E染色，40×）．

コメント

1970年代後半では，このような症例の多くに手術が行われ，組織所見とマンモグラフィ所見の相関を詳細に調べる機会があった．これらの教訓的な症例から，このような特徴的なマンモグラフィ所見を示す病変は，外科手術の適応ではないことがわかった．

判定：カテゴリー2（図114a）

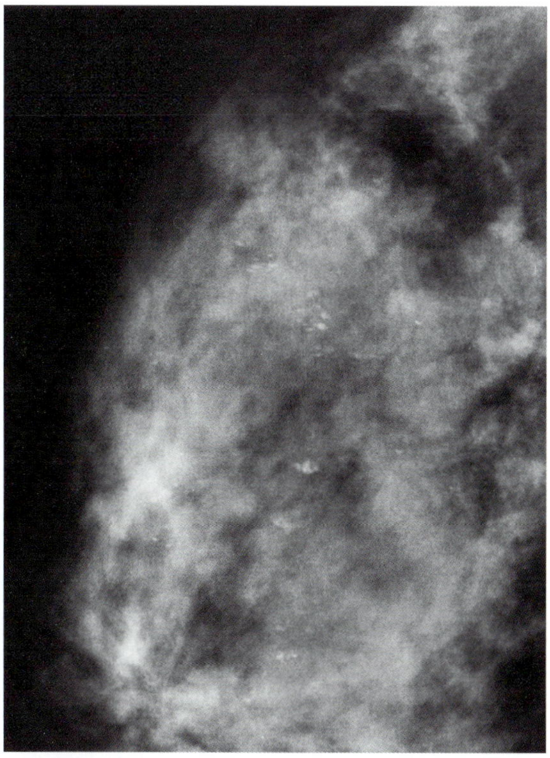

図114a

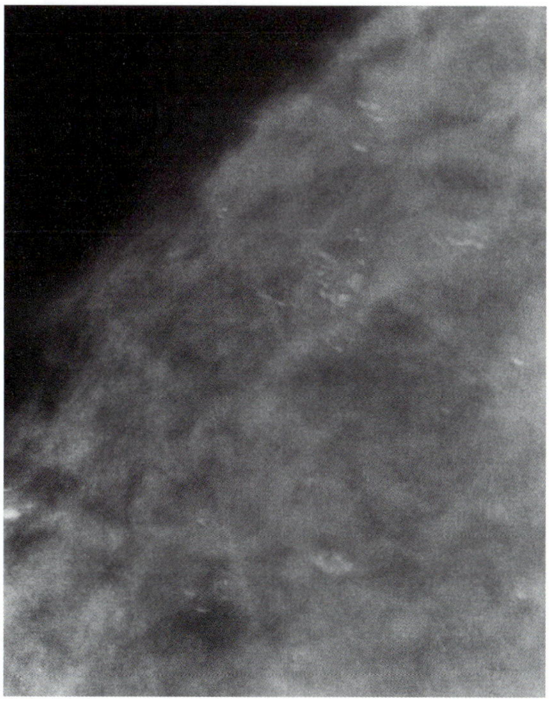

図114b

図114c, d（次ページ）

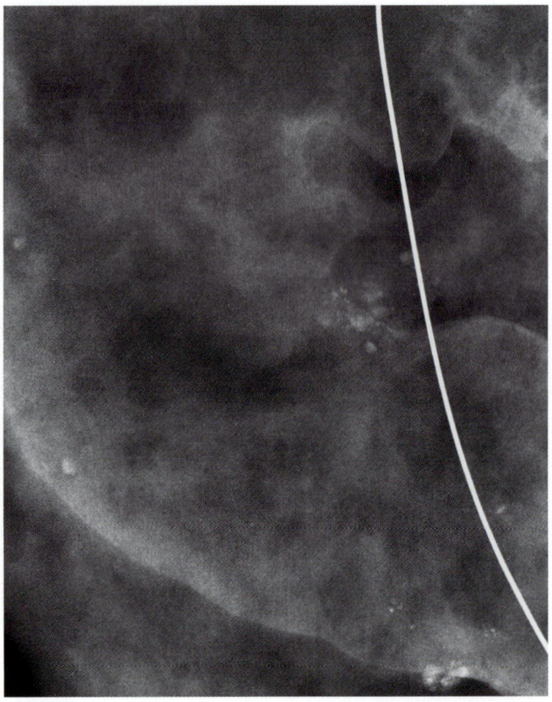
図 114c

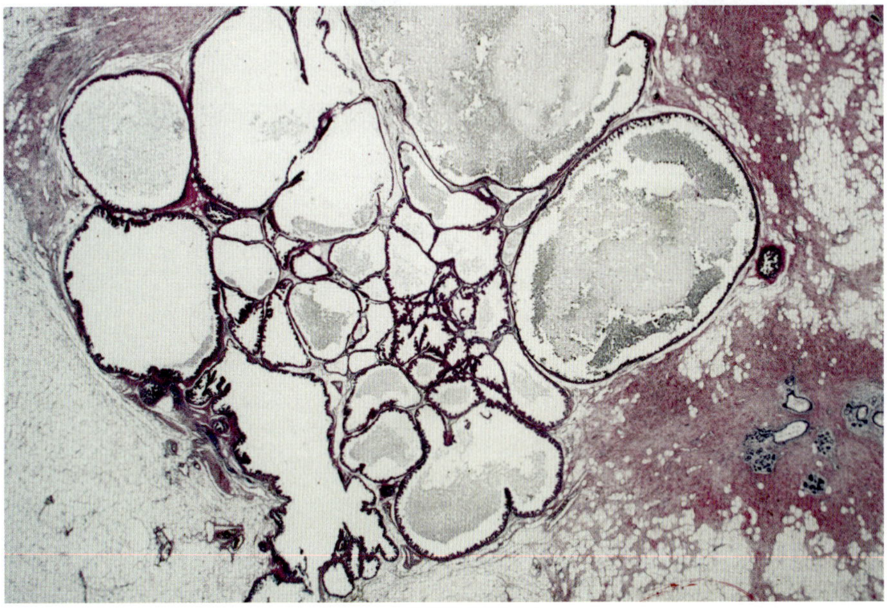
図 114d

115

この無症状の42歳女性は，スクリーニングマンモグラフィで微小石灰化を指摘され，精査のため再検査が行われた．

身体所見

乳房に腫瘤は触知されない．

マンモグラフィ所見

図115a〜d：左右の内外斜位方向（MLO）撮影（**a, b**）と頭尾方向（CC）撮影（**c, d**）の拡大図．両側の乳房全体に多数の微小石灰化がみられる．明らかな腫瘤はみられない．

図115e：小焦点拡大撮影

石灰化の分析

分布：散在性

形態：輪郭は明瞭で，多くは四角形かダイヤモンド形．

濃度：高濃度，さまざま（同じ大きさの石灰化は同様の濃度を示す）

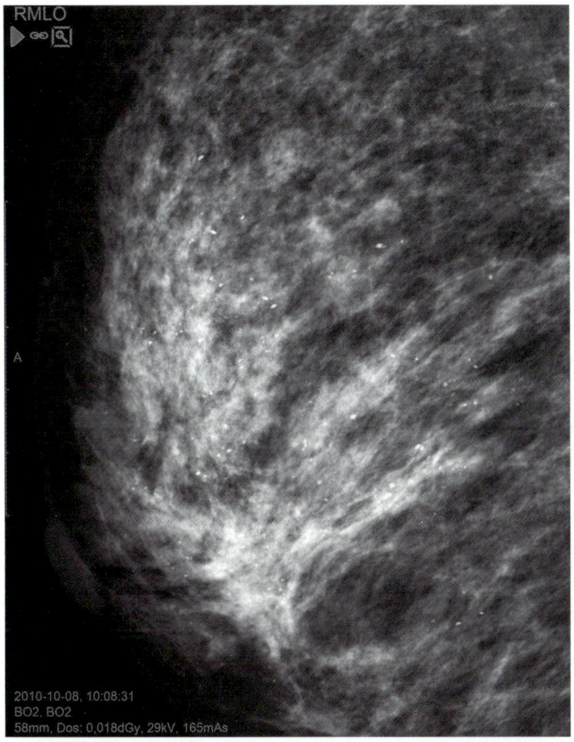

図115a

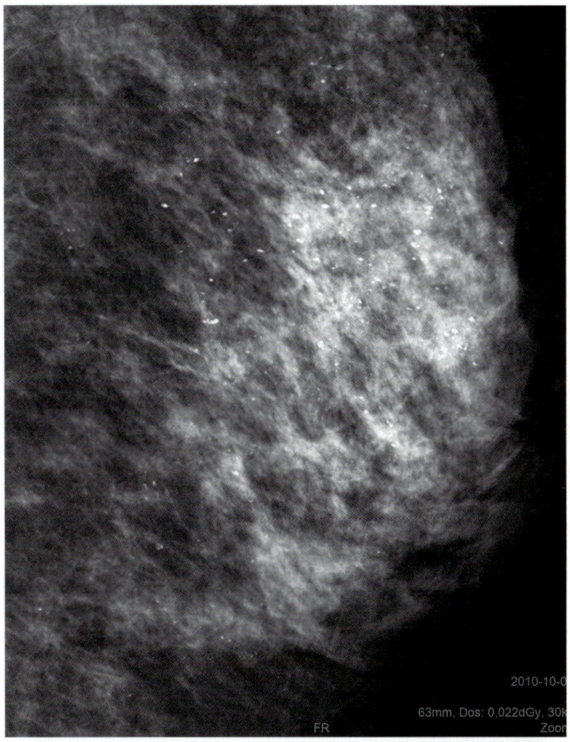

図115b

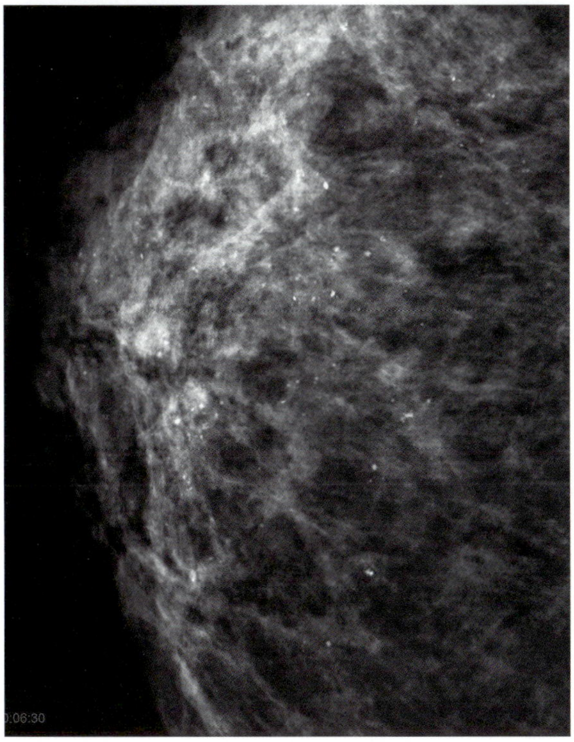

図115c

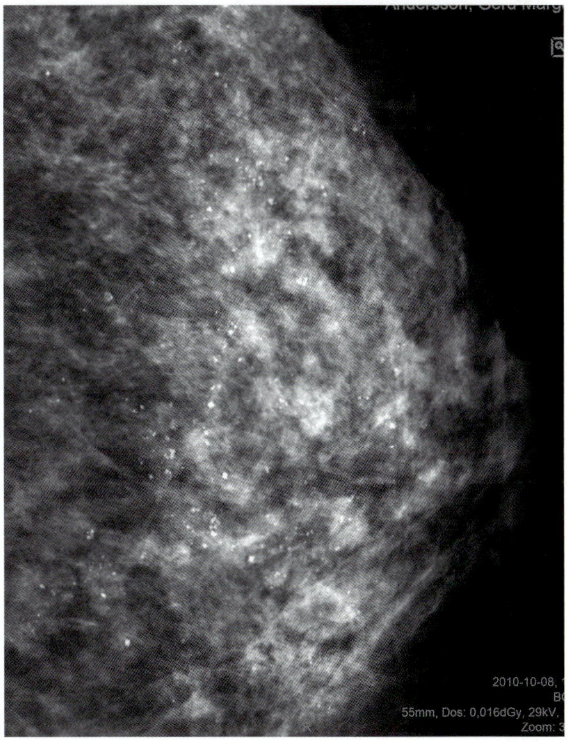

図115d

図115e（次ページ）

結論

これはシュウ酸カルシウム結晶(weddellite)の典型像である．この石灰化は線維嚢胞性変化の嚢胞状に拡張したTDLU内に形成される．両側の乳房にweddelliteがびまん性に散在している場合，マンモグラフィ診断は線維嚢胞性変化で，精査の必要はない．

判定：カテゴリー2(図115a～d)

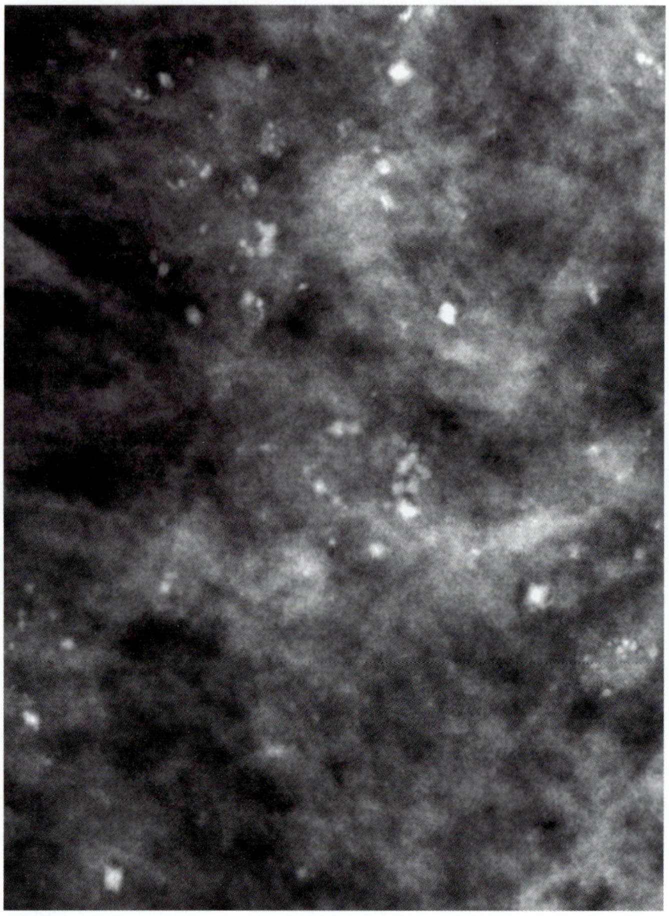

図115e

116

59歳女性．無症状．初回スクリーニング検査．

身体所見

乳房に腫瘤は触知されない．

マンモグラフィ所見

図116a, b：右乳房，内外斜位方向（MLO）撮影（**a**）と頭尾方向（CC）撮影（**b**）．片側乳房の中央部に石灰化の大きな集合がみられるが，腫瘤は伴っていない．

図116c, d：右乳房，MLO（**c**）とCC（**d**）の小焦点拡大撮影．

石灰化の分析

分布：1腺葉内に散在

形態：点状，輪郭は明瞭

大きさ：さまざま，多くは非常に小さい．

濃度：高濃度，ほとんど均一

結論

退縮型の石灰化の典型像で，マンモグラフィ上，良性型．

組織診断

退縮型の石灰化．悪性の所見はない．

コメント

この症例や類似症例のマンモグラフィと病理組織の徹底的な相関を通して，このような退縮型の石灰化には生検の必要がないことがわかってきた．小焦点拡大撮影像の分析により通常，確定診断が十分可能である．

判定：カテゴリー3（図116a, b）

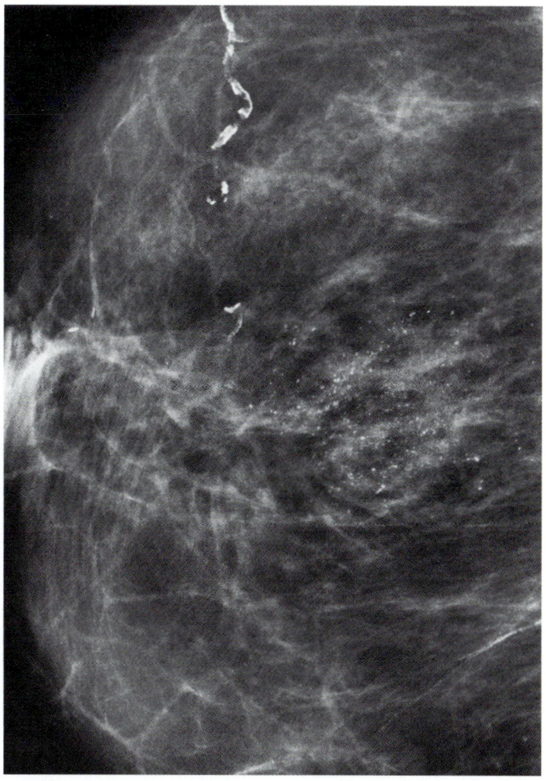

図116a

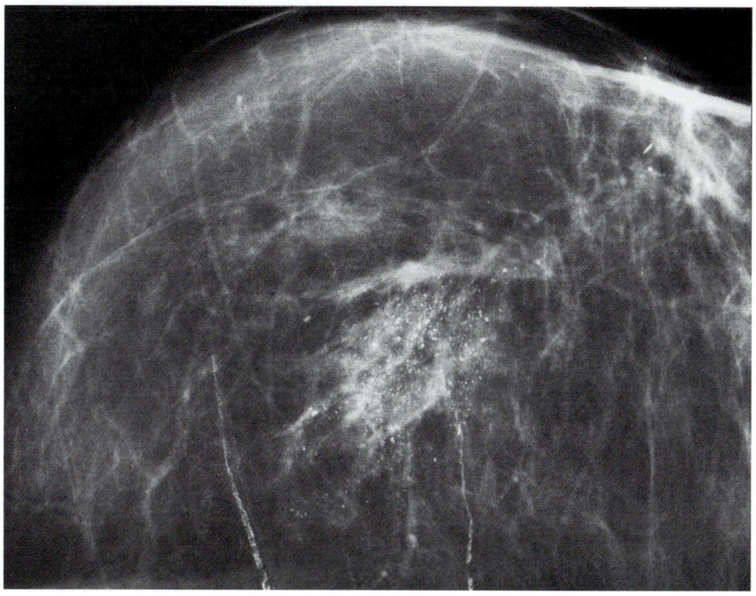

図116b

図116c, d（次ページ）

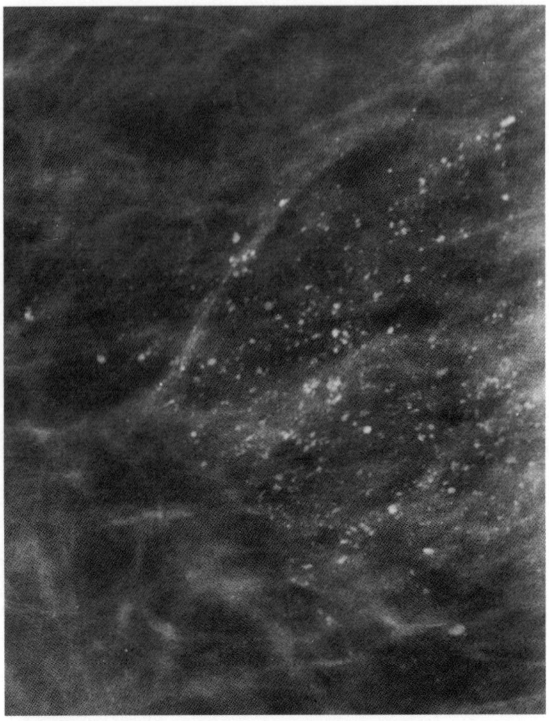
図 116c

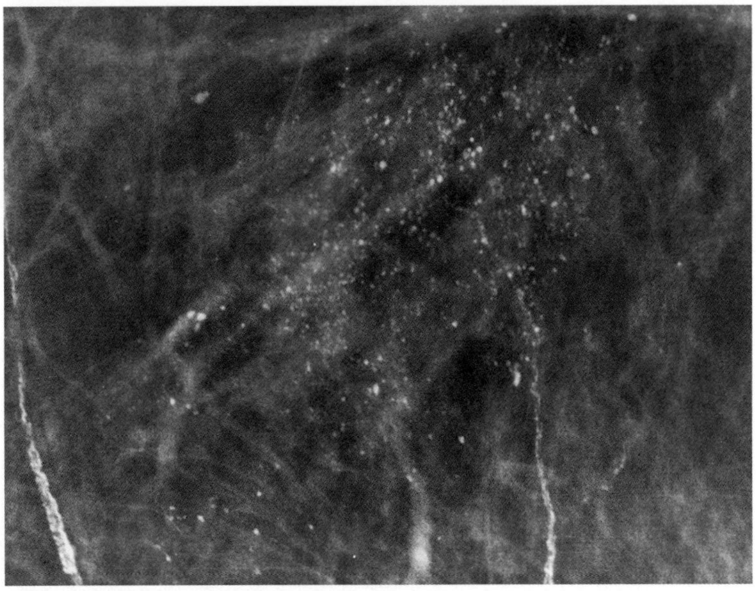
図 116d

117

65歳女性．無症状．初回スクリーニング検査．

身体所見

乳房に腫瘤は触知されない．

マンモグラフィ所見

図117：左乳房，内外斜位方向（MLO）撮影．乳房全体に多数の石灰化が散在している．腫瘤は伴っていない．

石灰化の分析

分布：乳管の正常な走行に沿う．

形態：細長く枝分かれしており，針状のものもみられる．リング状や楕円形で，空洞をもつ石灰化も少数みられる．石灰化はすべて，輪郭が明瞭で滑らかである．

濃度：高濃度．中心部が透亮性のものは乳管周囲にある．乳管内の石灰化は均一に石灰化している．

結論

分泌疾患型/形質細胞性乳腺炎型の石灰化の典型像で，乳管内型と乳管周囲型の両方を示す．

判定：カテゴリー2（図117）

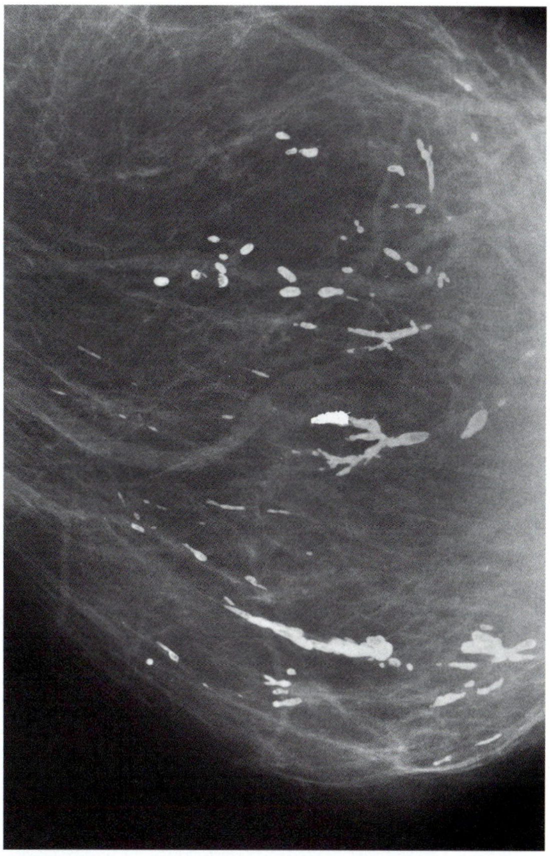

図117

118

64歳女性．無症状．初回スクリーニング検査．

身体所見

乳房に腫瘤は触知されない．

マンモグラフィ所見

図118a：左乳房，頭尾方向(CC)撮影．乳房の中央部には，多数の石灰化を含む約6×6 cmの領域がみられる．腫瘤は伴っていない．

図118b, c：CC(**b**)と内外斜位方向(MLO)(**c**)の小焦点拡大撮影．

石灰化の分析

分布：乳管の走行に沿っているようにみえるものもある．

形態：大部分は細長く，輪郭は明瞭で滑らかである；針状のものもみられる．

大きさ：長さはさまざま

濃度：高濃度；中心部が透亮性のもの(乳管周囲の石灰化)もあるが，多くは均一な濃度を示す(充実性，乳管内の石灰化)．

結論

これは，形質細胞性乳腺炎にまれにみられる所見で，乳管内の液体が石化し乳管の一部がみえるようになる．

判定：カテゴリー3(図118a)

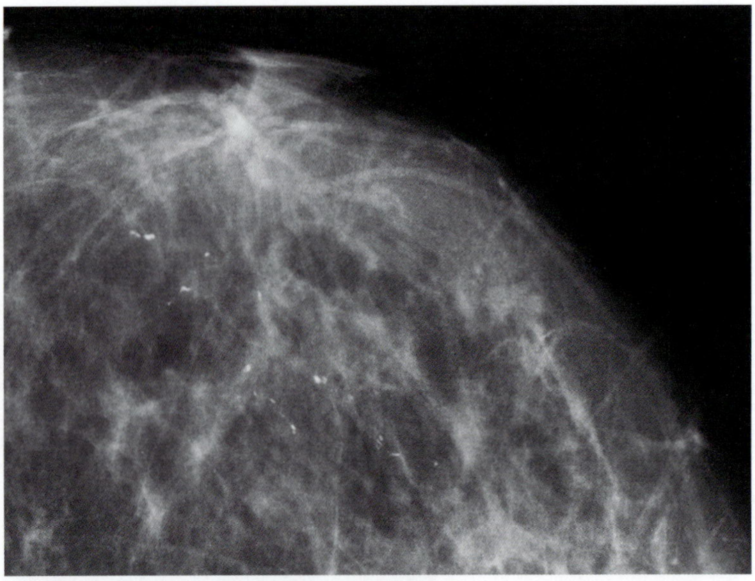

図118a

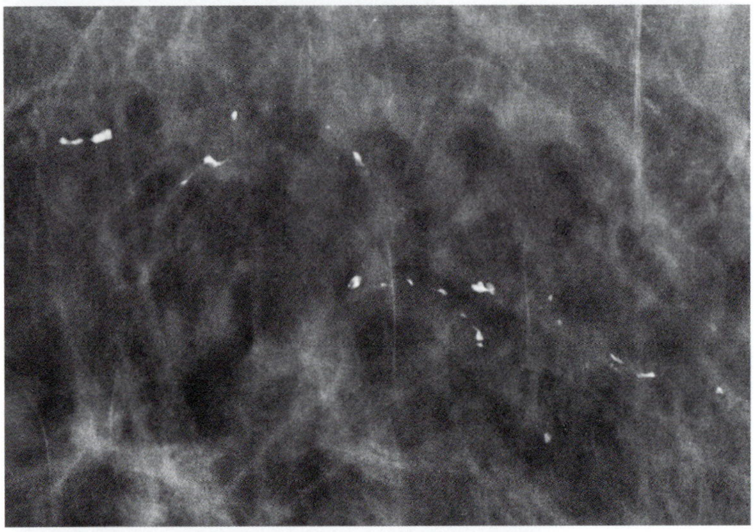

図118b

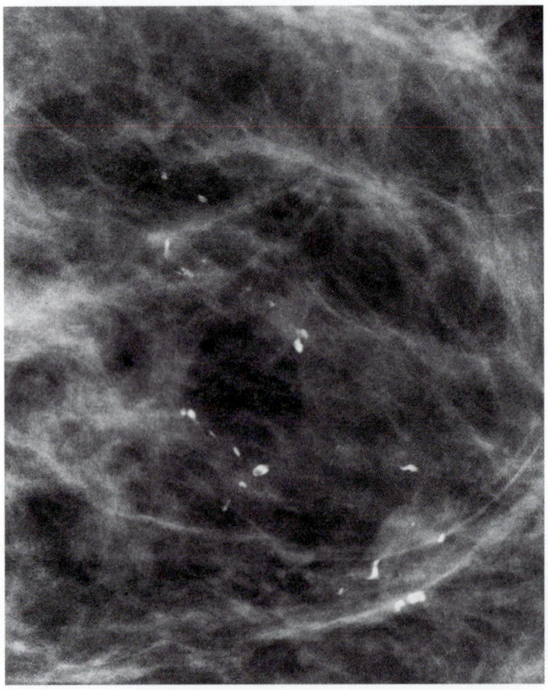

図118c

119

この無症状の43歳女性は，スクリーニングマンモグラフィで両側性の微小石灰化を指摘され，精査のため再検査が行われた．

マンモグラフィ所見

図119a〜c：右乳房と左乳房の内外斜位方向（MLO）撮影（**a, b**）の拡大図．**図119c**は**図119b**の白黒反転像である．密な線維腺組織を背景にして石灰化が散在性に認められる．明らかな腫瘤はみられない．

図119d〜g：右・左の頭尾方向（CC）撮影の拡大図（**d, e**）．**図119f, g**は**図119d, e**の白黒反転像である．

石灰化の分析

分布：両側性に散在

形態：輪郭は明瞭で，多くは長方形かダイヤモンド形で，シュウ酸カルシウム結晶に典型的であり，八面体のweddelliteである．白黒反転像は放射線科医が石灰化

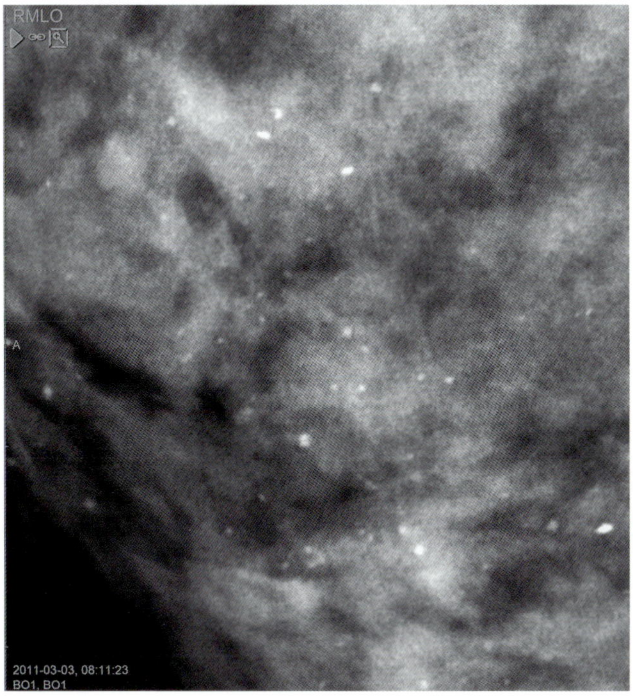

図119a

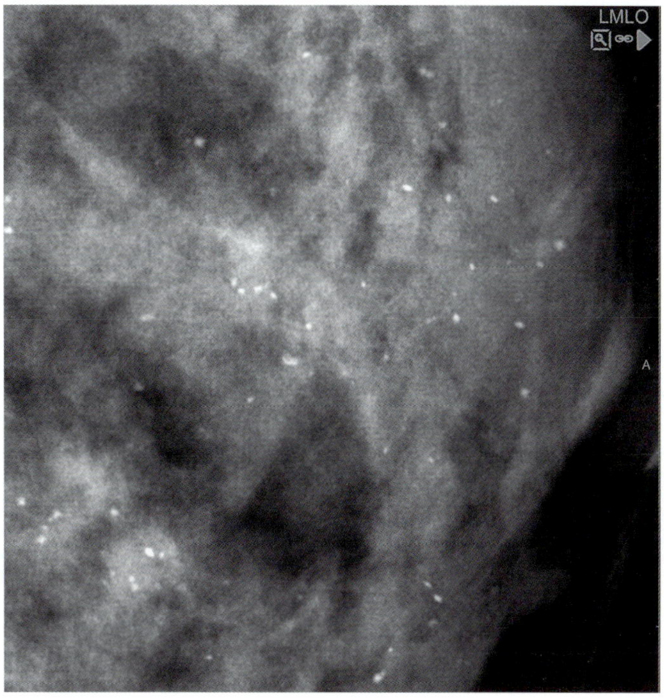

図119b

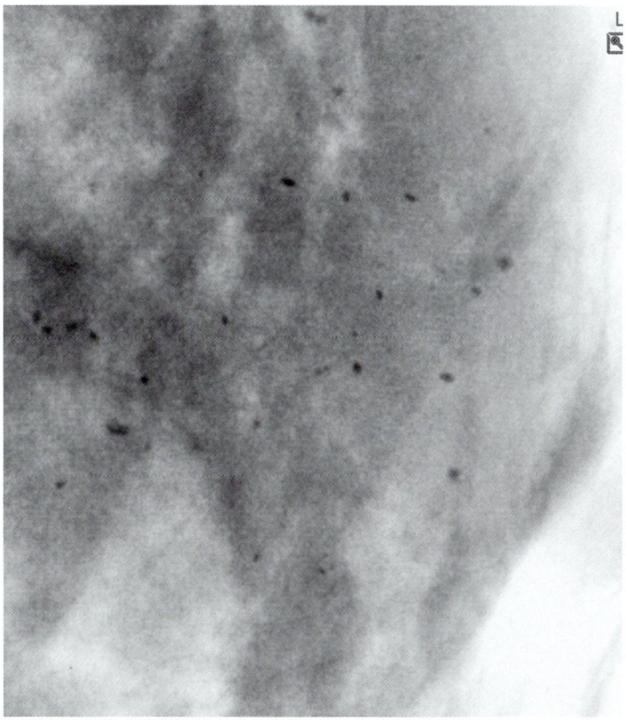

図119c

図119d〜g（次ページ）

を詳しく分析するのに役立つ.

濃度：高濃度，さまざま(同じ大きさの石灰化は同様の濃度を示す)

コメント

マンモグラフィで両側性に散在するweddelliteが明瞭にみられた場合，基礎にある乳腺の過形成変化には，線維化により囲まれたTDLUの小さな嚢胞状拡張が含まれる(線維嚢胞性変化)．携帯型超音波装置により多数の小さな嚢胞状空洞を容易に同定することができ，その多くはシュウ酸カルシウム結晶を含む．ドプラ検査により液体内の石灰化が動くことで，診断がより確定する．

判定：カテゴリー 2(図119a〜g)

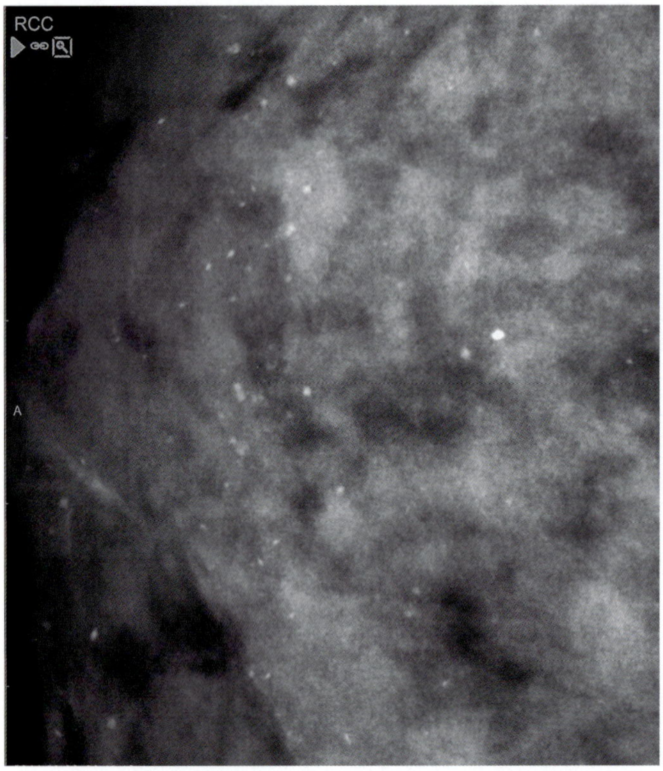

図119d

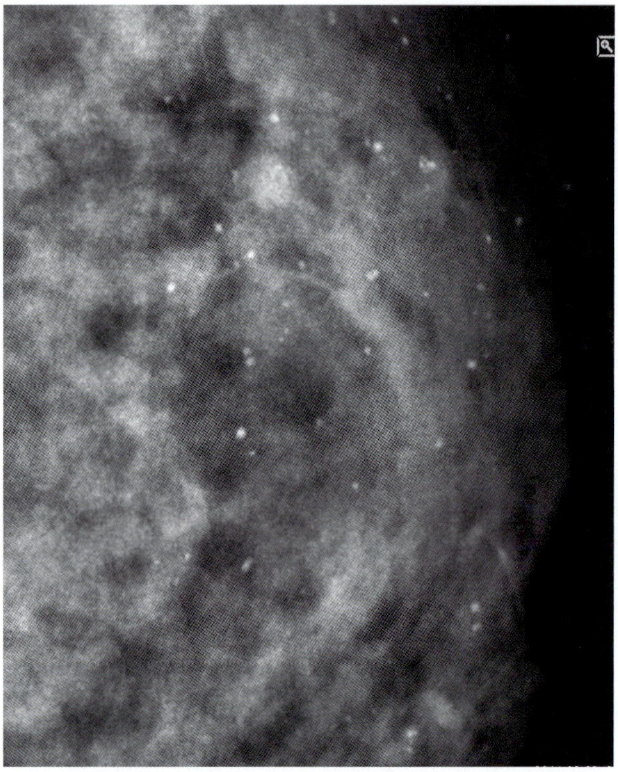
図119e

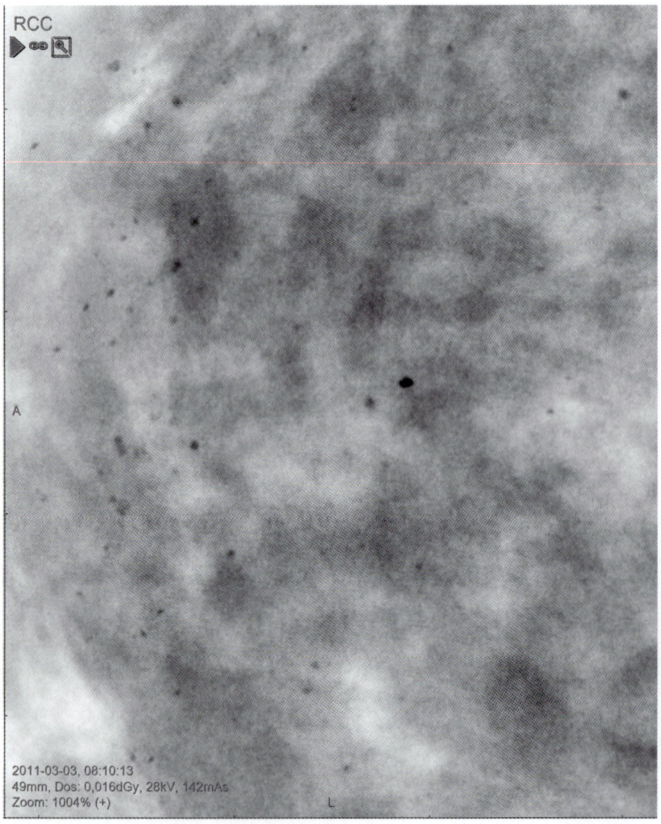

図119f

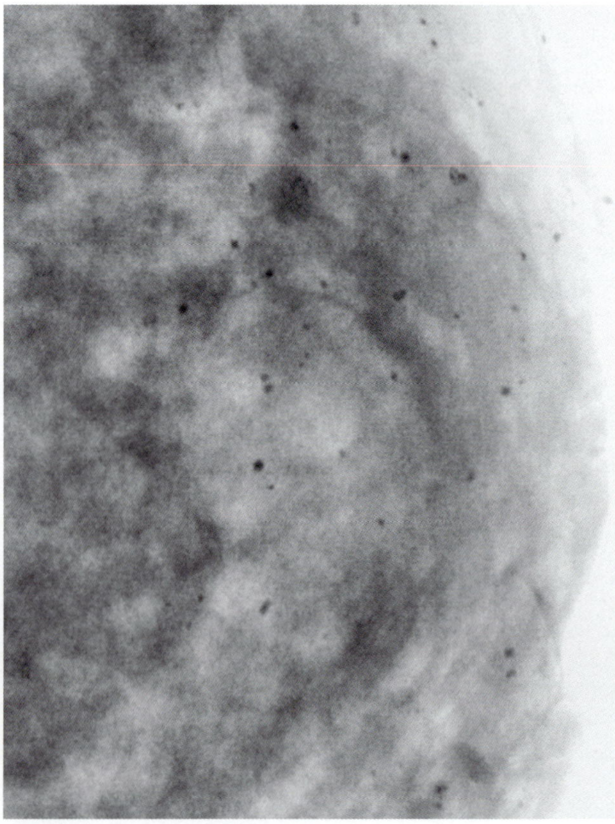
図119g

120

この無症状の51歳女性は，スクリーニングマンモグラフィで微小石灰化を指摘され，精査のため再検査が行われた．

身体所見

乳房に腫瘤は触知されない．

マンモグラフィ所見

図 120a, b：右・左乳房，頭尾方向(CC)撮影．粉末状の石灰化の集簇が密な線維化を背景にして両側性に多発して認められる．腫瘤はみられない．

図 120c〜e：右乳房の異なる領域の小焦点拡大撮影でも粉末状の石灰化の集簇がみられる．

図 120f：手術標本のX線写真；代表的な領域の一部が外科的に切除された．

石灰化の分析

分布：両側の乳房全体に存在

形態：粉末状/綿球様

濃度：淡い

結論とコメント

硬化性腺症(sclerosing adenosis)にみられる腫瘤を伴わない粉末状/綿球様の石灰化はマンモグラフィ上，grade 1の非浸潤癌に伴う石灰化と区別ができないため，徹底的な組織学的検査，できればそれに続く外科的生検が必要となる．硬化性腺症では，砂粒体様の石灰化は小葉内の結合組織の増生により押しつぶされ，増殖・伸長した腺房の中に局在する．この個々の腺房の小さな石灰化の重なりがマンモグラムでは粉末状/綿球様の石灰化の集簇としてみえる．

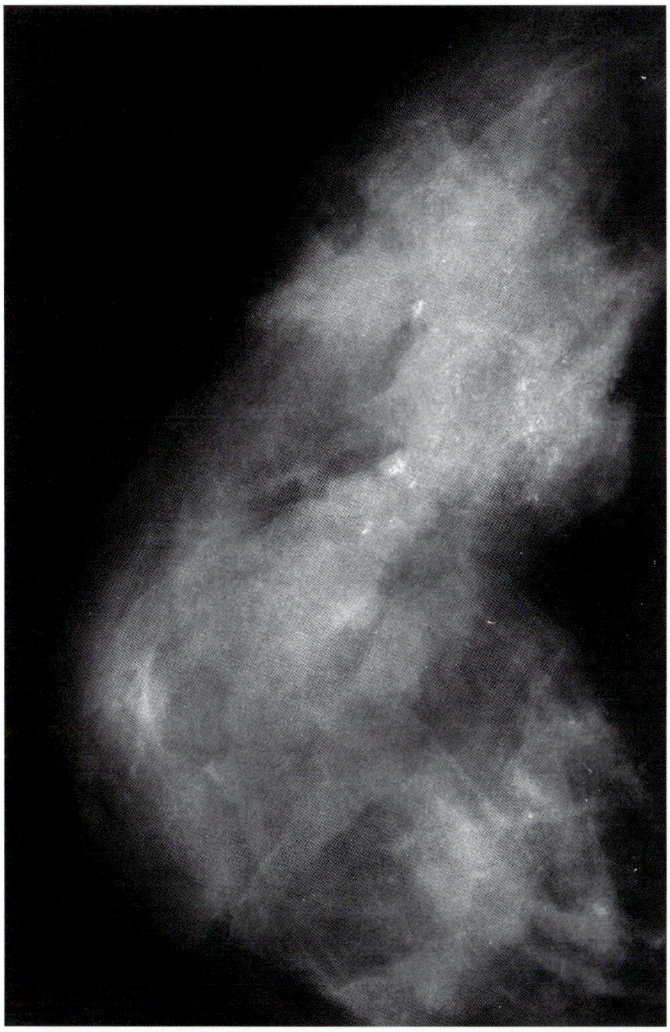

図 120a

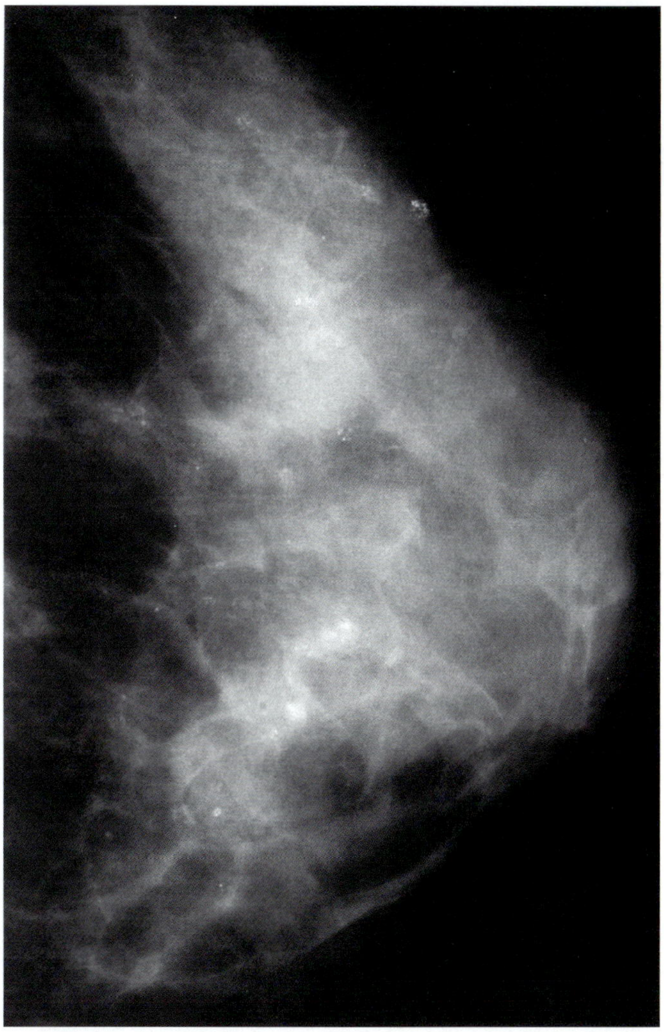

図 120b

図 120c〜j(次ページ)

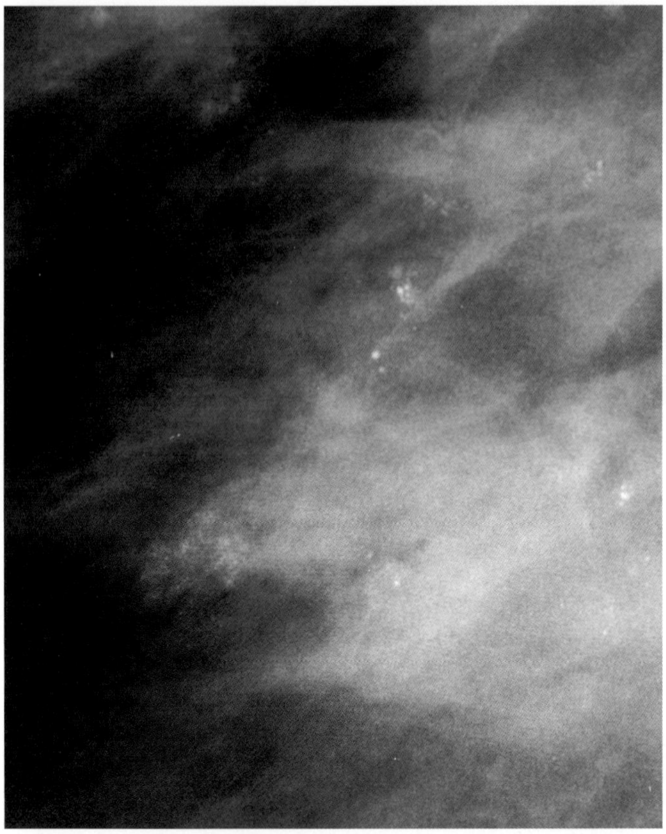

図 120c

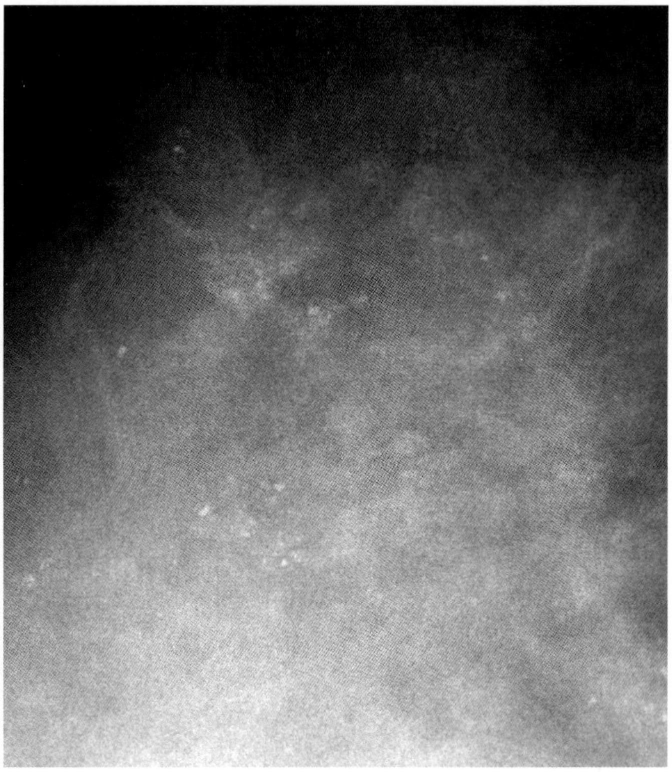

図 120d

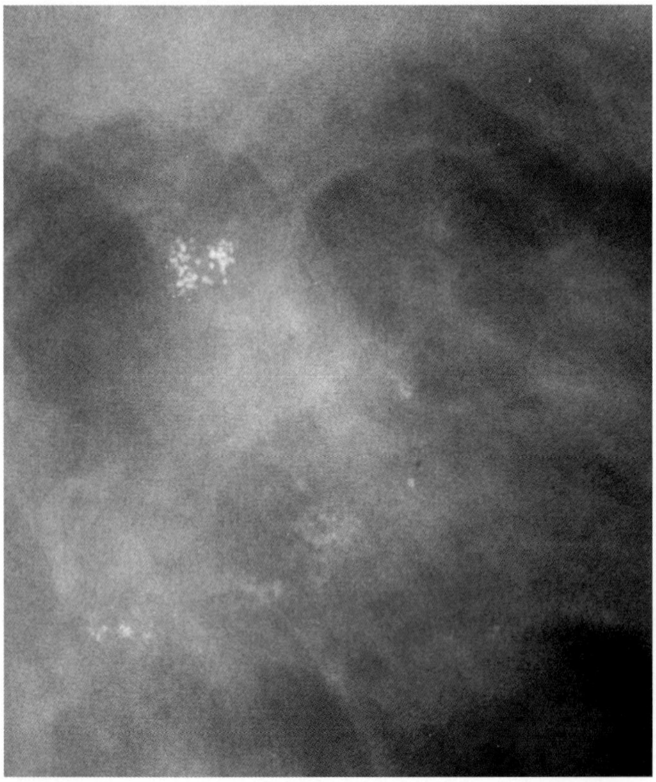

図 120e

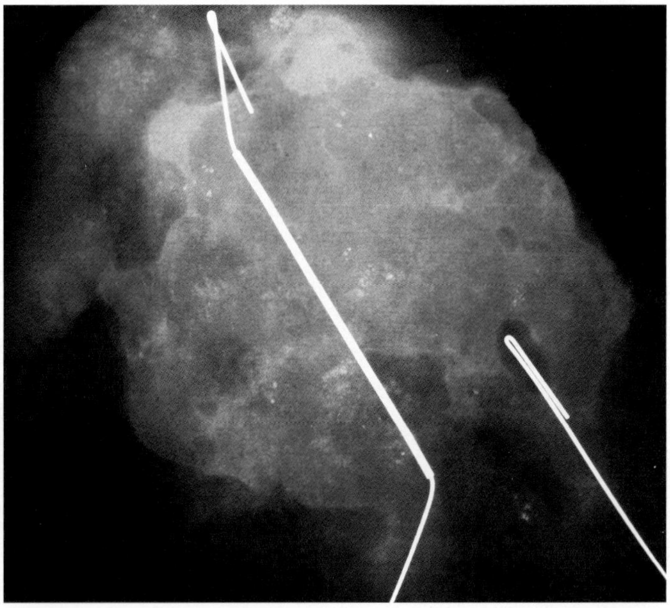

図 120f

組織診断

硬化性腺症，アポクリン化生を伴う線維嚢胞性変化．悪性所見はみられない．

図 120g, h：大切片標本組織像(g)と低倍率組織像(h)により，この所見を概観できる．

図 120i〜r：マンモグラフィと組織所見の相関により，マンモグラムで認められる粉末状の石灰化は，組織学的検査で良性の硬化性腺症に局在する砂粒体様の石灰化に相当する．異型や悪性所見はみられない．

判定：カテゴリー 3(図 120a, b)

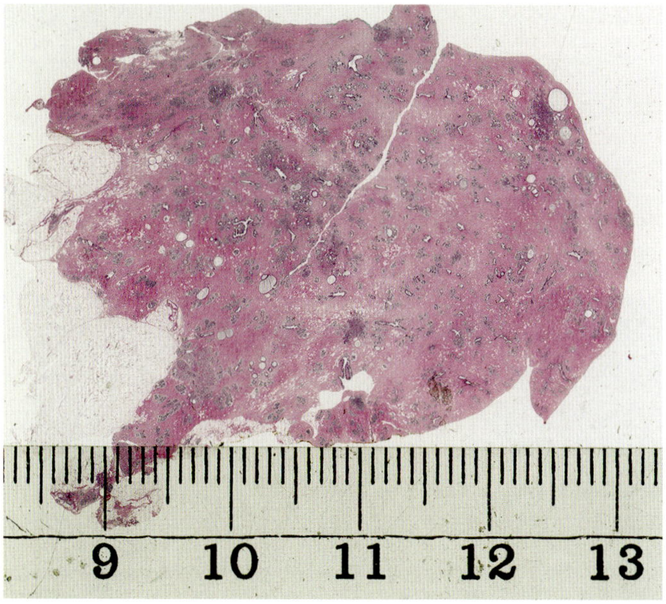

図 120g

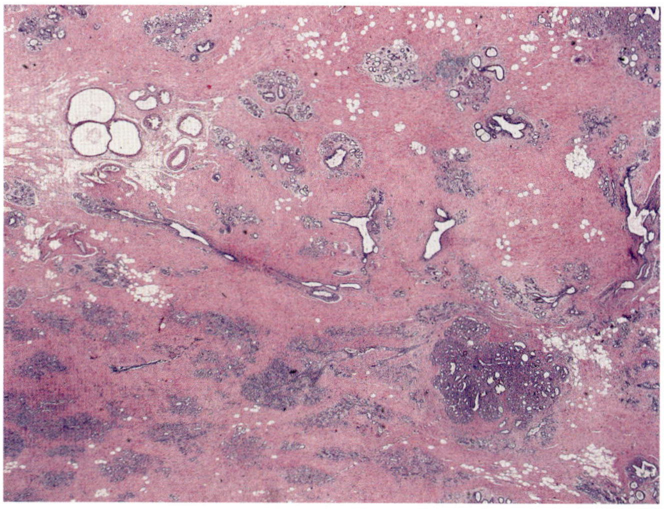

図 120h

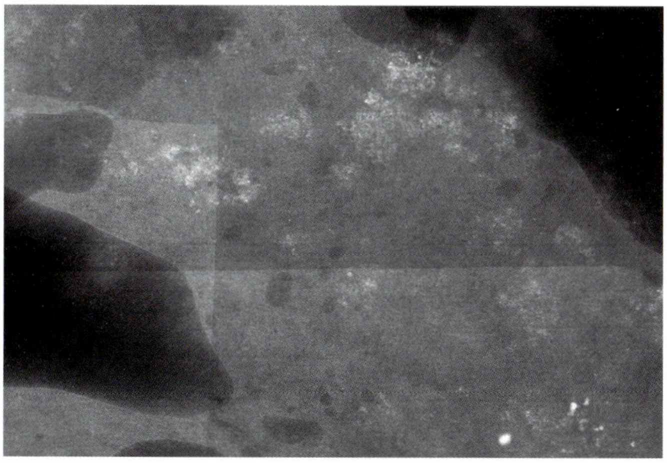

図 120i

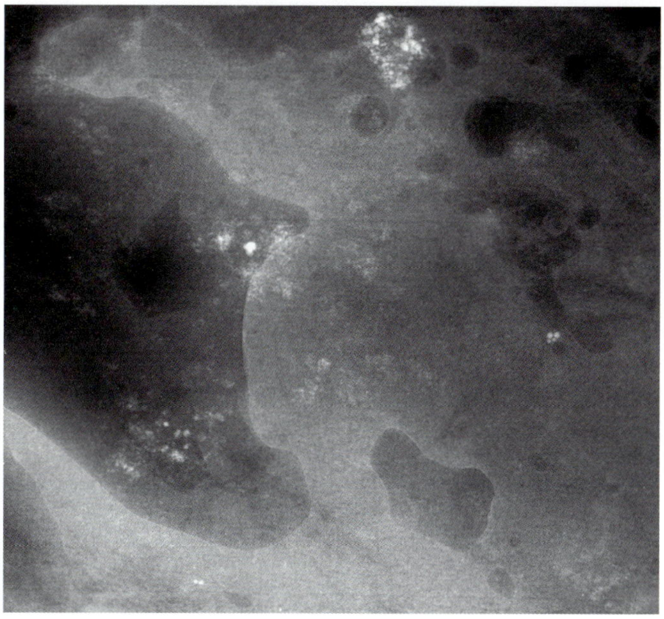

図 120j

図 120k〜r(次ページ)

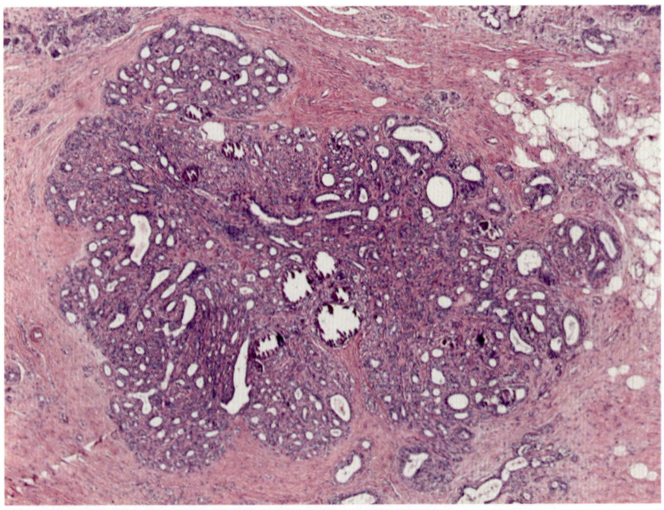

図 120k

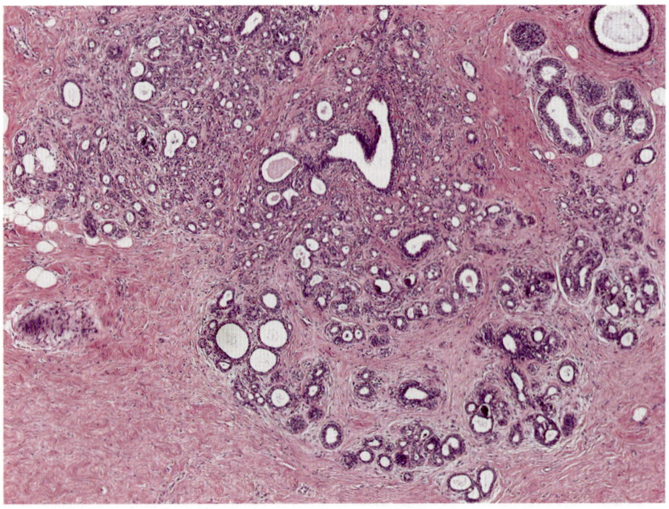

図 120l

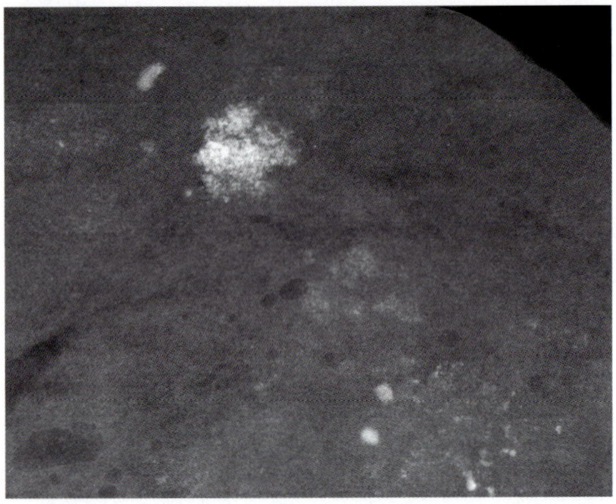

図 120m

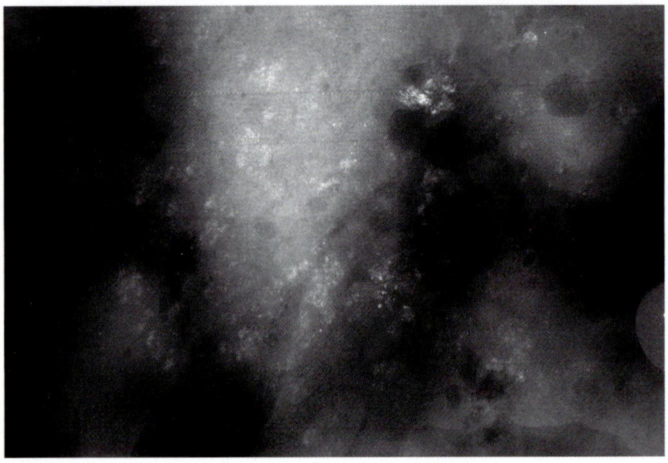

図 120n

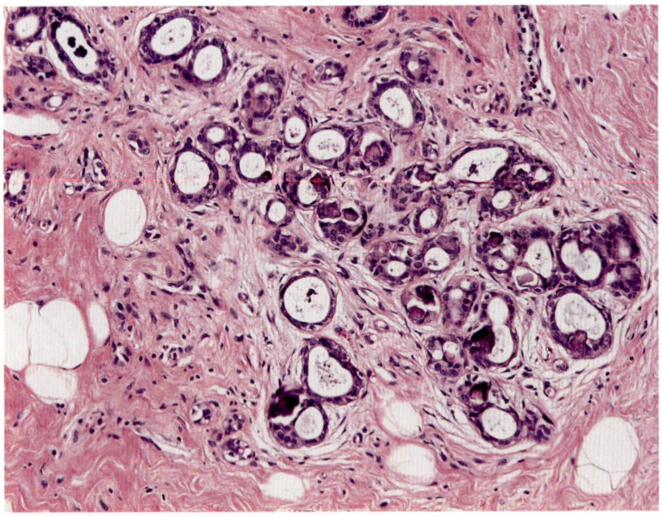

図 120o

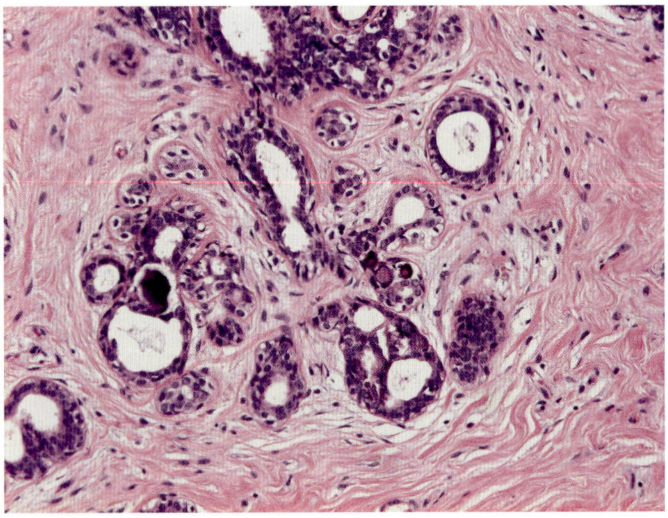

図 120p

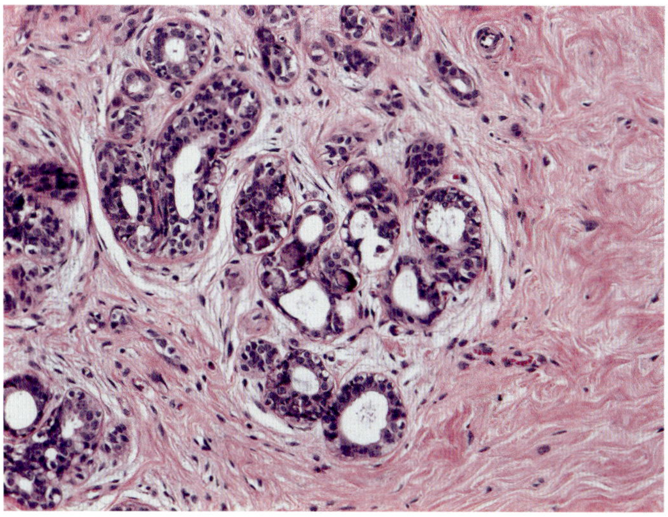

図 120q

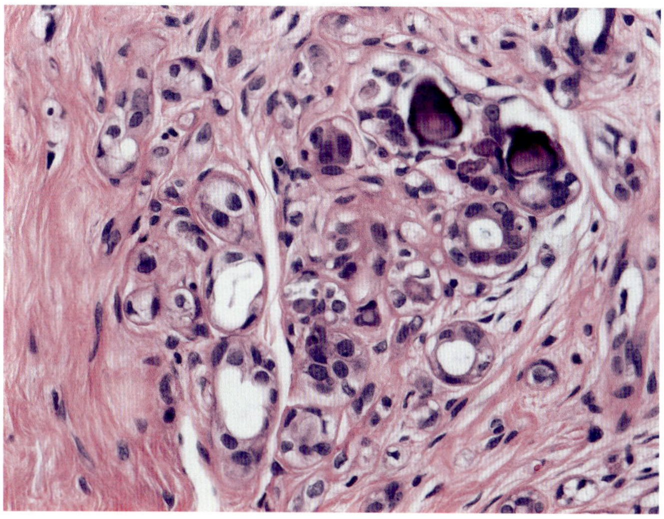

図 120r

121

この無症状の47歳女性は，スクリーニングマンモグラフィで微小石灰化を指摘され，精査のため再検査が行われた．

身体所見

乳房に腫瘤は触知されない．

マンモグラフィ所見

図121a〜c：右乳房の内外斜位方向（MLO）撮影（**a**），内外水平方向（ML horizontal）（**b**）および頭尾方向（CC）（**c**）の小焦点拡大撮影の拡大図．密な線維化を背景にして石灰化が散在する．

石灰化の分析

分布：散在性

形態：重なり合う密な線維化のため，個々の石灰化の形態は決定しがたい．

大きさ：さまざま

濃度：撮影方向により変化

結論

広範囲に広がる微小乳頭状非浸潤癌に伴う水切り石様の石灰化と，線維嚢胞性変化にみられるシュウ酸カルシウム結晶の鑑別診断は困難である．

図121d〜h：標本スライスの高分解能画像にて八面体のシュウ酸カルシウム結晶，いわゆるweddelliteが多数みられる．

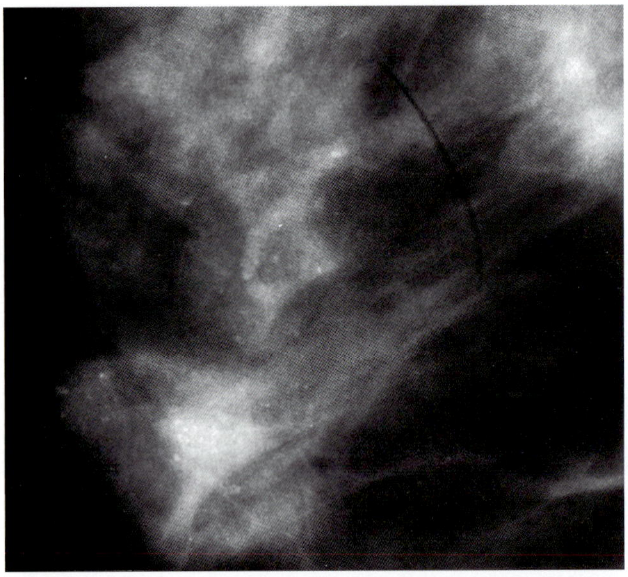

図121a

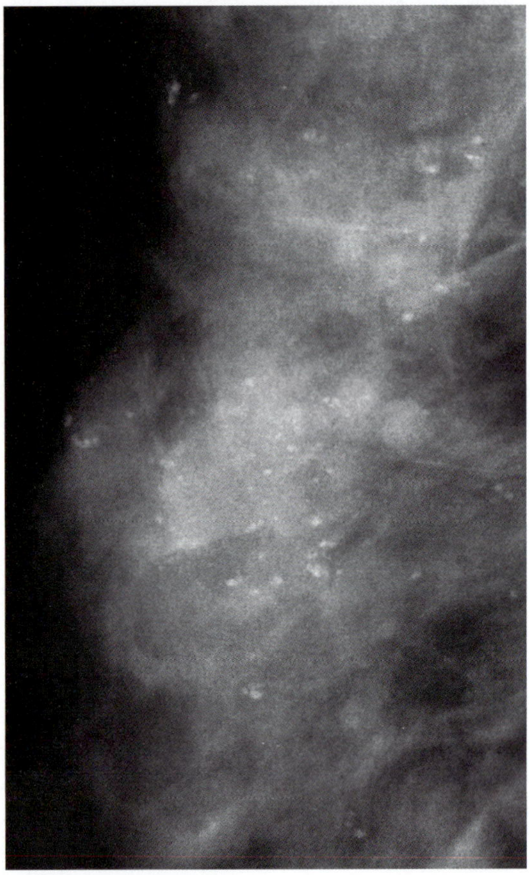

図121b

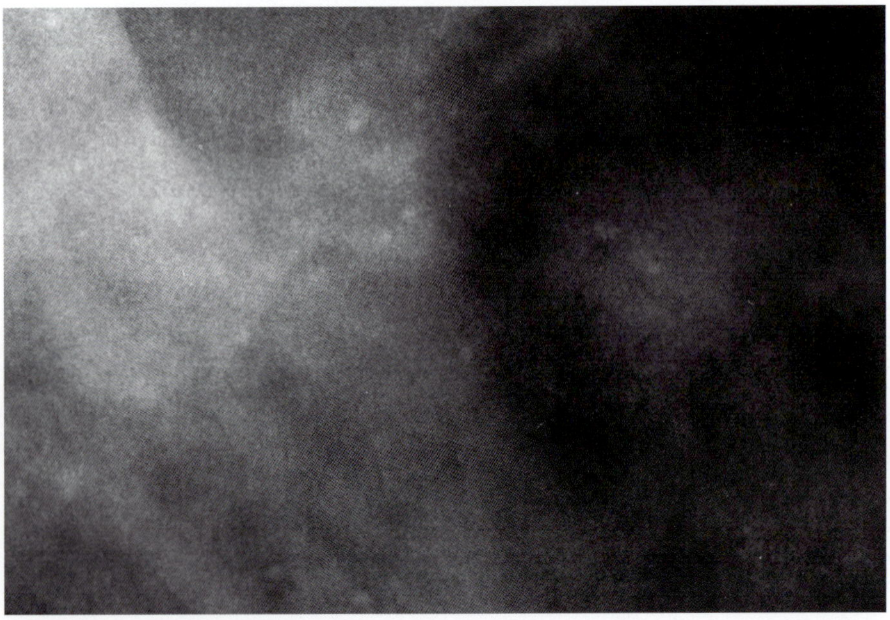

図121c

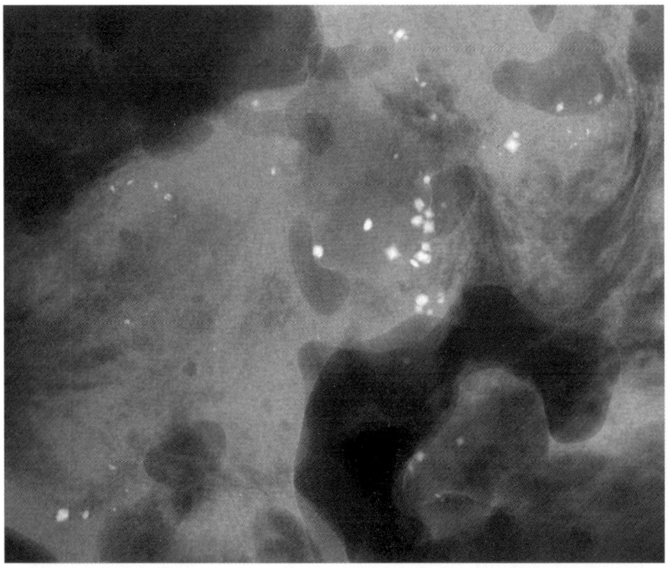

図 121d

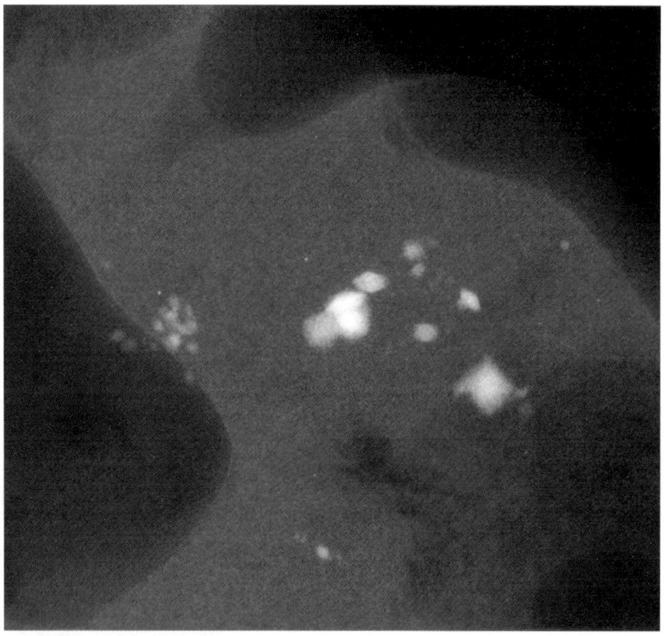

図 121e

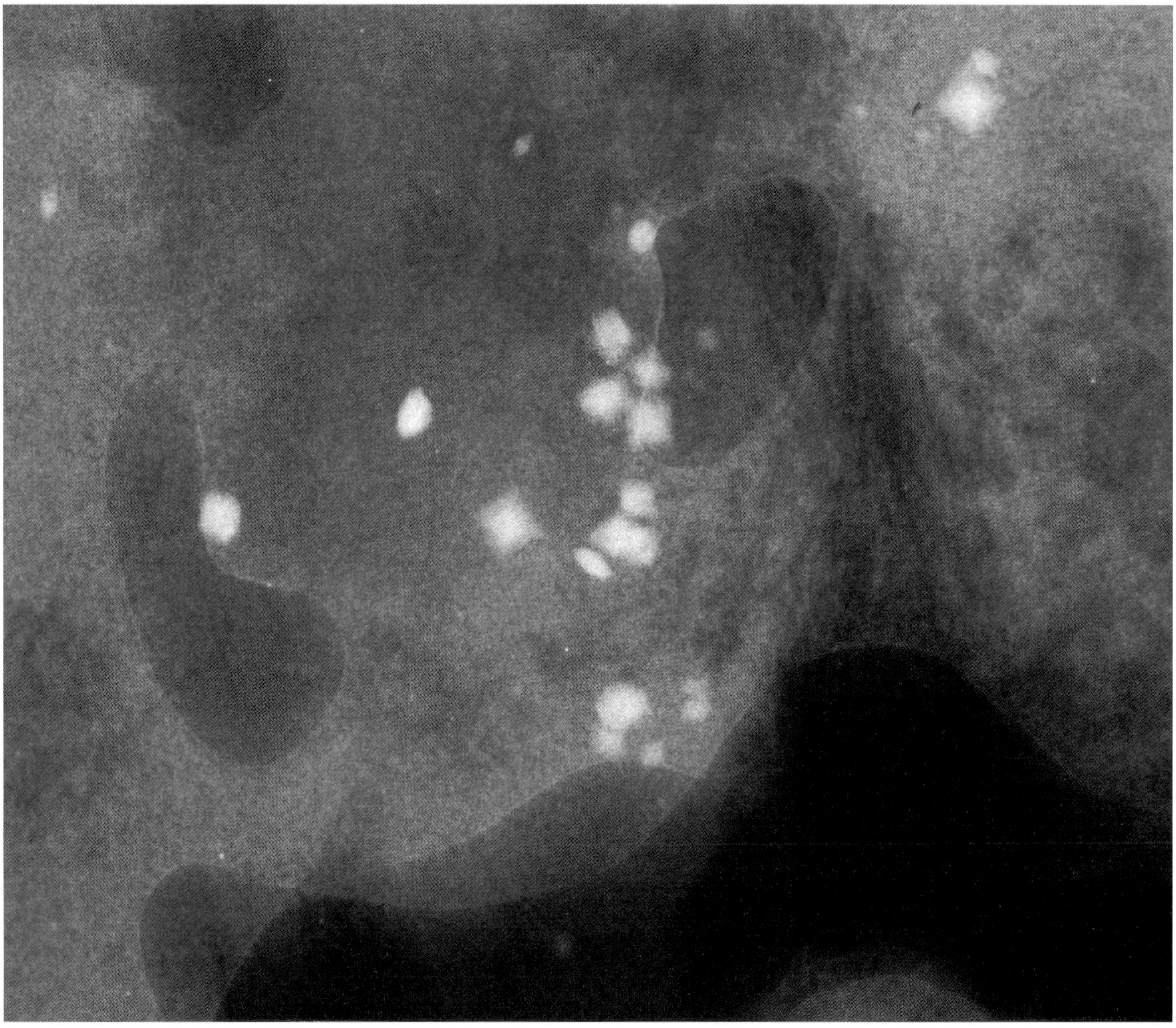

図 121f

図 121g〜k（次ページ）

組織診断

悪性所見を伴わない線維嚢胞性変化.

図 121i〜k：組織像；線維嚢胞性変化, H&E 染色で染めた標本の顕微鏡像. シュウ酸カルシウム結晶は標本 X 線写真と同一の構造を示す.

判定：カテゴリー 3(図 121a)

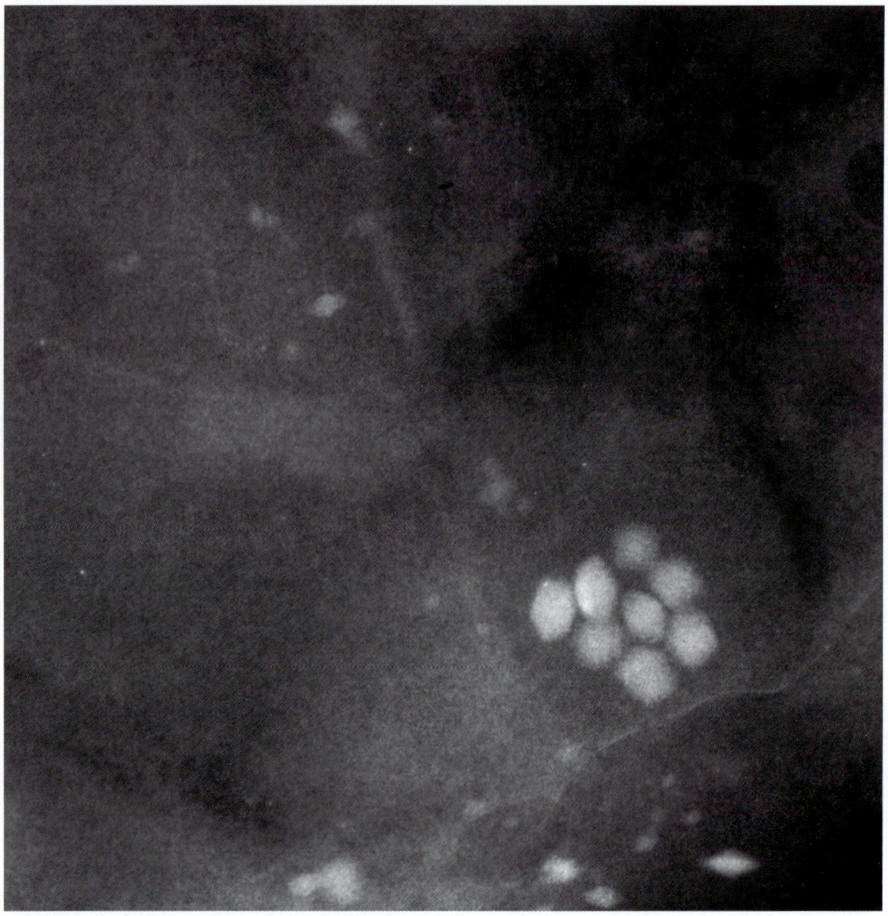

図 121g

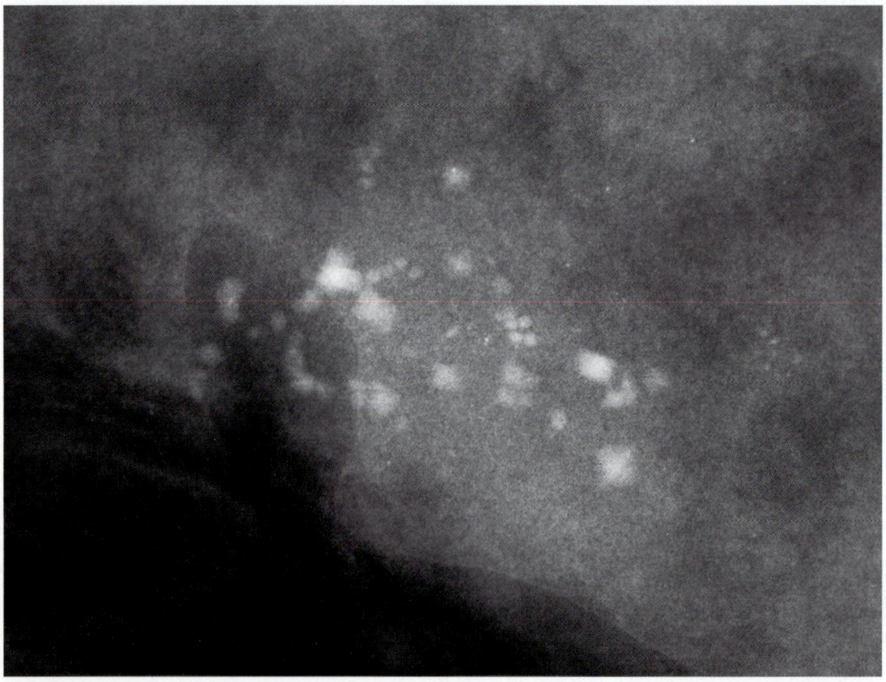

図 121h

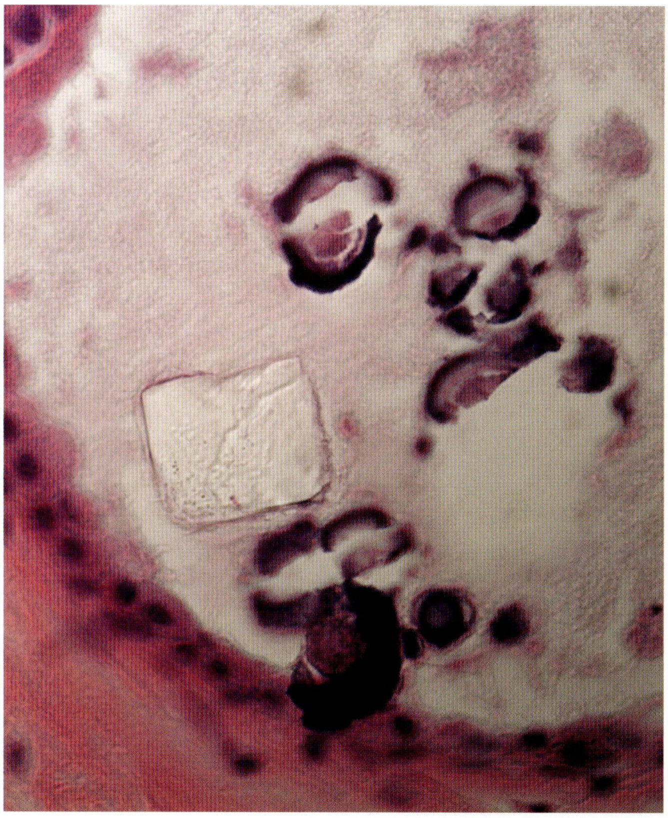

図 121i

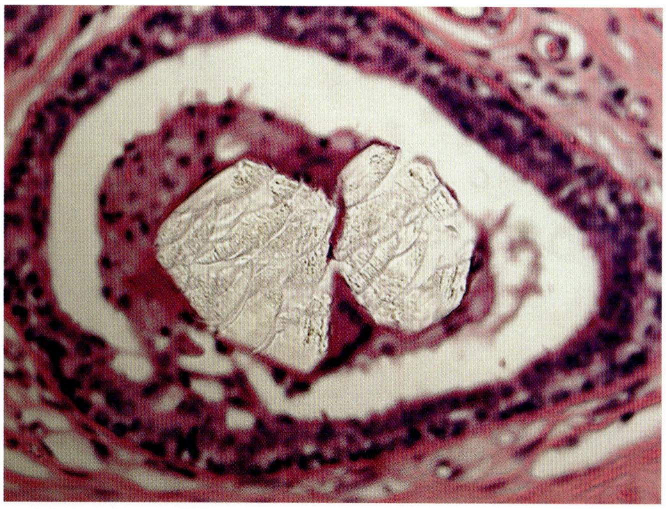

図 121j

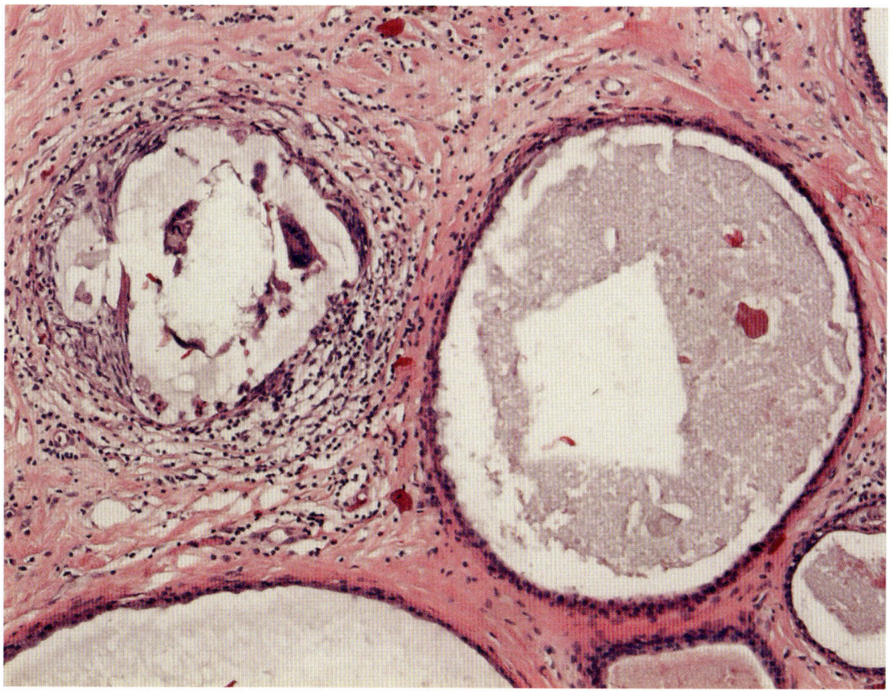

図 121k

122

52歳女性．無症状．初回スクリーニング検査．

身体所見
乳房に腫瘤は触知されない．

マンモグラフィ所見
図 122a, b：右乳房，内外斜位方向（MLO）のスポット撮影（a）と小焦点拡大撮影（b）．乳房の上半分に，多数の微小石灰化を含む4×2 cmの領域が認められる．腫瘤は伴っていない．

石灰化の分析
分布：1腺葉内
形状：点状，輪郭は滑らか
大きさ：小さく，さまざま
濃度：高濃度，均一

結論
マンモグラフィ上，良性型の退縮型石灰化の典型像．

判定：カテゴリー3（図122a）

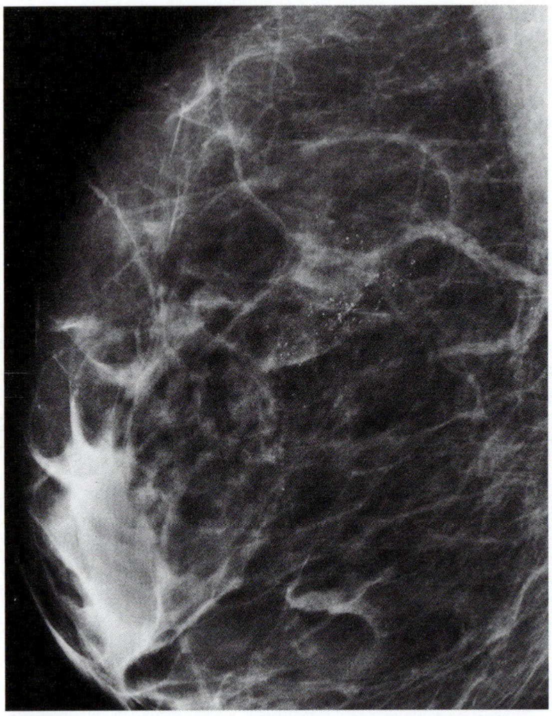
図 122a

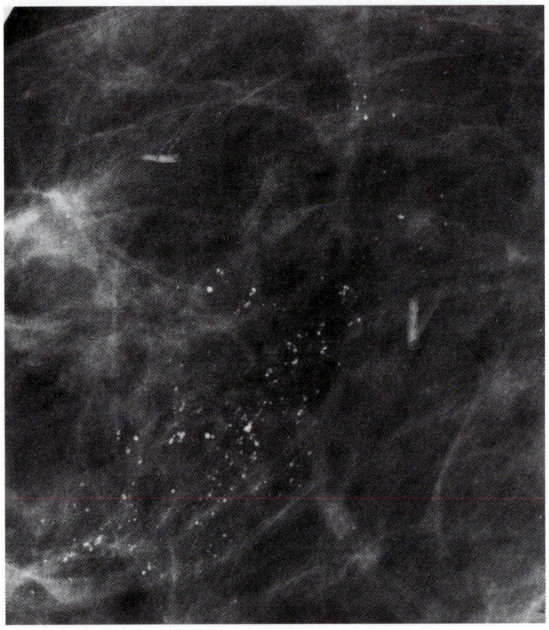
図 122b

123

81歳女性．無症状．初回スクリーニング検査．

身体所見

乳房に腫瘤は触知されない．

マンモグラフィ所見

図 123a：左乳房，内外斜位方向（MLO）撮影．3つの所見がみられる；小さく中央に位置した中心透亮像をもつ楕円形の腫瘤陰影，乳輪後部の石灰化，動脈の石灰化．

図 123b, c：中央に位置する楕円形の腫瘤（b）と石灰化を有する乳輪後部領域（c）の拡大図．

腫瘤の分析

形状：楕円形

輪郭：明瞭

濃度：放射線透過性と不透過性の混合型

大きさ：9×7 mm

結論

この像は乳腺内リンパ節に典型的である．

石灰化の分析（矢印）

分布：乳管の走行に沿う．

形態：細長く，断片化していない．

大きさ：長さはさまざま，最大 15 mm

濃度：高濃度，均一；中心部に空洞はない．

結論

分泌疾患型/形質細胞性乳腺炎型の石灰化の典型像．

判定：カテゴリー 2（図 123a〜c）

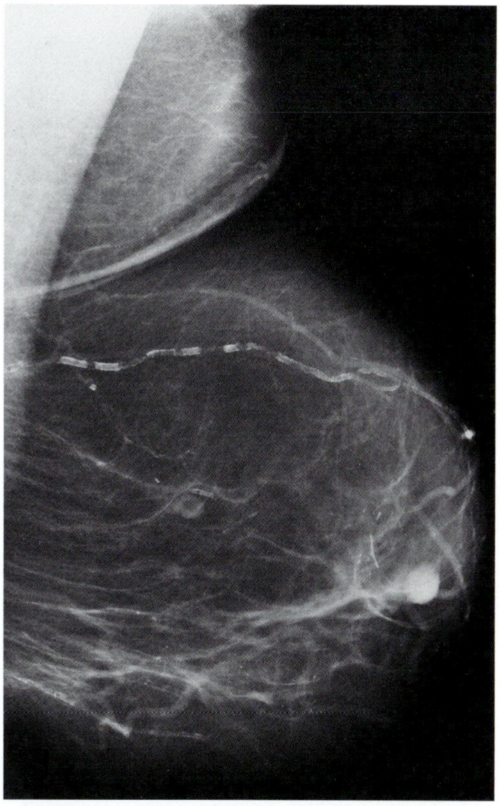

図 123a

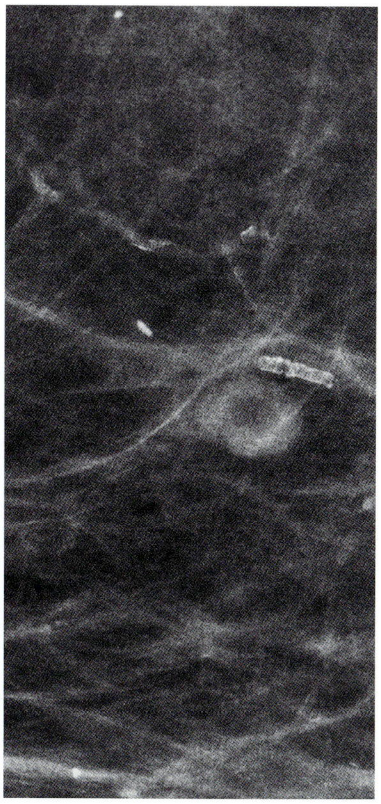

図 123b

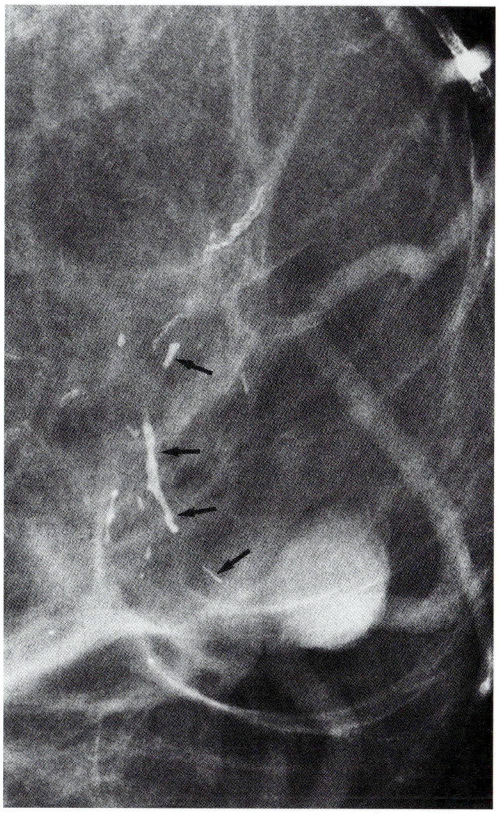

図 123c

124

70 歳女性．無症状．スクリーニング検査．

身体所見

乳房に腫瘤は触知されない．

マンモグラフィ所見

図 124a, b：左乳房，内外斜位方向（MLO）撮影の 2 画像；石灰化が多数散在しているが，腫瘤は伴っていない．

図 124c：小焦点拡大撮影

分析

2 種類の石灰化がみられる．

- 乳頭近くにある乳管周囲の石灰化（矢印）は，輪郭が明瞭で濃度が高い．これらは，形質細胞性乳腺炎型の石灰化である．
- マンモグラムで全体にみられる石灰化．

分布：皮膚内

形態：リング状や楕円形

濃度：低濃度，中心透亮像を示す．

大きさ：皮脂腺に等しい．

コメント

リング状の楕円形石灰化は，石灰化した皮脂腺に典型的である．この所見は独特であるため，混乱することはないであろう．

判定：カテゴリー 1（皮脂腺の石灰化）および 2（形質細胞性乳腺炎型の石灰化），判定としては 2（図 124a, b）

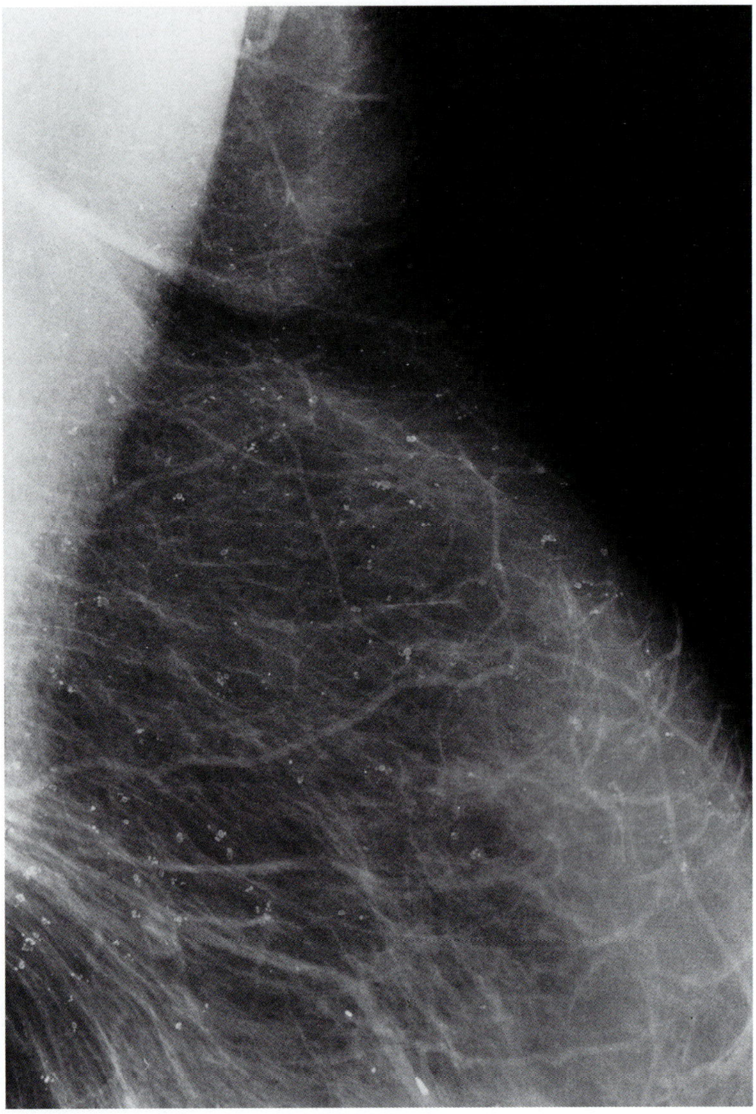

図 124a

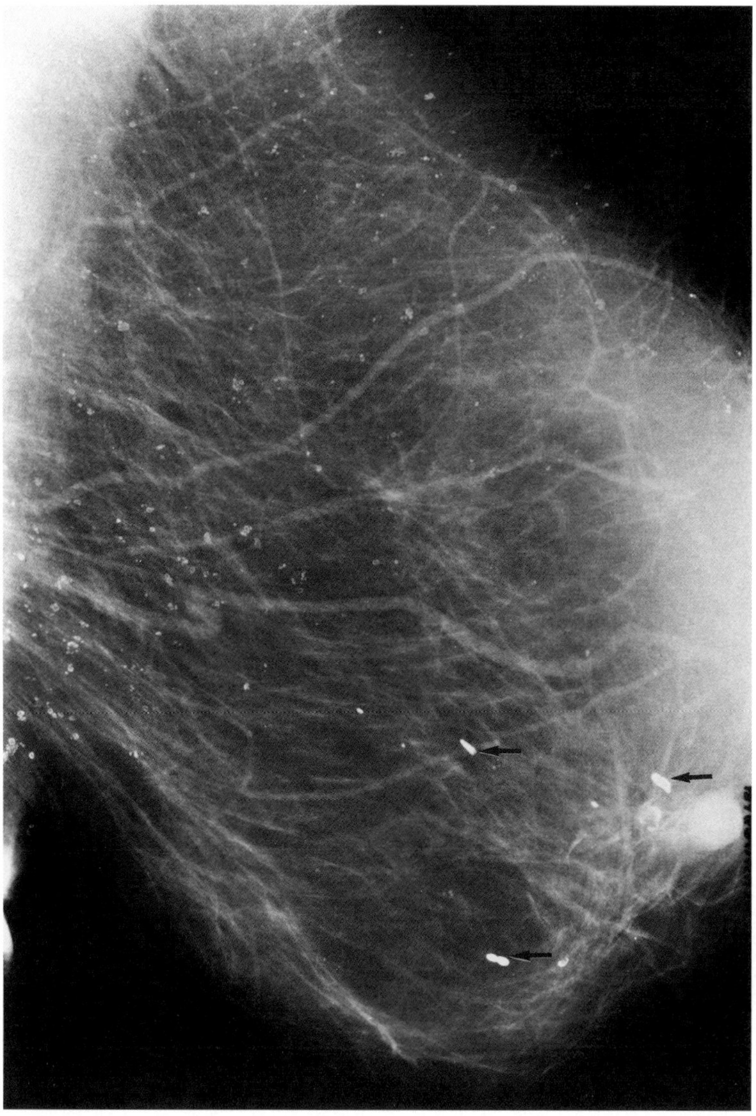

図 124b

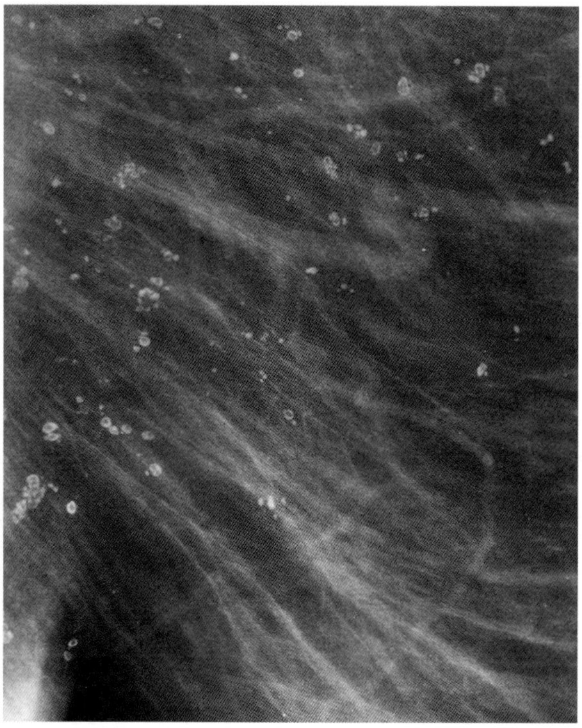

図 124c

125

62歳女性．無症状．初回スクリーニング検査．

身体所見

乳房に腫瘤は触知されない．

マンモグラフィ所見

図 125a, b：左乳房，内外斜位方向（MLO）撮影（a）と頭尾方向（CC）撮影（b）．乳房の下半分に石灰化の集簇が認められる．腫瘤は伴っていない．

図 125c：CC の小焦点拡大撮影．

石灰化の分析

分布：小さな領域に限局し，明らかに乳管の走行に沿う．

形態：不整，細長いものもある．

濃度：高濃度．ほとんどすべての石灰化は中心に透亮像を有し，乳管周囲にあることを示している．残りは均一に石灰化している．

結論

分泌疾患型/形質細胞性乳腺炎型の石灰化の典型的なマンモグラフィ像．この症例は石灰化が片側性で小さな領域に限局している点が非典型的である，

判定：カテゴリー 2（図 125a, b）

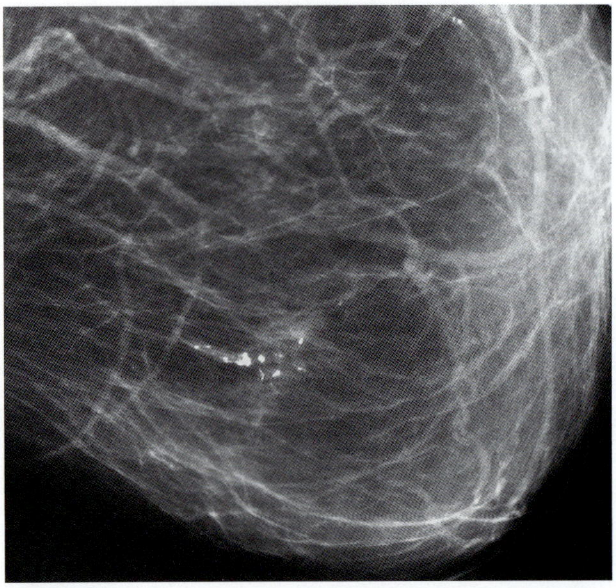

図 125a

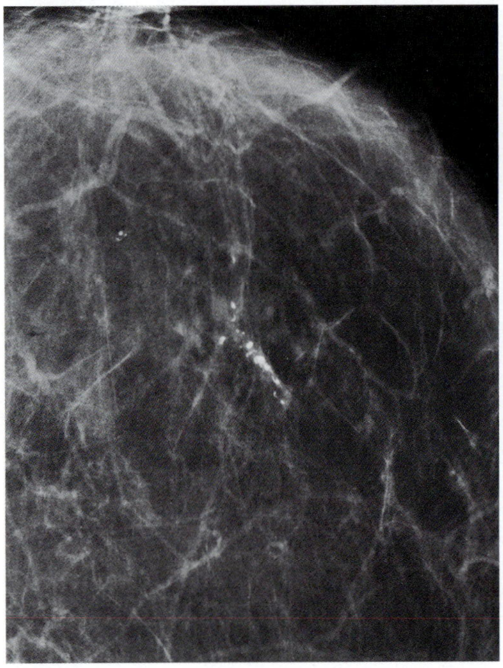

図 125b

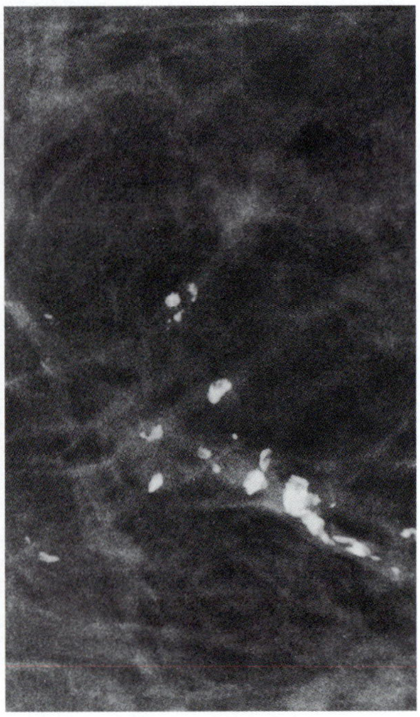

図 125c

126

52歳女性. 癌恐怖症によりマンモグラフィを照会された.

身体所見

視診・触診にて異常なし.

マンモグラフィ所見

図 126a, b：左乳房, 内外斜位方向(MLO)(a)と頭尾方向(CC)(b)の小焦点拡大撮影. 高濃度の乳房の至る所に石灰化が散在している. 右乳房にも同様の所見がみられた.

石灰化の分析

分布：高濃度の乳腺実質全体に散在
形態：不整, 球状のものもある.
大きさ：小さく, さまざま
濃度：高濃度, ある程度ばらつきあり.

結論

形態や大きさ, 濃度がこのように大きく異なる石灰化は, 異型を伴うまたは伴わない上皮細胞の増殖を合併した線維嚢胞性変化が考えられるため, 組織学的検査が必要である.

組織診断

非典型的な小葉過形成を伴う線維嚢胞性変化. 悪性所見はみられない.

判定：カテゴリー(3)(図 126a, b；ただし小焦点拡大撮影)

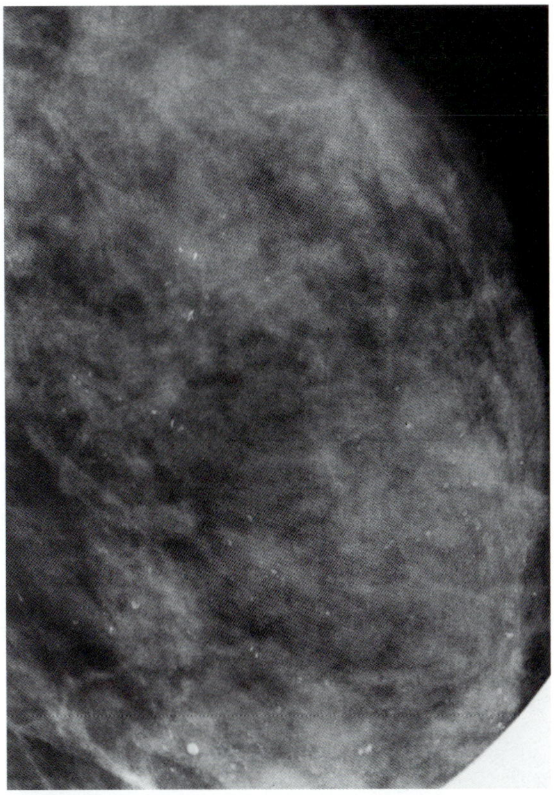

図 126a

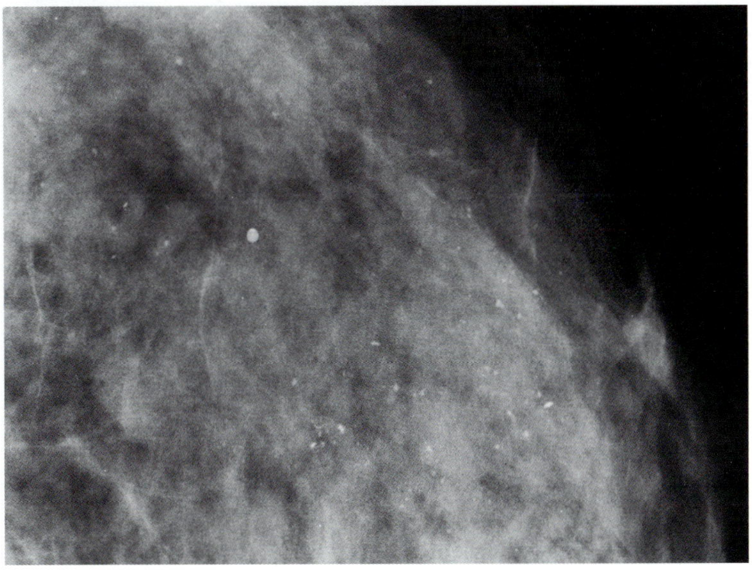

図 126b

127

52歳女性．無症状．初回スクリーニング検査．

身体所見

乳房に腫瘤は触知されない．

マンモグラフィ所見

図127a, b：左乳房，内外斜位方向（MLO）撮影（a）と頭尾方向（CC）撮影（b）．乳房の下外側四半部に，石灰化した円形/楕円形の腫瘤が数個認められる．

腫瘤の分析

分布：1つの腺葉の乳管系に沿って分布するようにみえる．

形状：円形/楕円形，分葉状

濃度：低濃度放射線不透過性

大きさ：さまざまで，2 mmから2 cmの範囲

結論

多発性の良性腫瘤，おそらく1本の乳管やその分枝内に存在．

石灰化の分析

分布：腫瘤内またはその周囲

形態：不整，卵殻様

濃度：大きめの石灰化は濃度が非常に高く，小さめの石灰化の濃度はさまざま

結論

1本の乳管やその分枝の走向に並ぶ，部分的に石灰化した良性病変．

組織診断

多発性乳頭腫．石灰化しているものもある．

判定：カテゴリー3（図127a, b）

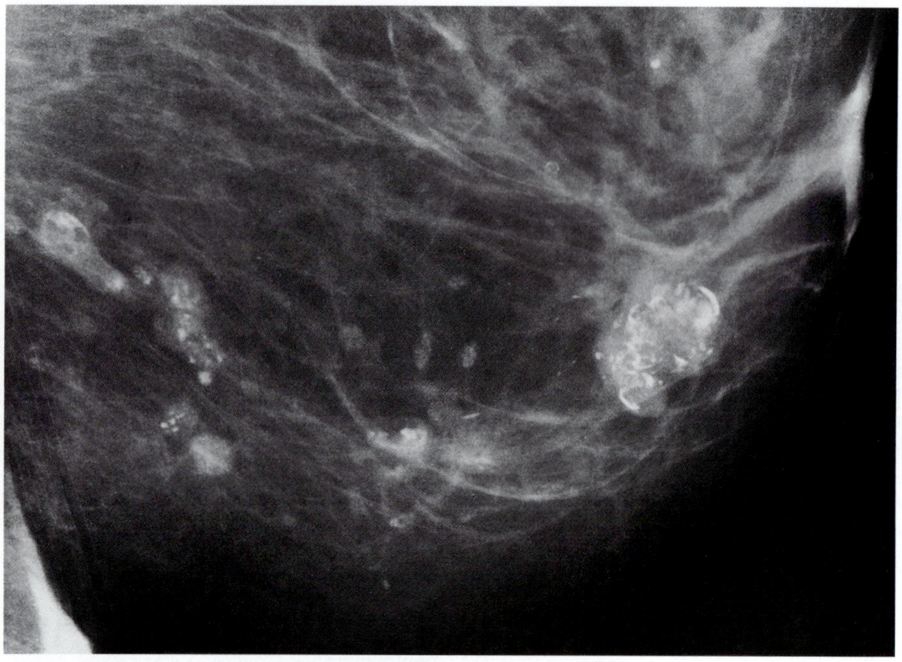

図127a

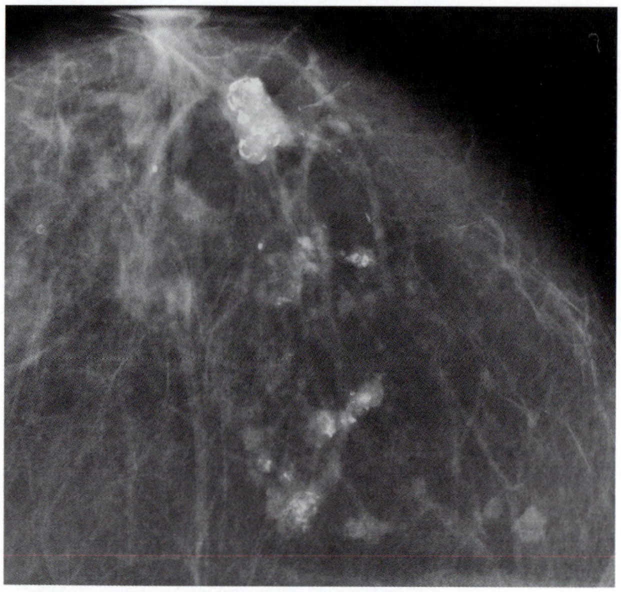

図127b

128

65歳女性．無症状．初回スクリーニング検査．

身体所見

乳房に腫瘤は触知されない．

マンモグラフィ所見

図128a：右乳房，頭尾方向(CC)撮影；乳頭から5 cmの部位に，石灰化の集簇を伴った境界不明瞭な腫瘤がみられる．

図128b：CCの小焦点拡大撮影

腫瘤の分析

形状：楕円形，分葉状

輪郭：大部分で境界不明瞭，細かな分葉を示す．

濃度：低濃度放射線不透過性，乳腺実質の濃度に等しい．

石灰化の分析

分布：互いに近接する2つの集簇を形成し，一方は腫瘤は伴っていない．

形態：非常に不整で，一方は空洞性である．病変と胸壁の間に針様の石灰化が数個みられ，明らかに乳管内にある．

大きさ：かなり大きい，さまざま

濃度：高濃度，かなり均一

組織診断

多発性の良性の乳管内乳頭腫で，あるものは石灰化している．悪性所見はみられない．病変と胸壁の間にみられる線状の石灰化は，乳頭腫から生じた乳管内の血液中に形成されたものである．

判定：カテゴリー4(図128a)

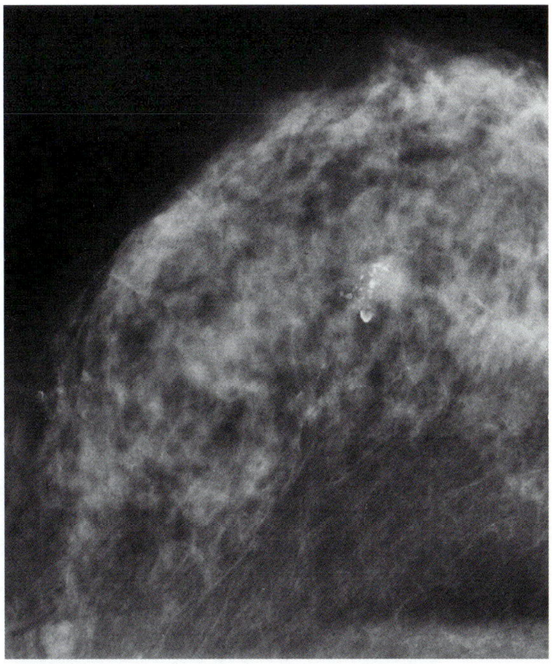

図128a

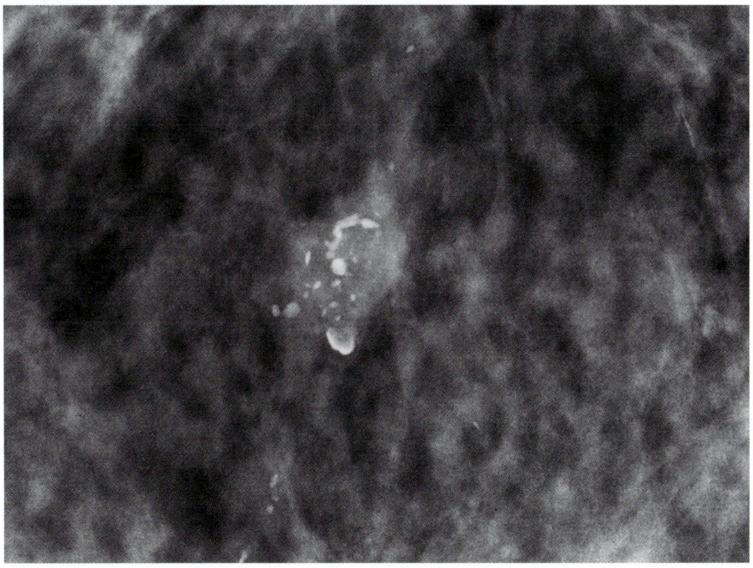

図128b

129

図 129：中心に透亮像を示す5つのリング状の石灰化．石灰化の輪郭は明瞭で，高濃度で，腫瘤は伴っていない．石灰化した微小血腫(p.242の油性嚢胞の項を参照)の典型像である．

判定：カテゴリー2(図129)

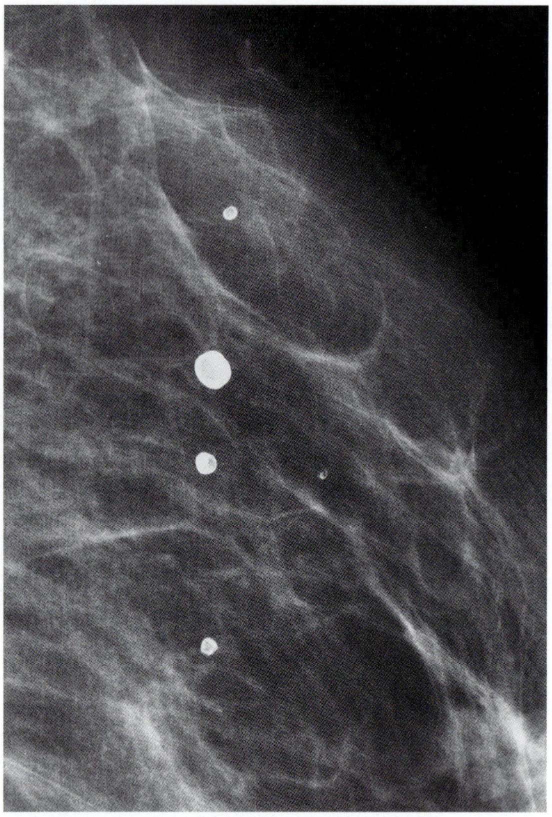

図 129

130, 131, 132

図 130, 131, 132：全体的に石灰化した単発性の乳管内乳頭腫の，3つの典型的なマンモグラフィ所見.

判定：すべてカテゴリー3(図 130, 131, 132)

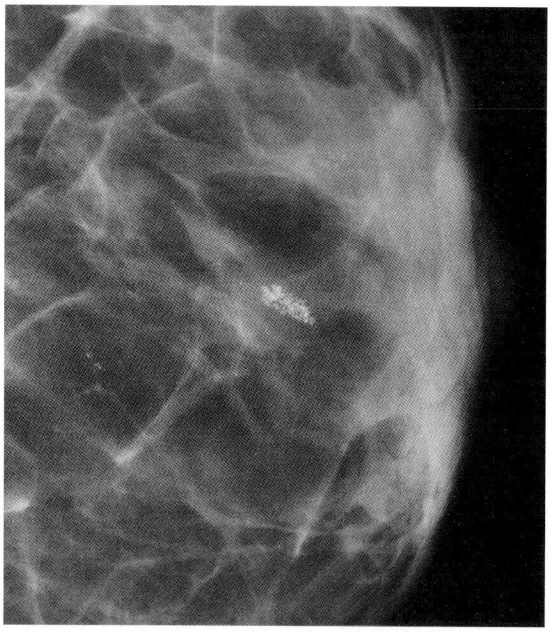

図 130

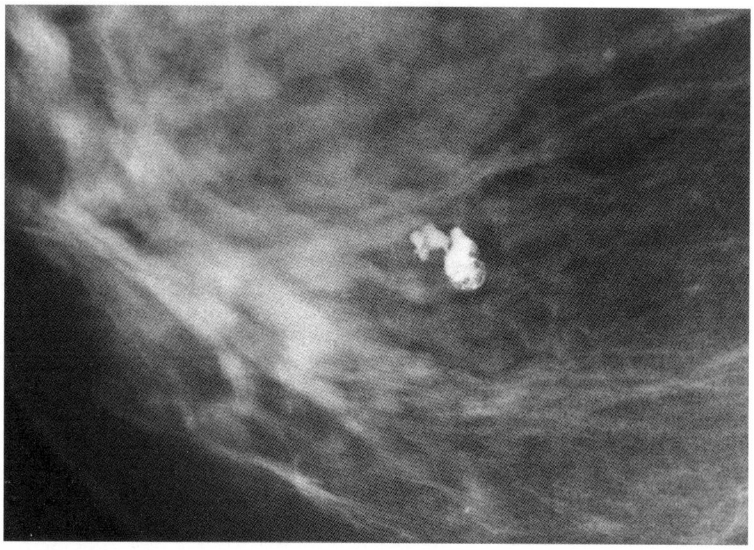

図 131

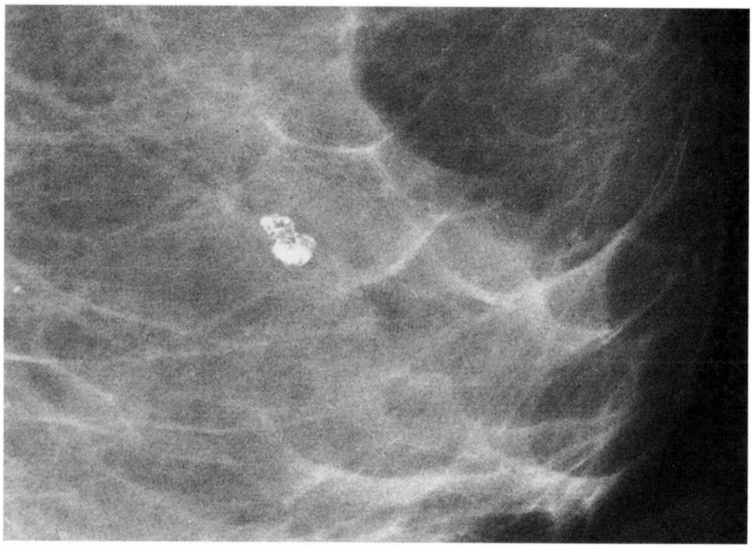

図 132

133

44 歳女性．無症状．初回スクリーニング検査．

身体所見

腫瘤は触知されない．

マンモグラフィ所見

図 133a, b：右・左乳房, 内外斜位方向(MLO)撮影．乳房全体に多数の石灰化がみられる．

石灰化の分析

分布：すべてではないが, 大半の石灰化が皮下脂肪内にみられる．

形態：円形

大きさ：とても小さなものから 3 mm に達するものもある．

濃度：中心に放射線透過性領域をもつ非常に高濃度の石灰化

結論

放射線透過性の中心部をもつ石灰化は, 良性の石灰化した微小血腫である．

判定： カテゴリー 2(図 133a, b)

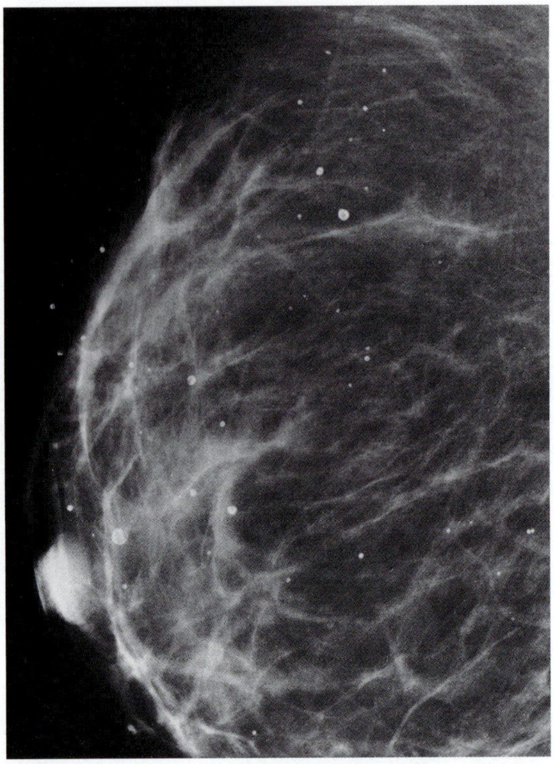

図 133a

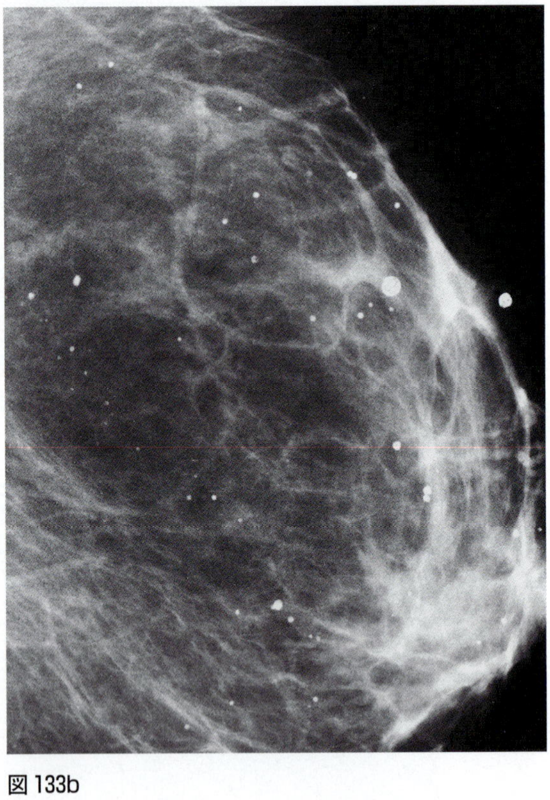

図 133b

134

15 年前に乳房生検を行った既往歴あり.

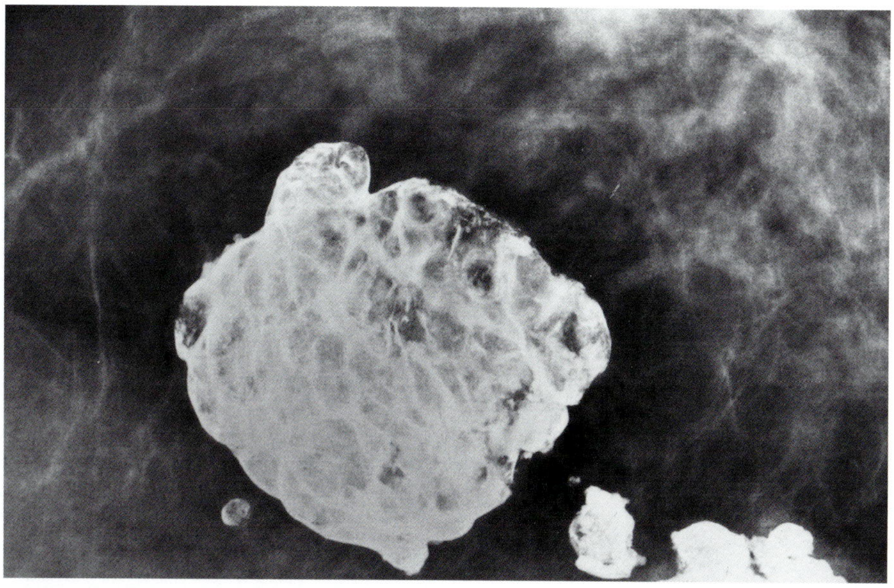

図 134

マンモグラフィ所見

図 134：頭尾方向(CC)撮影の拡大図. 大きな不定形の石灰化が数個みられる.

石灰化の分析

分布/位置：手術野の近く
形態：不整, 卵殻様, 輪郭は明瞭
大きさ：さまざまで, 最も大きいものは5×3 cm
濃度：高濃度で, 多数の放射線透過性領域を中心に伴う.

結論

乳房の手術歴があること, 手術野の石灰化であること, 石灰化の中心部が放射線透過性であることから, 石灰化した血腫から生じた石灰化油性嚢胞であると診断できる.

判定：カテゴリー 2(図 134)

135

58 歳女性. 15 年前に乳房の形成手術を行った. 初回スクリーニング検査.

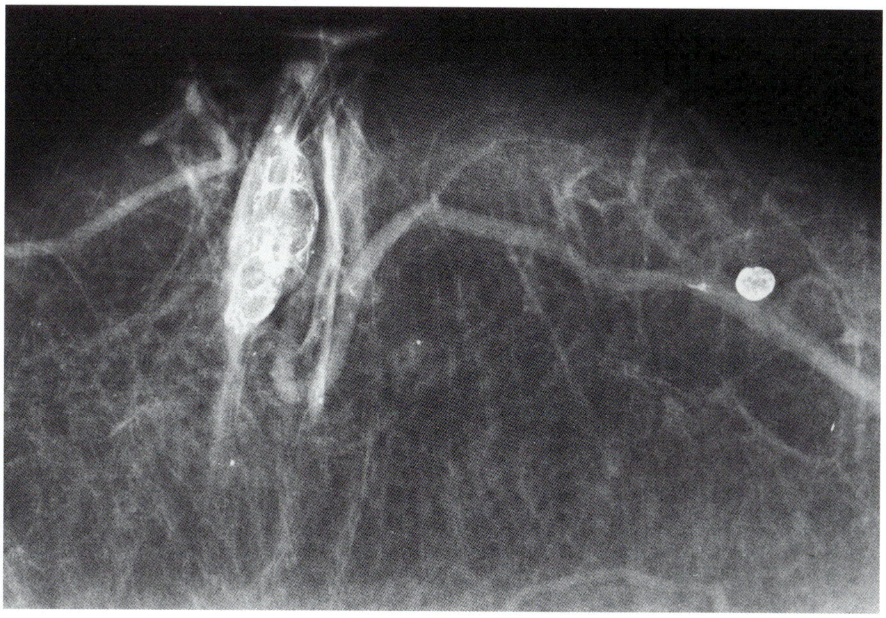

図 135

マンモグラフィ所見

図 135：左乳房, 頭尾方向(CC)撮影. 石灰化した病変に隣接して乳輪下に長い瘢痕がみられる.

石灰化の分析

分布/位置：手術野
形態：細長く, 分葉状, 卵殻様
大きさ：3×1 cm
濃度：高濃度, 中心部は放射線透過性

コメント

嚢胞, 油性嚢胞, 線維腺腫は, すべて卵殻様の石灰化を示すことがあるが, 油性嚢胞のみ中心部が放射線透過性である.

結論

石灰化した油性嚢胞. 手術の既往歴があることにより, さらにこの結論が裏づけられる.

小さな石灰化油性嚢胞が, 外科用ドレーンを置いた部位の外側に認められる.

判定：カテゴリー 2(図 135)

136

図 136：頭尾方向(CC)撮影．7×6 mm の大きさの，楕円形の限局性腫瘤が，乳房中央部(中抜き矢印)にみられ，石灰化した縁(卵殻様)を示す．これは部分的に石灰化した嚢胞(中心部は放射線不透過性)である．また，単発性のリング状の石灰化(白矢印)(放射線透過性中心を有する小さな石灰化血腫)もみられる．

判定：カテゴリー 3(図 136)

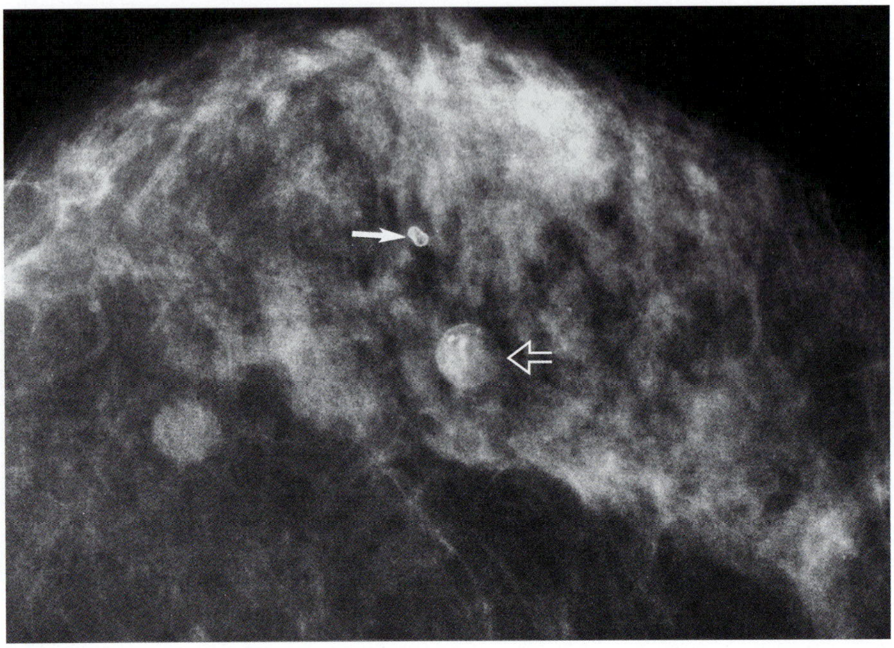

図 136

137

78歳女性．1年前にはじめて気づいた硬い乳輪後部の腫瘤のため紹介された．

マンモグラフィ所見

図137a, b：右乳房，内外斜位方向(MLO)撮影(a)と頭尾方向(CC)撮影(b)．乳輪後部に単発性の石灰化腫瘤がみられる．

分析

形状：楕円形

輪郭：明瞭で，卵殻様の石灰化を伴う．

大きさ：15×20 mm

コメント

卵殻様に石灰化した円形/楕円形の腫瘤は，油性嚢胞，石灰化線維腫瘤，石灰化嚢胞(嚢胞内腫瘤を伴っている場合も伴っていない場合もある)のいずれかであると考えられる．

- この症例では内容物が放射線透過性でないため，油性嚢胞は除外される．
- 線維腺腫では，この病変とはかなり異なる粗い石灰化がみられる(症例138)．
- 嚢胞はこの病変と同じように石灰化する．薄くて淡い卵殻様の石灰化は，出血の結果である．特に乳頭後部に存在する病変では，嚢胞内に腫瘤が生じることにより出血することがある．針生検が最終診断に有用である．

細胞診

悪性細胞

組織診断

乳輪下の乳頭癌

判定：カテゴリー4(図137a, b)

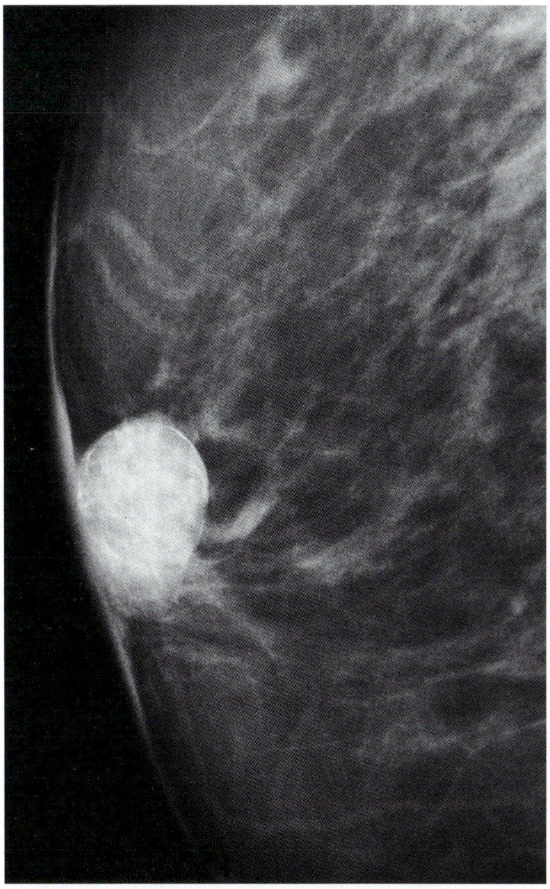

図137a

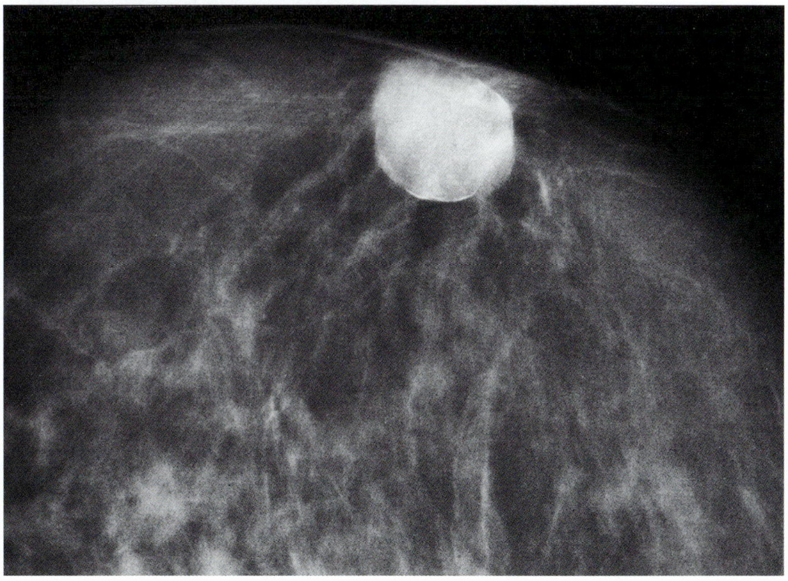

図137b

138

56歳女性．胸部X線写真で指摘された石灰化をマンモグラフィで精査するため紹介された．患者は，数年前からこの腫瘤が触れることに気づいていた．

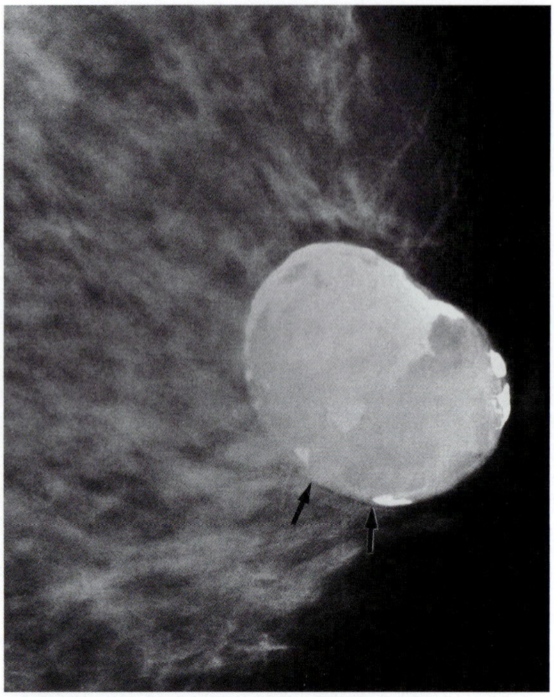

図 138a

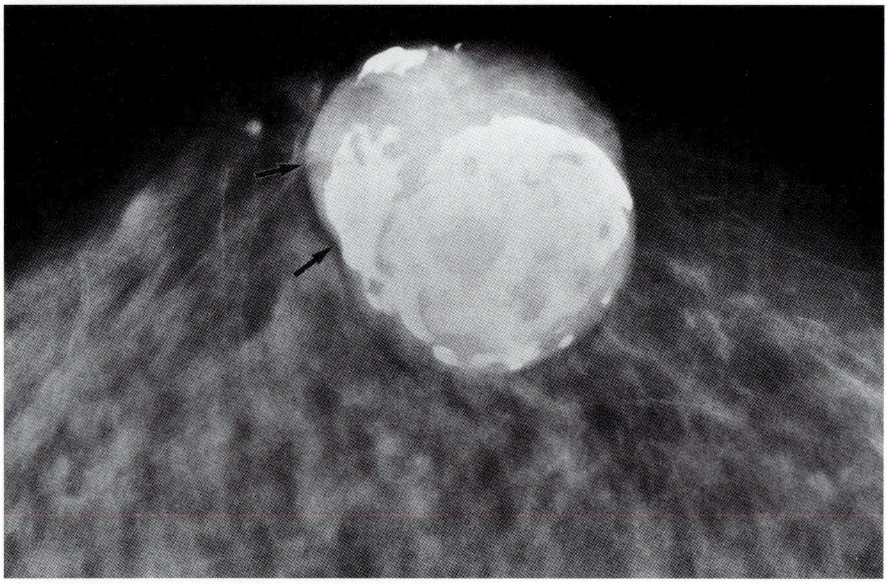

図 138b

マンモグラフィ所見

図138a, b：左乳房，内外斜位方向（MLO）撮影（a）と頭尾方向（CC）撮影（b）の拡大図．大きな石灰化腫瘤が乳頭直下に認められる．

腫瘤の分析

位置：乳輪後部

形状：楕円形，分葉状

輪郭：明瞭（矢印）

濃度：低濃度放射線不透過性，乳腺実質の濃度に等しい．

大きさ：3.5×3 cm

石灰化の分析

位置：腫瘤の大部分を取り囲んでいる．

形態：卵殻様で粗い．

濃度：非常に高濃度

結論

上記の特徴に基づいて考えると，マンモグラフィ上，腫瘤は良性である．卵殻様の石灰化が粗く腫瘤が放射線不透過性の場合，マンモグラフィ像は線維腺腫に典型的である．

組織診断

石灰化線維腺腫

判定：カテゴリー2（図138a, b）

139

56歳女性. 12年前に乳房形成術を行った. 患者は, 左乳頭が徐々に陥没してきたことと, 乳輪後部に硬い腫瘤があることに気づいていた.

マンモグラフィ所見

図139a, b：左乳房, 内外斜位方向(MLO)(a)と頭尾方向(CC)(b)の小焦点拡大撮影. 石灰化は数個みられ, 楕円形で放射線透過性の病変を取り囲んでいる. 乳頭陥没を伴う乳輪後部の線維化も伴っている.

結論

卵殻様の石灰化と乳房の手術歴があることから, 石灰化した外傷性油性嚢胞の集合という診断が間違いなく可能である.

判定： カテゴリー2(図139a, b)

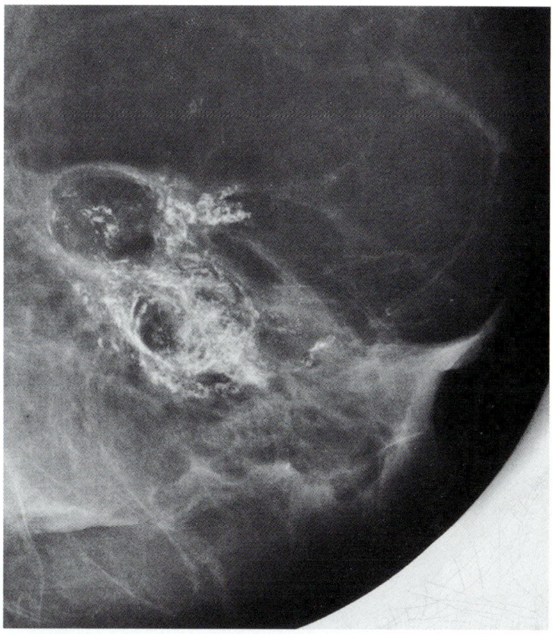

図139a

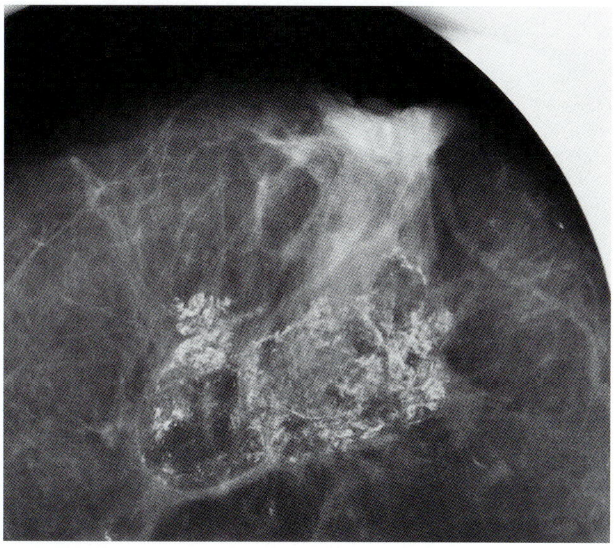

図139b

140

図 140：15 年前の乳房の形成術の既往歴あり．卵殻様の石灰化が数個みられ，最大のものは 15 mm である．最も大きい石灰化から乳頭に向かって瘢痕が伸びている（矢印）．石灰化した病変は中心部が透亮性で，石灰化血腫の典型的なマンモグラフィ像を示す（油性嚢胞）．

判定：カテゴリー 2（図 140）

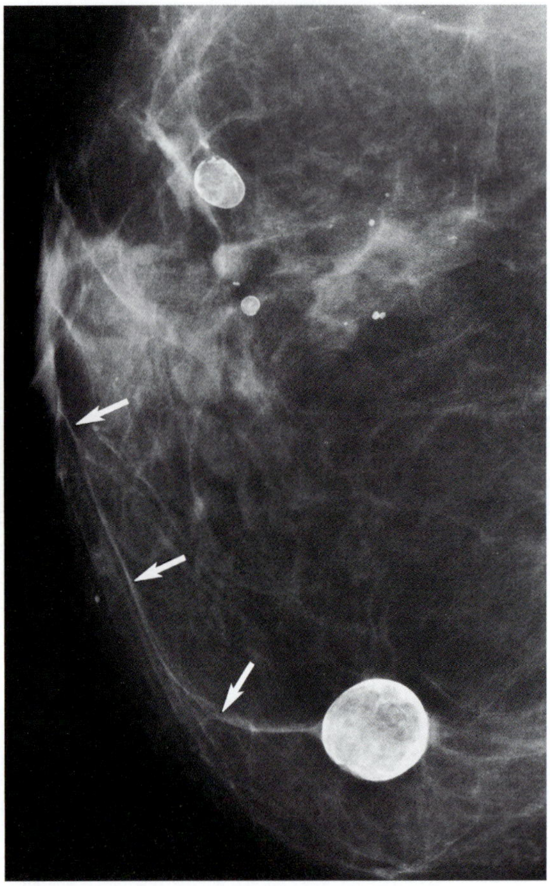

図 140

141

図 141：内外斜位方向（MLO）の小焦点拡大撮影の拡大図．数センチの領域にわたり多数の石灰化がみられる．腫瘤はみられない．

石灰化の分析

分布：1 腺葉内に散在

形態：点状

大きさ：非常に小さく，均一

濃度：高濃度，均一

結論

マンモグラフィ上は良性型（退縮型）の石灰化．

判定：カテゴリー（2）（図 141；ただし小焦点拡大撮影）訳者注）

訳者注：1 腺葉内に限局した分布のため，個人的にはカテゴリー 3 としたが，Dr. Tabár によると「石灰化の形態が鋳型でも水切り石様でもなく点状で，TDLU や乳管内の石灰化とはいえず，間質（乳管周囲）に生じた石灰化といえる．また均一な大きさの石灰化でどれも似たようにみえるため，退縮型の石灰化と考えるべきである」との貴重なコメントをいただいた．

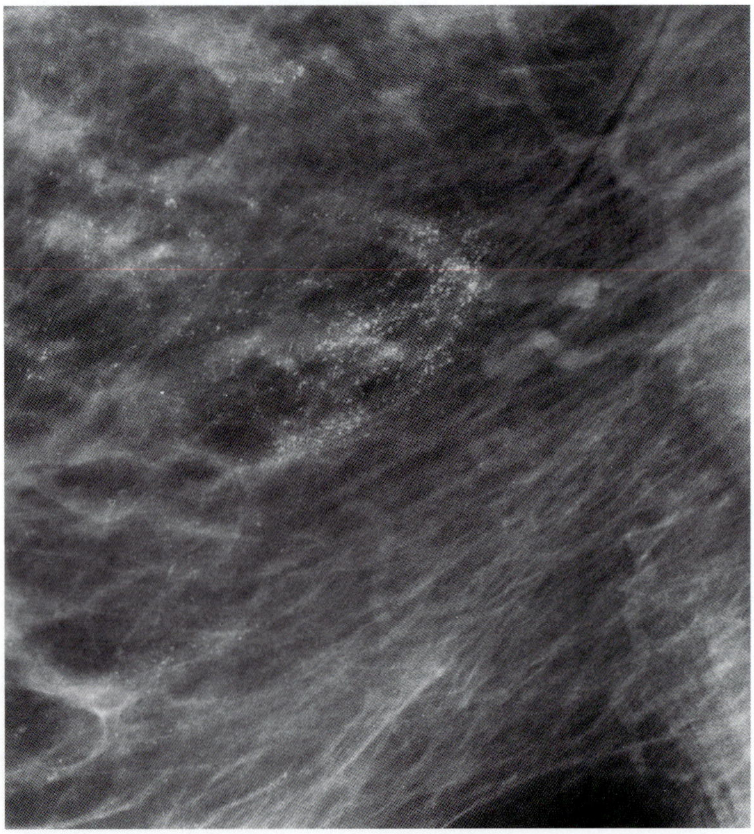

図 141

142, 143, 144

図 142, 143, 144：硝子化した線維腺腫の3症例．石灰化は粗く，不定形で，輪郭明瞭で非常に濃度が高く，低濃度放射線不透過性の分葉形腫瘤内に存在する．マンモグラフィ像は診断に十分で精査は必要ない．

判定：すべてカテゴリー2(図142，143，144)

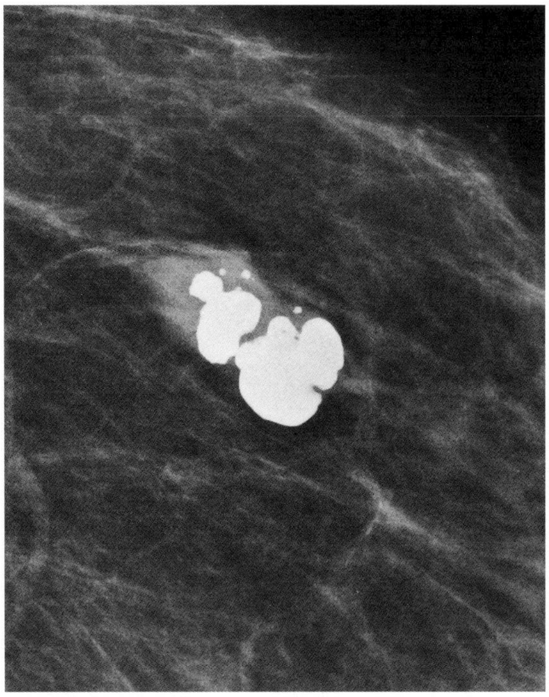

図 142

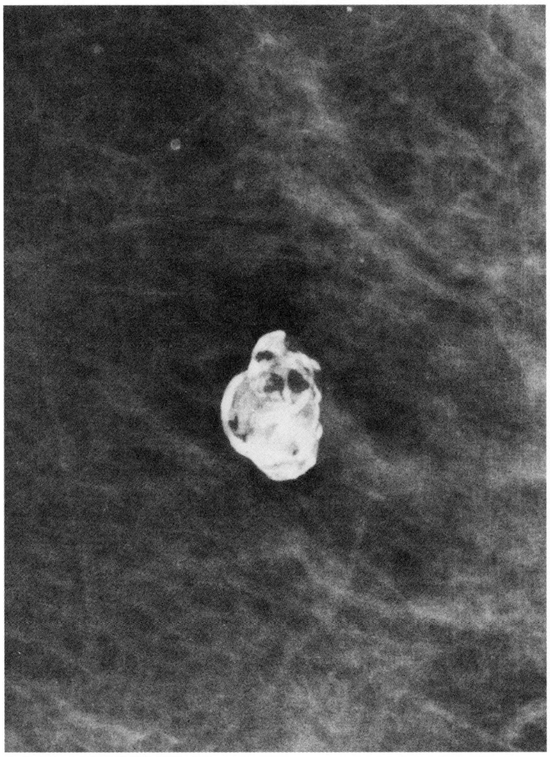

図 143

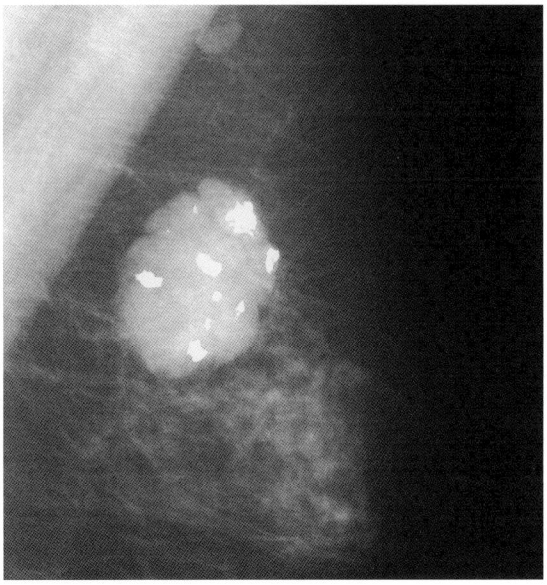

図 144

145〜149

図 145〜149：症例 142〜144 にみられるような，線維腺腫に伴うポップコーン様の粗大な石灰化の場合，鑑別診断が問題になることはないが，線維腺腫内にできる小さな砕石様/多形性の石灰化(**図 145〜149**)は grade 2 の非浸潤癌にみられる多形性の石灰化と混同されやすい．大径針を用いたコア針生検は，鑑別診断において非常に有用である．

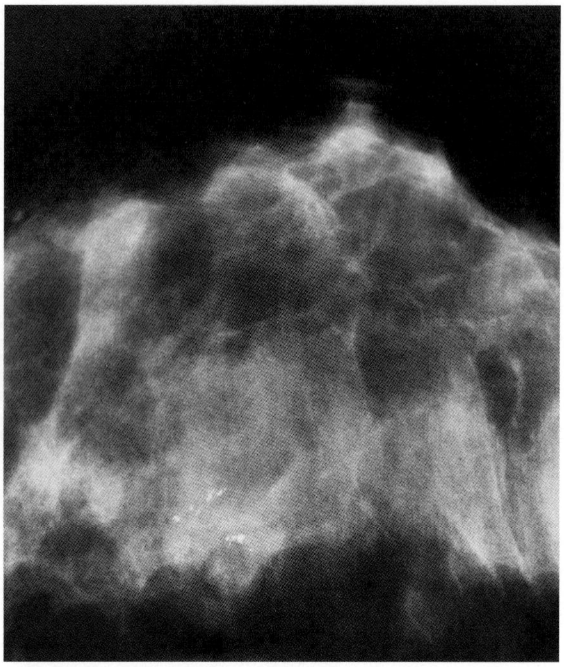

図 145a

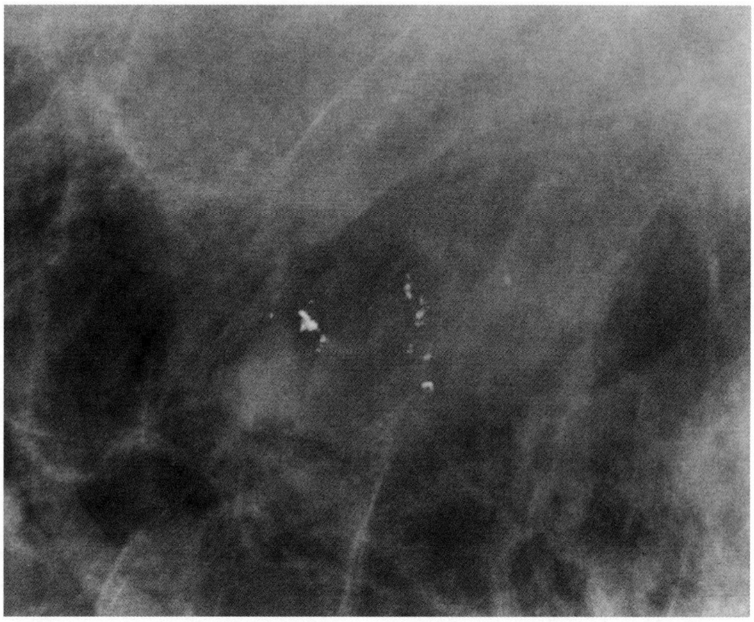

図 145b

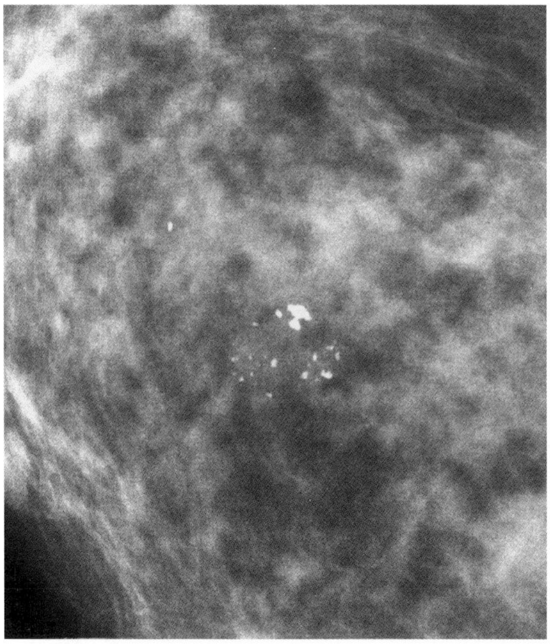

図 146a

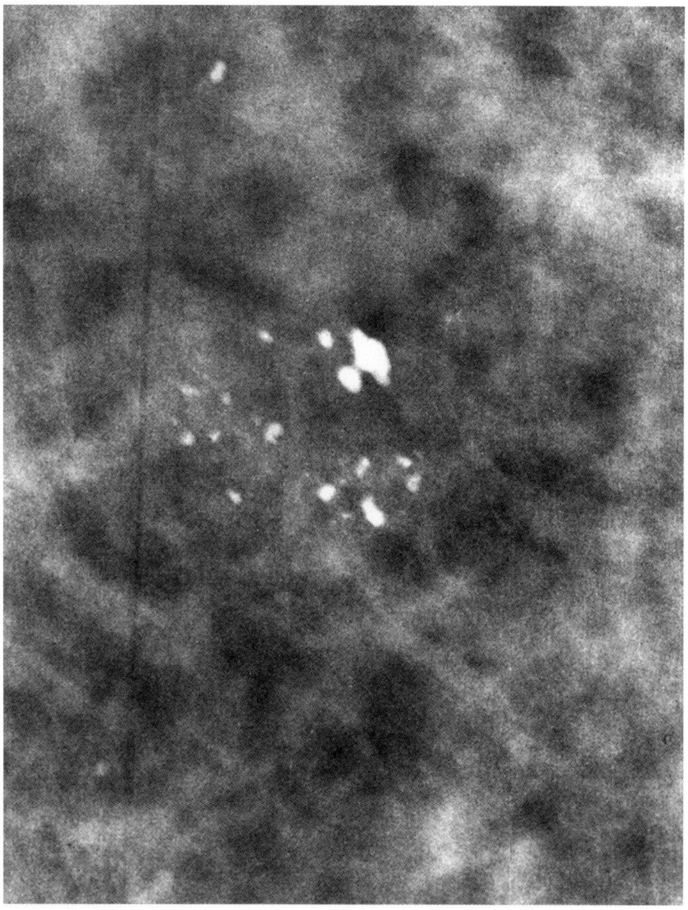

図 146b

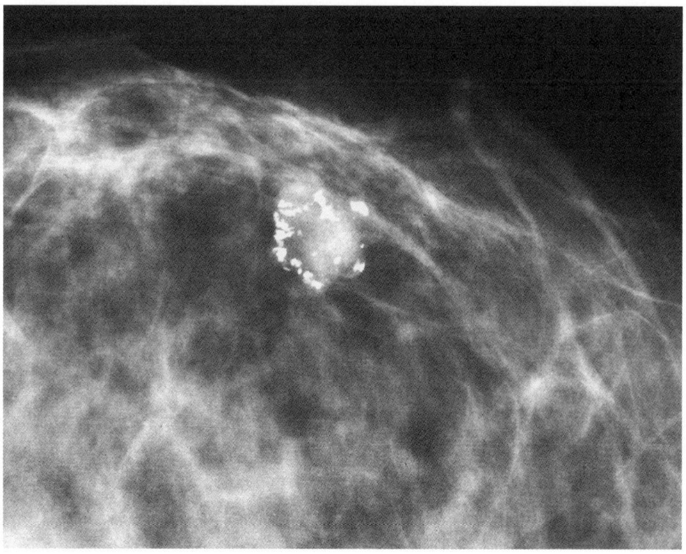

図 147

図 148, 149（次ページ）

図 148b：動脈の近くにできた，辺縁に広範な微小石灰化を伴う硬化性線維腺腫（H&E 染色，12.5×）．
図 148c：石灰化した間質がみられる領域の高倍率組織像（H&E 染色，40×）．

判定：カテゴリー 3（図 145a，146a），カテゴリー 4（図 147，148a，149a）

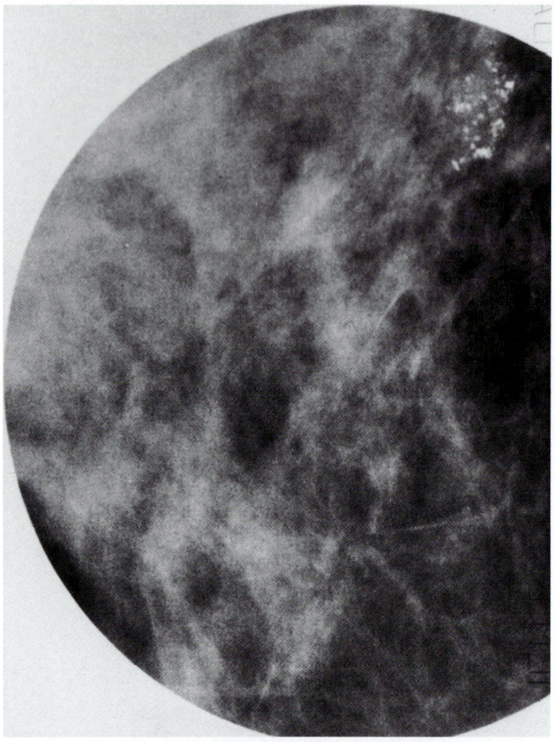
図 148a

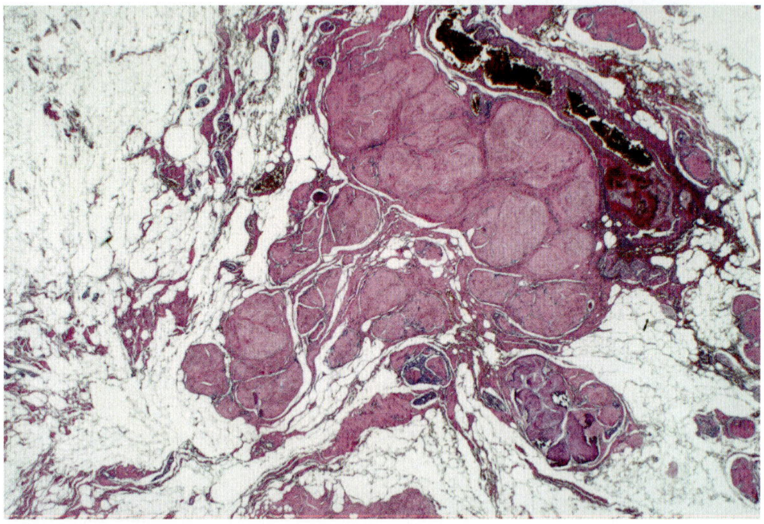
図 148b

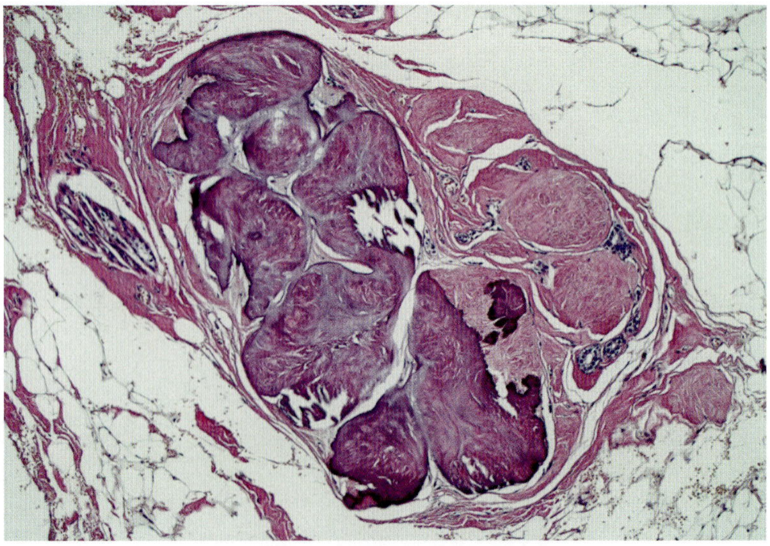
図 148c

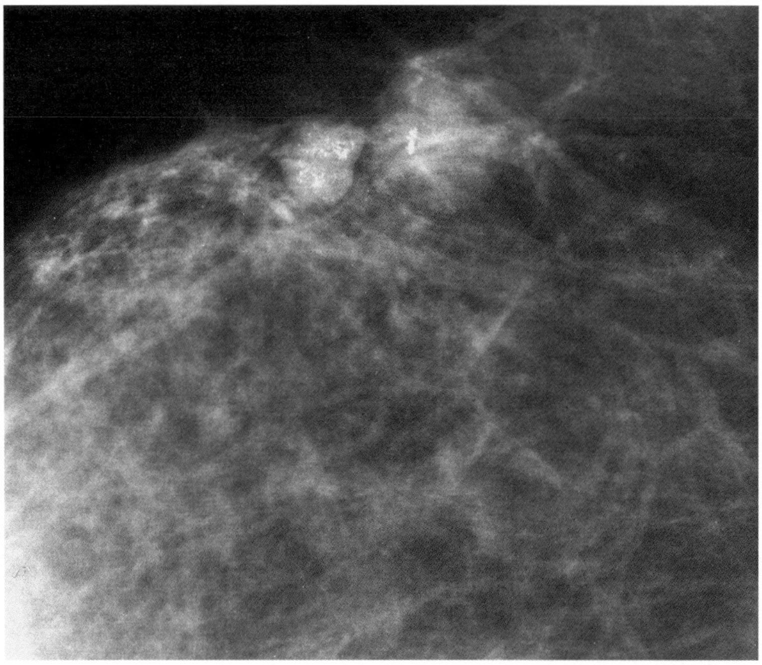

図 149a

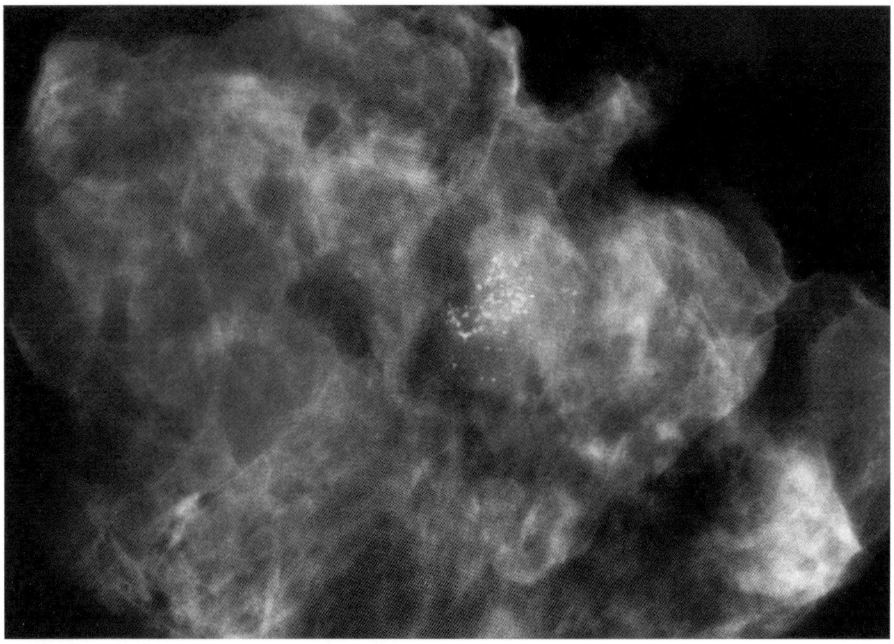

図 149b

150

この63歳女性は6か月前に右乳房の乳輪下にしこりを触れた.

身体所見
自由に動く1cm大の腫瘤, 臨床的には良性.

マンモグラフィ所見
図150a, b：石灰化を伴った腫瘤のスポット圧迫撮影.

腫瘤の分析
形状：楕円形, わずかに分葉状
輪郭：不明瞭, haloサインはみられない；小さな“彗星の尾”サインが認められる(矢印, **図150a**).
濃度：低濃度放射線不透過性
大きさ：10×10 mm

石灰化の分析
分布/位置：乳輪下
形態：卵殻様(部分的に)
濃度：高濃度で粗く, 不揃い

結論
石灰化は良性型である(部分的に石灰化した線維腺腫を連想させる). 腫瘤は低濃度であるが, その輪郭は明瞭でなく, かつ“彗星の尾”サインがみられ, 組織学的検査を必要とする.

組織診断
古い硝子化した線維腺腫内にできた癌.

判定：カテゴリー(3)(図150a, b；ただしスポット圧迫撮影)

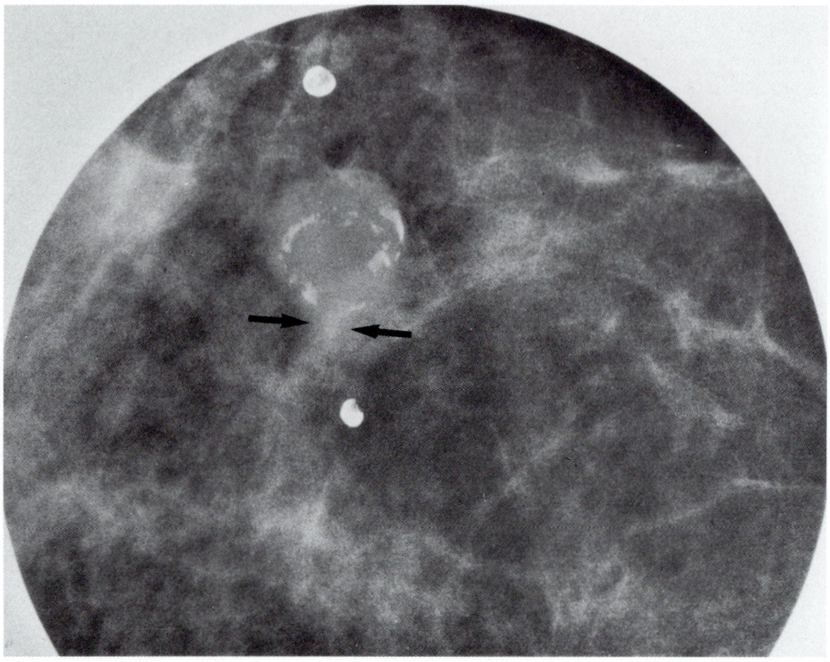
図150a

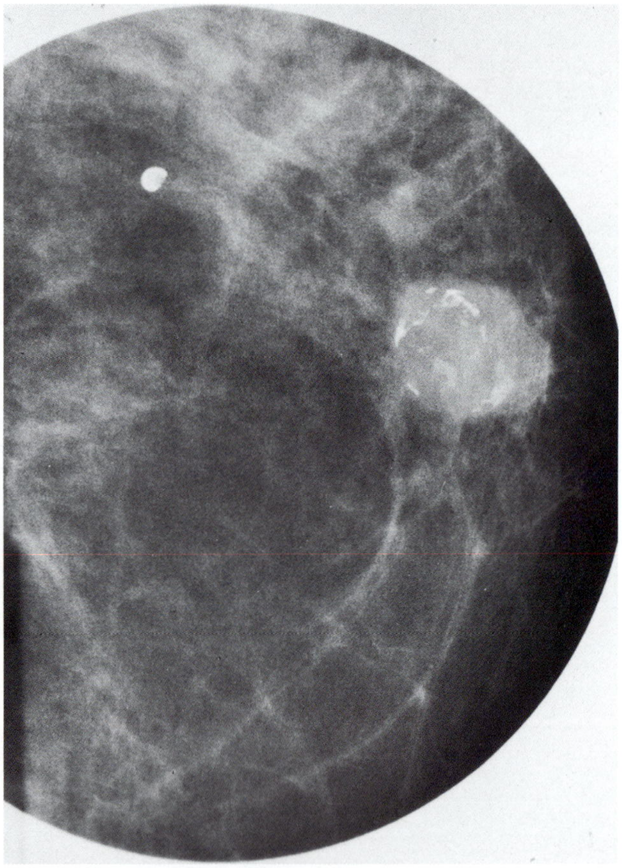
図150b

151

61歳女性．無症状．初回スクリーニング検査．

身体所見

右乳房の上内側四半部に自由に動く硬い腫瘤が認められる．腫瘤は20年前からある；覆っている皮膚は青みがかっている．

マンモグラフィ所見

図151a：右乳房，頭尾方向（CC）撮影．上内側四半部に石灰化腫瘤が認められる．

図151b, c：穿刺を行う前後のスポット圧迫小焦点拡大撮影．

腫瘤の分析

形状：楕円形，分葉状

輪郭：非常に明瞭，部分的にhaloサインがみられる．

濃度：高濃度放射線不透過性

大きさ：大きく，4×3 cm

石灰化の分析

位置：病変内

形態：かなり不整

大きさ：粗く，さまざま

濃度：高濃度

結論

石灰化は粗く非常に高濃度で，良性型の所見を示す．

細径針による吸引

黒ずんだ血液を数ミリリットル吸引した．**図151c**の穿刺部位（矢印）に注意せよ．

細胞診

血液，上皮要素を含まない．

組織診断

石灰化血管腫．悪性所見はみられない．

判定：カテゴリー3（図151a）

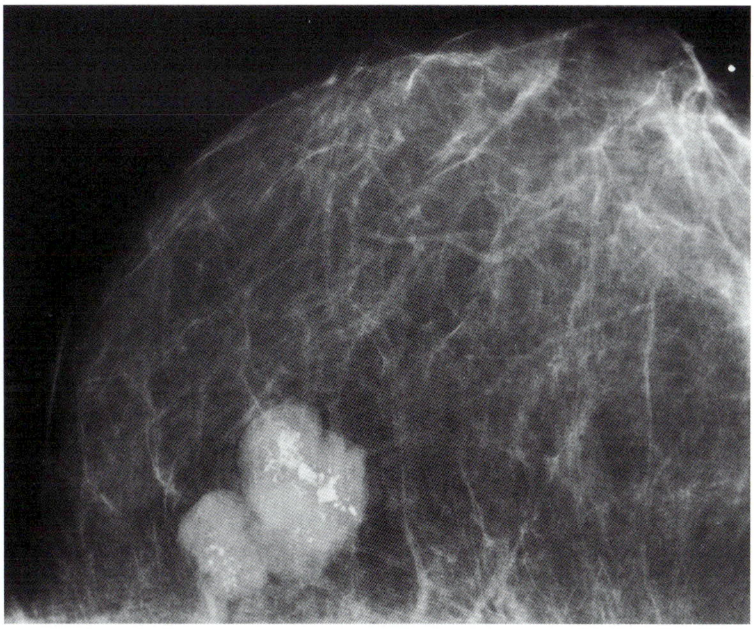

図151a

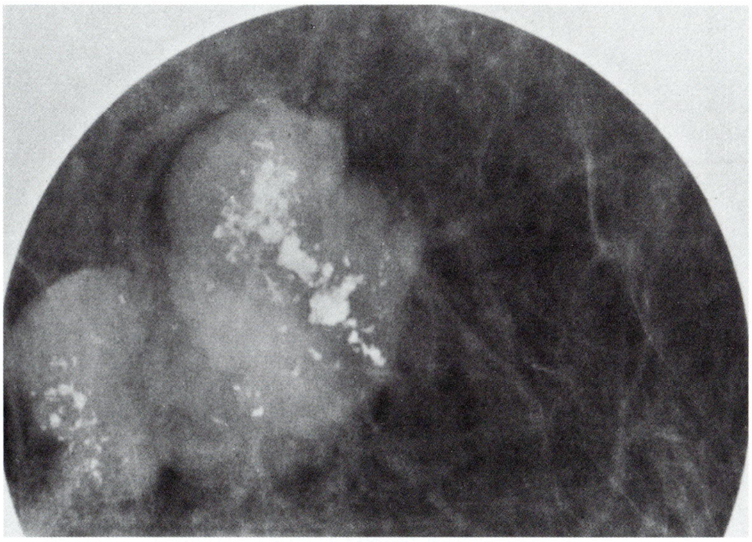

図151b

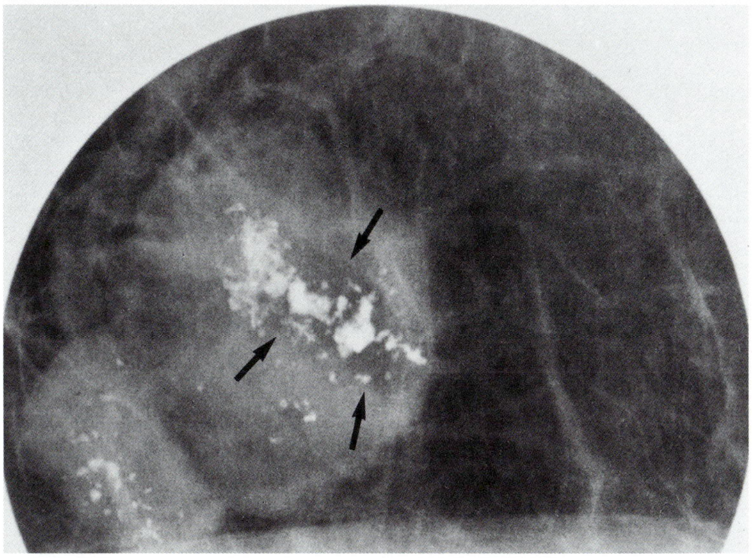

図151c

152

図 152a, b：石灰化疣贅がみられる内外斜位方向(MLO)撮影(a)と頭尾方向(CC)撮影(b)．疣贅内に局在する石灰化は紛らわしいこともあるが，視診により解決できる．マンモグラムを再度撮影する際，鉛の小球を疣贅に貼って印をつけるのが必要になる場合もある．

判定：カテゴリー 2(図 152a, b)

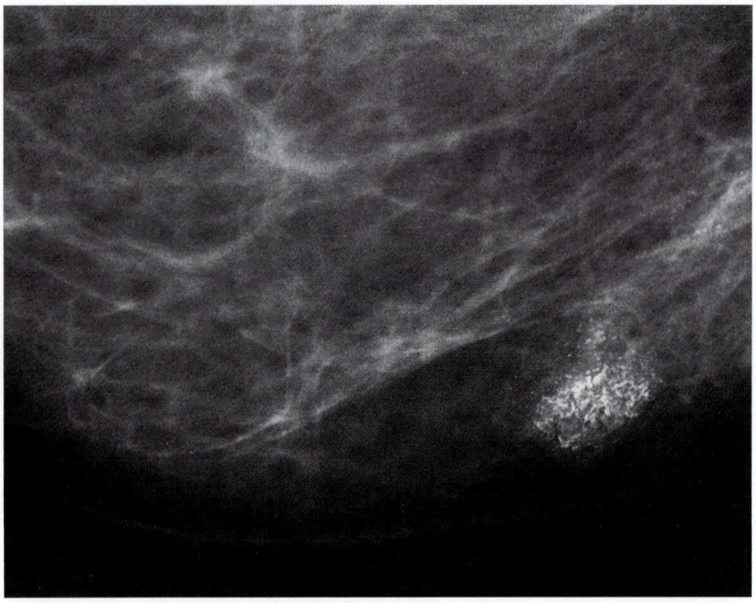

図 152a

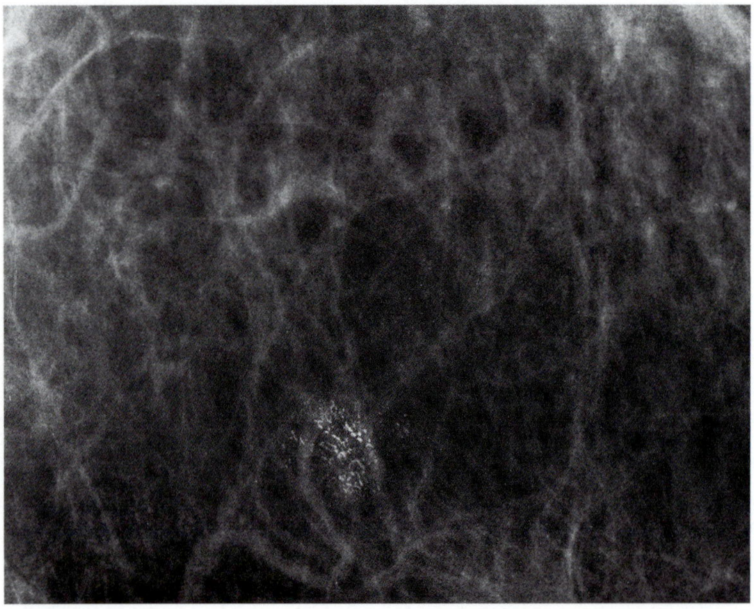

図 152b

Ⅶ　乳房の皮膚肥厚症候群

皮膚肥厚症候群(thickened skin syndrome)はリンパ浮腫により生じる症候群で，通常，腋窩のリンパ管の閉塞に続発する(図 29 参照).

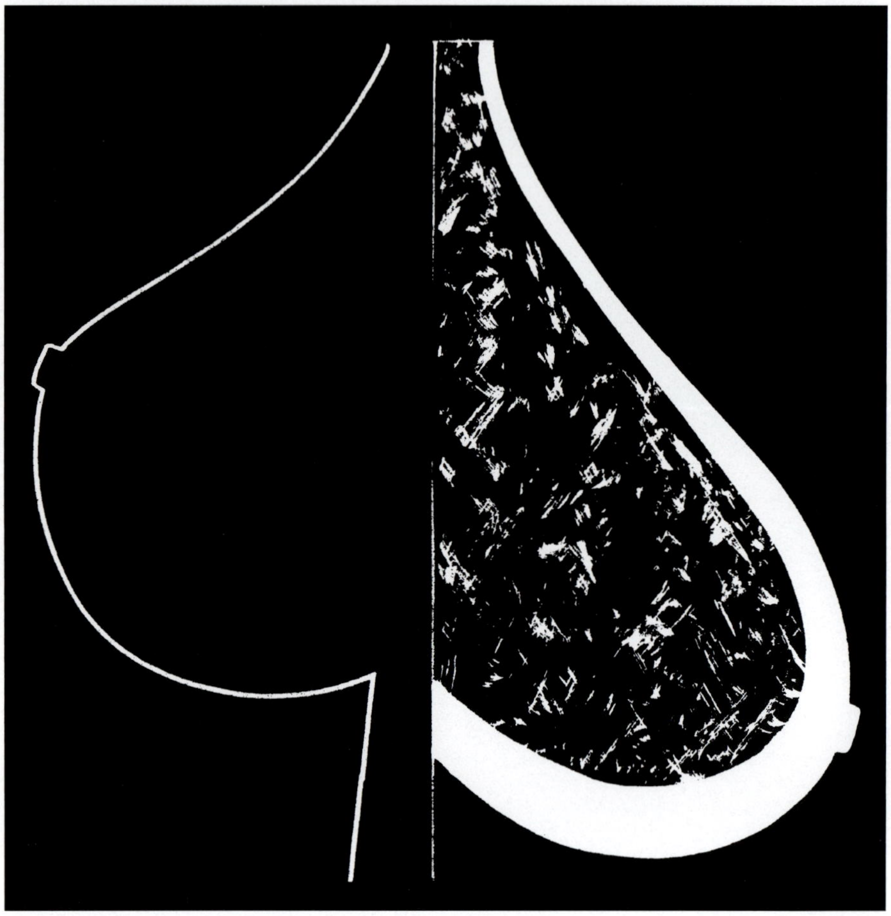

図 29 皮膚肥厚症候群：乳房の大部分または全体を覆う肥厚した皮膚．濃度上昇と網状パターンを伴う.

身体所見

- 液体内容物の増加により,侵された乳房はより大きく重くなる.
- 橙皮状皮膚(peau d'orange)が明らかにみられる.
- 腫大した腋窩リンパ節がしばしば触知できる.
- いわゆる炎症性乳癌や,急性乳腺炎,膿瘍では皮膚に炎症が生じている.

マンモグラフィ所見

(症例 153, 154)
- 皮膚は明らかに肥厚し,通常,正常な厚みの数倍になる.これは乳房の低い位置,荷重部に最初に生じ,より高度になる.
- 液体内容物の増加により,乳房の全体の濃度は上昇する.対側の乳房と比較すると,粗い網状パターンがマンモグラムでみられる.

リンパ浮腫を起こす原因

リンパ浮腫は以下の原因で生じる可能性がある.

- 乳房のリンパ灌流を塞ぐ腋窩リンパ管の閉塞.これは,以下の状態に続発する.
  1) 乳癌の転移.多くの症例において,侵襲性の高い癌は乳房や腋窩のいたるところに広がる(症例 153).癌が腋窩突起部の高い位置に生じることもあり,腋窩リンパ節に直接転移する.
  2) 原発性の悪性リンパ系疾患(リンパ腫など).
  3) 進行性の婦人科悪性腫瘍(卵巣癌,子宮癌)において,まれに小骨盤腔の1次リンパ灌流が塞がれることがある[1].その場合,リンパ流は胸下腹側副路を通って流れ,腋窩や鎖骨上窩のリンパ灌流に過重な負荷を生じる(症例 154).
  4) 進行性の気管支原性肺癌や食道癌が縦隔のリンパ灌流を閉塞させ,乳房の皮膚肥厚症候群を引き起こすこともある.
- 乳腺切除側から対側の乳房に向かう乳癌細胞のリンパ行性転移.この進展により対側乳房の皮内や乳房内のリンパ管が閉塞する.
- Sappey のリンパ網を閉塞させる乳房後部に生じた病態.癌や炎症のいずれにおいても,腋窩のリンパ浮腫を伴わずに乳輪部や乳房下部に広がる皮膚肥厚が生じることがある.画像検査なしで癌と炎症を鑑別するのは困難な場合がある.
- 炎症,特に乳頭後部の大きな膿瘍が,乳輪部と乳房下部に広がる皮膚肥厚を引き起こすことがある.マンモグラムで乳房の腋窩部に網状パターンがみられないことが鑑別の際に重要な要素となる(症例 38, 42).
- 右心不全,慢性腎不全,全身浮腫.この場合,横向きになっている寝たきり患者の乳房の荷重部に限局することがある.

153

62歳女性．この6か月間で右乳房の大きさが増してきていることに気づいた．

身体所見

右乳房には紅斑がみられ，重く，左乳房に比べ明らかに大きい．**橙皮状皮膚**が認められ，腫大した腋窩リンパ節が触知できる．左乳房は正常．

マンモグラフィ

図153：右乳房，頭尾方向(CC)撮影．乳房全体に高度の皮膚肥厚がみられる．広範囲にわたり網状パターンが目立つ．限局性腫瘤はみられない．石灰化は伴っていない．

結論

広範囲の網状パターンは，腋窩のリンパ管閉塞により生じたリンパ浮腫を示している．重度のリンパ浮腫は通常，悪性疾患による腋窩のリンパ管閉塞により生じる．腫瘤がみられない場合，びまん性に浸潤した乳房の悪性腫瘍を疑うべきである．

組織診断

びまん性に浸潤した乳癌．腋窩リンパ節への転移がみられた．

判定：カテゴリー4(図153)

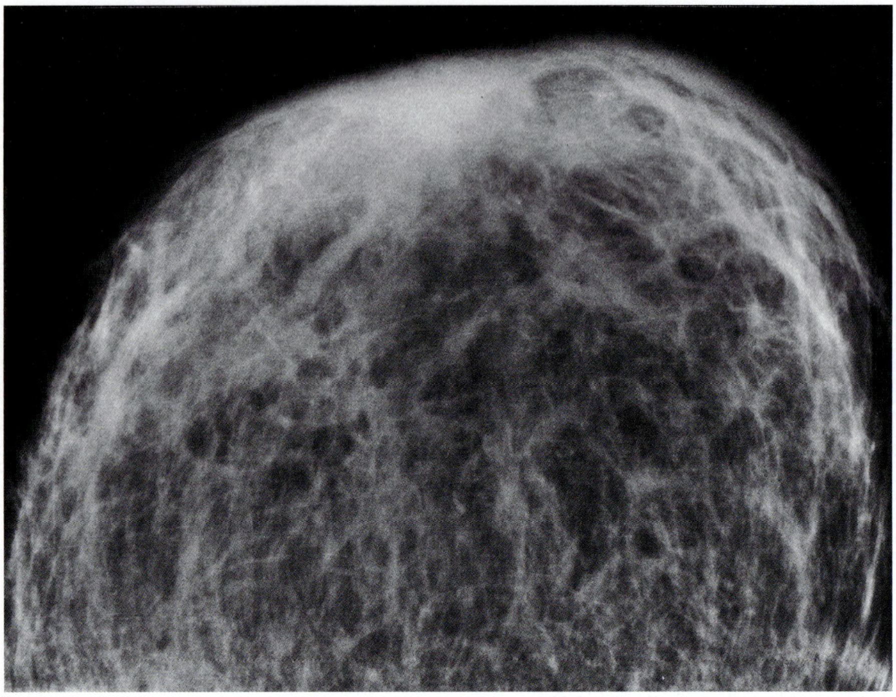

図153

154

72歳女性. 卵巣癌を患っており4か月前に手術と放射線治療を行った.

身体所見

患者には現在, 腋窩と鎖骨上窩に腫大した硬いリンパ節が認められる. 両側の乳房は重く, **橙皮状皮膚**を伴う紅斑がみられる.

マンモグラフィ

図154a：左乳房, 内外斜位方向(MLO)撮影.
図154b：右乳房, 頭尾方向(CC)撮影. 皮膚が両側性に高度に肥厚し, 放射線不透過性が増し, 両側乳房全体にわたり広範囲に網状パターンがみられる. 限局性腫瘤はなく, 石灰化も伴っていない.

結論

この症例では病歴が非常に重要である. この症例のように, 進行性の婦人科悪性腫瘍(子宮癌, 卵巣癌)が小骨盤腔のリンパ灌流を閉塞させることがある. そのためリンパ流は胸下腹側副路を通って流れ, 腋窩と鎖骨上窩のリンパ灌流に過重な負荷を生じる. こうして乳房でのリンパの停滞が引き起こされ, 上記の臨床像とマンモグラフィ所見の原因となる.

判定：カテゴリー4(図154a, b)

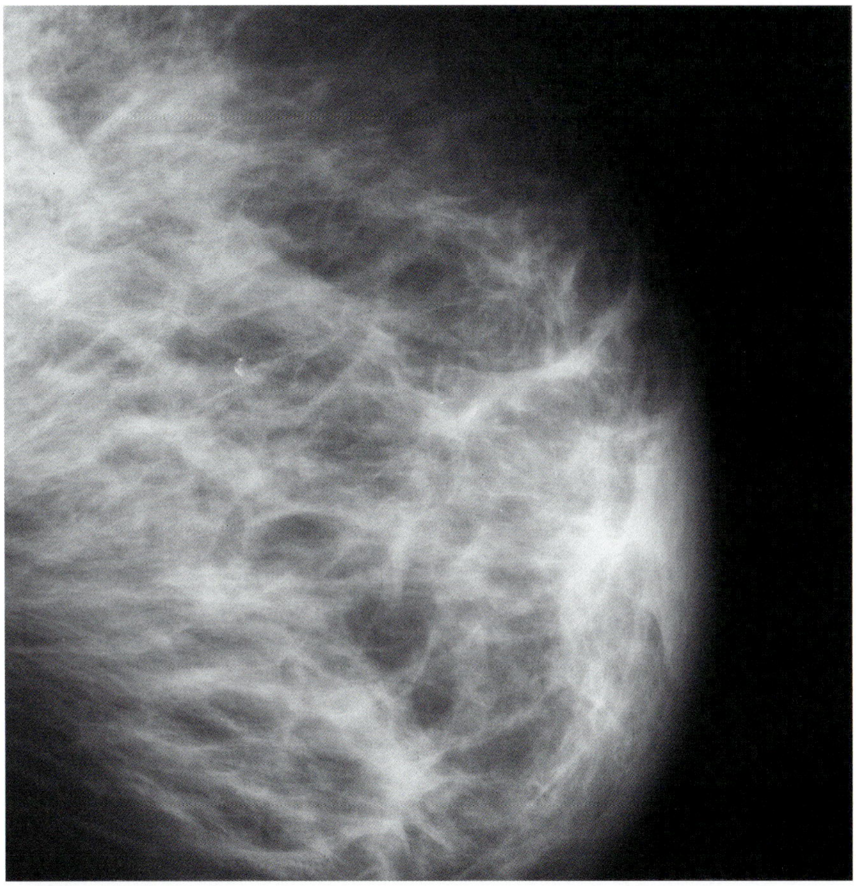

図154a

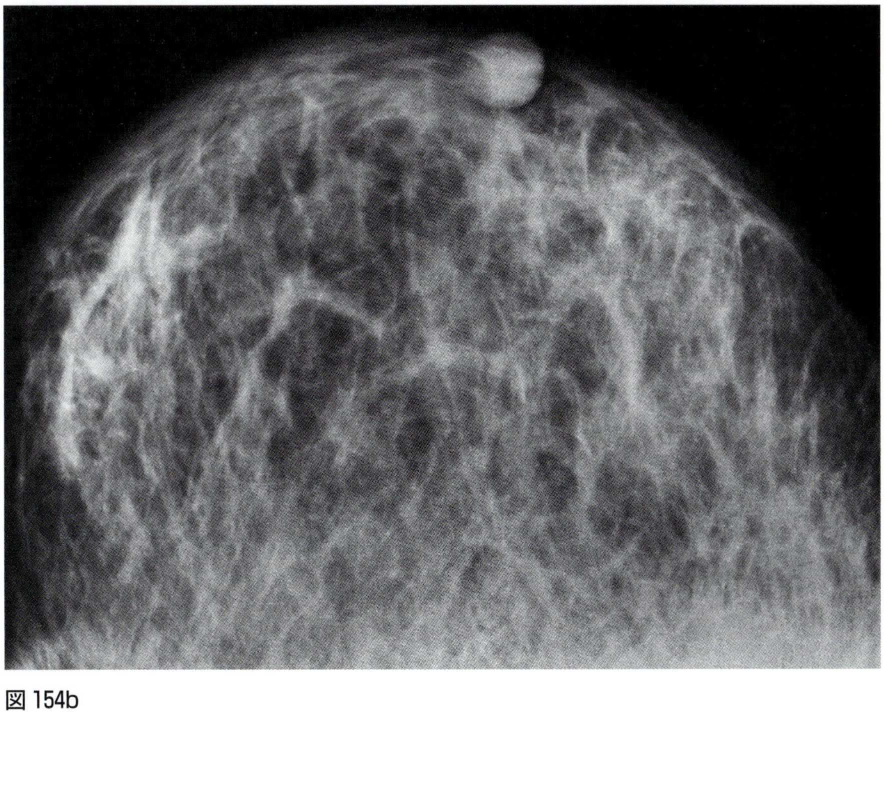

図154b

Ⅷ　全体的な戦略

乳房の病変を**検出**することは，特に星芒状腫瘤において困難な場合がある．優れた画質，最適な読影環境，系統的な読影技術は，乳房の異常を検出するために必須である．

検出された病変の**分析**は，前述のように注意深く行われなければならない[1]．

戦略は，腫瘤の種類により異なる．

- **円形/楕円形腫瘤**：通常，検出は問題にならない．マンモグラムを注意深く分析し，超音波検査や経皮的針生検などの補助的検査法を積極的に用いることで，外科的生検を行わなくてすむことが多い．その最も一般的な例は，嚢胞と線維腺腫である．
- **星芒状病変**：多くの乳癌は，星芒状腫瘤を呈する．検出された場合，星芒状腫瘤の93%は浸潤癌である；残りは，放射状瘢痕や術後の瘢痕，まれに非浸潤性乳管癌である[1]．放射線学的な鑑別診断は非常に正確で，その後の方針の決定において重要である．これらの癌を早期，すなわち小さな時期(<10 mm)にみつけるためには，検出においてかなりの熟練と経験が必要となるであろう．
- **乳房の石灰化**のほとんどは，良性の過程を示す．連続的に生検を行った集簇性の石灰化の20%のみが悪性病変であるため[2,3]，マンモグラフィにより石灰化を詳細に分析しステレオガイド下の針生検を頻繁に用いることで，不必要な外科的生検の多くを避けることができるであろう．
- **皮膚肥厚症候群**は，特徴的な臨床像とマンモグラフィ所見を示す．この症候群の根底にある原因は，臨床像とマンモグラフィ所見を注意深く分析することで決定できる．

参考文献

第Ⅰ章

1. Wellings SR, Jensen HM, Marcum RG. An atlas of subgross pathology of the human breast with special reference to possible precancerous lesions. J Natl Cancer Inst. 1975；55(2)：231-73
2. Wellings SR, Wolfe JN. Correlative studies of the histological and radiographic appearance of the breast parenchyma. Radiology. 1978；129(2)：299-306
3. Wellings SR. Development of human breast cancer. Adv Cancer Res. 1980；31：287-314
4. Azzopardi JG. Problems in Breast Pathology. Philadelphia：Saunders；1980
5. Tabár L, Tot T, Dean PB. Breast Cancer：Early Detection with Mammography. Casting Type Calcifications：Sign of a Subtype with Deceptive Features. Stuttgart：Georg Thieme Verlag；2007

第Ⅳ章

1. Tabár L, Dean PB, Péntek Z. Galactography：the diagnostic procedure of choice for nipple discharge. Radiology. 1983；149(1)：31-8
2. Sickles EA, Klein DL, Goodson WH 3rd, Hunt TK. Mammography after needle aspiration of palpable breast masses. Am J Surg. 1983；145(3)：395-7
3. Rosen PP. Rosen's Breast Pathology. Philadelphia：Lippincott Williams & Wilkins；2008

第Ⅴ章

1. Tabár L, Tot T, Dean PB. Breast Cancer：Early Detection with Mammography. Casting Type Calcifications：Sign of a Subtype with Deceptive Features. Stuttgart：Georg Thieme Verlag；2007
2. Frouge C, Tristant H, Guinebretière JM, Meunier M, Contesso G, Di Paola R, Bléry M. Mammographic lesions suggestive of radial scars：microscopic findings in 40 cases. Radiology. 1995；195(3)：623-5
3. Haagensen CD, Lane N, Lattes R. Neoplastic proliferation of the epithelium of the mammary lobules：adenosis, lobular neoplasia, and small cell carcinoma. Surg Clin North Am. 1972；52(2)：497-524
4. Fenoglio C, Lattes R. Sclerosing papillary proliferation in the female breast. A benign lesion often mistaken for carcinoma. Cancer. 1974；33(3)：691-700
5. Hamperl H. Strahlige Narben und obliterierende Mastopathie [Radial Scars (Scarring) and Obliterating Mastopathy] [Article in German]. Virchows Arch A Pathol Anat Histol. 1975；369(1)：55-68
6. Egger H, Weishaar J, Hamperl H. 'Sterne' im Mammogram：Karzinome und 'strahlige Narben' [Stars in mammography-cancers and radial scars] [Article in German]. Geburtshilfe Frauenheilkd. 1976；36(7)：547-53
7. Fisher ER, Palekar AS, Kotwal N, Lipana N. A non-encapsulated sclerosing lesion of the breast. Am J Clin Pathol. 1979；71(3)：240-6
8. Azzopardi JG. Problems in breast pathology. Philadelphia：Saunders；1980
9. Rickert RR, Kalisher L, Hutter RV. Indurative mastopathy：a benign sclerosing lesion of breast with elastosis which may simulate carcinoma. Cancer. 1981；47(3)：561-71
10. Manfrin E, Remo A, Falsirollo F, Reghellin D, Bonetti F. Risk of neoplastic transformation in asymptomatic radial scar. Analysis of 117 cases. Breast Cancer Res Treat. 2008 Feb；107(3)：371-7
11. Tabár L, Tot T, Dean PB. Breast Cancer：The Art and Science of Early Detection with Mammography. Perception, Interpretation, Histopathologic Correlation. Stuttgart：Georg Thieme Verlag；2005

第Ⅵ章

1. American College of Radiology (ACR). Breast Imaging Reporting and Data System Atlas (BI-RADS® Atlas). Reston, VA：© American College of Radiology；2003
2. Tabár L, Tot T, Dean PB. Breast Cancer：Early Detection with Mammography. Casting Type Calcifications：Sign of a Subtype with Deceptive Features. Stuttgart：Georg Thieme Verlag；2007
3. Tabár L, Tot T, Dean PB. Breast Cancer：Early Detection with Mammography. Crushed Stonelike Calcifications：The Most Frequent Malignant Type. Stuttgart：Georg Thieme Verlag；2008
4. Paget J. On diseases of the mammary areola preceding cancer of the mammary gland. St Bartholomew Hosp Rep.1874；10：87-9
5. Hoeffken W, Lányi M. Erkrankungen der Brustdrüse. In：Schinz ER, ed.：Lehrbuch der Röntgendiagnostik, Band Ⅱ, Teil 2. Stuttgart：Georg Thieme Verlag；p.969-1041, 1981
6. Sickles EA, Abele JS. Milk of calcium within tiny benign breast cysts. Radiology. 1981；141(3)：655-8
7. Frouge C, Guinebretière JM, Juras J, Fertil B, Benali H, Contesso G, Di Paola R, Bléry M. Polyhedral microcalcifications on mammograms：prevalence and morphometric analysis. AJR Am J Roentgenol. 1996；167(3)：621-4

第Ⅶ章

1. Molnár Z, Keller G. Kollaterale Lymphbahnen der Thoraxwand bei tumoröser Blockade im kleinen Becken [Collateral lymph vessels of the thoracic wall in tumorous blockage of the small pelvis] [Article in German]. Fortschr Geb Rontgenstr Nuklearmed. 1969 Dec；111(6)：854-6

第Ⅷ章

1. Tabár L, Tot T, Dean PB. Breast Cancer：The Art and Science of Early Detection with Mammography. Perception, Interpretation, Histopathologic Correlation. Stuttgart：Georg Thieme Verlag；2005, p.197
2. Citoler P. Microcalcifications of the breast. In：Grundmann B, editor. Early diagnosis of breast cancer. New York (NY)：G. Fischer；1978, p.113-8
3. Egan RL, McSweeney MB, Sewell CW. Intramammary calcifications without an associated mass in benign and malignant disease. Radiology. 1980；137：1-7

さらに勉強したい人のために

Ahmed A. Atlas of the Ultrastructure of Human Breast Diseases. Edinburgh & New York：Churchill Livingstone；1978

Barth V. Diagnosis of Breast Diseases. Stuttgart：Georg Thieme Verlag；2011

Bassett LW, Mahoney M, Apple S, D'Orsi C. Breast Imaging. Philadelphia：Saunders；2010

Berg WA, Birdwell RL, Gombos E, et al. Diagnostic Imaging：Breast. Salt Lake City：Amirsys；2006

Bick U, Diekmann F. Digital Mammography. Berlin：Springer；2011

Birdwell RL(editor). Breast Imaging. Radiol Clin North Am. 2010；48(5)

Birdwell RL, Morris EA, Wang S-C. Pocket Radiologist—Breast：Top 100 Diagnoses. Philadelphia：WB Saunders；2003

Cardenosa G. Breast Imaging Companion. Baltimore：Lippincott Williams & Wilkins；2007

Dronkers DJ, Hendriks JHCL, Holland R, Rosenbusch G. The Practice of Mammography：Pathology, Technique, Interpretation, Adjunct Modalities. New York：Thieme Medical Publishers；2002

Duffy SW, Hill C, Estève J. Quantitative Methods for the Evaluation of Cancer Screening. New York：Oxford University Press；2001

Egan RL. Mammography. Springfield：Thomas；1964

Feig SA. Auditing and benchmarks in screening and diagnostic mammography. Radiol Clin North Am. 2007；45(5)：791-800

Feig SA. Screening strategy for breast cancer. Semin Breast Dis. 2003；6(4)：161-72

Fischer U. Mammography Casebook. Stuttgart：Georg Thieme Verlag；2006

Gallager HS. Early Breast Cancer：Detection and Treatment. New York：John Wiley & Sons；1975

Gamagami P. Atlas of Mammography：New Early Signs in Breast Cancer. Oxford：Blackwell Science；1996

Gershon-Cohen J. Atlas of Mammography. Berlin：Springer；1970

Gold RH, Bassett LW. Mammography, Thermography & Ultrasound in Breast Cancer Detection. Saint Louis：Harcourt Health Sciences；1982

Hashimoto B. Practical Digital Mammography. New York：Georg Thieme Verlag；2007

Hendriks JHCL, Holland R, Rijken, H. Mammo-Trainer：Interactive Training for Breast Cancer Screening Mammography. Berlin：Springer；2004

Heywang-Köbrunner SH, Dershaw DD, Schreer I. Diagnostic Breast Imaging：Mammography, Sonography, Magnetic Resonance Imaging and Interventional Procedures. New York：Thieme Medical Publishers；2001

Hoeffken W, Lanyi M. Mammography. Philadelphia：Saunders；1977

Homer MJ. Mammographic Interpretation：A Practical Approach. New York：McGraw-Hill；1996

Hughes LE, Mansel RE, Webster DJT. Benign Disorders and Diseases of the Breast. Concepts and Clinical Management. London：Saunders；2000

Ikeda DM. Breast Imaging：The Requisites. St. Louis：Mosby；2010

Ingleby H, Gershon-Cohen J. Comparative Anatomy, Pathology and Roentgenology of the Breast. Philadelphia：University of Pennsylvania Press；1960

Kopans DB. Breast Imaging. Baltimore：Lippincott Williams & Wilkins；2006

Lanyi M. Diagnosis and Differential Diagnosis of Breast Calcifications. Berlin：Springer；1986

Lanyi M. Mammography：Diagnosis and Pathological Analysis. Berlin：Springer；2003

Leborgne RA. The Breast in Roentgen Diagnosis. Montevideo：Impresora Uruguaya；1953

Lee L, Stickland V, Wilson R. Fundamentals of Mammography. Saint Louis：Harcourt Health Sciences；2002

Linell F, Ljungberg O, Andersson I. Breast Carcinoma. Aspects of Early Stages, Progression and Related Problems. Copenhagen：Munksgaard；1980

Logan-Young WW, Yanes-Hoffman N. Breast Cancer：A Practical Guide to Diagnosis. New York：Mount Hope Publishing；1995

Martin JE. Atlas of Mammography：Histologic & Mammographic Correlations. Philadelphia：Lippincott Williams & Wilkins；1982

Michell MJ(ed). Breast Cancer. Cambridge：Cambridge University Press；2010

de Paredes ES. Atlas of Mammography. Baltimore：Lippincott Williams & Wilkins；2007

Parker SH, Jobe WE. Percutaneous Breast Biopsy. Philadelphia：Lippincott Williams & Wilkins；1993

Pisano ED, Yaffe MJ, Kuzmiak CM. Digital Mammography. Baltimore：Lippincott Williams & Wilkins；2003

Potchen J, Sierra A, Azavedo E, Svane G, Potchen EJ. Screening Mammography：Breast Cancer Diagnosis in Asymptomatic Women. Saint Louis：Mosby；1992

Rosen PP. Rosen's Breast Pathology. Philadelphia：Lippincott-Raven；1997

Rubin E, Simpson JF. Breast Specimen Radiography. Philadelphia：Lippincott Williams & Wilkins；1997

Salamon A. Beiträge zur Pathologie und Klinik der Mammakarzinome. Arch Klin Chir. 1913；101：573-668

Shapiro S, Venet W, Strax P, Venet L. Periodic Screening for Breast Cancer. Baltimore：The Johns Hopkins University Press；1988

Silverstein MJ, Recht A, Lagios MD(eds). Ductal Carcinoma In Situ of the Breast. Baltimore：Lippincott Williams & Wilkins；2002

Stavros AT, Rapp CL, Parker SH. Breast Ultrasound. Philadelphia：Lippincott Williams & Wilkins；2003

Strax P. Early Detection：Breast Cancer is Curable. New York：Harper and Row；1974

Tucker AK, Ng YY. Textbook of Mammography. Philadelphia：Elsevier；2001

Vainio H, Bianchini F. Breast Cancer Screening. Lyon：IARC Press；2002

Wolfe JN. Mammography. Springfield：Thomas；1967

索　引

イタリック体のページ数は図を示している.

ち

て

と

に

ね

の

は

ひ

ほ

マンモグラフィ読影アトラス　定価：本体 10,000 円＋税

2014 年 3 月 15 日発行　第 1 版第 1 刷 ©

著　者　ラズロ・ターバー
　　　　ピーター・B・ディーン

訳　者　南（みなみ）　学（まなぶ）

発行者　株式会社 メディカル・サイエンス・インターナショナル
　　　　代表取締役　若 松　博

東京都文京区本郷 1-28-36
郵便番号 113-0033　電話(03)5804-6050

印刷：三報社印刷／表紙装丁：トライアンス

ISBN 978-4-89592-766-6　C3047